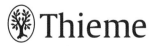

Neurologische Notfälle

**Herausgegeben von
Helge Topka
Olaf Eberhardt**

Mit Beiträgen von
Sebastian Almer
Johanna Arnold
Andrea Bartels
Lena Baumgärtner*
Barbara Beier*
Gwendolyn Böhm*
Jörg Brinkhoff*
Merangelis Yadira De Dios Ferreras
Olaf Eberhardt
Christopher Ebner
Sabine Epple*
Matti Förster*
Dagmar Funke
Gregor von Gleichenstein
Lea Gonschor
Franziska Hahn*
Silke Hellmund*
Mirjam Hermisson
Raphaela Heusgen*
Julius Hübl
Daniela Korthöwer*
Clemens Krammer
Marianne Kürsten
Despina Lagoudi*
Lydia Luya Yu
Katharina Nerlich*
Johanna Neuse*
Rebecca Pingel*
Ralph Schreiner
Florian Thanbichler
Helge Topka
Katharina von Rudno
Vincent Weber
Markus Zahn*
Felizitas Zeller

* Autorinnen und Autoren der Vorauflage

2., überarbeitete Auflage

26 Abbildungen

Georg Thieme Verlag
Stuttgart • New York

Bibliografische Information der Deutschen Nationalbibliothek
Die Deutsche Nationalbibliothek verzeichnet diese Publikation in der Deutschen Nationalbibliografie; detaillierte bibliografische Daten sind im Internet über http://dnb.dnb.de abrufbar.

Ihre Meinung ist uns wichtig! Bitte schreiben Sie uns unter:
www.thieme.de/service/feedback.html

© 2023. Thieme. All rights reserved.
Georg Thieme Verlag KG
Rüdigerstraße 14, 70469 Stuttgart, Germany
www.thieme.com

Printed in Italy

1. Auflage 2017

Umschlaggestaltung: © Thieme
Covergestaltung: © Thieme
Bildnachweis Cover: Krankenhausflur © spotmatikphoto/stock.adobe.com, MRT © sudok1/stock.adobe.com, Schädel © samunella/stock.adobe.com, Rettungswagen © Thaut Images/stock.adobe.com
Zeichnungen: Roland Geyer, Möttingen; Julius Ecke, München
externe Redaktion: Ingrid Ahnert, Kunreuth
Satz: Druckhaus Götz GmbH, Ludwigsburg
Druck: L.E.G.O. S.p.A., Vicenza

DOI 10.1055/b000000000450

ISBN 978-3-13-243815-6   1 2 3 4 5 6

Auch erhältlich als E-Book:
eISBN (PDF) 978-3-13-243816-3
eISBN (epub) 978-3-13-243817-0

Wichtiger Hinweis: Wie jede Wissenschaft ist die Medizin ständigen Entwicklungen unterworfen. Forschung und klinische Erfahrung erweitern unsere Erkenntnisse, insbesondere was Behandlung und medikamentöse Therapie anbelangt. Soweit in diesem Werk eine Dosierung oder eine Applikation erwähnt wird, dürfen die Lesenden zwar darauf vertrauen, dass Autor*innen, Herausgeber*innen und Verlag große Sorgfalt darauf verwandt haben, dass diese Angabe dem Wissensstand bei Fertigstellung des Werkes entspricht.
Für Angaben über Dosierungsanweisungen und Applikationsformen kann vom Verlag jedoch keine Gewähr übernommen werden. Jede*r Benutzende ist angehalten, durch sorgfältige Prüfung der Beipackzettel der verwendeten Präparate und gegebenenfalls nach Konsultation eines/r Spezialist*in festzustellen, ob die dort gegebene Empfehlung für Dosierungen oder die Beachtung von Kontraindikationen gegenüber der Angabe in diesem Buch abweicht. Eine solche Prüfung ist besonders wichtig bei selten verwendeten Präparaten oder solchen, die neu auf den Markt gebracht worden sind. **Jede Dosierung oder Applikation erfolgt auf eigene Gefahr des Benutzenden.** Autor*innen und Verlag appellieren an alle Benutzenden, ihnen etwa auffallende Ungenauigkeiten dem Verlag mitzuteilen.
Marken, geschäftliche Bezeichnungen oder Handelsnamen werden nicht in jedem Fall besonders kenntlich gemacht. Aus dem Fehlen eines solchen Hinweises kann nicht geschlossen werden, dass es sich um einen freien Handelsnamen handelt.

Das Werk, einschließlich aller seiner Teile, ist urheberrechtlich geschützt. Jede Verwendung außerhalb der engen Grenzen des Urheberrechtsgesetzes ist ohne Zustimmung des Verlages unzulässig und strafbar. Das gilt insbesondere für Vervielfältigung und Verbreitung in gedruckter Form, Übersetzung, Übertragung und Bearbeitung in andere Sprachen oder Fassungen sowie die Einspeicherung und Verbreitung in elektronischen Medienformen (z. B. CD-Rom, DVD, USB-Speicher, Datenbank, cloud-basierter Dienst, e-book und sonstige Formen des electronic publishing) und auch öffentlicher Zugänglichmachung (z. B. Internet, Intranet oder andere leitungsgebundene Datennetze), u. a. durch Wiedergabe auf stationären oder mobilen Empfangsgeräten, Monitoren, Smartphones, Tablets oder sonstigen Empfangsgeräten per Download (z. B. PDF, ePub, App) oder Abruf in sonstiger Form etc.
Wo datenschutzrechtlich erforderlich, wurden die Namen und weitere Daten von Personen redaktionell verändert (Tarnnamen). Dies ist grundsätzlich der Fall bei Patient*innen, ihren Angehörigen und Freund*innen, z. T. auch bei weiteren Personen, die z. B. in die Behandlung von Patient*innen eingebunden sind.
Thieme Publikationen streben nach einer fachlich korrekten und unmissverständlichen Sprache. Dabei lehnt Thieme jeden Sprachgebrauch ab, der Menschen beleidigt oder diskriminiert, beispielsweise aufgrund einer Herkunft, Behinderung oder eines Geschlechts. Thieme wendet sich zudem gleichermaßen an Menschen jeder Geschlechtsidentität. Die Thieme Rechtschreibkonvention nennt Autor*innen mittlerweile konkrete Beispiele, wie sie alle Lesenden gleichberechtigt ansprechen können. Die Ansprache aller Menschen ist ausdrücklich auch dort intendiert, wo im Text (etwa aus Gründen der Leseleichtigkeit, des Text-Umfangs oder des situativen Stil-Empfindens) z. B. nur ein generisches Maskulinum verwendet wird.

Vorwort

Die Notaufnahmen der Kliniken erleben weiterhin einen starken Zuwachs der Patientenzahlen. Besondere Belastungen wie durch die SARS-CoV-2-Pandemie haben das Spektrum der Erkrankungen und die Aufgaben auch der Neurologie verändert, an der wesentlichen Rolle der Neurologie in den Notaufnahmen jedoch nichts geändert. Aktuelle Auswertungen des Robert-Koch-Instituts zeigen im Gegenteil, dass die Vorstellungen auf Grund von neurologischen Beschwerden am schnellsten wieder das Ausmaß vor der Pandemie erreicht haben. Die Herausforderungen für die Neurologie bleiben enorm, nicht nur was die Bereitstellung geeigneter Ressourcen, sondern auch den effizienten Umgang mit den medizinischen Fragestellungen angeht.

Etwa ein Fünftel aller Patienten einer Notaufnahme stellen sich mit neurologischen Beschwerden vor. Aktuelle Untersuchungen aus den USA bestätigen frühere Erfahrungen aus Deutschland, wonach neurologische Symptome für den Notfallmediziner am schwierigsten zu deuten sind und im Vergleich zu anderen Symptomen die größte Gefahr einer Fehleinschätzung bergen. Neurologische Symptome wie zum Beispiel der Schwindel sind oft vieldeutig und auch zunächst harmlos erscheinende Beschwerden können auf schwerwiegende behandlungsbedürftige Erkrankungen hinweisen. Nichtsdestotrotz müssen Notfallärztinnen und -ärzte in der Notfallsituation oft zügig entscheiden und dies nicht selten auch auf der Grundlage von rudimentären Informationen. Es ist daher nicht überraschend, dass insbesondere der Schlaganfall und spinale Erkrankungen die größten Herausforderungen im Hinblick auf die rasche und korrekte diagnostische Zuordnung darstellen.

Diese Entwicklungen in der Notfallmedizin und der Erfolg der ersten Auflage unseres Leitfadens zur neurologischen Notfallmedizin haben uns ermutigt, das sich rasch weiterentwickelnde Wissen ebenso wie Anregungen von Nutzern in einer zweiten Auflage aufzunehmen. Die bewährte Struktur mit einer Aufteilung in Leitsymptome, Therapieschemata für neurologische und internistische Notfallbehandlungen, auch mit Wegweisungen bei besonderen Herausforderungen wie der Behandlung von Schwangeren oder Intoxikationen, und einer Zusammenfassung der wichtigsten Informationen zur notfall-relevanten Anatomie, Skalen, Notfallmedikamenten und Normwerten wurde beibehalten.

Mit großer Freude konnten wir bei der Erstellung der einzelnen Kapitel wieder auf die Unterstützung vieler junger Kolleginnen und Kollegen setzen, die ihre täglichen Erfahrungen aus Nacht- und Wochenenddiensten und der Arbeit in unserer interdisziplinären Notaufnahme haben einfließen lassen. Wir hoffen, dass diese zweite Auflage wie die erste einen Beitrag dazu leisten kann, die Versorgung neurologischer Notfallpatientinnen und -patienten weiter zu verbessern.

München, im März 2023
H. Topka
O. Eberhardt

Inhaltsverzeichnis

Organisatorisches

1 Organisatorische Hinweise zur Notfallneurologie 14
Helge Topka

Leitsymptome

2 Akute Bewusstseinsstörung 18
Olaf Eberhardt

3 Paroxysmale Bewusstseinsstörung 33
Ralph Schreiner

4 Akute Amnesie 40
Helge Topka

5 Akuter Kopf- und Gesichtsschmerz 45
Helge Topka, frühere Bearbeitung: Jörg Brinkhoff*

6 Akuter Schwindel und akute Hörminderung 56
Olaf Eberhardt

7 Meningismus 66
Helge Topka

8 Akute Sehstörungen 70
Katharina von Rudno, frühere Bearbeitung: Franziska Hahn*

9 Akute Aphasie 77
Vincent Weber, frühere Bearbeitung: Barbara Beier*

10 Akute Lähmungen der Extremitäten ... 83
Merangelis Yadira De Dios Ferreras, frühere Bearbeitung: Matti Förster*

11 Akute Fazialisparese ... 92
Lydia Luya Yu, frühere Bearbeitung: Despina Lagoudi*

12 Akutes Querschnittssyndrom ... 97
Gregor von Gleichenstein

13 Akuter Rückenschmerz ... 108
Olaf Eberhardt

14 Akute Okulomotorikstörung ... 115
Olaf Eberhardt

Therapieschemata Notaufnahme

15 Ischämischer Schlaganfall und transitorische ischämische Attacke ... 128
Olaf Eberhardt

16 Intrazerebrale Blutung ... 148
Olaf Eberhardt

17 Subarachnoidalblutung (SAB) ... 157
Christopher Ebner, frühere Bearbeitung: Rebecca Pingel*

18 Sinus- und Hirnvenenthrombose ... 163
Dagmar Funke

19 Hirndruckerhöhung ... 168
Olaf Eberhardt

20	**Akuter Schwindel und akute Hörminderung**	174
	Olaf Eberhardt	
21	**Epileptischer Anfall**.................................	177
	Ralph Schreiner	
22	**Status epilepticus**..................................	179
	Ralph Schreiner	
23	**Meningitis und Enzephalitis**	185
	Dagmar Funke	
24	**Alkoholintoxikation**	192
	Clemens Krammer, frühere Bearbeitung: Markus Zahn*	
25	**Intoxikationen (außer Alkohol)**	197
	Olaf Eberhardt	
26	**Delir**..	204
	Olaf Eberhardt	
27	**Wernicke-Enzephalopathie**.......................	212
	Olaf Eberhardt	
28	**Akuter Kopfschmerz**	215
	Helge Topka, frühere Bearbeitung: Jörg Brinkhoff*	
29	**Polymyalgia rheumatica und Riesenzellarteriitis**	218
	Marianne Kürsten, frühere Bearbeitung: Raphaela Heusgen*	
30	**Akute Polyradikuloneuritis (Guillain-Barré-Syndrom)**	223
	Olaf Eberhardt	

Inhaltsverzeichnis

31 Myasthene Krise 229
Olaf Eberhardt

32 Akuter Rückenschmerz und akuter radikulärer Schmerz 234
Johanna Arnold, frühere Bearbeitung: Katharina Nerlich*

33 Leichtes Schädel-Hirn-Trauma 236
Olaf Eberhardt

34 Akute Notfälle bei Bewegungsstörungen 243
Julius Hübl, frühere Bearbeitung: Olaf Eberhardt*

35 Singultus 251
Helge Topka, frühere Bearbeitung: Silke Hellmund*

36 Herpes Zoster 255
Olaf Eberhardt

37 Neurologische Notfälle in der Schwangerschaft 260
Mirjam Hermisson

38 Notfallpsychiatrie: akuter Erregungszustand und Suizidalität 267
Felizitas Zeller

39 Palliative Therapie 273
Andrea Bartels, frühere Bearbeitung: Sabine Epple*

Häufige internistische Probleme

40 Hypertensive Entgleisung 282
Olaf Eberhardt

41 Diabetische Entgleisung 289
*Gregor von Gleichenstein, frühere Bearbeitung: Johanna Neuse**

42 Akute Herzrhythmusstörungen 295
*Florian Thanbichler, frühere Bearbeitung: Daniela Korthöwer**

43 Dyspnoe und respiratorische Insuffizienz 301
Andrea Bartels

44 Sepsis und häufige Infektionen 310
Florian Thanbichler

45 Elektrolytstörungen 320
Florian Thanbichler

46 Kardiopulmonale Reanimation 328
Florian Thanbichler

Skalen, Schemata, Referenztabellen

47 Skalen (GCS, FOUR, NIHSS, ASPECT, CHA2DS 2-VASC, Hunt & Hess) 332
*Lydia Luya Yu, frühere Bearbeitung: Lena Baumgärtner**

48 Antiepileptika 339
Ralph Schreiner

49 Umgang mit Kontrastmitteln 347
Olaf Eberhardt

Inhaltsverzeichnis

50 **Schnellübersicht über wichtige Notfallmedikamente** 353
Lea Gonschor, frühere Bearbeitung: Gwendolyn Böhm*

51 **Umrechnungstabelle wichtiger Medikamente** ... 363
Ralph Schreiner

52 **Liquoruntersuchung und -befunde** 364
Helge Topka

53 **Gefäßterritorien** 368
Helge Topka

54 **Dermatome und Kennmuskeln** 372
Olaf Eberhardt

55 **Juristische Aspekte der Behandlung** 377
Sebastian Almer, Helge Topka

56 **Wichtige Internetadressen** 380
Olaf Eberhardt

57 **Abkürzungsverzeichnis** 382

Sachverzeichnis 386

Autorenverzeichnis

Herausgeber

Prof. Dr. med. Helge **Topka**
https://orcid.org/0000-0002-3574-8647

Dr. med. Olaf **Eberhardt**
https://orcid.org/0000-0002-6624-4900

Mitarbeiterinnen und Mitarbeiter

Dr. Sebastian **Almer** RA
Dr. med. Johanna **Arnold**
Dr. med. Andrea **Bartels**
Merangelis Yadira **De Dios Ferreras**
Christopher **Ebner**
Dr. Dagmar **Funke**
Dr. med. Gregor **von Gleichenstein**
Dr. med. Lea **Gonschor**
Dr. Mirjam **Hermisson**

Dr. med. Julius **Hübl**
https://orcid.org/0000-0003-4529-5933
Dr. med. Clemens **Krammer**
Marianne **Kürsten**
Lydia **Luya Yu**
Dr. med. Ralph **Schreiner**
Dr. med. Florian **Thanbichler**
Katharina **von Rudno**
Dr. med. univ. Vincent **Weber**
Dr. med. Felizitas **Zeller**

Autorinnen und Autoren der Vorauflage

Lena **Baumgärtner**
Barbara **Beier**
Gwendolyn **Böhm**
Jörg **Brinkhoff**
Sabine **Epple**
Matti **Förster**
Franziska **Hahn**
Silke **Hellmund**

Raphaela **Heusgen**
Daniela **Korthöwer**
Despina **Lagoudi**
Katharina **Nerlich**
Johanna **Neuse**
Rebecca **Pingel**
Markus **Zahn**

Teil I
Organisatorisches

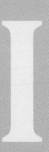

1 Organisatorische Hinweise zur Notfallneurologie

Helge Topka

1.1 Rolle der Neurologie in der Notaufnahme

- Die Notfallversorgung in Deutschland verteilt sich auf mehrere Schultern. Neben den Notaufnahmen in den Kliniken, die in 2019 ca. 20 Mio. Patienten ambulant und stationär versorgt haben, übernehmen die Rettungsdienste, die Bereitschaftsdienste der Kassenärztlichen Vereinigungen und die niedergelassenen Ärzte die Versorgung von vor allem ambulanten Notfällen.
- Im Jahr 2019 sind in Deutschland ca. 19 Mio. Patienten in Praxen und Notfallambulanzen gesehen worden.
- In den vergangenen Jahren ist die Inanspruchnahme in Notaufnahmen und Praxen kontinuierlich gestiegen. Während der Corona-Pandemie ist bei weiterhin intensiver Inanspruchnahme ein leichter Rückgang zu beobachten. Ob dieser Rückgang anhaltend sein wird, lässt sich noch nicht abschätzen. Auffallend ist eine Zunahme von neurologischen und kardiologischen Beschwerden während der Pandemie.
- Es kann davon ausgegangen werden, dass etwa 20 % der ambulant und stationär als Notfall vorgestellten Patienten ein neurologisches Leitsymptom aufweisen.
- Gleichzeitig ist die Sicherheit der Ersteinschätzung eines neurologischen Symptoms durch Notärzte im Hinblick auf die später gestellte Diagnose im Vergleich zu anderen, z. B. internistischen Leitsymptomen am schlechtesten.
- Zahlreiche Studien belegen, dass die diagnostische Sicherheit und damit auch die Qualität der Versorgung durch die Hinzuziehung neurologischer Expertise in der Notaufnahme deutlich verbessert werden.

1.2 Strukturen der Notfallversorgung in Deutschland

- Der Gemeinsame Bundesausschuss (G-BA) hat 2018 die Regelungen für ein Stufenmodell der stationären Notfallversorgung in Deutschland festgelegt (▶ Abb. 1.1). Dieses Modell definiert die grundsätzlichen Voraussetzungen für die Teilnahme eines Klinikums an der stationären Notfallversorgung. Festgelegt sind außerdem die Voraussetzungen für die Einstufung zur Basisversorgung, der erweiterten Notfallversorgung und der umfassenden Notfallversorgung. Verbunden mit diesem Stufenmodell ist ein gestaffeltes System der finanziellen Zuschläge für die Teilnahme an der Notfallversorgung. Kliniken, die die Voraussetzungen für die Teilnahme an der gestuften Notfallversorgung nicht erfüllen, erhalten hierfür keine gesonderte Finanzierung.
- Die Ausgestaltung obliegt den Ländern und kann daher abweichen.
- Die Neuordnung der Strukturen für die vorstationäre/ambulante Notfallversorgung wird aktuell diskutiert. Favorisiert wird derzeit ein Triage-System, das den nicht lebensbedrohlich erkrankten Patienten bei der Auswahl der versorgenden Struktur (niedergelassene Praxis, Bereitschaftsdienst, Kliniknotaufnahme) unterstützt.

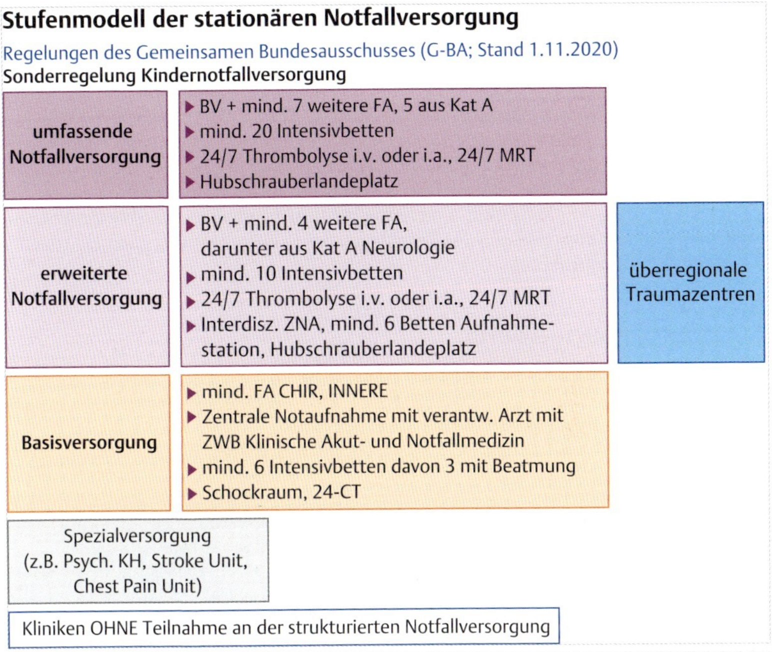

Stufenmodell der stationären Notfallversorgung

Regelungen des Gemeinsamen Bundesausschusses (G-BA; Stand 1.11.2020)
Sonderregelung Kindernotfallversorgung

umfassende Notfallversorgung
- BV + mind. 7 weitere FA, 5 aus Kat A
- mind. 20 Intensivbetten
- 24/7 Thrombolyse i.v. oder i.a., 24/7 MRT
- Hubschrauberlandeplatz

erweiterte Notfallversorgung
- BV + mind. 4 weitere FA, darunter aus Kat A Neurologie
- mind. 10 Intensivbetten
- 24/7 Thrombolyse i.v. oder i.a., 24/7 MRT
- Interdisz. ZNA, mind. 6 Betten Aufnahmestation, Hubschrauberlandeplatz

überregionale Traumazentren

Basisversorgung
- mind. FA CHIR, INNERE
- Zentrale Notaufnahme mit verantw. Arzt mit ZWB Klinische Akut- und Notfallmedizin
- mind. 6 Intensivbetten davon 3 mit Beatmung
- Schockraum, 24-CT

Spezialversorgung (z.B. Psych. KH, Stroke Unit, Chest Pain Unit)

Kliniken OHNE Teilnahme an der strukturierten Notfallversorgung

Abb. 1.1 Stufenmodell des Gemeinsamen Bundesausschusses (G-BA) zur stationären Notfallversorgung. Basisversorgung; 24/7: Vorhaltung 24 h täglich an 7 Tagen in der Woche.

- Entlastet werden sollen die Zentralen Notaufnahmen der Kliniken durch Bereitschaftspraxen in räumlicher Nähe zur oder in der Klinik, wie sie in manchen Einrichtungen bereits umgesetzt wurden.

1.3 Strukturen der neurologischen Notfallversorgung

- Die Strukturen in der Versorgung neurologischer Notfallpatienten in Deutschland sind ausgesprochen heterogen. Dies ist unter anderem darin begründet, dass neurologische Kliniken sehr unterschiedliche Schwerpunkte aufweisen. Das Spektrum umfasst große Abteilungen in Allgemein- oder Universitätskliniken der Maximalversorgung, neurologische Abteilungen in kleineren Krankenhäusern oder angeschlossen an Psychiatrische Kliniken und Kliniken mit besonderen Schwerpunkten, wie MS-Kliniken, Parkinson-Kliniken oder auch Schmerzkliniken.
- Entsprechend heterogen sind die Inanspruchnahme in der Notfallversorgung und die jeweilige personelle, apparative und strukturelle Ausstattung. Die neurologische Notfallversorgung ist daher in Abhängigkeit von den lokalen Strukturen, auch der internis-

tisch-chirurgischen Notaufnahmestruktur, abzustimmen. In allen Fällen ist eine gute interdisziplinäre Abstimmung erforderlich, da die Notfallversorgung wesentlich von der berufsgruppenübergreifenden Zusammenarbeit der beteiligten Fachdisziplinen abhängt.
- Bislang ist die Rotation in die Zentrale Notaufnahme des Klinikums während der Facharztweiterbildung Neurologie laut Musterweiterbildungsordnung und den Weiterbildungsordnungen der Bundesländer nicht verpflichtend, aber fakultativ in manchen Kliniken möglich. Eine solche Rotation über 6 Monate ist auch geeignet, die spätere Zusatzweiterbildung Klinische Akut- und Notfallmedizin zu erlangen, die eine der Voraussetzungen ist, die entsprechend den Regelungen des G-BA zur Leitung einer Zentralen Notaufnahme qualifizieren.

1.4 Quellenangaben

[1] Mangiapane S, Czihal T, von Stillfried D. Entwicklung der ambulanten Notfallversorgung in Deutschland von 2009 bis 2020. Zi-Paper 6/2021; https://www.zi.de/fileadmin/images/content/Publikationen/Zi-Paper-16-2021-Notfallversorgung.pdf

[2] Messerle R, Schreyögg J, Gerlach FM. Patientenorientierte Notfallsteuerung. Krankenhaus-Report 2021: 43–67

[3] Regelungen des Gemeinsamen Bundesausschusses zu einem gestuften System von Notfallstrukturen in Krankenhäusern gemäß § 136c Absatz 4 des Fünften Buches Sozialgesetzbuch (SGB V) in der Fassung vom 19. April 2018, veröffentlicht im Bundesanzeiger BAnz AT 18.05.2018 B4, in Kraft getreten am 19. Mai 2018, zuletzt geändert am 20. November 2020, veröffentlicht im Bundesanzeiger (BAnz AT 24.12.2020 B2), in Kraft getreten am 1. November 2020

[4] Topka H, Pfefferkorn T, Andres F et al. Online Umfrage zur Struktur der Notfallneurologie in Deutschland 2016. Nervenarzt 2017; 88: 625–634

Teil II
Leitsymptome

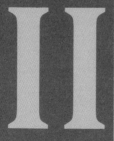

2 Akute Bewusstseinsstörung

Olaf Eberhardt

2.1 Definition

- andauernde Minderung der Bewusstseinshelle (und in variabler Ausprägung der Inhalte des Bewusstseins) durch primären ZNS-Fokus oder systemische Störung
- im Folgenden Fokus auf nichttraumatisches Koma als Maximalform, wobei Untersuchungsgang für geringere Ausprägungen einer Bewusstseinsstörung ähnlich, aber Bandbreite möglicher Ursachen noch größer ist
- kurze Bewusstseinsverluste (S. 33), Verwirrtheit (altered mental state, Delir) (S. 204)

2.2 Epidemiologie

2.2.1 Häufigkeit, Altersgipfel, Geschlechtsverteilung

- 5–9 % aller Notfallpatienten kommen mit Bewusstseinsminderung und 0,4 % mit unklarem Koma; mittleres Alter: 65 Jahre, M (>) F
- Ursachen eines nicht traumatisch bedingten Komas > 30 min Dauer: Schlaganfall (6–54 %), ZNS-Infektionen (2–51), zerebrale Hypoxie (3–42 %), Vergiftungen (1–39 %), metabolische Ursachen (1–29 %), Epilepsie (2–32 %), Tumor (≤ 3 %)
- Bei bewusstseinsgeminderten Kindern und Jugendlichen spielen Infektionen in 38 % und Intoxikationen in 10–35 % der Fälle eine Rolle.
- Ein Drittel der Patienten hat mehr als eine plausible Ursache der Bewusstseinsstörung!
- strukturelle Ursachen im ZNS bei 28–64 %
- Die prähospitale Kategorisierung als primäre/sekundäre bzw. strukturelle/nicht strukturelle ZNS-Läsion bestätigt sich in rund 60–90 % der Fälle und die prähospitale Diagnose in nur 40 % der Fälle.
- In ▶ Tab. 2.1 sind die Komaursachen einer Berliner Studie aufgeführt.

Tab. 2.1 Komaursachen der Berliner Studie (ohne Hypoxie und Trauma) 2019/2021.

Ursache	Häufigkeit (%)
intrakranielle Blutung	22–27
Epilepsie	22–24
Intoxikation	19
zerebrale Ischämie/posteriores reversibles Enzephalopathie-Syndrom (PRES)	11–12
metabolisch	6–10
kardiopulmonal	6–7
Infekt/Entzündung	2–3
Tumor/funktionell	je 2

2.2.2 Prädisponierende Faktoren

- zerebrovaskuläre Erkrankungen: vaskuläre Risikofaktoren, Vorhofflimmern, primäre oder medikamentöse Gerinnungsstörung
- Risikofaktoren für Enzephalopathien: z. B. chronischer Alkoholabusus, Malnutrition, Tumorerkrankungen, Leber-/Niereninsuffizienz

2.3 Ätiologie und Pathogenese

- Thalamus und dorsaler Hirnstamm bis mittlerer Pons (Formatio reticularis): Bewusstseinshelle (Wachheit)
- Großhirnareale: Bewusstheit (Inhalte des Bewusstseins)
- supratentorielles Koma i. d. R. nur bei diffuser bzw. bilateraler Läsion (ggf. mit sekundärer Schädigung kontralateral als Kompressionseffekt)
- hochgradige Schädigungen des ventralen Mittelhirns oder Pons mit (bis auf Augenbewegungen) fehlender Motorik, aber erhaltener Vigilanz definieren das Locked-in-Syndrom als Schein-Koma ohne Bewusstseinsstörung

2.4 Klassifikation und Risikostratifizierung

- orientierend: Somnolenz (weckbar auf Ansprache), Sopor (weckbar auf Schmerzreiz), Koma (Augen geschlossen, z. T. Augenöffnen auf Schmerzreiz, nicht weckbar auf Schmerzreiz, maximal Wegziehen auf Schmerzreiz, maximal Vokalisationen oder Laute)
- Glasgow-Koma-Skala (S. 332) (GCS, http://www.glasgowcomascale.org): verbreitete Skala, aber Atmung und Hirnstammreflexe fehlen; 3 Einzelscores mit angeben!
- neuere Skala mit Score für Atmung und Hirnstammreflexe, ohne Bewertung verbaler Reaktion: FOUR-Skala (S. 332)
- lange Komadauer verschlechtert Prognose
- protrahiertes Koma (Augen geschlossen) geht nach längerer Dauer meist in Syndrom aresponsiver Wachheit oder minimalen Bewusstseinszustand mit offenen Augen über
- Fehlen von Hirnstammreflexen (Pupillenreaktion, Puppenkopfphänomen, Kornealreflex): Komaprognose bei Hypoxie oder Hypoglykämie meist ungünstig, aber nicht unbedingt bei Intoxikation oder Hypothermie
- hohe neuronenspezifische Enolase (NSE) bei zerebraler Hypoxie ungünstiger Marker, Grenzwert Hypothermie-abhängig
- Mortalität bei Koma 23–87 %, dabei zerebrale Hypoxie > intrakranielle Blutung > zerebrale Ischämie > Intoxikation > Epilepsie

2.5 Symptomatik

- plötzlicher Beginn z. B. bei epileptischem Geschehen, zerebrovaskulärer Erkrankung oder Intoxikation
- progredienter Verlauf bei Tumor, metabolischer oder entzündlich-infektiöser Ursache
- variable Begleitsymptome der Minderung der Bewusstseinshelle (S. 19) je nach Läsionstopik und je nach Ursache (s. u.): z. B. Okulomotorikstörung und andere Hirnstammzeichen, Hemi-/Tetraparese, Ateminsuffizienz, Kopfschmerzen, Erbrechen, Myoklonien und epileptische Anfälle, Fieber oder Hypothermie, Brady-/Tachykardie, Hyper-/Hypotonie etc.

2.6 Diagnostik
2.6.1 Diagnostisches Vorgehen
- initial stets Stabilisierung vitaler Funktionen (ABC-Schema), sicherer venöser Zugang und Labor, internistische und neurologische Untersuchung, Fremdanamnese, ggf. zerebrale Bildgebung (cCT, ggf. mit CT-Angiografie und CT-Perfusion), fakultativ: EEG, Liquordiagnostik, MRT Kopf im Verlauf

2.6.2 Anamnese
- Geschwindigkeit des Auftretens: letzter symptomfreier Zeitpunkt, Symptomentwicklung akut, protrahiert oder fluktuierend
- Umstände und Situation bei Auffinden (z. B. Atmung, Puls, Gesichtsfarbe, Augen offen/geschlossen, Bewegungen, Urinverlust, Fieber)
- beobachtete neurologische Begleitsymptome (z. B. Blickwendung, Myoklonien, Hirnstammsymptome, Hemisymptomatik, Verwirrtheit, Wesensänderung)
- epileptischer Anfall (DD: bekannte Epilepsie, Intoxikation/Entzug, Frühanfall bei zerebraler Ischämie/Blutung, Sinusthrombose, Tumor)
- Kopfschmerzen (DD: Subarachnoidalblutung [SAB], intrazerebrale Blutung [ICB], Kleinhirninfarkt, Sinusthrombose, posteriores reversibles Enzephalopathie-Syndrom [PRES] oder hypertensive Enzephalopathie, Meningitis, Enzephalitis, intrazerebraler Abszess, Liquoraufstau, Hypophyseninfarkt)
- frühere ähnliche Ereignisse
- kürzliches Trauma oder kürzliche OP
- Vorerkrankungen neurologisch (z. B. Epilepsie, Schlaganfall, Hirntumor); internistisch (z. B. Malignom, Leberzirrhose, Dialyse); psychiatrisch, Immunsuppression, Suizidalität
- Drogen, Alkohol, Medikamente (Medikamentenliste, Blister, auch rezeptfreie Substanzen; Gerinnungshemmer!)

2.6.3 Körperliche Untersuchung
- *Atmung und Kreislauf* nach ABC-Schema
- klinische Untersuchung deckt strukturelle Komaursache nur mit Sensitivität von 74 % und Spezifität von 60 % auf, wichtigste Items hierbei sind Pupillen, Blickrichtung (Blickwendung oder Bulbi dyskonjugiert) und Pyramidenbahnzeichen
- auf *Traumazeichen* achten; nach Trauma ggf. Ausschluss von HWS-Verletzungen vor Mobilisation der HWS
- *Fieber/Hyperthermie*: DD: Hitzschlag, Meningitis, Enzephalitis, septische Enzephalopathie, septische Sinusthrombose, Neurolupus, Ponsblutungen/SAB, Hypothalamusläsion, Intoxikationen z. B. mit Anticholinergika, Salizylaten, Stimulanzien (Ecstasy), Entzugssyndrom, Serotoninsyndrom, malignes neuroleptisches Syndrom, maligne Hyperthermie, Thyreotoxikose, Chondrokalzinose, maligne Katatonie
- *Hypothermie*: DD: Auskühlung, Sepsis, Hypothyreose, Hypoglykämie, akute Addison-Krise, Wernicke-Enzephalopathie, Sedativa/Hypnotika, Neuroleptika, Opiate, Kohlenmonoxid
- *Haut/Schleimhaut*: Hauttrockenheit (z. B. Anticholinergika), Exsikkose, Schwitzen, Rekapillarisierungszeit, Injektionsstellen, Leberhautzeichen, Petechien (Sepsis), Komablasen, Dekubitus, Medikamentenpflaster, Bronzekolorit (Morbus Addison), Myxödem

Akute Bewusstseinsstörung

- Hypo-/Hypertonie, Brady-/Tachykardie, Arrhythmie, Darmgeräusche; vgl. Toxidrome (S. 197)
- In ▶ Tab. 2.2 ist die klinische Untersuchung des Bewusstseinsgetrübten zusammenfassend dargestellt (hilfreich: [10]).

Tab. 2.2 Klinische Untersuchung des Bewusstseinsgetrübten.

wichtige Punkte der neurologischen Untersuchung	lokalisierende Symptome meist als Zeichen struktureller Läsion (Sensitivität nur 74 %)
- Bewusstseinslage z. B. GCS (Augenöffnen, Motorik, Sprache, Einzelwerte angeben) - Meningismus mit maximaler passiver Kopfhebung < 8 cm (bei Infektion/SAB/Herniation, kann in tiefem Koma fehlen), laterale HWS-Beweglichkeit erhalten; nicht bei HWS-Instabilität prüfen - Funduskopie, falls Untersucher versiert: Papillenödem, Blutungen Glaskörper/Retina - Pupillenweite spontan und auf Licht - Augenposition*, Fixation, Augenbewegungen willkürlich (bzw. auf vorgehaltenen bewegten Spiegel), Nystagmus - okulozephaler Reflex horizontal und vertikal mit 30°/s (bei intaktem Hirnstamm drehen sich Bulbi im Koma nicht in Kopfdrehrichtung mit = Puppenkopfphänomen, entweder konjugiert oder diskonjugiert; Durchführung nur, falls HWS stabil!) - Fazialisfunktion spontan und auf Schmerz - Blinkreflex, Kornealreflex an nasaler Korneaseite (kann im tiefen Koma fehlen), Hustenreflex - Würgreflex wenig hilfreich - Zungenbiss - Atemmuster - Muskeleigenreflexe, Babinski-Zeichen (ggf. im tiefen Koma auch ohne strukturelle Läsion positiv), Tonus, Spontan-/Willkürbewegungen, Abwehr auf Schmerzreize, Beuge- oder Streckfehlstellungen (sog. Dezerebration bzw. Dekortikation); lokalisatorisch und prognostisch nicht verlässlich; Tripelflexion der Beine als stereotyper spinaler Reflex - Schmerzreize ggf. an Nagelbett, am M. trapezius, supraorbital, am Temporomandibulargelenk oder Sternum - Lasègue-, Brudzinski-, Kernig-Zeichen - Myoklonien, Asterixis oder Tremor	- Kopf-/ Blickwendung* - Anisokorie, Pupillenstörung, Bulbusdivergenz, Okulomotorikstörung - einseitiger oder vertikaler Nystagmus - faziale Asymmetrie - Muskeltonusdifferenz - Reflexdifferenz - asymmetrische Motorantwort auf Schmerz - Babinski-Zeichen - einseitige epileptische Kloni

* Blickwendung zum Herd bei destruierender Hemisphärenläsion, vom Herd weg bei Ponsläsion (und z. T. Thalamusläsion) oder irritativem Fokus

Akute Bewusstseinsstörung

- Beurteilung des spontanen Atemmusters beim Intubierten ggf. im druckunterstützten Modus (10 cm Druckunterstützung mit 5 cm PEEP)
- normale Atmung bei Hirnstammkoma ungewöhnlich
- *Tachypnoe*: Sepsis, metabolische Azidose, Thalamusläsion, Salizylate
- *Bradypnoe*: Sedativa, Hypnotika, Opioide, Medullaläsion
- Cheyne-Stokes-Atmung (sinusförmig): lokalisatorisch und prognostisch kaum wegweisend
- ataktische Atmung (ohne jedes Muster): Pons/Medulla
- Clusteratmung: unterer Pons

2.6.4 Pupillo- und Okulomotorik

- Blickwendung zur Seite der Schädigung, durch okulozephalen Reflex überwindbar: Minderfunktion frontal, auch postiktal möglich
- Blickwendung von Läsionsseite weg: als Reizeffekt bei epileptischen Anfällen, bei Pons- oder Thalamusläsionen
- Blickwendung nach oben: vielfältige Ursachen
- Blickwendung nach unten: meist strukturelle Läsion Thalamus oder Mittelhirn, auch metabolische Ursachen möglich
- horizontal leicht dekonjugierte Bulbi und pendelnde Augenbewegungen: häufig bei leichter Vigilanzstörung mit intaktem Hirnstamm, i. d. R. gute Prognose
- Pupillenreaktion; gegenüber toxisch-metabolischen Faktoren stabiler als andere Reflexe, toxisch-metabolisch stets symmetrisch verändert (isokore Pupillen), im metabolischen Koma oft beidseits relativ enge, noch reagible Pupillen
- unilaterale, langsam dilatierende Miosis: Horner-Syndrom
- Miosis beidseitig: Ponsläsion, Opioide, Organophosphate
- lichtstarre, mittelweite, evtl. asymmetrische Pupillen mit ggf. spontanen Schwankungen: Mittelhirnläsion
- unilaterale fixierte Mydriasis, oft mit Augenfehlstellung: HN-III-Läsion (z. B. unkale Herniation)
- bilaterale Mydriasis: Anticholinergika, Stimulanzien
- Nystagmus: Intoxikation, Hirnstamm-/Kleinhirnläsion, selten epileptisch; kaum Spontannystagmus im tiefen Koma
- vestibulookulärer Reflex (VOR) im pontomesenzephalen Koma oft diskonjugiert und vertikal fehlend
- Bobbing (beidseitig rasche Ab- und langsame Aufwärtsbewegung über Sekunden): oft pontozerebellär, ungünstig

2.6.5 Labor

- Medikamentenpackungen/-blister oder andere Giftspuren asservieren
- *Basislabordiagnostik bei akuter Verwirrtheit oder akuter Vigilanzminderung*: Blutbild (BB), Ethanolspiegel, C-reaktives Protein (CRP), Blutkörperchen-Senkungsgeschwindigkeit (BSG), Blutzucker (BZ), Kreatinkinase (CK), Gerinnung, D-Dimer, Kreatinin, glomeruläre Filtrationsrate (GFR), Harnstoff, Glutamat-Oxalat-Transaminase (GOT), Glutamat-Pyruvat-Transaminase (GPT), Gamma-Glutamyltransferase (GGT), Laktatdehydrogenase

(LDH), Troponin, Thyreoidea-stimulierendes Hormon (TSH), Na, K, Mg, Ca, PO_4, Blutgasanalyse (pH, SO_2, CO_2, Laktat), Urinstatus
- *individuelle Labordiagnostik je nach klinischem Verdacht* (akute bis chronische Störung)
  - metabolisch-toxisch: fT 3/fT 4, Kortisol oder ACTH-Test, Ammoniak, Folat, Vitamin B_1/B_6/B_{12} (Holo-Transcobalamin), Anionenlücke, Osmolarität, S-Elektrophorese, ACE, Toxikologiescreening Serum/Urin bzw. Medikamentenspiegel, NSE, Urinsediment, Carboxyhämoglobin (Brandgeschehen), Zyanid (Brandgeschehen), Methämoglobin, Ketonkörper, P-Amylase, Bilirubin
  - infektiös: Serologie Lues, Tuberkulose, HIV, Borrelien, HBV, HCV u. a.; Prokalzitonin, Blutkulturen, Urinkultur
  - immunologisch: ANA, ENA, dsDNA-AK, c/pANCA, APL-AK, SD-AK (TPO-AK, TG-AK), GAD65-AK, antineuronale (paraneoplastische) AK
- *Liquorgewinnung* bei Meningitis-/Enzephalitisverdacht, SAB-Verdacht > 12–24 h ohne CT-Nachweis, Immunsuppression, V. a. Meningeosis
  - falls möglich Eröffnungsdruck, Gram-Präparat, Meningitis-Schnelltest auf klassische Meningitis-Erreger, Mikroskopie, Liquorkultur; ggf. Borrelien-ASI, FSME, HIV-PCR, HSV-PCR und weitere neurotrope Viren
  - bei klinischem Verdacht ggf. Whipple-PCR, JCV-PCR, Mykobakterien-PCR, weitere Erregerdiagnostik bei Immunsuppression (Pilze u. a.) oder Reiseanamnese, Protein 14-3-3, antineuronale AK (autoimmune Enzephalitis), Liquorpathologie (Meningeosis carcinomatosa)
- bei Hypoxieverdacht NSE nach 24, 48 und 72 h

Wichtige Intoxikationen als Ursache von schweren Bewusstseinsstörungen

- Anticholinergika, Antiepileptika (Phenytoin, Valproat), Antihistaminika, Antikonvulsiva
- Baclofen, Barbiturate, Benzodiazepine, Blei
- Carbamazepin, Clonidin, Cyanid
- Ethanol, Ethylenglykol
- Gammahydroxybutyrat
- Ketamin, Kohlenmonoxid
- Lithium
- MAO-Hemmer, Methanol
- Neuroleptika
- Opiate und Opioide, Organophosphate
- präsynaptische $α_2$-Agonisten
- Salizylate, Serotonin-Wiederaufnahmehemmer (selten)
- Trichlorethanol (Chloralhydrat), trizyklische Antidepressiva

Atemmuster und Blutgasanalyse
- siehe ▶ Tab. 2.3.

Tab. 2.3 Typische Muster von Atemstörung und Blutgasanalyse.

pH	paCO$_2$ (mmHg)	HCO$_3$ (mmol/l)	metabolische Konstellation	häufige Komaursachen
↓	<30	<17	metabolische Azidose	Urämie, diabetische Ketoazidose, Laktazidose, Salizylate, Methanol, Ethylenglykol
↓	>90	>17	respiratorische Azidose	zentrale oder periphere neurologische Erkrankung mit Ateminsuffizienz, Thoraxdeformität, Lungenerkrankungen
↑	>45	>30	metabolische Alkalose	Erbrechen, Alkali-Ingestion; meist kein Koma
↑	<30	>17	respiratorische Alkalose	Leberinsuffizienz, Sepsis, Salizylate, Hypoxämie kardiopulmonaler Ursache, psychogen

2.6.6 Bildgebende Diagnostik

CT Kopf

- native Computertomografie als Basisdiagnostik bei unklarer Ursache, bei Traumaverdacht oder vor Lumbalpunktion (LP); KM-Gabe bei V. a. Hirnabszess oder Tumor
- zusätzlich oft CT-Angiografie (SAB, ICB, Lysepatient, dichtes Gefäßzeichen, V. a. Basilaristhrombose, V. a. Sinusthrombose u. a.) und ggf. CT-Perfusion sinnvoll
- insbesondere symmetrische oder basale Veränderungen leicht zu übersehen: Hydrozephalus, kleine SAB, isodense Blutungen, globales Hirnödem, Hirnshift nach kaudal, Aufbrauch der basalen Zisternen, hyperdense A. carotis interna/media/basilaris, Thrombose der inneren Hirnvenen, bilateraler Thalamusprozess
- bei fokalen Defiziten, fokalen Anfällen oder Bewusstseinsminderung CT-Bildgebung vor Liquorpunktion: keine LP, falls Herniationsgefahr im cCT (Raumforderung hintere Schädelgrube, Aufbrauch der basalen Zisternen, erhebliche Mittellinienverlagerung)
- horizontaler Pinealisshift durch Hemisphärenläsion korreliert recht gut mit Tiefe der Bewusstseinsstörung
- falls kein Hinweis auf zerebrale Hypoxie und kein Nachweis einer strukturellen Ursache im cCT/CTA, auch endokrine, toxisch-metabolische, infektiöse und epileptische Ursachen abklären (aber Hirnstamminfarkte mit diesen Methoden nicht auszuschließen!)
- bei Trauma HWS-CT oder komplettes Trauma-Spiral-CT ergänzen

MRT Kopf

- als Notfalluntersuchung wegen mangelnder Überwachbarkeit i. d. R. nicht praktikabel
- sinnvoll z. B. bei Bewusstseinsstörung ohne Erklärung durch cCT, EEG und Liquor, bei neuer Epilepsie unklarer Ursache, bei fehlender Erholung nach Ausgleich einer Elektrolytstörung, Hypoglykämie oder Hypoxie, bei Sepsis mit fokalen Defiziten

- MRT bietet diagnostische Vorteile u. a. bei Enzephalitis, Ventrikulitis, ischämischen Diffusionsstörungen, Mikroblutungen, zerebralen Hypoxiefolgen, Marklagerläsionen (z. B. ADEM), PRES, Wernicke-Enzephalopathie, Abszessen, multiplen Embolien (auch septische/Fettembolien), osmotischer Demyelinisierung
- MRT bei vielen Enzephalopathien nicht oder nur unspezifisch verändert
- Diffusionsstörungen bei Enzephalopathien (oft im Kortex): bei zerebraler Hypoxie, Hypoglykämie oder hepatischer Enzephalopathie möglich; variabel bei Urämie, osmotischer Demyelinisierung oder reversibler posteriorer Enzephalopathie; selten bei Wernicke-Enzephalopathie

Katheterangiografie
- selten als rein diagnostische Notfalluntersuchung: Fragestellungen z. B. arteriovenöse Malformation und andere Ursache unklarer intrakranieller Blutung, zerebrale Vaskulitis, Vasospasmen oder kortikale Venenthrombose

Sonstige
- Röntgen Thorax: Infiltrat, Tumor, kardiale Dekompensation?

2.6.7 Instrumentelle Diagnostik
EKG
- Brady-/Tachykardie oder Arrhythmien bei Intoxikationen, myokardiale Ischämiezeichen, QTc-Zeit

EEG
- EEG bei V. a. nicht konvulsive Anfälle/nicht konvulsiven Status epilepticus; im Verlauf bei Hypoxie oder Enzephalopathie (diagnostische Ausbeute im Koma je nach Setting: 3–30 %)
- ungünstige EEG-Muster im Koma: areagibles Alpha- oder Theta-EEG, Burst-Suppression-Muster insbesondere mit epilepsietypischer Aktivität im Burst, niedrige diffuse Delta-Aktivität, EEG-Suppression < 10 µV
- EEG bei Enzephalopathien meist unspezifisch (Ausnahmen: triphasische Potenziale 0,5–1/s bei Creutzfeldt-Jakob-Krankheit (CJD), periodische Komplexe 0,1–0,2/s bei subakuter sklerosierender Panenzephalitis (SSPE), repetitive Sharp Waves bei Hypoxie, extremer Delta-Brush bei NMDA-Enzephalitis)

2.7 Differenzialdiagnosen
- siehe ▶ Tab. 2.4.

2.7.1 Zerebrovaskuläre Komaursachen
- Vigilanzminderung bei intrakraniellen Blutungen (je nach Topik 20–80%) häufiger als bei ischämischen Schlaganfällen (je nach Topik 0–50%): bei unilateraler supratentorieller Ischämie initiales Koma ungewöhnlich
- Basilaristhrombose mit Störung der Okulomotorik, weiteren Hirnnervenausfällen, schwerer Dysarthrie, Dysphagie, Tetraparese mit beidseitigen Pyramidenbahnzeichen, Ataxie, Gesichtsfelddefekten; Variante Top-of-the-basilar-Syndrom oder bilateraler Thalamusinfarkt bei Verschluss der Percheron-Arterie
- aneurysmatische Subarachnoidalblutung (ggf. mit Liquorabflussstörung)
- Verschluss der inneren Hirnvenen mit bithalamischen Stauungsinfarkten oder sehr ausgedehnte Sinusthrombose
- selten: Luftembolie (ggf. iatrogen), Fettembolie (Trauma)

Tab. 2.4 Wichtige neurologische und internistische Ursachen eines Komas.

neurologisch	internistisch
oft Halbseitensymptome, Hirnstammzeichen, Meningismus oder epileptische Anfallsmuster: - strukturelle ZNS-Läsionen (⅔ zerebrovaskulär; Tumor) - ZNS-Infektion, Sepsis - epileptische Anfälle, Status epilepticus - Schädel-Hirn-Trauma	*Fehlen fokaler Defizite bei normotensiven Komapatienten im Alter bis 50 Jahre: bis zu 96 % metabolische Komaursache:* - Schock - zerebrale Hypoxie - Intoxikation - metabolisch-nutritiv (z. B. Blutzucker-/Elektrolytentgleisung Na/Mg/Ca/PO$_4$, renal, hepatisch, Thiaminmangel, Myxödemkoma bei Hypothyreose, selten Hyperthyreose) - schwere Hypothermie (< 28 °C) oder Hyperthermie (> 40 °C)
Fehlen fokaler Symptome möglich: - nicht konvulsiver Status epilepticus - Thalamusläsion - postiktaler Zustand - akuter Hydrozephalus - Subarachnoidalblutung - Raumforderung insbesondere bei langsamer Zunahme - multiple Embolien - ausgedehnte Hirnvenen-/Sinusthrombose - diffuse axonale Läsionen nach Schädel-Hirn-Trauma	*fokale Symptome möglich:* - Hypo-/Hyperglykämie - Hypo-/Hypernatriämie - Hypomagnesiämie - hyperosmolares diabetisches Koma - Urämie - hepatisches Koma

2.7.2 Enzephalopathien

- diffuse, bilaterale ZNS-Funktionsstörung auf oft metabolischer, toxischer oder inflammatorischer Grundlage, oft reversibel
- Kennzeichen metabolisch-toxischer Störung: oft fluktuierend, keine areagiblen Pupillen, Pupillen und Muskeltonus symmetrisch verändert, reflektorische Augenbewegungen meist intakt, kein Ausfall weiterer Hirnstammreflexe, ziliospinaler Reflex erhalten; Myoklonus, Asterixis oder Tremor möglich
- infratentorielle Beteiligung z. B. bei Wernicke-Enzephalopathie, osmotischer Demyelinisierung, Bickerstaff-Enzephalitis, reversibler posteriorer Enzephalopathie

2.7.3 Posteriore reversible Leukenzephalopathie

- Ursachen z. B. schwere Blutdruckentgleisung, Immunsuppressiva, Autoimmunerkrankungen, Nierenversagen, Tumor(-therapie)
- Klinik: Verwirrtheit, Vigilanzminderung, epileptische Anfälle, Sehstörung und/oder Kopfschmerz
- bildgebende Diagnosebestätigung (meist MRT), 4 charakteristische topische Muster z. T. mit Läsionen auch in anderen Hirnregionen, nicht immer reversibel

2.7.4 Wernicke-Enzephalopathie

- siehe S. 212
- Risikofaktoren: chronischer Alkoholabusus, Malnutrition, Tumorerkrankungen, Magen-Darm-OP, Schwangerschaftserbrechen
- Klinik: subakute Desorientierung, Verwirrtheit oder Vigilanzminderung, Rumpf- oder Gangataxie, Okulomotorikstörung, aber komplette Trias nur bei 35–55 %

2.7.5 Intrakranielle Druckerhöhung

- raumfordernde intrakranielle Prozesse wie Blutung, Abszess, Ödem oder Tumor oder akuter Hydrozephalus
- je nach Lage und Wachstumsgeschwindigkeit Kompression, Verlagerung bzw. Herniation von Hirnpartien
- nicht immer phasenhafte Klinik: Kopfschmerzen, schwallartiges Erbrechen, Verlangsamung → Somnolenz oder Sopor → terminale Phase mit Koma, Cheyne-Stokes-Atmung, Pupillenstarre und Streckstellung der Extremitäten → Tod durch Atemlähmung
- auch kleiner Tumor kann z. B. bei Kompression des Foramen Monroi oder als eingeblutetes Hypophysenadenom akutes Koma bewirken
- Druck auf N. oculomotorius: (meist) ipsilaterale Mydriasis
- Abduzensparese (durch intrakranielle Druckminderung/-erhöhung): zeigt nicht unbedingt primäre Hirnstammläsion an

Akute Bewusstseinsstörung

2.7.6 Epilepsie

- bei Absencen Bewusstseinsstörung i. d. R. für 3–10 s, bei nicht epileptischen Synkopen (Augen offen) meist für < 1 min, bei fokalen Anfällen mit Störung des Bewusstseins (dyskognitiv oder dialeptisch; früher: komplex-partiell) für 1–2 min
- postiktale Umdämmerungs- oder Verwirrtheitsphase nach tonisch-klonischem Anfall für Minuten bis Stunden, bei älteren Patienten oder nach hohen Dosen langwirksamer Benzodiazepine auch länger
- bewegungsloses Koma > 30 min nach einzelnem epileptischem Anfall ohne Einfluss von Medikamenten ungewöhnlich → cCT (z. B. intrazerebrale Blutung?), EEG (nicht konvulsiver Status?), Labor (Elektrolyte, Nieren-/Infektwerte, BGA, Toxikologie, ggf. Liquor)
- ein- oder beidseitige hirnstammgenerierte Kloni oder tonische Versteifung auf nicht epileptischer Grundlage auch bei Basilaristhrombose möglich!

2.7.7 ZNS-Infektionen

- eitrige Meningoenzephalitis (Bewusstseinsstörung bei 50 %): Meningokokken mit Isolationspflicht, Pneumokokken, Pilze, Tuberkulose und andere Erreger
- virale Enzephalitis: z. B. HSV 1 > 2, EBV, CMV, HHV6, VZV, FSME, HIV, Enteroviren; selten bei Borrelieninfektion
- auch nach Neurochirurgie/HNO-OP oder offenem Schädel-Hirn-Trauma an Infektion denken
- bei Reiseanamnese ggf. erweiterte Diagnostik (Malaria, Dengue-Virus, West-Nil-Virus, Japanische-Enzephalitis-Virus u. a.)
- sehr früh, im tiefen Koma oder im hohen Alter kann Meningismus fehlen!
- differenzialdiagnostisch autoimmune (z. B. paraneoplastische) Enzephalitis oder fulminante ZNS-Demyelinisierung (z. B. ADEM)
- ▶ Tab. 2.5 zeigt Differenzialdiagnosen von Bewusstseinsstörungen.

2.8 Therapie

2.8.1 Therapeutisches Vorgehen

- Disposition: bei Schlaganfall ohne Intubationspflicht oder OP-Notwendigkeit Stroke Unit, ggf. nach rekanalisierender Therapie
- sonst meist INT/IMC
  - insbesondere bei kardiopulmonaler Instabilität, Sepsis, Organversagen
  - Ausnahme: rasche Besserung der Bewusstseinslage und kardiopulmonale Stabilität, komplikationslose Intoxikation mit kurzer Halbwertszeit

2.8.2 Allgemeine und konservative Maßnahmen

- Messung und Stabilisierung der Vitalparameter (RR, HF, Atmung, Temperatur, SO_2), Pulsoxymetrie
  - Oxygenierung durch Sicherung der Atemwege und O_2-Gabe sicherstellen
  - i. d. R. Intubation bei GCS < 8, d. h. ohne gezielte Abwehr, ohne Hustenreflex und mit Sekretpooling/Erbrechen, bei pCO_2 > 60 mmHg und pO_2 < 60 mmHg (außer bei kurzfristig reversibler Ursache), Ziel-SO_2 > 90 %

Tab. 2.5 Differenzialdiagnosen von Bewusstseinsstörungen.

Häufigkeit	Differenzialdiagnose
aresponsiver Wachzustand, minimaler Bewusstseinszustand	protrahierte Übergangsformen nach initialer Komaphase mit variablem Outcome
Locked-in-Syndrom, neuromuskuläre Paralyse	Schein-Koma mit erhaltenem Bewusstsein
Delir (S. 204)	fluktuierende, meist milde Bewusstseinsstörung und Beeinträchtigung von Aufmerksamkeit, Gedächtnis, Orientierung oder Wahrnehmung
	psychomotorisch erregt oder apathisch (bzw. wechselnd)
	Entwicklung über Stunden bis Tage, Dauer: Tage oder Wochen (Monate)
	Risikofaktoren: höheres Alter, Demenz, männliches Geschlecht, Alkoholismus, Multimorbidität, Medikamente
Demenzen	wiederkehrende Fluktuationen der Wachheit und Kognition bei Lewy-Körper-Demenz oder bei anderen Demenzen in Verbindung mit Exsikkose, Hypotonie, Infekt oder Medikamenteneffekten
Katatonie mit Stupor	Augenöffnen und Augenbewegungen nur auf starken Stimulus, keine oder kaum Sprachproduktion und Bewegung, weite reagible Pupillen, Echolalie und Echopraxie; z. B. bei Enzephalitis oder psychiatrisch
akinetischer Mutismus	oft mesiofrontale Läsion beidseits: immobil, aresponsiv, willkürliche Augenbewegungen z. T. erhalten
psychogene/funktionelle Störung	Opisthotonus, Hüftwackeln, Herumrollen, Armrudern, Schreien während Konvulsionen
	Steuern der passiv gehobenen Gliedmaßen beim Herabfallen vom Körper oder Gesicht weg
	Zukneifen der Augen und Bell-Phänomen, Augenöffnen bei Kitzelreiz an Nase oder Antippen der Augenbrauen
	Lidflattern
	Pupillenweite und -reaktion normal, Pupillenverengung statt -erweiterung bei passivem Augenöffnen
	prompte Vigilanzwechsel (Ausnahme: Gammahydroxybuttersäure-Intoxikation)
	normaler Provokationsnystagmus bei kalorischer oder optokinetischer Testung
	normales EEG

Akute Bewusstseinsstörung

- nicht invasive Beatmung bei Koma ohne Schutzreflexe nicht adäquat
- Wärmedecke bei Hypothermie nach Ursachenklärung (d. h. nach Ausschluss einer Hypoxie)
- Messung und Stabilisierung des Blutzuckers: bei BZ < 70 mg/dl Gabe von 50 ml 40- bis 50 %iger Glucose i. v. und 300–500 mg Thiamin i. v.
- Hirndruckzeichen im cCT: Oberkörper 15–30° hochlagern
- Erythrozytenkonzentrate bei Hb < 7 g/dl oder bei raschem Hb-Abfall erwägen sowie Thrombozytenkonzentrate bei Thrombopenie und anhaltender Blutung
- zerebrale Hypoxie: therapeutische Hypothermie
- Urinkatheter (Bilanz), Thrombose- und Dekubitusprophylaxe

2.8.3 Pharmakotherapie

- Blutdruckwerte über 220/110 mmHg vorsichtig senken, s. Kap. Hypertensive Entgleisung (S. 282)
- NaCl 0,9 % oder Ringer-Acetat bei arterieller Hypotonie, ggf. Noradrenalin 10 µg i. v. und evtl. als Perfusor
- Therapie der Blutzuckerentgleisung (S. 289)
- Fiebersenkung mit Paracetamol, Metamizol (falls RR stabil) und/oder durch externe kühlende Maßnahmen
- Therapie vaskulärer Komaursachen s. Kap. Ischämischer Schlaganfall (S. 128), Intrazerebrale Blutung (S. 148), Subarachnoidalblutung (S. 157), Sinus- und Hirnvenenthrombosen (S. 163)
- Therapie des erhöhten Hirndrucks (S. 168)
- Therapie (non)konvulsiver Status epilepticus (S. 179), EEG-Kontrollen
- Therapie der ZNS-Infektionen (S. 185): sofortige Therapie mit 4 g Ceftriaxon, meist plus Ampicillin und Dexamethason, bei V. a. HSV-/VZV-Enzephalitis mit Aciclovir
- Therapie der Sepsis (S. 310)
- Therapie der Intoxikationen (S. 197): supportive Therapie, ggf. gifteliminierende Verfahren oder Antidot
  - bei starkem Opiat-Intoxikationsverdacht (Miosis, Hypopnoe, Drogenumfeld) Naloxon 0,2–0,4 mg i. v. (zu Naloxon nasal s. Kap. 25 (S. 197)), falls nach 2–3 min kein Effekt ggf. weitere 2 mg, dann ggf. 10 mg (UAW: Kreislaufinsuffizienz, Arrhythmien, Lungenödem, epileptische Anfälle)
- Therapie von Serotoninsyndrom oder malignem neuroleptischem Syndrom (S. 243)
- Therapie der Enzephalopathien ursachenspezifisch
  - Therapie der Wernicke-Enzephalopathie (S. 212)
  - schwere Hyponatriämie ggf. mit 100 ml 3 % NaCl um etwa 4–5 mmol/l (auf etwa 120 mmol/l) anheben, dann langsam weiter (hierzu und zur Therapie anderer Elektrolytentgleisungen (S. 320)
  - Urämie: Dialyse
  - hepatische Enzephalopathie: Laktulose, Rifaximin
  - Therapie endokriner Notfälle stets in internistischer Kooperation (mögliche Ersttherapie: Hypophysenvorderlappen-Insuffizienz → Levothyroxin + 100 mg Hydrocortison i. v.; Addison-Krise → 100 mg Hydrocortison i. v.; Hypothyreose → 300–500 µg Levothyroxin i. v.; Hyperthyreose → Thiamazol i. v. + Perchlorat + Hydrocortison + Propranolol)
- bei raumforderndem Tumorödem → 40 mg Dexamethason i. v., ab Tag 2 in niedrigerer Dosis weiter

Akute Bewusstseinsstörung

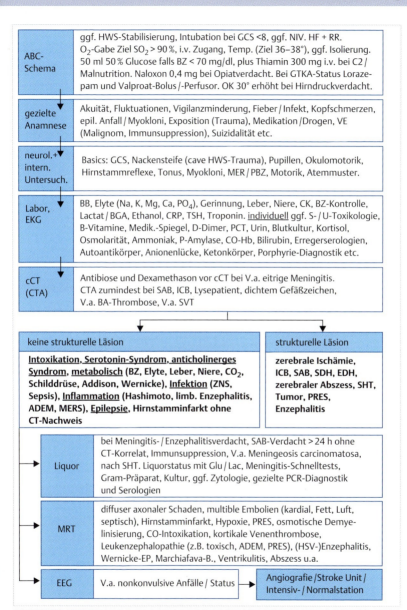

Abb. 2.1 Algorithmus der Behandlung von Bewusstseinsstörungen.

2.8.4 Interventionelle Therapie

- endovaskuläre Therapie wichtig zur Therapie zerebrovaskulärer Komaursachen: mechanische Thrombektomie, Lyse arteriell/venös, Aneurysma-Coiling, Gefäßstent, Therapie von Vasospasmen

2.8.5 Operative Therapie

- neurochirurgisches Konsil (idealerweise Teil des Komateams) bei offenem SHT, akutem Hydrozephalus, raumforderndem Infarkt, raumforderndem Abszess, raumforderndem Hirntumor, operationswürdiger Blutung, SAB oder bei Infektion nach NCH-OP
- In ▶ Abb. 2.1 ist ein Algorithmus der Behandlung von Bewusstseinsstörungen dargestellt.

2.9 Quellenangaben

[5] Edlow JA, Rabinstein A, Traub SJ et al. Diagnosis of reversible causes of coma. Lancet 2014; 384: 2064–2076

[6] Hansen HC, Dohmen C, Els T et al. Notfälle mit Bewusstseinsstörungen und Koma: Interdisziplinäre Fallbeispiele und Analysen. Berlin: Springer; 2019

[7] Laureys S, Gosseries O, Tononi G. The neurology of consciousness. 2nd ed. Cambridge, Mass.: Academic Press; 2015

[8] Posner JB, Saper CB, Schiff N et al.. Plum and Posner's Diagnosis of Stupor and Coma. 4th ed. Oxford: Oxford University Press; 2007

[9] Wijdicks EFM. The comatose patient. Oxford: Oxford University Press; 2014

[10] Zakaria Z, Abdullah MM, Halim SA et al. The neurological exam of a comatose patient: an essential practical guide. Malays J Med Sci 2020; 27: 108–123. https://pubmed.ncbi.nlm.nih.gov/33 154 707/

3 Paroxysmale Bewusstseinsstörung

Ralph Schreiner

3.1 Differenzialdiagnosen

- Die wichtigsten Differenzialdiagnosen einer paroxysmalen Bewusstseinsstörung sind epileptischer Anfall, Synkope und dissoziativer Anfall, bei schlafgebundenen Anfällen auch die REM-Schlaf-Verhaltensstörung und Non-REM-Parasomnien (▶ Tab. 3.1).

Relevante Fragen in der Notfallsituation

- Handelt es sich überhaupt um eine Bewusstseinsstörung?
- Handelt es sich überhaupt um einen epileptischen Anfall?
- Die zuverlässige Anamnese/Fremdanamnese ist entscheidend!
- Handelt es sich bei einer anhaltenden Bewusstseinsstörung um einen (nicht konvulsiven) Status epilepticus (Red Flags: Verhaltensänderung, Blickwendung, motorische Phänomene)?
- Besteht eine primär behandlungsbedürftige Ursache?
- Handelt es sich um einen akut symptomatischen Anfall (z. B. bei Entzündung, Schädel-Hirn-Trauma, Schlaganfall, Sinusthrombose, metabolische Entgleisung, Alkoholentzug)?
- Liegt eine kardial bedingte Synkope, relevante Anämie oder Elektrolytstörung vor?
- Sind vergleichbare Episoden bekannt (Archiv)?

Tab. 3.1 Differenzialdiagnose paroxysmaler Bewusstseinsstörungen.

Diagnose	epileptischer Anfall*	Synkope*	dissoziativer Anfall
Dauer	<2 min (generalisierter tonisch-klonischer Anfall <1 min)	<1 min	>2 min (fluktuierend)
Provokation	gelegentlich, meist spontan	z. B. Stehen, Schlucken, Miktion	in Anwesenheit anderer Personen
motorische Aktivität	möglich, dann stereotyp bzw. rhythmisch	Kloni häufig (>80%), Dauer <10 s**	bizarre Bewegungen
Auftreten im Schlaf	möglich	nein	nein
Augen	offen, Blickdeviation	offen, Blickdeviation	meist geschlossen, zugekniffen
Zungenbiss	bei motorischen Anfällen lateral	selten, eher apikal	möglich, eher apikal
Enuresis	möglich	selten	selten
Verletzung	möglich	möglich	selten
postiktale Erholung	oft langsam, Amnesie	schnell	variabel
Myalgien	möglich, im Verlauf	selten	selten

* für einen epileptischen Anfall können außerdem sprechen: Aura/Initialschrei/Kopfwendung, für eine Synkope: Schwitzen
** meist asymmetrisch, arrhythmisch, multifokal oder kurze tonische Anspannung, nach Beginn der Bewusstlosigkeit

3.2 Epileptischer Anfall

3.2.1 Definition

- plötzliche Funktionsstörung des Gehirns durch abnorme Entladung unterschiedlich großer Gruppen kortikaler Nervenzellen
- Epilepsie bezeichnet die andauernde Neigung des Gehirns zu epileptischen Anfällen. Die Diagnose ist gerechtfertigt, wenn mindestens ein gesicherter epileptischer Anfall aufgetreten ist und Befunde (EEG, Bildgebung) vorliegen, die weitere epileptische Anfälle wahrscheinlich machen.

3.2.2 Epidemiologie

Häufigkeit, Altersgipfel, Geschlechtsverteilung

- 8–10 % aller Menschen erleiden mindestens einen epileptischen Anfall, kein Geschlechterunterschied.
- Epileptische Anfälle sind für 1–2 % der Notfallaufnahmen in Kliniken verantwortlich.
- Etwa 3 % der Bevölkerung erkranken im Laufe des Lebens an einer Epilepsie.
- Ein Drittel beginnt vor dem 18. Lebensjahr, ein weiteres Drittel jenseits des 60. Lebensjahres (Tendenz steigend).

Prädisponierende Faktoren

- *akute symptomatische Anfälle (ASA)*: Elektrolytstörungen, Hypoglykämie, Intoxikation, Medikamente (Psychopharmaka, Antibiotika), Alkohol und Drogen, akute Schlaganfälle, Schädel-Hirn-Trauma, ZNS-Infektionen, hypoxische Enzephalopathie, posteriore reversible Enzephalopathie, Eklampsie
- *genetische Epilepsien*: mangelnde Therapieadhärenz, Schlafentzug, Alkoholkonsum
- *strukturelle Epilepsien*: mangelnde Therapieadhärenz, Ausmaß und Lokalisation der ursächlichen Läsion

3.2.3 Ätiologie

- vielfältige Ursachen: genetische Disposition, verschiedene Stoffwechseldefekte, angeborene und perinatal erworbene Hirnfehlbildungen/-schäden, Entzündungs- und Traumafolgen, Hirntumoren und vaskuläre Läsionen

3.2.4 Klassifikation

- *Klassifikation epileptischer Anfälle nach klinischer Phänomenologie*
  - generalisierte Anfälle
    - motorisch (z. B. tonisch-klonisch, klonisch, tonisch, myoklonisch, atonisch)
    - nicht-motorisch (Absencen)
  - fokale Anfälle (Beschreibung nach Glossar, Blume et al. 2001)
    - ohne Einschränkung des Bewusstseins (früher: einfach-fokal)
    - mit Einschränkung des Bewusstseins (früher: komplex-fokal)

- Beginn mit motorischen Symptomen (z. B. Automatismen, klonisch, myoklonisch, hyperkinetisch)
- Beginn mit nicht-motorischen Symptomen (z. B. autonom, Verhaltensarrest, sensorisch, kognitiv)
- mit Entwicklung von fokal zu bilateral tonisch-klonisch (früher: sekundär-generalisiert)
  - Anfälle mit unklarem Beginn
    - motorisch (z. B. tonisch-klonisch)
    - nicht-motorisch (z. B. Verhaltensarrest)
  - unklassifizierbare Anfälle (unzureichende Informationen)
- *Klassifikation der Epilepsien nach Syndromen unter Berücksichtigung von Anfallsform, EEG-Befund und Bildgebung*
  - genetisch (früher: idiopathisch)
  - strukturell, infektiös, metabolisch, autoimmun (früher: symptomatisch)
  - unbekannt (früher: kryptogen)

3.2.5 Symptomatik

- Phänomenologie je nach Ursprungsort sehr variabel: von subjektiv veränderter Wahrnehmung (Auren) über passagere Abwesenheiten (dyskognitive Anfälle, Absencen) oder Zuckungen einer Extremität bis zu komplexen Bewegungs- und Bewusstseinsphänomenen und klassischen tonisch-klonischen Anfällen
- Dauer eines Anfalls in der Regel maximal 2–3 min, generalisierte tonisch-klonische Anfälle meist nur etwa 1 min (= iktale Phase). Meist Nachphase (postiktale Phase) mit Funktionseinschränkungen, vor allem im höheren Lebensalter und bei zerebraler Vorschädigung auch über Stunden bis Tage

3.2.6 Diagnostik

Diagnostisches Vorgehen

- Anamnese (s. auch ▶ Tab. 3.1)
- körperliche Untersuchung
- Labor
- Bildgebung (akut cCT, bei unbekannten Anfällen: primär oder elektiv MRT)
- EEG-Diagnostik

Anamnese und körperliche Untersuchung

- akute Grunderkrankung (Kopfschmerz, Fieber, Psychosyndrom, Meningismus, fokale neurologische Zeichen)
- Alter bei Auftreten des ersten Anfalls
- mögliche Auslöser: Fieber, Schlafmangel, metabolische Entgleisung, Alkoholentzug, Drogen, Medikamente (s. Prädisponierende Faktoren (S. 34))
- Anfallssemiologie (Fremdanamnese wichtig!): Prodromi, Aura, Bewusstseinsstörung, Augen offen/geschlossen, Gesicht blass/zyanotisch, motorische Symptomatik (Myoklonien, tonisch, klonisch, Verteilung), Automatismen, Zungenbiss lateral, Urin- oder Stuhlabgang, Dauer, Frequenz, Dauer der Reorientierungsphase, postiktale Defizite (Aphasie, Parese, Amnesie)

- Hinweis auf angeborene bzw. frühere Hirnschädigung, Fieberkrämpfe (6. Lebensmonat bis 6. Lebensjahr), Vorerkrankungen, Medikation, tageszeitliche Bindung, Familienanamnese

Labor
- Na, Ca, CK (24–48 h nach tonisch-klonischem Anfall meist erhöht), BZ, CRP, Leber- und Nierenwerte, Blutbild, Gerinnung, D-Dimer (bei V. a. Sinusthrombose), ggf. Mg, Laktat (innerhalb von 30 min nach tonisch-klonischem Anfall meist erhöht); Prolaktin differenziert nicht zwischen epileptischem Anfall und Synkope
- Antiepileptika-Spiegel (Adhärenz, Orientierung für weitere Dosierung)
- falls unklar → Toxikologie, Drogenscreening und Alkoholspiegel
- bei V. a. Meningitis oder Enzephalitis → ergänzend Liquordiagnostik

Bildgebende Diagnostik
- cCT/CTA zur Notfalldiagnostik bei Trauma, anhaltender Bewusstseinsstörung oder Fokalneurologie (z. B. Raumforderung, Schlaganfall, Sinusthrombose)
- MRT in der Notfallsituation nur falls cCT nicht sinnvoll oder möglich (z. B. Schwangerschaft, DD: Sinusthrombose oder PRES); sonst im Verlauf bei erstem Anfall oder ungeklärter Epilepsie nach epileptologischen Gesichtspunkten (3-Tesla)

Instrumentelle Diagnostik
- EEG möglichst am gleichen Tag, da Nachweis epilepsietypischer Veränderungen am häufigsten in den ersten Stunden nach einem epileptischen Anfall (Sensitivität bis 50 %); bei V. a. nicht konvulsiven Status epilepticus möglichst sofort

3.2.7 Therapie
Therapeutisches Vorgehen
- Therapie epileptischer Anfall (S. 177)
- Therapie Status epilepticus (S. 179)

3.2.8 Fahreignung
- Nach einem epileptischen Anfall besteht zunächst keine Fahreignung (Aufklärung des Patienten erforderlich!).
- Die Dauer ist in den Begutachtungsleitlinien zur Kraftfahreignung geregelt (letzte Aktualisierung 01.06.2022, http://www.bast.de).

3.3 Synkope

3.3.1 Definition

- *Synkope*: plötzlicher, transienter (Sekunden bis Minuten) und spontan komplett reversibler Bewusstseinsverlust durch eine globale Hirnperfusionsminderung
- *Präsynkope*: Prodromalstadium einer Synkope mit Verlust der Sinne (Schwarzwerden vor Augen, gedämpftes Hören), evtl. Schweißausbruch und Hyperventilation; muss nicht in eine Synkope einmünden
- *Orthostatische Intoleranz*: zunehmende Unverträglichkeit des Stehens durch eine gestörte Kreislaufregulation mit Benommenheit, Palpitationen, Schwächegefühl, evtl. Nacken- und Schulterschmerzen sowie Übelkeit; kann in eine Präsynkope oder Synkope münden

3.3.2 Epidemiologie

Häufigkeit, Altersgipfel, Geschlechtsverteilung

- Synkopen betreffen etwa 40 % aller Menschen in allen Altersgruppen ohne Geschlechterpräferenz mindestens einmal im Leben und sind für etwa 1 % aller Notfallvorstellungen verantwortlich.

Prädisponierende Faktoren

- rasches Aufstehen, längeres Stehen, medizinische Umgebung oder Miktion
- Volumenmangel
- Herzerkrankungen
- Stoffwechselstörungen (Diabetes mellitus)
- neurologische Systemerkrankungen
- Medikamente

3.3.3 Ätiologie und Pathogenese

s. Kap. 3.3.1, vgl. ▶ Tab. 3.2

3.3.4 Klassifikation

- ▶ Tab. 3.2 zeigt die pathophysiologische Einteilung der Synkopen.

3.3.5 Symptomatik

- Charakteristisch ist ein schnelles Eintreten, kurze Dauer (i. d. R. bis zu 20 s) und spontane, vollständige Erholung.
- Prodromi wie Übelkeit, Schwitzen, Schwindelgefühl oder Sehstörungen können auftreten.
- Nach dem Ereignis sind Orientierung und adäquates Verhalten unmittelbar wieder vorhanden.
- Retrograde Amnesie ist unüblich.

Paroxysmale Bewusstseinsstörung

Tab. 3.2 Pathophysiologische Einteilung der Synkopen.

Synkopenklasse	Ursache
vasovagale Synkopen/Reflexsynkopen	neurokardiogen (nach längerem Stehen), Sonderform: posturales Tachykardiesyndrom
	emotional induziert (z. B. Blutabnahme)
	situativ (z. B. Miktion)
kardiogene Synkopen	Arrhythmie
	strukturelle Herzerkrankung
	andere strukturelle Erkrankung (z. B. Lungenembolie, Aortenstenose)
orthostatische Hypotension	autonome Dysregulation (z. B. neurologische Systemerkrankung, Diabetes mellitus)
	Volumenmangel
	medikamenteninduziert

3.3.6 Diagnostik

Diagnostisches Vorgehen

- Anamnese und Fremdanamnese: Alter, Auslöser, Frequenz, Ablauf, Begleitsymptome, Vorerkrankungen, Medikation
- körperliche Untersuchung: Hydratation, Herzfrequenz, Blutdruck, Zungenbiss, neurologische Auffälligkeiten
- Routinelabor, insbesondere Elektrolyte, BB, BZ, CK, Troponin
- 12-Kanal-EKG
- zerebrale Bildgebung bei Zweifel an Synkope oder bei Trauma
- Schellong-Test
- Rasche weitere Diagnostik ist bei folgenden Risikokonstellationen indiziert:
  - Herzinsuffizienz, niedrige Auswurffraktion oder früherer Herzinfarkt
  - Synkope während körperlicher Belastung oder im Liegen, wenn keine vasovagalen Trigger erkennbar sind
  - plötzlicher Herztod bei nahen Verwandten
  - EKG-Befunde, die eine rhythmogene Ursache vermuten lassen
  - ausgeprägte Anämie oder Elektrolytstörung

3.3.7 Therapie

Therapeutisches Vorgehen

- *vasovagale Synkopen/Reflexsynkopen*: Aufklärung über Ursache und physikalische Maßnahmen (ausreichend Flüssigkeit, physikalische Gegenmaßnahmen, Stehtraining, evtl. Kompressionsstrümpfe, evtl. Midodrin bei Hypotonie); posturales Tachykardiesyndrom: Ausdauersport, evtl. Betablocker

- *kardiale Synkopen*: nach kardiologischer Maßgabe Herzschrittmacher (Bradyarrhythmien), implantierbarer Defibrillator (Tachyarrhythmien) oder Katheterablation (Tachyarrhythmien) (cave! nicht selten Notfalltherapie)
- *orthostatische Hypotension*: nach Ursache (Flüssigkeits-/Kochsalzzufuhr, Anpassung der Medikation, evtl. elastische Bauchbinde oder Kompressionsstrümpfe, evtl. Midodrin)

3.3.8 Fahreignung

- Vor Entlassung Aufklärung über die Fahreignung nach den Begutachtungsleitlinien zur Kraftfahreignung (letzte Aktualisierung 01.06.2022, http://www.bast.de). Die Dauer ist abhängig von der Grunderkrankung und der Vermeidbarkeit der Auslöser.

3.4 Quellenangaben

[11] Bank AM, Bazil CW. Emergency management of epilepsy and seizures. Semin Neurol 2019; 39: 73–81
[12] Blume WT, Lüders HO, Mizrahi E et al. Glossary of descriptive terminology for ictal semiology: report of the ILAE task force on classification and terminology. Epilepsia 2001; 42: 1212–1218
[13] Brignole M, Moya A, Deharo JC. Guidelines for the diagnosis and management of syncope. Eur Heart J 2018; 39: 1883–1948
[14] Fisher RS, Acevedo C, Arzimanoglou A et al. ILAE official report: a practical clinical definition of epilepsy. Epilepsia 2014; 55: 475–482
[15] Fisher RS, Cross JH, French JA et al. Operational classification of seizure types by the International League Against Epilepsy: Position Paper of the ILAE Commission for Classification and Terminology. Epilepsia 2017; 58: 522–530
[16] Scheffer IE, Berkovic S, Capovilla G et al. ILAE classification of the epilepsies: Position paper of the ILAE Commission for Classification and Terminology. Epilepsia 2017; 58: 512–521

4 Akute Amnesie

Helge Topka

4.1 Definition

- Beeinträchtigung der Gedächtnisfunktionen, d. h. der Fähigkeit, Informationen zu kodieren, zu speichern und abzurufen
- Organisch bedingte Amnesien beruhen im Wesentlichen auf der Schädigung oder Fehlfunktion von:
  - Hippocampus
  - medialem Temporallappen
  - Thalamus
  - Dienzephalon und/oder
  - verbindenden Bahnsystemen
- Neben der transienten globalen Amnesie (TGA) und der transienten epileptischen Amnesie (TEA) kommen als seltene Ursachen u. a. vaskuläre, entzündliche, metabolische Erkrankungen in Betracht.

4.2 Epidemiologie

4.2.1 Häufigkeit

- Die Inzidenz von akuten amnestischen Syndromen in Notaufnahmen ist nicht bekannt.
- Der weitaus größte Teil der akuten Amnesien in der Notaufnahme beruht auf einer TGA: 3–8/100 000 Einwohner/Jahr. Häufiges Auftreten am Vormittag. Es wird angenommen, dass etwa 10 % der Patienten mit akuter Amnesie nicht unter einer TGA leiden, wobei als häufigste andere Ursache eine strategische Ischämie in Betracht kommt.
- Gesamtinzidenz aller akuten Amnesien sicher höher, wenn alle seltenen Ursachen (epileptisch, vaskulär, entzündlich, metabolisch, psychogen u. a.) einbezogen werden. Als wichtige Differenzialdiagnose wird eine Form einer mesialen Temporallappenepilepsie (TEA) diskutiert, die möglicherweise häufig übersehen wird. Sehr selten scheinen entzündliche oder metabolische Erkrankungen zu sein.

4.2.2 Altersgipfel

- Für die TGA wird ein Altersgipfel zwischen dem 50. und 70. Lebensjahr, für die TEA ein Altersgipfel um das 60. Lebensjahr angenommen (Übersicht bei [21]).
- Strategische Ischämien folgen der Epidemiologie der Gefäßerkrankungen.

4.2.3 Geschlechtsverteilung

- Bei der TGA sind Frauen und Männer gleich häufig betroffen.
- TEA sollen bei Männern etwas häufiger auftreten.

4.2.4 Prädisponierende Faktoren

- Für die TGA werden als häufige Auslöser körperliche Anstrengung, Geschlechtsverkehr oder emotionale Trigger berichtet.
- Für die seltenen anderen Ursachen einer akuten Amnesie gelten die prädisponierenden Faktoren der Grunderkrankung (vaskulär, epileptisch, entzündlich u. a.).

4.3 Ätiologie und Pathogenese

- Die Ätiologie der TGA ist nicht bekannt (Übersicht bei [19], [20]). Bei einem Teil der Patienten kann im kurzfristigen Verlauf eine Diffusionsstörung im Hippocampus in der zerebralen MR-Tomografie nachgewiesen werden.
- Die Pathogenese ist nicht bekannt. Sehr häufig geht der TGA eine kurzzeitige Blutdrucksteigerung voraus, deren pathophysiologische Bedeutung noch unklar ist.

4.4 Symptomatik

- **TGA:**
  - akut einsetzende anterograde Amnesie
  - keine Bewusstseinsstörung, keine Beeinträchtigung der persönlichen Identität
  - wiederholtes Stellen gleicher Fragen, keine weiteren kognitiven Beeinträchtigungen
  - keine fokalen neurologischen Symptome, insbesondere unauffällige Okulomotorik
  - keine Zeichen eines epileptischen Geschehens
  - keine Hinweise auf stattgehabtes Trauma (oder Anfälle)
  - Rückbildung innerhalb von 24 h
  - milde vegetative Symptome (Kopfschmerz, Schwindel, Übelkeit) möglich, häufig hypertensive RR-Werte initial
  - nicht in diagnostischen Kriterien enthalten, aber häufig: zeitlich graduierte retrograde Amnesie (Ribot-Gradient)
- **TEA:**
  - akut einsetzende Gedächtnisstörung ohne weitere neurologische Ausfälle, partiell erhaltenes Erinnerungsvermögen möglich
  - Dauer meist sehr kurz (< 1 h)
  - häufig wiederkehrende Attacken mit stereotypem Ablauf, häufig beim Erwachen
  - häufig wiederholtes Stellen der gleichen Fragen; gelegentlich Sprachstörung, Verwirrtheit
  - selten Hinweise auf Epilepsie (epileptiforme Entladungen im EEG, begleitende subtile Zeichen wie Lippen- oder Zungenbewegungen, Nesteln oder olfaktorische Halluzinationen)
- **strategische Infarkte:**
  - akut einsetzende Gedächtnisstörung ohne weitere neurologische Ausfälle
  - keine ähnlichen vorausgehenden Episoden
  - keine oder verzögerte/unvollständige Rückbildungstendenz
  - *akute Ischämie im Versorgungsgebiet der Percheron-Arterie* (aus dem A.-basilaris-Kopf; beidseitige, oft asymmetrische Ischämie im Thalamus; vertikale Blickparese bei Beteiligung des Mittelhirns)

- *Thrombose der inneren Hirnvenen und/oder der Sinus* (Kopfschmerzen, Vigilanzminderung, weitere fokale neurologische Symptome bei Stauungsblutungen, pathologische cCT und CT-Angiografie)
- *sehr selten*: Ischämien im Corpus callosum, Putamen, Gyrus cinguli, Corpora mamillaria, Caudatum (auch TGA-ähnliche Bilder); Subarachnoidalblutungen (Einzelfälle)
- **seltene weitere Ursachen:**
  - *Herpes-Enzepalitis* (zusätzlich Kopfschmerzen, Fieber, Anfälle, Aphasie oder andere fokal-neurologische Zeichen)
  - *limbische Enzephalitis* (subakuter Beginn, zusätzliche Symptome wie epileptische Anfälle oder Verwirrtheit, psychiatrische Symptome, ggf. paraneoplastische Genese)
  - *Wernicke-Korsakoff-Syndrom* (Alkoholabusus, andere prädisponierende Erkrankungen, nachgewiesener Vitamin-B$_1$-Mangel)
  - *posttraumatische Amnesie* (nahezu ausnahmslos anterograd mit Beginn unmittelbar vor dem Trauma)
  - *akute Migräneattacken mit Verwirrtheit* (Einzelfälle)
  - *TGA im Rahmen von Narkosen, Myokardinfarkten, Hirntumoren, B-Zell-Lymphomen* (Einzelfälle)
  - *Intoxikationen* (z. B. Midazolam, Opiate, Ecstasy, Kokain)

4.5 Diagnostik

4.5.1 Diagnostisches Vorgehen

- Eigen- und wenn möglich Fremdanamnese
- körperliche Untersuchung
- orientierender Gedächtnistest
- cCT (ggf. mit CTA bei V. a. vaskuläre Erkrankung)
- kurzfristige Verlaufsbeobachtung

4.5.2 Anamnese

- Betroffene können in der Regel im Rahmen der TGA keine Angaben zur Anamnese machen. Neben dem unmittelbar und irreversibel betroffenen Zeitraum besteht initial oft auch eine reversible, zum Teil ausgedehnte retrograde Amnesie und eine kurz anhaltende anterograde Amnesie. Wenn möglich, sollte rasch eine Fremdanamnese eingeholt werden.

4.5.3 Körperliche Untersuchung

- Bei der klinisch-neurologischen Untersuchung wird in der Regel ein unauffälliger Befund erhoben. Zeigen sich hier Auffälligkeiten, muss die Differenzialdiagnostik erweitert werden.

4.5.4 Labor

- Standard-Laboruntersuchungen sind bei der TGA unauffällig. Ggf. Erweiterung der Labordiagnostik, vor allem bei Hinweisen auf eine entzündliche oder metabolische Genese.

4.5.5 Mikrobiologie und Virologie

- bei TGA nicht erforderlich; ggf. im Rahmen der Differenzialdiagnostik sinnvoll

4.5.6 Bildgebende Diagnostik

CT

- initiale kraniale Computertomografie, ggf. auch mit CT-Angiografie, sinnvoll, um seltene strukturelle Läsion auszuschließen

MRT

- MRT-Bildgebung mit DWI (diffusion-weighted imaging) innerhalb von 24–72 h zum Nachweis der pathognomonischen DWI-Läsionen im Hippocampus; im Rahmen der Differenzialdiagnostik zum Ausschluss anderer Läsionen

Sonstige

- ergänzende kognitive Bedside-Tests wie Mini-Mental-Status-Test (MMST) oder Montreal Cognitive Assessment (MoCA)

4.5.7 Instrumentelle Diagnostik

EEG

- Bei V. a. TEA erforderlich, ggf. Wiederholung im Verlauf; Schlaf-Entzugs-EEG und vor allem Langzeit-EEG können die Diagnose epileptischer Amnesien unterstützen.

4.6 Differenzialdiagnosen

- Die Differenzialdiagnostik seltener Ursachen akuter Amnesien ist ▶ Tab. 4.1 zu entnehmen.

4.7 Therapie

4.7.1 Therapeutisches Vorgehen

- keine spezifische Therapie, falls typischer Verlauf einer mutmaßlichen TGA
- antiepileptische Therapie bei V. a. TEA
- spezifische Maßnahmen bei anderer seltener Ursache

4.7.2 Pharmakotherapie

- strategische arterielle Infarkte (S. 128)
- Herpes-Enzephalitis (S. 185)
- limbische Enzephalitis (S. 185)
- Wernicke-Korsakoff-Syndrom (S. 212)
- akute Migräneattacke mit Verwirrtheit (S. 215) (Einzelfälle)

Tab. 4.1 Differenzialdiagnostik seltener Ursachen akuter Amnesien.

klinischer Hinweis	Differenzialdiagnose	ergänzender Befund/Therapie
vertikale Blickparese	Percheron-Infarkt	cCT, CT-Angiografie, Schlaganfalltherapie
Kopfschmerzen	Thrombose der inneren Hirnvenen und/oder Sinus	cCT, CT-Angiografie/ Antikoagulation, ggf. Antikonvulsiva
Nesteln, unwillkürliche Lippen-/Zungenbewegungen	epileptisches Geschehen	EEG, Antikonvulsiva
Alkoholabusus	Korsakoff-Syndrom	Vitamin-B_1-Substitution
Entzündungszeichen, Fieber, Kopfschmerzen, Aphasie, epileptische Anfälle	Herpes-Enzephalitis, limbische Enzephalitis	Liquor, HSV-PCR, Aciclovir i. v., ggf. Antikonvulsiva
Somnolenz, Sucht-/Medikamentenanamnese	Intoxikation	Toxikologiescreening, Therapie meist supportiv
vorausgehendes Trauma	posttraumatische, anterograde Amnesie	cCT, Überwachung
vorausgehende zerebrale Angiografie	postangiografische Amnesie	–
psychiatrische Vorerkrankungen	Depression, funktionell (meist retrograd), Elektrokrampftherapie	psychiatrische Evaluation und Therapie
Diabetes mellitus Typ 1/2	Hypoglykämie	Labor

cCT: kraniale Computertomografie, HSV: Herpes-simplex-Virus, PCR: Polymerase-Kettenreaktion

4.8 Quellenangaben

[17] Alessandro L, Ricciardi M, Chaves H et al. Acute amnestic syndromes. J Neurol Sci 2020; 413: 116781
[18] Arena JE, Rabinstein AA. Transient global amnesia. Mayo Clin Proc 2015; 90: 264–272
[19] Bartsch T, Deuschl G. Transient global amnesia: functional anatomy and clinical implications. Lancet Neurol 2010; 9: 205–214
[20] Bartsch T, Butler C. Transient amnesic syndromes. Nat Rev Neurol 2013; 9: 86–97
[21] Felician O, Tramoni E, Bartolomei F. Transient epileptic amnesia: update on a slowly emerging epileptic syndrome. Rev Neurol (Paris) 2015; 171: 289–297
[22] Lanzone J, Ricci L, Assenza G et al. Transient epileptic and global amnesia: real-life differential diagnosis. Epilepsy Behav 2018; 88: 205–211
[23] Werner R, Woehrle JC. prevalence of mimics and severe comorbidity in patients with clinically suspected transient global amnesia. Cerebrovasc Dis 2021; 50: 171–177

5 Akuter Kopf- und Gesichtsschmerz

Helge Topka, frühere Bearbeitung: Jörg Brinkhoff*

5.1 Definition

- Als Kopf- und Gesichtsschmerzen werden zunächst unabhängig von ihrer Ursache sämtliche Schmerzwahrnehmungen bezeichnet, die im Bereich des Kopfes lokalisiert sind. Kopfschmerzen zählen nach ICD-10 zu den Allgemeinsymptomen. Kopfschmerzen werden durch Reizung entsprechender sensibler Nerven der Hirnhäute, des Knochens, der Gefäße, Haut und Muskeln oder der Hirnnerven hervorgerufen. Das Hirnparenchym selbst ist nicht mit Schmerzrezeptoren oder -fasern versorgt.
- In der Notfallsituation ist es kritisch, dringend behandlungsbedürftige Kopfschmerzursachen zu identifizieren. Dies sind vor allem die Subarachnoidalblutung, die intrazerebrale Blutung, die Meningitis und auch die Riesenzellarteriitis.

5.2 Epidemiologie

- Kopfschmerzen sind sehr häufig. Die Lebenszeitprävalenz aller Kopfschmerzerkrankungen liegt bei 70 %.
- Unterschieden werden primäre und sekundäre Kopfschmerzformen, die auch Warnsymptom einer lebensbedrohlichen Erkrankung darstellen können (s. Internationale Klassifikation von Kopfschmerzerkrankungen der International Headache Society; IHS). Kopfschmerzen treten nicht nur im Rahmen von neurologischen Erkrankungen auf, sondern können als Allgemeinsymptom auch internistische Erkrankungen (Infekte, Hypertonie u. a.) begleiten. Die Klärung der Kopfschmerzursache muss daher sehr umfassend erfolgen.

5.2.1 Häufigkeit

- Die Häufigkeiten der einzelnen Kopfschmerzentitäten variieren stark.

5.2.2 Altersgipfel

- Die Altersverteilung der verschiedenen Kopfschmerzsyndrome ist sehr unterschiedlich, wobei das Patientenalter auch Hinweise auf die Ursache geben kann. Während Kopfschmerzen im Rahmen einer *Migräne* häufiger im jungen bis mittleren Erwachsenenalter auftreten, sind neu aufgetretene Migränekopfschmerzen bei Älteren, insbesondere bei postmenopausalen Frauen, sehr selten.
- Im Gegenteil dazu sind Kopfschmerzen bei einer *Riesenzellarteriitis* wesentlich häufiger im höheren Erwachsenenalter anzutreffen. Ähnlich finden sich klassische *Trigeminusneuralgien* eher im höheren Erwachsenenalter, während symptomatische (sekundäre) Formen z. B. im Rahmen einer *Multiplen Sklerose* auch jüngere Erwachsene betreffen können.

5.2.3 Geschlechtsverteilung

- Auch die Geschlechtsverteilung ist ausgesprochen heterogen und von der zugrundeliegenden Art des Kopfschmerzes abhängig. Während die Migräne etwa doppelt so häufig bei Frauen auftritt, ist die Bevorzugung des weiblichen Geschlechts bei anderen Kopfschmerzformen weniger deutlich oder sogar umgekehrt, wie beim Cluster-Kopfschmerz.

5.2.4 Prädisponierende Faktoren

- Lassen sich typische Auslöser erfragen, wie Konsum bestimmter Speisen, Schlafmangel oder Ähnliches bei der Migräne oder einschießende Schmerzen beim Sprechen oder Berühren der Gesichtshaut bei der Trigeminusneuralgie, erlauben diese anamnestischen Angaben eine weitere Eingrenzung der Kopfschmerzursache.

5.3 Ätiologie und Pathogenese

- Die Ätiologie der Kopfschmerzen ist ausgesprochen heterogen. Sie reicht von idiopathischen Syndromen über symptomatische Kopfschmerzen bei der Meningitis bis zur Subarachnoidalblutung.

5.4 Klassifikation und Risikostratifizierung

- Zur Klassifikation der Kopfschmerzen kann die Einteilung der IHS eingesetzt werden, die 2013 in der 3. Auflage als Internation Classification of Headache Disorders in einer Betaversion veröffentlicht wurde. Sie unterscheidet *primäre Kopfschmerzen, sekundäre Kopfschmerzen, Neuropathien* und *Gesichtsschmerzen*. Für die Einschätzung der Dringlichkeit kann die Beurteilung von Warnsymptomen herangezogen werden (Red Flags).

5.5 Symptomatik

- Auch die Charakteristik des Schmerzes, wie Auslöser, Lokalisation, Dauer u. a., kann helfen, die Kopfschmerzursache einzugrenzen.

5.6 Diagnostik

- Kritisch für eine rasche Diagnosestellung sind eine möglichst genaue Anamnese und klinische Untersuchung.

5.6.1 Diagnostisches Vorgehen

- Um die Ersteinschätzung umfassend und vollständig durchführen zu können, ist die Erhebung einer **strukturierten Schmerzanamnese** (5xW) sinnvoll. Apparative und Laboruntersuchungen unterstützen die weitere Abklärung der Verdachtsdiagnose.

5.6.2 Anamnese

- ▶ Tab. 5.1 zeigt die strukturierte Schmerzanamnese anhand von Schlüsselfragen.
- Immer auf Red Flags für behandlungsbedürftigen symptomatischen Kopfschmerz, insbesondere Subarachnoidalblutungen (**Ottawa-Regeln**) achten [25]:
  - plötzlicher Beginn, erstmaliges Auftreten eines so nicht bekannten Kopfschmerzes
  - **Alter über 40 Jahre**
  - Fieber, **Meningismus**, Horner-Syndrom, epileptischer Anfall, Vigilanzstörung, perakuter Vernichtungskopfschmerz, Änderung des bekannten Schmerzcharakters, neue neurologische Symptome, **beobachteter Bewusstseinsverlust, Auftreten unter körperlicher Belastung**
  - HIV-Infektion in der Anamnese, maligne Grunderkrankung
- In ▶ Tab. 5.2 sind klinische Zeichen und Beispiele zugrundeliegender Pathologien zusammengefasst.

Tab. 5.1 Strukturierte Schmerzanamnese anhand von Schlüsselfragen.

Schlüsselfragen	Auswahl der Antworten
Wo?	frontal, temporal, okzipital, holozephal etc.
Wann?	in Ruhe, nachts – aus dem Schlaf heraus, nach körperlicher Betätigung, in Verbindung mit Medikamenteneinnahme (z. B. Nitrate, Antibiotika, Kalziumantagonisten), Auslösesituation und Verstärker
Wie?	pochend, stechend, dumpf, drückend, messerstichartig; Graduierung anhand der Numerischen Analogskala (0–10); Beginn (perakut bis schleichend)
Wie lange?	Sekunden, Minuten bis Stunden, Tage, dauerhaft
Welche Begleitsymptome?	Nackensteife, Lichtscheu, Lärmempfindlichkeit, Flimmerskotom, Lakrimation, Rhinorrhö, Augenrötung, Übelkeit/Erbrechen, Fieber, Ruhebedürfnis/Bewegungsdrang, umschriebene neurologische Symptomatik

Tab. 5.2 Relevanz und Sensitivität von Warnsymptomen.

Klinisches Zeichen	Beispiele zugrundeliegender Pathologien
Art des Kopfschmerzes	
plötzlicher Beginn und Dauer ≥ 1 h	Subarachnoidalblutung (SAB) und andere TCH-Ursachen, ischämischer und hämorrhagischer Schlaganfall, Tumor hintere Schädelgrube, Kolloidzyste
Vernichtungskopfschmerz (TCH, Thunderclap Headache)	SAB und andere TCH-Ursachen
wesentliche Änderung der Kopfschmerzcharakteristik und -intensität	ZNS-Infektion, ischämischer und hämorrhagischer Schlaganfall, Tumor, andere strukturelle Läsion
progredienter Kopfschmerz über Tage bis Wochen	Tumor, subdurales Hämatom, intrakranielle Druckerhöhung

Tab. 5.2 Fortsetzung

Klinisches Zeichen	Beispiele zugrundeliegender Pathologien
lageabhängiger Kopfschmerz	Liquorunterdruck, intrakranielle Druckerhöhung, Kolloidzyste III. Ventrikel
Beginn/Verstärkung bei körperlicher Aktivität oder bei Valsalva-Manöver	intrakranielle Druckerhöhung (Tumor, intrakranielle Blutung), Gefäßdissektion
Kopfschmerz, der zum Erwachen führt	intrakranielle Druckerhöhung
Hustenkopfschmerz	Tumor hintere Schädelgrube, (Chiari-Malformation)
klinische Zeichen und Symptome	
Bewusstseinsstörung/Kollaps oder Wesensänderung	SAB, andere intrakranielle Blutung, Kolloidzyste (Kollaps), Meningoenzephalitis, posteriores reversibles Enzephalopathie-Syndrom (PRES), Kohlenmonoxid-Intoxikation, Thrombose innerer Hirnvenen, Basilaristhrombose, strukturelle Epilepsie (nicht konvulsiv) bei akuter Hirnschädigung
starkes Erbrechen	intrakranielle Druckerhöhung (Tumor, intrakranielle Blutung), Hypophyseninfarkt, Kolloidzyste
schwere Blutdruckentgleisung (vor allem bei Schwangeren)	intrakranielle Blutung, PRES, Präklampsie
neue Sehstörung (nicht Positivphänomene)	intrakranielle Druckerhöhung, ischämischer und hämorrhagischer Schlaganfall, Tumor, Meningoenzephalitis, Glaskörperblutung (SAB), idiopathische intrakranielle Hypertension, Hypophyseninfarkt, PRES, Glaukom, Uveitis (gerötetes, schmerzhaftes Auge), Neuritis nervi optici
	Doppelbilder: zerebrale Herniation, durale AV-Fistel, Hypophyseninfarkt, (un)rupturiertes Aneurysma, Riesenzellarteriitis, Sinus-cavernosus-Thrombose, Tolosa-Hunt-Syndrom, Hirnstamminfarkt
neue fokale neurologische Defizite (nicht Positivphänomene)	ischämischer und hämorrhagischer Schlaganfall, Tumor, Meningoenzephalitis u. a.
Nackensteife/Meningismus	Meningoenzephalitis, SAB, Hirnabszess, Raumforderung hintere Schädelgrube
neue epileptische Anfälle	ischämischer und hämorrhagischer Schlaganfall, Meningoenzephalitis, Tumor, Eklampsie, PRES
Fieber und andere systemische Infektzeichen (ohne offensichtlichen Fokus)	Meningoenzephalitis, Empyem, septische Embolien, subakute SAB (Fieber), HaNDL*, Hypophyseninfarkt, Riesenzellarteriitis
petechiales Exanthem	Meningoenzephalitis
Papillenödem	Sinusthrombose, Meningoenzephalitis, Tumor, andere intrakranielle Raumforderung, idiopathische intrakranielle Hypertension, PRES, Neuritis nervi optici

Tab. 5.2 Fortsetzung

Klinisches Zeichen	Beispiele zugrundeliegender Pathologien
Exophthalmus	Karotis-Sinus-cavernosus-Fistel, Sinus-cavernosus-Thrombose, (retro)orbitale Raumforderungen
Glaskörperblutung (Fundoskopie)	SAB (Terson-Syndrom)
neuer pulsatiler Tinnitus	arterielle Gefäßpathologie (Vaskulitis, Dissektion), idiopathische intrakranielle Hypertension
Anamnese	
Gewichtsverlust, Nachtschweiß	Malignom, Vaskulitis, Riesenzellarteriitis
Alter > 50 Jahre	Raumforderung (z. B. Malignom, subdurales Hämatom), ischämischer und hämorrhagischer Schlaganfall, Riesenzellarteriitis, ZNS-Infektion
kürzliches (Schädel-Hirn-) Trauma	SAB, epidurales oder subdurales Hämatom, Gefäßdissektion
kürzliche ZNS-Operation	intrakranielle Blutung oder Infektion
Antikoagulanzien-Einnahme, Hämophilie, Von-Willebrand-Syndrom	intrakranielle Blutung
Thrombophilie	Sinusthrombose
frühere aneurysmatische SAB oder Verwandter 1. Grades mit aneurysmatischer SAB	SAB
HIV-Infektion, Immunsuppression	Meningoenzephalitis, Abszess, Empyem, Lymphom, Toxoplasmose
aktive Tumorerkrankung	Metastase, Meningeosis
Schwangerschaft (vor allem 3. Trimenon) und Wochenbett	Sinusthrombose, reversibles zerebrales Vasokonstriktionssyndrom (RCVS), Präklampsie, ischämischer und hämorrhagischer Schlaganfall
Drogenabusus (z. B. Kokain, Amphetamin)	RCVS, intrakranielle Blutung, embolischer Schlaganfall, Vaskulitis

* HaNDL: headache and neurological deficits with cerebrospinal fluid lymphocytosis, Syndrom der vorübergehenden Kopfschmerzen mit neurologischen Defiziten und Liquorlymphozytose

5.6.3 Körperliche Untersuchung

- Blutdruck und Temperaturmessung
- neurologischer Status, insbesondere Pupillo- und Okulomotorik
- trigeminale Nervenaustrittspunkte, Bulbusdruck- und -bewegungsschmerz
- Beweglichkeit der HWS, Klopf- und Druckschmerzhaftigkeit der Kalotte
- Zahnstatus, Kieferbeweglichkeit, Tastbefund der A. temporalis superficialis

5.6.4 Labor

- BB, Elektrolyte, CRP, BSG, Leber-, Nieren- und Schilddrüsenparameter, D-Dimer bei V. a. Sinus- und Hirnvenenthrombose
- bei Fieber, rascher Verschlechterung mit oder ohne Meningismus: Lumbalpunktion

5.6.5 Mikrobiologie und Virologie

- bei Hinweisen auf Meningitis: Blutkulturen, evtl. Liquor-Schnelltests für Meningokokken, Pneumokokken, Listerien, Viren der Herpesgruppe, SARS-CoV-2 u. a.; ggf. erregerspezifische oder Multiplex-PCR aus Liquor

5.6.6 Bildgebende Diagnostik

- bei Red Flags als Hinweis für sekundäre Kopfschmerzform: kranielle Bildgebung: cMRT ± KM, cCT ± KM, ggf. + Angiografie, Lumbalpunktion

Sonografie

- neurologische Ultraschalluntersuchung zum Nachweis von Vasospasmen bei reversiblem zerebralem Vasokonstriktionssyndrom (allerdings häufig erst nach Tagen erkennbar), intrakranielle Flussbeschleunigungen bei Vaskulitis, Sonografie der A. temporalis bei V. a. Riesenzellarteriitis

Echokardiografie

- ggf. bei V. a. Endokarditis mit sekundären zerebralen Manifestationen (embolische Infarkte, Abszesse)

Röntgen

- Röntgenuntersuchungen meist verzichtbar

CT

- Nachweis von akuten intrakraniellen Prozessen, insbesondere Blutungen, Tumoren, raumfordernden Ischämien, Prozessen in der hinteren Schädelgrube, Sinusthrombosen

MRT

- Nachweis von Stauungsinfarkten, Ischämien, anderen raumfordernden Prozessen

Angiografie

- CT-Angiografie oder MR-Angiografie bei V. a. gefäßbezogene Ursache (z. B. Vaskulitis, Sinus- oder Hirnvenenthrombose)

5.6.7 Instrumentelle Diagnostik

EEG

- in der Notfallsituation meist entbehrlich, erweiterte Diagnostik nach epileptischem Anfall/bei Bewusstseinsstörung

5.7 Differenzialdiagnosen

- Die Differenzialdiagnose akuter Kopf- und Gesichtsschmerzen ist ausgesprochen breit. ▶ Tab. 5.3 fasst einige der wichtigsten Differenzialdiagnosen zusammen, für die unmittelbarer Handlungsbedarf besteht.

Tab. 5.3 Differenzialdiagnosen akuter Kopf- und Gesichtsschmerzen.

Differenzialdiagnose	Bemerkungen (Beispiel)
Subarachnoidalblutung	perakutes Einsetzen heftigster Kopfschmerzen, Meningismus, Vigilanzminderung
intrazerebrale/subdurale Blutung	meist diffuse Kopfschmerzen, fokale neurologische Ausfälle, Psychosyndrom, Vigilanzminderung
A.-carotis-interna- oder A.-vertebralis-Dissektion	Schmerz Hals/Nacken nach kranial ausstrahlend, (Bagatell-)Trauma, Horner-Syndrom
Sinusitis (sphenoidalis)	Rhinitis, Fieber, Schmerzzunahme bei Vorbeugen, CT NNH, HNO-Konsil
(spontanes) Liquorunterdrucksyndrom	Lumbalpunktion in letzter Zeit, OP mit Duraeröffnung, Orthostaseabhängigkeit, Hygrome cCT/cMRT
idiopathische intrakranielle Hypertension (Pseudotumor cerebri)	Habitus: meist junge adipöse Frauen, selten sekundäre Formen, Liquoreröffnungsdruck erhöht
Sinus- und/oder Hirnvenenthrombose	Risikofaktoren (orale Kontrazeption, Nikotin, post partum), oft langsam progredienter, fluktuierender Schmerzverlauf, mögliches Psychosyndrom, epileptischer Anfall, fluktuierende neurologische Defizite oder Vigilanzstörung
Riesenzellarteriitis	druckschmerzhafte, verhärtete A. temporalis, CRP/BSG
Kopfschmerz bei Medikamentenübergebrauch	Medikamentenanamnese (insbesondere Analgetika, Triptane)
hypertensive Krise	pulsierender Charakter, Blutdruckmessung
akuter Glaukomanfall	Anamnese, Visusminderung/Gesichtsfelddefekt, Augenrötung, erhöhter Augeninnendruck (harter Bulbus)

5.7.1 Häufige Kopfschmerzsyndrome

Akuter Spannungskopfschmerz

- leicht bis milder beidseitiger/holozephaler, dumpf drückender Schmerzcharakter mit Fehlen besonderer Merkmale, kein Erbrechen, keine Verstärkung durch normale körperliche Tätigkeit, Foto- oder Phonophobie möglich, Dauer von 30 Minuten bis zu mehreren Tagen
- Unterteilung in sporadische Form (< 12/Jahr), häufige episodische (bis 14 d/Monat) und chronische Verlaufsform

Migräneattacke

- Erstmanifestation: 15.–25. Lebensjahr, nach dem 40. Lebensjahr eher Ausnahme
- Dauer unbehandelt: 4–72 h
- meist einseitig (60 %), pulsierend, mittlere Stärke, Verstärkung durch körperliche Aktivität
- Übelkeit und/oder Erbrechen, Licht- und Geräuschempfindlichkeit (mindestens 1 Begleitsymptom)
- nur 10–20 % mit Aura (kann im Verlauf, selten als Erstmanifestation isoliert auftreten): vollständig reversible visuelle oder sensible Symptome (häufig), Sprachstörung, motorische Schwäche sehr selten, nur bei Unterform der hemiplegischen Migräne (familiär/sporadisch je ca. 0,01 %)
- Aura-Symptomatik entwickelt sich allmählich über Minuten, Dauer bis ca. 1 h

Trigeminusneuralgie

- nach der IHS-Klassifikation Unterscheidung in:
  - *klassische* Form, zu der Fälle mit nachweisbarem Gefäß-Nerven-Kontakt zählen
  - *sekundäre* Formen, die klinisch identisch verlaufen, aber eine andere Ursache aufweisen (MS-Plaque, Kleinhirnbrückenwinkeltumoren, Angiome, Hirnstammischämie)
  - *idiopathische* Form
- F:M = 3:2, Erkrankungsgipfel: 7.–8. Lebensdekade
- Bei Erstmanifestation unter 40. Lebensjahr muss sekundäre Form ausgeschlossen werden!
- paroxysmale Attacken für wenige Sekunden, stechend, oberflächlich, schneidend
- einem Trigeminusast folgend (klassische Form: 2./3. Ast, 1. Ast < 5 %), nie Seitenwechsel!
- Triggerfaktoren
- sekundäre Form häufig 1. Ast, beidseitiges Auftreten möglich
- neurologischer Untersuchungsbefund insbesondere bei klassischer Form normal
- ggf. cMRT ± CISS-Sequenz und ± KM
- Differenzialdiagnosen:
  - Glossopharyngeus-Neuralgie: neuralgische Schmerzen im Bereich des Zungengrundes und der Tonsillennische
  - Post-Zoster-Neuralgie: Allodynie, oft neuropathischer Dauerschmerz, vorausgehender Herpes Zoster
  - Sinus-cavernosus-Syndrom: begleitende Augenmuskelparesen

Akuter Kopf- und Gesichtsschmerz

- Clusterkopfschmerz: längere periorbitale Schmerzattacken mit tageszeitlicher Bindung und trigeminoautonomen Symptomen
- SUNCT-Syndrom: kurze (5–250 s) stechende/pulsierende periorbitale Schmerzattacken, 3–200 × /d

Clusterkopfschmerz

- M:F = 4:1, 20–40. Lebensjahr (80 % 3. Lebensjahrzehnt), Häufung der Cluster im Frühjahr und Herbst
- stärkste Schmerzen periorbital, supraorbital, streng einseitig, zwischen den Clustern wechseln lediglich ca. 10 % die Seite
- unbehandelte Attacke dauert 15–180 min, bis zu 8 Attacken/d, 50 % aus dem Schlaf heraus
- motorische Unruhe/Umherlaufen
- ipsilateral konjunktivale Injektion, Lakrimation, Rhinorrhö
- ähnliche Symptome geringerer Stärke mit Dauerhemikranie: Hemicrania continua

Riesenzellarteriitis

- M:F = 1:3, fast immer > 50. Lebensjahr (durchschnittlich um 70. Lebensjahr)
- meist einseitiger, neuartiger, bohrender, heftiger Kopfschmerz, temporal nach frontal ziehend, Claudicatio masticatoria bei 30 %, begleitend B-Symptome
- passagere Sehstörung (Flimmerskotome, Amaurosis fugax, partielle monokuläre Gesichtsfeldausfälle) gehen akuter ischämischer Optikusneuropathie (AION) und drohender – meist irreversibler – Erblindung voraus
- häufigste primär systemische Vaskulitis, Befall der A. temporalis superficialis, seltener der A. occipitalis oder anderer Äste der A. carotis externa
- Komplikationen: < 2 % zerebrale Ischämien, ca. 15 % Beteiligung des peripheren Nervensystems (Mononeuritis multiplex, andere Neuropathien)
- CAVE: Rasche Diagnostik (insbesondere BSG, C-reaktives Protein) und sofortige Kortikosteroidtherapie bei Verdacht erforderlich, da Erblindung ggf. rasch eintretend und meist nicht reversibel; vgl. Kap. 29 (S. 218)

5.8 Therapie

5.8.1 Therapeutisches Vorgehen

- ▶ Abb. 5.1 fasst die Differenzialdiagnose und therapeutische Entscheidungen zusammen; Details s. Kap. 28 (S. 215) und Kap. 29 (S. 218).

Akuter Kopf- und Gesichtsschmerz

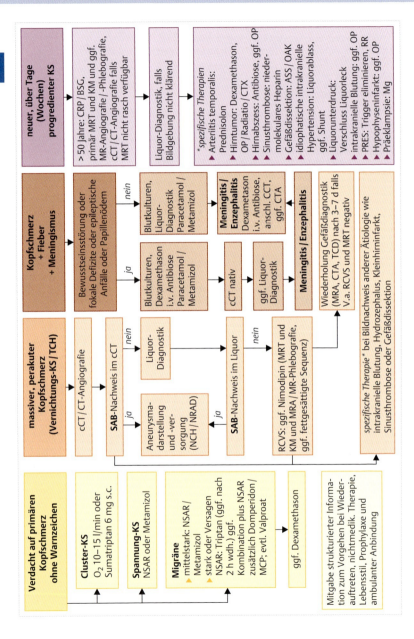

◀ **Abb. 5.1 Akuter Kopfschmerz.** Differenzialdiagnose und therapeutische Strategien. (Quelle: Eberhardt O, Topka H. Akuter Kopfschmerz als Notfallsymptom. Notfallmedizin Up2date. 2019;14(4):1-23)

5.9 Besonderheiten bei Schwangeren

- Grundsätzlich unterscheidet sich die Differenzialdiagnostik von Kopfschmerzen nicht von denen anderer Patienten. Zu wichtigen Ursachen von Kopfschmerzen in der Schwangerschaft (vgl. Kap. 37 (S. 260)) gehören Sinus- und Hirnvenenthrombosen, zervikale Gefäßdissektionen, Hypophyseninfarkte und Präeklampsie/Eklampsie.

5.10 Quellenangaben

[24] Eberhardt O, Topka H. Akuter Kopfschmerz als Notfallsymptom. Notfallmedizin Up2date 2019; 4: 1–23

[25] Newman-Toker DE, Edlow JA. High-stakes diagnostic decision rules for serious disorders: the Ottawa subarachnoid hemorrhage rule. JAMA 2013; 12: 1237–1239

6 Akuter Schwindel und akute Hörminderung

Olaf Eberhardt

6.1 Definition

- *Schwindel* resultiert aus Konflikten zwischen vestibulären, visuellen und somatosensorischen Informationen als Sammelbezeichnung für subjektive Störungen der Orientierung des Körpers im Raum.
- *Hörsturz*: plötzliche, in der Regel einseitige Innenohrschwerhörigkeit bis hin zur Ertaubung (90 % ohne erkennbare Ursache); Schwindel, Ohrgeräusch, Druckgefühl im Ohr oder periaurale Dysästhesie können begleitend auftreten

6.2 Epidemiologie

6.2.1 Häufigkeit, Altersgipfel, Geschlechtsverteilung

- 20–40 % der (älteren) Bevölkerung haben mindestens 1 × pro Jahr Schwindel
- Punktprävalenz im hohen Alter bis zu 50–60 %
- 2–7 % aller Patienten kommen wegen Schwindel in die Notaufnahme.
- vestibulär bedingter Schwindel: 15–45 % je nach Setting (häufigste Form: benigner paroxysmaler Lagerungsschwindel/BPLS); BPLS-Rezidive: 15 %/Jahr
- kreislaufbezogener Schwindel in Hausarztpraxen: bis 50 %
- funktioneller Schwindel: 10–60 %
- Inzidenz:
  - Neuritis vestibularis: 37–162/100 000/Jahr
  - Morbus Menière: 13/100 000/Jahr
- Geschlechtsverteilung: F > M (BPLS, Neuritis vestibularis, Migräne und Morbus Menière bei Frauen häufiger)
- *Hörsturz:*
  - Inzidenz: 160–400/100 000/Jahr
  - Altersgipfel um 50. Lebensjahr, Männer = Frauen
  - spontane (Teil-)Remission: 30–90 %, Rezidive: 25 %/Jahr

6.2.2 Prädisponierende Faktoren

- *BPLS:* Immobilität, milde Traumata und Osteoporose
- *Morbus Menière:* u. a. Hypothyreose und hoher BMI
- *vaskulärer Schwindel:* vaskuläre Risikofaktoren
- *funktioneller Schwindel:* bis zu 30 % hatten ursprünglich organische Schwindelerkrankung
- *Hörsturz:* erhöhtes Risiko bei Migräne und vaskulären Risikofaktoren; Hörsturz und Schlaganfall scheinen Risiko im Alter > 50 Jahre wechselseitig zu erhöhen

Akuter Schwindel und akute Hörminderung

6.3 Ätiologie und Pathogenese

- *BPLS:* flottierende Kalziumkarbonatkristalle (Otokonien), die sich aus den Otolithen des Utriculus lösen und in einen der drei Bogengänge gelangen (Canalolithiasis) oder an die Cupula anheften (Cupulolithiasis), durch Otokoniendegeneration im Alter oder Trauma
- *Morbus Menière:* Innenohrstörung mit Endolymphhydrops
- *Neuritis vestibularis:* akute unilaterale Vestibulopathie mit Degeneration meist des N. vestibularis superior auf entzündlicher Basis, wohl viral (Herpes-simplex-Virus?) oder immunvermittelt
- *bilaterale Vestibulopathie:* durch Aminoglykoside, Morbus Menière oder Meningitis, RFC1-Genmutation, 50 % idiopathisch
- *vestibuläre Migräne:* trigeminovestibulokochleäre Aktivierung, neurogene Entzündung und gestörte Verarbeitung vestibulärer und nozizeptiver Information sind wahrscheinlich beteiligt
- *vertebrobasiläre Ischämie:* häufig mikroangiopathisch oder arterio-arteriell embolisch, seltener kardioembolisch (5–24 %) oder durch Gefäßdissektion
- *Schwindel bei internistischen Grunderkrankungen* wie Herzinsuffizienz, Aortenstenose, Shuntvitien, Anämie, Hypotonie, Hyperviskosität, Karotissinussyndrom oder Arrhythmien tritt oft belastungsabhängig oder in Orthostase auf
- *medikamenteninduzierter Schwindel* durch Aminoglykoside, Vancomycin, Furosemid, Chinin, Chloroquin, Platin; ferner bei Antihypertensiva, Digitalis, Antiallergika, Sedativa, Hypnotika, Muskelrelaxanzien, Antidepressiva, L-Dopa und Dopaminagonisten, Antirheumatika und Antikonvulsiva
- *Hörsturz:* weitgehend unbekannt (Haarzellinsuffizienz, Endolymphhydrops, lokale Durchblutungsstörung)
- *pulssynchroner pulsatiler Tinnitus:* hörbares Strömungsphänomen des fließenden Blutes im arteriellen oder venösen Schenkel z. B. an Stenosen (z. B. Gefäßdissektion), bei erhöhtem Blutfluss (z. B. arteriovenöse Malformation, gefäßreicher Tumor) oder bei intrakranieller Druckerhöhung; 20–25 % bleiben ätiologisch unklar

6.4 Klassifikation und Risikostratifizierung

- 5–25 % der Patienten mit akutem Schwindel haben potenziell bedrohliche Ursache
- etwa 5–10 % (Spannweite: 1–44 %) der Patienten mit Hauptsymptom Schwindel in der Notaufnahme haben einen *Schlaganfall*
- bis zu 30–60 % der Schlaganfälle mit Schwindel werden in Notaufnahme *nicht erkannt*
- bis zu 25 % der Patienten mit Hirnstamminfarkt haben vorher passagere Symptome (oft Schwindel), aber nur 0,2–0,3 % der Patienten mit Schwindel und negativem cCT kommen innerhalb von 30 Tagen mit Schlaganfall wieder in die Klinik

6.5 Symptomatik

- *vestibuläres Syndrom:* Drehschwindel, Übelkeit, Erbrechen, Fallneigung, Nystagmus, z. T. Oszillopsien, vegetative Begleitsymptome
- *Neuritis vestibularis:* heftiger Drehschwindel zum gesunden Ohr mit Maximum innerhalb von Stunden, über Tage anhaltend; Gangabweichung und Fallneigung zur kranken Seite; horizontal-torsionaler Spontannystagmus zum gesunden Ohr, der nach 3–5 Ta-

gen durch Fixation unterdrückt wird, aber durch Kopfschütteltest länger sichtbar bleibt; Übelkeit und Erbrechen; Oszillopsien
- *Morbus Menière:* massive Drehschwindelattacken für > 20 min bis 24 h mit Übelkeit und Erbrechen, Tinnitus, Ohrdruck, einseitiger Hörminderung während Attacke (im Verlauf bleibende tieftonbetonte Hörminderung und kalorische Untererregbarkeit), Fallneigung zur kranken Seite; horizontal-torsioneller Nystagmus zum gesunden Ohr, später Erholungsnystagmus zum kranken Ohr; 30–60 % nach Jahren bilateral
- *Syndrome des 3. Fensters:* Dreh- oder Schwankschwindelattacken für Sekunden bis Tage, oft durch Druckänderung oder Töne ausgelöst, mit Oszillopsie, Gangunsicherheit, (pulssynchronem) Tinnitus, z. T. Hörminderung, Ohrdruck oder Autophonie (Puls)
- *vestibuläre Migräne:* meist 3.–5. Dekade, Dauer: Minuten bis Stunden (selten Tage), Lagerungsschwindel > Drehschwindel, Übelkeit, 30–50 % der Attacken ohne Kopfschmerzen, auch im Intervall bei zwei Drittel milde zentrale Okulomotikstörung (sakkadierte Blickfolge, Blickrichtungsnystagmus, Lagerungsnystagmus, oft vertikaler Nystagmus)
- *Vestibularisparoxysmie:* Attacken häufig abhängig von Kopfbewegung oder -position; Drch oder Schwankschwindel für Sekunden bis wenige Minuten, Spontannystagmus, Hörminderung, Ohrgeräusch
- *bilaterale Vestibulopathie:* Gangunsicherheit im Dunkeln, Oszillopsien beim raschen Gehen oder bei Kopfbewegungen, kein Drehschwindel, meist positiver Halmagyi-Test beidseits; partielle Erholung nur bei 30 %
- *zerebrovaskulärer Schwindel:* vielfältige Begleitsymptome je nach Läsionstopik möglich (Inzidenz PICA-Infarkt > Pons): Doppelbilder, Dysphagie, Horner-Syndrom, andere Hirnstammzeichen, bei AICA-/Labyrinthinfarkt Hörstörung möglich
- *Pseudoneuritis* ähnelt peripher-vestibulärer Störung, bei (vaskulärer, entzündlicher) Läsion in der Eintrittszone des HN VIII, der vestibulären Kerne, in Kleinhirnschenkel, Vermis, Flocculus, Nodulus oder der dorsomedialen Medulla
- *funktioneller Schwindel* (phobischer Schwankschwindel und PPPD [persistent postural-perceptual dizziness]): fluktuierender Dauerschwankschwindel mit Gang- und Standunsicherheit, situationsabhängig oder visuell ausgelöst bzw. verstärkt, normaler neurologischer Befund

6.6 Diagnostik

6.6.1 Diagnostisches Vorgehen

- Anamnese, neurologische und internistische Untersuchung, Notfalllabor
- zerebrale Bildgebung (S. 61) bei Schwindel, ggf. Duplexsonografie der hirnversorgenden Arterien, HNO-Konsil bei Hörminderung, Otalgie oder Tinnitus

6.6.2 Anamnese

- Beschreibung der Schwindelcharakteristik durch Patienten oft unbestimmt und inkonsistent: Schwindel ist landläufig Überbegriff für Drehschwindel (mit Bewegungsillusion, „Karussell", engl. vertigo), Schwankschwindel („Schiff"), Liftschwindel, Gangunsicherheit, Benommenheit, Leeregefühl im Kopf, Kopfdruck, Schwarzwerden vor Augen, Unwohlsein u. a.

Akuter Schwindel und akute Hörminderung

- wichtig:
  - Dauer
  - *Auslöser bzw. Verstärker* (z. B. Bewegung, Körperhaltung, spezifische Situation, Gehen, Druckänderung)
  - *Begleitsymptome* (vor allem Übelkeit, Erbrechen, Tinnitus, Hypakusis, Ohrdruck, Oszillopsie, Doppelbilder, Kopf-/Nackenschmerzen, Fallneigung, Stürze, Dysarthrie, andere Hirnstammsymptome, Foto-/Phonophobie)

6.6.3 Körperliche Untersuchung

Merke

Kernpunkte zur Differenzierung peripherer von zentralen Nystagmen sind die Beurteilung von Spontan- bzw. Blickrichtungsnystagmus (Frenzel-Brille), *Skew Deviation* (Cover-Test) und *Kopfimpulstest* (Head Impulse, Nystagmus, Test of Skew; HINTS)

- Inspektion: spontane Neigung des Kopfes (Ocular-Tilt-Reaktion)
- Bulbusposition und Okulomotorik inklusive Konvergenz
  - *Skew Deviation* (ggf. vertikale Einstellreaktion eines Auges um 1–2 mm bei wechselndem Abdecken eines Auges, bei 30 % der Hirnstamminfarkte)
- *Spontan- oder Blickrichtungsnystagmus:* Schlagrichtung, Amplitude, Frequenz, ggf. Unterschied rechtes und linkes Auge
  - schnelle Komponente des Nystagmus schlägt in Richtung des stärker erregbaren Labyrinths
  - peripherer Spontannystagmus wird durch visuelle Fixation unterdrückt oder abgeschwächt!
  - Blickrichtungsnystagmus: i. d. R. nicht bei peripher-vestibulärer Läsion (aber: bei subtiler peripherer Läsion Nystagmus ggf. nur bei Blick in Richtung der schnellen Phase sichtbar), symmetrisch bei Einnahme von Antikonvulsiva, psychotropen Medikamenten oder Alkohol
  - physiologischer Endstell-Nystagmus: bei Bulbusposition > 30° lateral, symmetrisch, feinschlägig, niederfrequent, erschöpflich
  - Upbeat-/Downbeat-Nystagmus: zentral
- Kopfschüttel-Nystagmus (20 × passives Kopfschütteln für 15 s, Amplitude ca. 30°; Frenzel-Brille): bei peripherer oder zentraler vestibulärer Störung, Nystagmus meist zur gesunden Seite
- *vestibulookulärer Reflex (VOR: Kopfimpulstest, Halmagyi-Manöver):* stabilisiert Blickziel auf der Retina während Kopfbewegung durch Augenbewegung in Gegenrichtung
  - Kopfimpulstest: Nach rascher passiver Kopfdrehung um 20° während Blickfixation müssen Augen bei Kopfdrehung zur kranken Seite im pathologischen Fall durch Nachstellsakkade(n) wieder zur Fixation gebracht werden, d. h., es erfolgt *Sakkade nach links bei rechtsseitiger Läsion und Drehung nach rechts* (▶ Abb. 6.1)
  - Kopfimpulstest belegt periphere Läsion inklusive des intrapontinen HN VIII oder des Vestibulariskerngebiets, doch Sensitivität nur 40–60 % und auch bei Hirnstammläsionen 10 % pathologisch

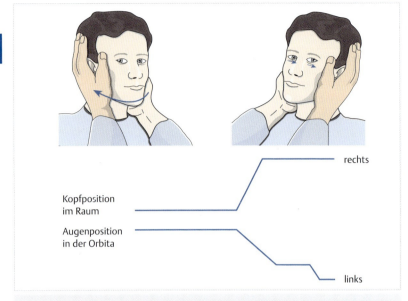

Abb. 6.1 Kopfimpulstest. Prüfung des vestibulookulären Reflexes (VOR) durch rasche passive Kopfdrehung um 20° unter Beibehaltung der Fixation: pathologische Nachstellsakkade (nach links bei Läsion rechts und Drehung nach rechts). (Quelle: Thömke F. Augenbewegungsstörungen. 2. Aufl. Stuttgart: Thieme; 2008)

- Fixationssuppression des vestibulookulären Reflexes (VOR): passive Kopf- und Körperdrehung bei Fixation der ausgestreckten Daumen vor der Körpermitte im Stehen oder auf Drehstuhl. Pathologisch: sakkadierte Augenbewegungen während der passiven Körperbewegung
- Sakkaden: Fixationswechsel zwischen Blickzielen Untersuchernase und 30° rechts bzw. links (bzw. ober- und unterhalb) der Mittellinie:
  - zu langsam: meist Störung Hirnstamm
  - dysmetrisch: meist Störung Kleinhirn
- Blickfolge (einseitig sakkadiert: zentrale Störung)
- Zeigeversuche (Finger-Nase-Versuch, Knie-Hacke-Versuch)
- Lagerungsmanöver nach Sémont mit überstrecktem Kopf (oder Dix-Hallpike)
  - torsionell-vertikaler Nystagmus, bei Lagerung auf das betroffene Ohr zur betroffenen Seite schlagend, mit Latenz und Crescendo-Decrescendo, Dauer < 1 min, nach Aufrichten gegenläufiger Nystagmus möglich, bei Wiederholung ermüdbar: benigner paroxysmaler Lagerungsschwindel (BPLS) des *posterioren Bogengangs* (*90 %* der Fälle)

- rein horizontaler, länger anhaltender Nystagmus zum unten (seltener oben) liegenden Ohr bei Drehung zur kranken Seite während Drehung des Kopfes um 90° in Rückenlage (Kopf 30° angehoben) nach rechts oder links: BPLS-Manöver des horizontalen Bogengangs
- zentraler Lagenystagmus: keine Latenz, lange Dauer, ungewöhnliche/wechselnde Schlagrichtung
- Inspektion des Meatus acusticus externus (z. B. Zoster oticus)
- evtl. Hyperventilationsmanöver über 1 min zur Nystagmusprovokation (bei manchen peripheren Läsionen); evtl. subjektive visuelle Vertikale (verkippt bei peripherer oder zentraler vestibulärer Läsion)
- Stand- und Gangproben: Sitzstabilität (Rumpfataxie?), Romberg-Stehversuch, Unterberger-Tretversuch, Blindgang, Seiltänzergang, ggf. Seiltänzerblindgang, ggf. Gehen mit paralleler mentaler Aufgabe

Merke

Schlaganfallverdacht bei akutem Dreh-/Schwankschwindel mit folgenden Befunden
- Kopfimpulstest normal
- Augen weichen vertikal ab
- Nystagmusrichtung wechselt
- Unfähigkeit zu stehen und gehen
- neue ZNS-Symptome (z. B. Dysarthrie, Doppelbilder, Horner-Syndrom, Gesichtsfelddefekt, HN-Läsionen, Hemiparese, Dysmetrie, Bewusstseinsstörung)
- neuer starker Kopfschmerz ohne Migräneanamnese
- keine neue Hörminderung (Ausnahme: AICA-Infarkt)
- keine Triggerfaktoren (Lagewechsel)
- > 65 Jahre und mehrere vaskuläre Risikofaktoren/Vorhofflimmern

6.6.4 Labor

- Routinelabor, ggf. Alkoholspiegel
- Rolle von NSE im Ausschluss zentraler Schwindelursachen noch unsicher
- bei Hörsturz ggf. ANA, Phospholipid-AK, Serologien Borreliose, Lues, HSV1, VZV, HIV

6.6.5 Bildgebende Diagnostik

- *Indikationen für zerebrale Bildgebung* (cCT, bei V. a. zerebrovaskuläres Ereignis CT-Angiografie, falls nicht erklärend ggf. MRT Kopf)
  - ausgeprägte Stand- und Gangunsicherheit, richtungswechselnder, rein torsionaler oder rein vertikaler Nystagmus, Sakkadenstörung, Skew Deviation, andere Hirnnervenausfälle, Hirnstammzeichen, starke Kopfschmerzen, Fieber bei Beginn
  - im Verlauf: V. a. Vestibularisparoxysmie (CISS-Sequenz), keine Besserung bei V. a. Neuritis vestibularis nach 48 h, keine Besserung nach Befreiungsmanövern eines BPLS über 2–3 Tage; Labyrinthitis: KM-Anreicherung im Labyrinth

- bei Hirnstamminfarkten kann frühes zerebrales MRT in 5–50 % der Fälle noch ohne Diffusionsstörung sein, insbesondere in Medulla oblongata
- *Tinnitus:* evtl. CT der Felsenbeine, MRT Schädel mit Kontrastmittel und Feinschichtung des Kleinhirnbrückenwinkels
- *pulssynchroner pulsatiler Tinnitus:* Duplexsonografie der hirnversorgenden Arterien, MRT Kopf mit KM und MR-Angiografie/-Phlebografie, CTA, ggf. DSA (Ausschluss arteriovenöse Malformation, AV-Fistel, Aneurysma, Karotisstenose, Gefäßdissektion, Sinusthrombose, Glomustumor oder hypervaskularisierter Hirnbasistumor)

6.6.6 Instrumentelle Diagnostik

- *Video-Kopfimpulstest* (Video-HIT) kann Sensitivität der klinischen Testung erhöhen (Aufholsakkaden im Alter ggf. physiologisch; Grenzwert der VOR-Verstärkung 0,68 und der Asymmetrie 0,4)
- *kalorische Prüfung* bei V. a. periphere Labyrinthdysfunktion zum Beleg der Unter- bis Unerregbarkeit (Seitendifferenz > 25 %), bei V. a. zentral-vestibuläre Störung ggf. ausführliche Nystagmografie
- ergänzende *Drehstuhl-Testung* bei V. a. bilaterale Vestibulopathie
- *AEHP* (akustisch evozierte Hirnstammpotenziale) bei begleitender (retrokochleärer) Hörstörung, kann Bildgebung nicht ersetzen
- *cVEMP* (zervikale vestibulär evozierte myogene Potenziale, Click-evoked Potentials) testen Otolithenfunktion; pathologisch bei peripher-vestibulären Läsionen, aber auch bei Hirnstammläsionen
- *HNO-Konsil*/Audiometrie bei Hörminderung (z. B. Morbus Menière) oder Otalgie

6.7 Differenzialdiagnosen

- Nachfolgend sind die Differenzialdiagnostik des Schwindels anhand der Dauer (▶ Tab. 6.1), anhand der Trigger (▶ Tab. 6.2) und anhand der Begleitsymptome (▶ Tab. 6.3) sowie die Differenzialdiagnostik des peripheren und zentralen Schwindels (▶ Tab. 6.4) zusammengefasst.

Differenzialdiagnose der akuten Hörminderung

Tumoren (Vestibularisschwannom 1–3 %), Toxine (z. B. Salizylate), Perilymphfistel, Trauma, Labyrinthitis (z. B. Otitis media, Borreliose, Lues), Liquorverlustsyndrom (z. B. nach Liquorpunktion), Meningitis, virale Infektion (z. B. VZV), Multiple Sklerose, AICA-Infarkt, Vaskulitis

Tab. 6.1 Differenzialdiagnostik des Schwindels anhand der Dauer.

Sekunden	Minuten	Stunden	Tage	Monate/Jahre
benigner paroxysmaler Lagerungsschwindel (BPLS)	orthostatische Hypotonie	Morbus Menière	Neuritis vestibularis	bilaterale Vestibulopathie
Vestibularisparoxysmie	Panikattacke	vestibuläre Migräne	Hirninfarkt	degenerative Systemerkrankung
zentraler Lageschwindel	vestibuläre Migräne	funktionell (PPPD)	vestibuläre Migräne (<72h)	funktionell (PPPD)
	vertebrobasiläre transitorische ischämische Attacke (TIA)		Labyrinthitis	
	vestibuläre Epilepsie		MS-Plaque	
	Syndrom 3. Fenster		funktionell (PPPD)	

PPPD: persistent postural-perceptual dizziness

Tab. 6.2 Differenzialdiagnostik des akuten Schwindels anhand der Trigger.

Lageänderung	Supermarkt, Öffentlichkeit, Stress etc.	Bildschirm, visuelle Belastung	Gehen	Trauma
BPLS (<60s)	funktionell (PPPD)	funktionell (PPPD)	bilaterale Vestibulopathie	posttraumatischer BPLS
zentraler Lageschwindel	Panikattacke		Gangstörung nicht vestibulär	Vertebralisdissektion mit vertebrobasilärer Ischämie
Vestibularisparoxysmie			orthostatische Hypotonie	Commotio labyrinthi
Syndrom 3. Fenster				Syndrom 3. Fenster
orthostatische Hypotonie/posturales Tachykardiesyndrom (POTS)				postkommotionelles Syndrom

BPLS: benigner paroxysmaler Lagerungsschwindel, PPPD: persistent postural-perceptual dizziness
ohne Trigger: Neuritis vestibularis, Morbus Menière, Kleinhirn-/Hirnstamminfarkt, vestibuläre Migräne, Labyrinthitis

Akuter Schwindel und akute Hörminderung

Tab. 6.3 Differenzialdiagnostik des akuten Schwindels anhand der Begleitsymptome.

Übelkeit, Erbrechen, Oszillopsie	Hörstörung	Kopfschmerz, Foto-/Phonophobie, Flimmerskotom	Schwarzwerden vor Augen, Ohrensausen	sensomotorische Defizite, Okulomotorik-/Sprechstörung, Kopf-/Nackenschmerzen
• Neuritis vestibularis • Pseudoneuritis (zerebrale Ischämie)	• Morbus Menière • Labyrinthinfarkt (AICA) • Labyrinthitis/Otitis media • Syndrom 3. Fenster • Zoster oticus • Labyrinthtrauma	Migräne	orthostatisch	zerebrale Ischämie

Tab. 6.4 Differenzialdiagnostik des peripheren und zentralen Schwindels.

Anzeichen für periphere vestibuläre Dysfunktion (Labyrinth, N. vestibularis, vestibuläre Kerne)	Anzeichen für zentrale vestibuläre Dysfunktion
• horizontal-torsioneller Nystagmus (z. B. Neuritis vestibularis) • vertikal-torsioneller Nystagmus (z. B. benigner paroxysmaler Lagerungsschwindel)	• rein vertikaler Nystagmus (Upbeat-, Downbeat-Nystagmus) • rein torsioneller Nystagmus • dissoziierter Nystagmus • periodisch alternierender Nystagmus • Opsoklonus, Ocular Bobbing • erworbener Pendelnystagmus • Konvergenz-Retraktions-Nystagmus • richtungswechselnder oder regelloser Nystagmus • Spontannystagmus ohne Schwindel • Schwindel ohne Nystagmus • Nystagmus entspricht nicht Ebene des stimulierten Bogengangs nach Kopfschüttel-/Lagerungstest
• Nystagmus bei Ausschaltung der Fixation (Frenzel-Brille) verstärkt • Nystagmus bei Blick in Schlagrichtung des Nystagmus verstärkt	Nystagmus bei Ausschaltung der Fixation unverändert oder reduziert
falls lageabhängig: Nystagmus meist < 1 min, mit Latenz, erschöpflich	falls lageabhängig: Nystagmus oft > 1 min, ohne Latenz, unerschöpflich
• große Nystagmusamplitude nur bei Neuritis vestibularis oder im Menière-Anfall	oft große Nystagmusamplitude

Tab. 6.4 Fortsetzung

Anzeichen für periphere vestibuläre Dysfunktion (Labyrinth, N. vestibularis, vestibuläre Kerne)	Anzeichen für zentrale vestibuläre Dysfunktion
• heftiger Drehschwindel zum gesunden Ohr • Liftschwindel (Otolithen)	
• richtungskonstante Abweichreaktion beim Gehen und Stehen • Fallneigung entgegen Nystagmusrichtung zur Seite des kranken Ohrs	Gang ohne Sturzgefahr nicht möglich
Ocular-Tilt-Reaktion selten	Ocular-Tilt-Reaktion (Augenverrollung, vertikale Augendivergenz, Kopfkippung, Verkippung der subjektiven visuellen Vertikalen)
• Hörminderung bei kochleärer Mitaffektion • Tinnitus • starke vegetative Symptome (Übelkeit, Erbrechen, Schwitzen)	Begleitsymptome wie Ataxie, Dysmetrie, Sakkadendysmetrie, Blickfolgestörung, gestörte Fixationssuppression, OKN-Minderung, internukleäre Ophthalmoplegie, Paresen, Reflexanomalien
falls rezidivierend: monomorpher Ablauf	falls rezidivierend: keine Auslöser, Ablauf und Dauer wechselnd
Nystagmus für maximal wenige Tage	Nystagmus oft über Wochen bis Monate

OKN: optokinetischer Nystagmus

6.8 Therapie

6.8.1 Therapeutisches Vorgehen

- s. Kap. 20 (S.174)

6.9 Quellenangaben

[26] Brandt T, Dieterich. The dizzy patient: Don't forget disorders of the central vestibular system. Nat Rev Neurol 2017; 13 (6): 352–362
[27] Curthoys IS. The interpretation of clinical tests of peripheral vestibular function. Laryngoscope 2012; 122: 1342–1352
[28] Edlow JA. A new approach to the diagnosis of acute dizziness in adult patients. Emerg Med Clin N Am 2016; 34: 717–742
[29] Saber Tehrani AS, Kattah JC, Kerber KA et al. Diagnosing stroke in acute dizziness and vertigo: pitfalls and pearls. Stroke 2018; 49: 788–795
[30] Zwergal A, Dieterich M. Vertigo and dizziness in the emergency room. Curr Opin Neurol 2020; 33: 117–125

7 Meningismus

Helge Topka

7.1 Definition

- Schmerzhafte Dehnungszeichen bei meningealer Reizung, v. a. Nackensteifigkeit spontan oder bei passiver Beugung des Kopfes. Zum *meningitischen Syndrom* werden auch Fotophobie (Lichtscheu) und Kopfschmerzen gezählt. Meningismus begleitet zwar häufig eine Meningitis/Enzephalitis, ist aber nicht spezifisch. Zu anderen Ursachen einer meningealen Reizung gehören u. a. Subarachnoidalblutung, Meningeosis carcinomatosa, u. U. auch ein Liquorunterdrucksyndrom und Spannungskopfschmerz.

7.2 Epidemiologie

7.2.1 Häufigkeit

- Daten zur Häufigkeit des Meningismus in Notaufnahmen liegen nicht vor. Bei Patienten mit nachgewiesener Meningitis gilt der typische Meningismus aber als eher selten (etwa 30 % der erwachsenen Patienten).

7.3 Prädisponierende Faktoren

- vorausgehender Infekt (v. a. Sinusitis, Zahnabszess, Mastoiditis, anderweitige, lokale Infektionen)
- vorausgehende Traumata (Durafistel?)
- prädisponierende Begleiterkrankungen (AIDS, Leukosen)
- enger Kontakt mit Infizierten

7.4 Ätiologie und Pathogenese

- bakterielle und virale Meningitiden
- aseptische Meningitiden
- Meningeosis carcinomatosa
- nichtinfektiöse Ursachen (z. B. Subarachnoidalblutungen)

7.5 Symptomatik

- Kopfschmerzen, Nackenschmerzen
- Phonophobie, schmerzhafte Augenbewegungen
- Vigilanzminderung, psychomotorische Verlangsamung
- Übelkeit, Erbrechen
- evtl. zusätzlich fokale neurologische Zeichen bei Meningeosis carcinomatosa
- *Begleitsymptome/Komplikationen einer erregerbedingten Meningitis:*
  - Waterhouse-Friderichsen-Syndrom: im Rahmen einer Meningokokken-Sepsis petechiale Exantheme (cave: Ein Drittel der Meningokokken-Meningitiden ohne Exanthem!)/Purpura fulminans mit Hautnekrosen

- +Myelitis: Poliomyelitis, Enteroviren, FSME, West-Nil-Virus u. a.
- +Hirnstammsymptome: HSV, Listerien, Mykobakterien, Borrelien, Tropheryma whipplei, Aspergillus u. a.

7.6 Diagnostik
7.6.1 Diagnostisches Vorgehen

- Anamnese (vorausgehender Infekt, Begleit- oder vorausgehende Erkrankungen, Auslandsaufenthalte, Häufung in der unmittelbaren Umgebung?)
- Fremdanamnese
- neurologische und internistische Untersuchung (v. a. Fieber, Hauterscheinungen, Gelenkveränderungen?)
- *bei Fieber und Bewusstseinsstörungen*: unmittelbar Therapieeinleitung, LP, cCT (vgl. Kap. 23), *bei Fieber ohne Bewusstseinsstörungen*: LP, anschl. Therapieeinleitung (vgl. Kap. 23)

7.6.2 Anamnese

- Fragen nach:
  - Fieber
  - Kopfschmerzen
  - anderen Infektzeichen
  - vorausgehende Infekte
  - besondere Exposition, Auslandsaufenthalte
  - maligne Vorerkrankungen
  - Immunsuppression oder -defizite

7.6.3 Körperliche Untersuchung

- Vermehrter muskulärer Widerstand und Schmerz bei passiver Beugung des Kopfes. Begleitend kann ein *Lhermitte-Zeichen* (elektrisierende Missempfindungen entlang der Wirbelsäule bei Kopfbeugung) vorhanden sein.
- alternativ/ergänzend:
  - *Brudzinski-Zeichen:* unwillkürliche Beugung von Hüft- und Kniegelenk bei der passiven Kopfbeugung oder dem Aufrichten zur Vermeidung einer Dehnung der Meningen
  - *Kernig-Zeichen:* Beugung des Kniegelenks bei passiver Beugung des gestreckten Beines im Hüftgelenk (max. erreichbare Winkel im Kniegelenk < 180°, manche Autoren ab 135°)
  - *Lasègue-Zeichen:* unspezifisch, auch bei radikulären Läsionen L 4–S 1 vorhanden. Schmerzen lumbal, gluteal oder im Bein bei passiver Beugung des gestreckten Beines im Hüftgelenk
  - *Jolt accenuation:* Zunahme von Kopfschmerzen bei horizontaler Rotation des Kopfes mit einer Frequenz von 2–3/s

Meningismus

>
> ### CAVE
> **Fehlende meningeale Reizzeichen schließen eine Meningitis nicht aus**
> Insbesondere in der Frühphase (oder sehr späten Phase) einer bakteriellen Meningitis oder bei Kindern sind meningeale Reizzeichen nicht oder kaum vorhanden. Das Fehlen meningealer Reizzeichen schließt eine rasch behandlungsbedürftige bakterielle Meningitis keineswegs aus. Die Sensitivität des klinischen Befundes wird insbesondere bei immunkompromittierten Patienten mit lediglich 30 % angegeben. Fehlen von Fieber, Kopfschmerz und Bewusstseinsstörung sprechen aber gegen eine bakterielle Meningitis.

7.6.4 Labor, Mikrobiologie und Virologie, bildgebende und weitere Diagnostik

- vgl. Kap. 23 (S. 185)

7.7 Differenzialdiagnosen

- siehe ▶ Tab. 7.1.

7.8 Therapie

7.8.1 Therapeutisches Vorgehen

- s. Kap. 23 (S. 185); bei Meningitisverdacht mit oder ohne meningitische Zeichen sofortiger Beginn einer antibiotischen Therapie mit initialer Kortikosteroidgabe
- anschließend zerebrale Bildgebung zum Ausschluss SAB, subdurales Hämatom oder anderer struktureller Ursachen
- nach Ausschluss eines erhöhten Hirndrucks sofortige Liquorpunktion mit Liquorchemie und Erregerdiagnostik (v. a. Meningokokken, Pneumokokken, Listerien)

Tab. 7.1 Differenzialdiagnosen meningealer Reizzeichen/Meningismus (nach Häufigkeit).

Differenzialdiagnose	Bemerkungen (Beispiel)
degenerative HWS-Veränderungen	v. a. Ältere
zervikale Radikulopathien	radikuläre motorische und/oder sensible Symptome
Nackenrigor	hypokinetisch-rigide Erkrankungen
lokale Prozesse in der Nackenmuskulatur	z. B. lokaler Abszess
Meningeosis carcinomatosa/leucaemica	weitere Zeichen hämatologischer Erkrankungen

7.9 Besonderheiten bei Kindern

- Meningismus auch bei nachgewiesener Meningitis häufig fehlend

7.10 Quellenangaben

[31] Fellner A, Goldstein L, Lotan I et al. Meningitis without meningeal irritation signs: What are the alerting clinical markers? J Neurol Sci 2020; 410: 116 663
[32] Iguchi M, Noguchi Y, Yamamoto S et al. Diagnostic test accuracy of jolt accentuation for headache in acute meningitis in the emergency setting. Cochrane Database Syst Rev 2020; 6: CD012 824
[33] Lucht F. [Sensitivity and specificity of clinical signs in adults]. Med Mal Infect 2009; 39: 445–451
[34] Topka H. Meningismus. Fortschr Neurol Psychiatr 2018; 86: 287–289
[35] van de Beek D, de Gans J, Spanjaard L et al. Clinical features and prognostic factors in adults with bacterial meningitis. N Engl J Med 2004; 351: 1849–1859

8 Akute Sehstörungen

Katharina von Rudno, frühere Bearbeitung: Franziska Hahn*

8.1 Definition

- akut oder schleichend einsetzende krankhafte Veränderung der visuellen Wahrnehmung

8.2 Epidemiologie

8.2.1 Häufigkeit

- Bei 5 % der neurologischen Konsile werden Sehstörungen angegeben
- Inzidenz:
  - Neuritis nervi optici: 3–4/100 000/Jahr
  - nicht arteriitische anteriore ischämische Optikusneuropathie: 2–80/1 000 000
  - Amaurosis fugax: 6–8/1 000 000
  - akuter retinaler Gefäßverschluss: 1–2/100 000
  - retinaler Venenverschluss: 160/100 000

8.2.2 Altersgipfel

- Systematische Untersuchungen zur Altersverteilung in Abhängigkeit von der Ätiologie der Sehstörung fehlen. Autoimmun-entzündliche Erkrankungen wie die Neuritis nervi optici sind häufiger bei jüngeren Patienten, vaskuläre Ursachen einschl. Riesenzellarteriitis häufiger bei Älteren.

8.2.3 Geschlechtsverteilung

- Riesenzellarteriitis, Neuritis nervi optici, Migräne, Sinusthrombose und idiopathische intrakranielle Hypertension treten bei Frauen häufiger auf.
- Retinale Gefäßverschlüsse, Methanolintoxikation und Lebersche Optikusatrophie sind bei Männern häufiger.

8.2.4 Prädisponierende Faktoren

- abhängig von der Ätiologie sehr variabel, keine allgemeinen Angaben verfügbar

8.2.5 Ätiologie und Pathogenese

- Störung in Strukturen entlang der afferenten Sehbahn, die visuelle Informationen wahrnehmen, weiterleiten und verarbeiten: Auge (brechende Medien, Retina), N. opticus (II. HN), Chiasma opticum, Tractus opticus, Sehstrahlung, Sehrinde
- Amaurosis fugax: transiente retinale Ischämie für Sekunden bis Minuten (Typ 1) oder vaskuläre Insuffizienz für Minuten bis Stunden mit erhaltener Sehschärfe (Typ 2)

Akute Sehstörungen

8.3 Symptomatik

- Anopsie, Hemianopsie, Quadrantenanopsie (vollständiger/partieller Sehverlust)
- Amaurosis fugax (kurzzeitiger, vollständiger Sehverlust, z. T. wie bewegter Vorhang im Blickfeld)
- Skotom (Gesichtsfeldeinschränkung/-ausfall)
- Flimmerskotom (Zacken-/Flimmersehen)
- Visusminderung, Trübung des Seheindrucks, Schleiersehen
- Metamorphopsie (verzerrte Wahrnehmung der Umgebung): bei Makula- oder Kortexläsion
- Palinopsie (Nachbilder bei Blickwendung): zentral
- visuelle Positivphänomene: im Rahmen von epileptischen Anfällen, Migräneauren, Visual-Snow-Syndrom (selten)
- visuelle Halluzinationen z. B. bei Hemianopsie (beidseitig mit Halluzinationen: Anton-Syndrom) oder bei schwerer, meist okulärer Sehminderung (Charles-Bonnet-Syndrom)
- Mouches volantes: Glaskörpertrübung/-abhebung

8.4 Diagnostik

- Akute Sehstörungen müssen rasch abgeklärt werden, da eine (nicht selten partielle) Besserung häufig nur bei unmittelbarer Therapieeinleitung möglich ist.

8.4.1 Diagnostisches Vorgehen

- *Red Flags akute Sehstörung:* sofortige Diagnostik (ggf. Augenarztkonsil) und rascher Beginn der Therapie
  - harter Bulbus bei Palpation
  - offene Augenverletzung
  - kompletter Visusverlust ein-/beidseitig, insbesondere falls seit < 6 h bestehend
  - Druckdolenz/Verhärtung der A. temporalis, Kopfschmerz und CRP/BSG erhöht
  - Visusverlust nach Schädel-Hirn-Trauma oder nach Konsum toxischer Substanzen
  - akute Sehminderung und zusätzlich neue Kopfschmerzen, neue Protrusio bulbi, Horner-Syndrom, Doppelbilder, Bewusstseinsstörung oder zentrale neurologische Defizite
- In vielen Fällen ist eine Differenzierung zwischen okulärer oder neurologischer Genese der akuten Sehstörung möglich
  - eher okuläre Ursache: Schmerzen am Auge, rotes Auge, einseitige Sehstörung, Visusausgleich durch Refraktionshilfe bzw. stenopäische Lücke
  - eher neurologische Ursache: bilaterale Gesichtsfeldstörung (z. B. Hemianopsie), Kopfschmerz, Farbsehstörung, weitere neurologische Symptome, relatives afferentes Pupillendefizit (s. u.)
- Nach Anamnese und körperlicher Untersuchung ist bei V. a. neurologische Ursache eine zerebrale Bildgebung mittels cCT oder wenn verfügbar cMRT, mit einer Gefäß- und ggf. Perfusionsdarstellung zur Abgrenzung zerebraler Ischämien erforderlich.

8.4.2 Anamnese

- zeitlicher Beginn und Verlauf der akuten Sehstörung (akut, subakut, chronisch; transient, persistierend)
- Art der Sehstörung/Symptomatik (S. 71)
- Uni-/ Bilateralität, Gesichtsfeld, Lageabhängigkeit der Sehstörung
- Begleitsymptome: Augen-, Kopf-, Kauschmerzen, Schmerzen bei Augenbewegung, neurologische Defizite, Allgemeinsymptome (Übelkeit, Erbrechen, Fieber, Photophobie)
- Vorerkrankungen (frühere Schlaganfälle, TIA, Hirntumor, Aneurysma, Migräne, Epilepsie, Multiple Sklerose, Riesenzellarteriitis, Morbus Basedow, Infektionen), kardiovaskuläre Risikofaktoren, Familienanamnese
- Medikamentenanamnese: subakute Sehminderung z. B. durch Amiodaron, Sildenafil, Ethambutol, Linezolid, Chloramphenicol, Farbsehänderung bei Digitalisintoxikation
- Drogenabusus (Cannabis, Kokain, Heroin, Methanol)

8.4.3 Körperliche Untersuchung

- *Inspektion:* Rötung, Tränenfluss, Ptosis, Exophthalmus, Lidretraktion, Bulbusstellung, Pupillengröße, spontane Augenbewegungen, Blickwendung, Kopfhaltung
- *Palpation:* Bulbuspalpation, Palpation der Aa. temporales > 50 Jahre
- Visusprüfung mit Brille, jedes Auge einzeln; ggf. Nutzung stenopäischer Lücke zur Ausschaltung von Refraktionsfehlern
- *Prüfung auf afferente/efferente Pupillenstörung:* Swinging-Flashlight-Test (relativer afferenter Pupillendefekt = Erweiterung oder geringere Reaktion auf ipsilateralen Lichteinfall bei einseitiger Nervus- oder Tractus-opticus-Läsion wie anteriore ischämische Optikusneuropathie/AION, Neuritis nervi optici/NNO)
- *Okulomotorikprüfung:* Doppelbilder (S. 115)
- *fingerperimetrische Gesichtsfeldprüfung:* für jedes Auge einzeln (bitemporaler Gesichtsfelddefekt: Chiasma-Läsion; homonymer Gesichtsfelddefekt: retrochiasmal; oberer Quadrantenausfall: z. B. Meyersche Schleife temporal; unterer Quadrantenausfall: parietal oder occipital)
- *Funduskopie* (Makula, Papillenödem/-atrophie, retinale Veränderungen): ohne Mydriatikum oft erschwert

8.4.4 Labor

- Routinelabor, insbesondere Blutbild, Elektrolyte, Glukose, Entzündungsparameter (CRP, BSG), Nierenretentionsparameter, Leberwerte, Gerinnung, Schilddrüsenparameter
- erweitertes Labor: ACE, Vitamin B_{12}, BGA, Autoimmunscreening (ANA, ENA, dsDNA-AK, c/pANCA, SS-A, SS-B), Lipidstatus, HbA1c, HbS, Aquaporin-AK (bei Neuromyelitis optica Sensitivität um 75 %, seltener MOG-AK), Lupusantikoagulans, Phospholipid-AK; CRMP5-AK, Recoverin-AK, Amphiphysin-AK (paraneoplastisch, selten)
- ggf. Liquorstatus mit oligoklonalen Banden und ggf. Liquordruckmessung (Infektion, Inflammation, Hirndruck?)
- gezielte Erregerserologie in Serum und/oder Liquor (Borrelien, Lues, HIV, VZV; Bartonella henselae bei Neuroretinitis; Toxoplasmose, CMV, Kryptokokken u. a. Pilze bei Immunsuppression)

8.4.5 Bildgebende Diagnostik

- Neurodoppler (Temporalarteriendoppler, Hinweise auf Stauungspapille/erweiterte perioptische Liquorscheide)
- cCT/ cMRT ggf. mit Kontrastmittelgabe, CT-/MR-Angiografie oder Feinschichtung der Orbita, Hypophysen-MRT
- ggf. Röntgen-Thorax (z. B. Sarkoidose?)
- ggf. okuläre Fluoreszenzangiografie

8.4.6 Instrumentelle Diagnostik

- apparative statische oder dynamische Perimetrie
- VEP (visuell evozierte Potenziale)
- im Verlauf ggf. Elektroretinogramm (durch Augenarzt)

8.4.7 Histologie

- ggf. Biopsie der A. temporalis

8.4.8 Augenärztliches Konsil

- bei V. a. ophthalmologische Ursache schnelles augenärztliches Konsil/Verlegung in Augenklinik

8.5 Differenzialdiagnosen

- Die Differenzialdiagnosen der akuten Sehstörung mit bzw. ohne Schmerzen sind in ▶ Tab. 8.1 bzw. ▶ Tab. 8.2 zusammengefasst.

Tab. 8.1 Differenzialdiagnosen der akuten Sehstörung mit Schmerzen.

Krankheitsbild	Charakteristika, Besonderes
Leitsymptom: schmerzhaftes Auge mit Rötung	
Glaukomanfall	plötzliche Erhöhung des Augeninnendrucks, harter Bulbus, Mydriasis; NOTFALL! Therapie: Azetazolamid, Timolol AT, Pilocarpin 1 % AT, evtl. Mannitol i. v.
Keratitis/Ulcus cornae	Fremdkörpergefühl, Tränen (Eiter); bakteriell, viral, toxisch oder traumatisch; Therapie: ursachenabhängig, Analgetika
Iritis/Endophthalmitis	Fotophobie, Schleiersehen
Sinus-cavernosus-Thrombose	retroorbitaler/frontaler Schmerz, Fieber, Ophthalmoplegie, Anisokorie/Mydriasis, Papillenschwellung; Therapie: s. Kap. 18 (S. 163)
Karotis-Sinus-cavernosus-Fistel	dilatierte Venen, Ohrenrauschen, pulsierender Exophthalmus, Ophthalmoplegie (HN III, IV, VI); Therapie: Fistelverschluss
Orbitaphlegmone	Fieber, Protrusio bulbi, Schwellung und Rötung des Augenlids, Störung der Augenbeweglichkeit; Therapie: Antibiotika

Akute Sehstörungen

Tab. 8.1 Fortsetzung

Krankheitsbild	Charakteristika, Besonderes
Zoster ophthalmicus mit okulärer Beteiligung	Exanthem; Therapie: s. Kap. 36 (S. 255)
Leitsymptom: schmerzhaftes Auge ohne Rötung	
Neuritis nervi optici/ Retrobulbärneuritis	Bulbusbewegungsschmerz, Progression über Stunden bis Tage, oft Erstsymptom bei MS, Therapie: 1 g/d Methylprednisolon i. v.
Leitsymptom: (beidseitiger) Kopfschmerz	
temporale, parietale, okzipitale Infarkte	Kopfschmerz fakultativ, an Basilaristhrombose denken; temporal: oberer Quadrant, parietal oder occipital: unterer Quadrant; Therapie: s. Kap. 15 (S. 128)
posteriores reversibles Enzephalopathie-Syndrom	bei RR-Entgleisung, Immun-/Chemotherapie, Nierenversagen, Sepsis: oft epileptische Anfälle, Bewusstseinsstörung, MRT mit vorwiegend posterioren Läsionen; Therapie: RR-Senkung, Trigger ausschalten
reversibles zerebrales Vasokonstriktionssyndrom	Nachweis von Vasospasmen (im Verlauf); Therapie: Nimodipin?
Riesenzellarteriitis	> 50 Jahre, verdickte Temporalarterie, Therapie: bei Verdacht 1 g Methylprednisolon i. v. (s. Kap. 29 (S. 218)); NOTFALL!
intrazerebrale Blutung	bei Beteiligung des temporalen, parietalen oder okzipitalen Kortex; Therapie: s. Kap. 16 (S. 148)
Hirndruckerhöhung	bei Tumor, Blutung, Infarkt, Hydrozephalus (Symptome lageabhängig, oft Stauungspapille bei längerem Bestehen, Sehschärfe zunächst erhalten); Therapie: s. Kap. 19 (S. 168)
Schädel-Hirn-Trauma, traumatisch bedingte Optikopathien	Anamnese
Subarachnoidalblutung	Meningismus, Vigilanzstörung; Therapie: s. Kap. 17 (S. 157)
Hypophyseninfarkt/-blutung	Meningismus, Diplopie, Vigilanzstörung; Therapie: Hydrocortison, Hormonsubstitution, ggf. OP
Migräne mit visueller Aura	v. a. junge Erwachsene, minutenlang wandernde Photopsien (Zacken, Flimmern) mit Skotom, meist nachfolgend Kopfschmerzen, rezidivierende Attacken; Therapie: s. Kap. 28 (S. 215)
Sinusthrombose	mit posteriorem Stauungsödem/-infarkt; Therapie: s. Kap. 18 (S. 163)
idiopathische intrakranielle Hypertension (Pseudotumor cerebri)	häufig Stauungspapillen, oft assoziierte Sinusthrombose oder -stenose; v. a. junge, adipöse Frauen, ggf. medikamenteninduziert (Tetrazykline, Retinoide, Lithium, Amiodaron); Liquordruck im Liegen > 22 cm H_2O ohne zerebrale Raumforderung; Therapie: Azetazolamid

Akute Sehstörungen

Tab. 8.2 Differenzialdiagnosen der akuten Sehstörung ohne Schmerzen.

Krankheitsbild	Charakteristika, Besonderes
Leitsymptom: monokulär, akut	
Netzhaut-/Glaskörperblutung	ggf. „Rußregen" initial, u. a. bei ca. 20 % der Subarachnoidalblutungen (Terson-Syndrom); Therapie: später Vitrektomie
retinale Ischämie (retinaler Astverschluss)	oft altitudinal, unteres > oberes Halbfeld (z. B. Susac-Syndrom); Therapie: ASS 100 mg, ggf. Karotis-OP
Zentralarterienverschluss (ZAV)*	schmerzloser akuter Sehverlust unilateral vollständig oder sektorartig, Netzhautödem = kirschroter Fleck der Makula erst nach Stunden; NOTFALL! Therapie: ggf. rtPA-Lyse, ASS 100 mg
Zentralvenenthrombose**	meist > 50 Jahre, schleierartiger GF-Defekt, Papillenödem und Blutungen am Fundus; Therapie: intravitreale Steroide, VEGF-Hemmer
Leitsymptom: monokulär, Stunden bis Tage	
Ablatio retinae	Vorhang von oben oder unten, Phosphene bei Traktion an Netzhaut, z. T. „Rußregen"; Therapie: OP/Laser
anteriore ischämische Optikusneuropathie (AION)	> 50 Jahre, meist altitudinal (oft unteres Halbfeld), Papillenödem; arteriitisch (v. a. Riesenzellarteriitis: 25 % ohne Schmerz, Fundus blass) oder nicht arteriitisch (90 %); Therapie: ASS 100 mg
posteriore ischämische Optikusneuropathie (PION)	> 50 Jahre, ohne Papillenödem, arteriitisch/ postoperativ; Therapie: unklar
Neuritis nervi optici	Milchglassehen, oft Erstsymptom bei MS, Therapie: 1 g/d Methylprednisolon i. v.; bei hochgradiger Sehminderung mit MRT-Läsion > 50 % der Sehnervlänge und ohne Bulbusbewegungsschmerz auch an Neuromyelitis optica denken
Lebersche Optikusatrophie	akut bis subakut, junge Männer, im Verlauf beidseits; Therapie: Idebenon
Leitsymptom: binokulär, akut	
Läsion posteriore Sehbahn oder Sehrinde (Ischämien A.-cerebri-posterior-/A.-cerebri-media-Stromgebiet, Abszesse u. a.)	bilaterale, retrochiasmal homonyme Gesichtsfelddefekte, z. T. visuelle Agnosie (temporookzipital), visueller Neglect (parietookzipital) oder visuelle Positivphänomene; bei Rindenblindheit ggf. mit Anosognosie = Anton-Syndrom
postoperativ	selten, je nach Ursache (AION > PION, Zentralarterienverschluss, zerebrale Ischämie, Glaukom) Verlauf und Therapie variabel
Leitsymptom: binokulär, subakut	
Retinopathia centralis serosa	Metamorphopsie, Skotom, Verschwommensehen; Assoziation mit Stress; Therapie: Laser, VEGF-Hemmer
metabolische Optikopathie	Diabetes mellitus, Leberinsuffizienz, Hyperthyreose, Vitaminmangel; Therapie der Grunderkrankung

Tab. 8.2 Fortsetzung

Krankheitsbild	Charakteristika, Besonderes
toxisch bedingte Optikopathie	Alkohol, Drogen, medikamentenassoziiert; Therapie: Stopp der Noxe
unilaterale kurze (rezidivierende) Sehminderung	
Amaurosis fugax	unilateral schwarz, manchmal mit Ausbreitung über Gesichtsfeld; Therapie: ASS 100 mg, ggf. Karotisintervention
Riesenzellarteriitis	Prodromalphase (20–25 % keine systemischen Symptome), Therapie s. Kap. 29 (S. 218)
Leitsymptom: bilaterale kurze (rezidivierende) Sehminderung	
visuelle Obskurationen bei intrakranieller Hypertension	oft lageabhängig, Therapie: Azetazolamid
TIA im hinteren Stromgebiet	abrupter Beginn, oft andere neurologische Symptome
Präsynkope, Hypoglykämie	Schwarzwerden oder Verschwommensehen

* gemäß Metaanalysen sehr variabler Studien positive Effekte einer i. v. oder i.a. Lyse < 4,5–6 h, daher sofortige ophthalmologische Mitbeurteilung zur Frage i. v. oder i.a. Thrombolyse (REVISION-Studie läuft); andere Maßnahmen wie Hämodilution, Bulbusmassage etc. ohne Wirksamkeitsnachweis

** unklare Datenlage zur rtPA-Lyse
rtPA: rekombinanter Plasminogenaktivator, VEGF: Vascular Endothelial Growth Factor

8.6 Therapie

8.6.1 Therapeutisches Vorgehen

s. ▶ Tab. 8.1 und ▶ Tab. 8.2, sowie Kap. 15, 16, 17, 18, 19, 28, 29

8.7 Quellenangaben

[36] Liu GT, Volpe NJ, Galetta SL. Visual Loss. In: Liu, Volpe, and Galetta's Neuro-Ophthalmology. Philadelphia: Elsevier; 2019: 39–52

[37] Brune AJ, Gold DR. Acute visual disorders – what should the neurologist know? Semin Neurol 2019; 39: 53–60

[38] Leveque Th, Trobe J, Sokol HN. Approach to the adult with acute persistent visual loss. UpToDate 2021

[39] Sawaya R, El Ayoubi N, Hamam R. Acute neurological visual loss in young adults: causes, diagnosis and management. Postgrad Med J 2015; 91: 698–703

[40] Spiegel SJ, Moss HE. Neuro-ophthalmic emergencies. Neurol Clin 2021; 39: 631–647

9 Akute Aphasie

Vincent Weber, frühere Bearbeitung: Barbara Beier*

9.1 Definition

- Aphasie (griech. ohne Sprache) ist eine Störung der Sprache, bei der die Lautgestaltung (Phonologie), der Wortschatz (Lexikon), die Bedeutung der Sprache (Semantik) und/oder der Satzbau (Syntax) betroffen sind.
- Zu den Aphasien werden *expressive* (vorwiegend Sprachproduktion) und *rezeptive* (vorwiegend Sprachverständnis) Störungen der Sprache gezählt, wobei Schreiben und Lesen oft gleichsinnig verändert sind.

9.2 Epidemiologie

9.2.1 Häufigkeit

- Inzidenz 25–50/100 000 Einwohner/Jahr
- 75 % der akuten Aphasien sind ischämischer Genese und 15–40 % der akuten Schlaganfallpatienten weisen eine Aphasie auf.
- Alters- und Geschlechtsverteilung abhängig von Ätiologie der Aphasie (zu Schlaganfall vgl. Kap. 15)

9.3 Prädisponierende Faktoren

- vaskuläre Risikofaktoren
- Alter
- Migräne
- Epilepsie
- neurodegenerative Grunderkrankung/Demenz

9.4 Ätiologie und Pathogenese

- Hirnläsionen mit Aphasie sind meist linkshemisphärisch; hinsichtlich weiterer Differenzialdiagnosen siehe ▶ Tab. 9.1.
- linke Hemisphäre ist bei 99 % der Rechtshänder und bei ca. 60–70 % der Linkshänder sprachdominant
- anatomisch sind wichtige Sprachzentren v. a. perisylvisch in der dominanten Hemisphäre lokalisiert, wobei Sprachstörungen als Netzwerkstörung aufzufassen sind
- Aphasie bei zerebraler Ischämie wird oft begleitet von einer Hemiparese der kontralateralen Körperseite
- Aphasie ohne Hemiparese weist oft auf eine Läsion links frontal mit Beteiligung tiefer Strukturen hin

9.5 Klassifikation und Risikostratifizierung

- *Alexie ohne Agrafie:* Betroffene können schreiben, aber nicht lesen; Läsion liegt links okzipital in der dominanten Hemisphäre; begleitend kann ein Gesichtsfelddefekt zur kontralateralen Seite auftreten
- *amnestische oder anomische Aphasie:* flüssige Aphasie, die sich mit Wortfindungs- oder Benennstörung aufgrund von Läsionen in den Randgebieten der Sprachzentren präsentiert
- *Dysarthrie:* Störung des Sprechens, d. h. von Artikulation, Stimmgebung und Sprechatmung
- *Anarthrie:* maximale Variante der Dysarthrie mit weitgehend komplettem Verlust der Fähigkeit, Sprachlaute zu bilden, faziolinguale Bewegungen erhalten; z. B. bei ausgeprägter Parese der Vokaltraktmuskulatur (Läsion frontal z. B. im bilateralen Operculum oder im Hirnstamm)
- *Mutismus:* Fehlen willkürlicher Lautäußerungen bei erhaltener Innervation der Sprechmuskulatur, Sprachverständnis erhalten, meist bedingt durch eine Antriebsstörung (akinetischer Mutismus) oder in der Akutphase einer schweren Aphasie
- *reine Worttaubheit:* Betroffene mit bitemporalen Läsionen können geschriebene, jedoch nicht gesprochene Sprache verstehen
- *Sprechapraxie:* gestörte Planung der Sprechbewegungen der Vokaltraktmuskulatur, selten ohne zusätzliche aphasische Symptome. Störungen finden sich in der Lautbildung, dem Sprechverhalten (Such- und Korrekturvorgänge) und dem Sprechrhythmus (u. a. verlangsamte Artikulationsbewegungen, monotoner Sprachstil); Läsion kombiniert im motorischen und somatosensorischen Kortex
- *Spracharrest:* meist transiente Unfähigkeit zu sprechen, als epileptisches Phänomen oder im Akutstadium einer Ischämie
- *subkortikale Aphasie:* Störungen der Wortwahl, des Benennens und der Aussprache, bei insgesamt stockender Spontansprache, basierend auf Läsion im Thalamus, vorderen Caudatum, Putamen und/oder in periventrikulären Arealen; basales Sprachverständnis und Nachsprechen sind meist gut erhalten
- *transkortikale Aphasie:* perisylvische Region ist intakt, die Verbindung zu anderen Teilen des Gehirns jedoch gestört, im Sinne einer funktionellen Diskonnektion (= Diaschisis-Effekt); typischerweise bei prolongierter Hypotonie, Hypoxie (z. B. nach Herzstillstand) oder im Rahmen der Erholung einer kortikalen Aphasie. Symptome sind entweder eine eingeschränkte Sprachflüssigkeit oder ein gestörtes Sprachverständnis, abhängig von der Lokalisation; Wiederholung und Lesen sind intakt

9.6 Symptomatik

- Akute Aphasien folgen selten dem Muster typischer Aphasieformen; Symptome der Akutsituation sind oft eine spärliche Laut- und Floskelproduktion, Echolalie, Perseverationen oder Jargonsprache.
- *Phonologie:* phonematische Paraphasien („Liege" statt „Ziege"), Jargon (sinnfreie Aneinanderreihung von Silben), Dysprosodie (Störung der Sprachmelodie)
- *Lexikon:* Neologismen, Probleme beim Wortabruf (Umschreibungen wie „zum Schreiben da" statt „Kugelschreiber")

- *Semantik:* semantische Paraphasien („Quelle" statt „Wasser"), Wortfindungsstörungen, Benennstörungen, Paralexie (Gelesenes kann nicht korrekt verarbeitet werden)
- *Satzbau:* Agrammatismus (abgehackte, verkürzte Sätze: Telegrammstil), Paragrammatismus (Satzabbrüche und -verschränkungen, Verdopplung von Satzteilen)
- *sprachrepetitive Störungen:* Echolalie (unwillkürliche Wiederholung von Äußerungen anderer Personen), Perseveration (Wiederholung von bereits Gesagtem, ohne Kontext)

9.7 Diagnostik

- akute Aphasie erfordert immer eine zerebrale Bildgebung mittels cCT oder wenn verfügbar cMRT, möglichst mit einer Gefäß- und ggf. Perfusionsdarstellung, um
  - die Abgrenzung zerebraler Ischämien von sog. Stroke Mimics wie Epilepsie, Migräne und metabolischen Störungen zu erleichtern und
  - die Möglichkeit einer rekanalisierenden Therapie zu prüfen

9.7.1 Diagnostisches Vorgehen

- Wichtigste Elemente in der initialen neurologischen Untersuchung sind die Beurteilung von Sprachfluss, Verständnis, Wiederholung und Benennung:
  - *spontaner Sprachproduktion* des Patienten zuhören, vollständigen Satz bilden lassen:
    – Beinhalten Sätze maximal 7 Wörter, liegt eher eine nicht flüssige Aphasie vor.
    – Ist die Sprache flüssig, liegt die Läsion eher im posterioren Bereich, ist sie nicht flüssig, eher im anterioren Bereich der perisylvischen Region.
  - *Sprachverständnis und Aufforderungen befolgen:* „Zähne zeigen", „Arme in die Luft heben", einfache Ja-Nein-Fragen und immer mehrere Fragen, um zufällig richtige Antworten auszuschließen; bei unsicher eingeschränktem Verständnis Fragen wie z. B. „Könnten Sie schwanger sein?" bei Männern/Älteren einbeziehen
  - *Nachsprechen:* ist der Patient aphasisch, kann aber wiederholen, liegt eine transkortikale Aphasie vor
  - *Benennen:* einfache, schnell verfügbare Objekte wie „Brille", „Schlüssel", „Kugelschreiber", „Daumen", „Zeigefinger"
- Falls der Patient ohne Probleme *lesen* und *schreiben* kann, liegt selten eine relevante Aphasie vor.
- Ergänzungen: Sprichwörter interpretieren („Der Apfel fällt nicht weit vom Stamm"), Bild beschreiben + National Institutes of Health Scale-Schlaganfallskala (NIHSS; als isolierter Test für Aphasie nur etwa 70 % sensitiv)
- Diagnostik jenseits der Akutsituation: Aachener Aphasie-(Bedside-)Test (Spontansprache, Token-Test, Nachsprechen, Schriftsprache, Benennen, Sprachverständnis) mit Testdauer von 60–90 min, meist durch Logopäden durchgeführt

9.7.2 Anamnese

- zeitlicher Beginn und Verlauf der Aphasie, nach möglichen Triggerfaktoren (z. B. Dehydratation, Immobilisation, Substanzabusus, akute Infektion) fragen
- Begleitsymptome (Kopfschmerzen, Fieber, neurologische Ausfälle), Vorerkrankungen, vaskuläre Risikofaktoren, frühere Schlaganfälle oder TIA, Familienanamnese (Migräne, Epilepsie)

- Epilepsie in der Anamnese, Bewusstseinsstörungen, psychomotorische Unruhe oder begleitende Infektion erhöhen die Wahrscheinlichkeit einer epileptischen Genese
- Medikamentenanamnese
- Abgrenzung zur Verwirrtheit, bei der die Betroffenen oft einen unzusammenhängenden, sprunghaften Gedankengang aufweisen, manchmal begleitet von Neologismen oder Satzabbrüchen

9.7.3 Labor

- Routinelabor, insbesondere Blutbild, Elektrolyte, Glukose, Entzündungsparameter, BGA, Nierenretentionsparameter, Leberfunktionsparameter, bei V. a. Enzephalitis (Fieber und Kopfschmerz, epileptische Anfälle, Wesensänderung) Liquor, Schnelltest neurotrope Viren

9.7.4 Bildgebende Diagnostik

CT

- kraniale Computertomografie, bei V. a. vaskuläre Ursache auch CT-gestützte Angiografie, Perfusions-CT; kontrastmittelgestütztes CT bei V. a. Raumforderung

MRT

- insbesondere bei unklarem CT-Befund; V. a. Enzephalitis

9.7.5 Instrumentelle Diagnostik

EEG

- EEG bei wiederkehrender Aphasie (ggf. epilepsietypische Veränderungen)

9.8 Differenzialdiagnosen

- Die Differenzialdiagnosen bei akuter Aphasie sind in ▶ Tab. 9.1 zusammengefasst.

9.9 Therapie

9.9.1 Therapeutisches Vorgehen

- in Akutphase Therapie der jeweiligen Grunderkrankung (z. B. Schlaganfall, Enzephalitis, Epilepsie)
- frühzeitige, intensive logopädische Betreuung
- einzelne Studien mit schwacher Evidenz für Piracetam oder repetitive transkranielle Magnetstimulation bei Aphasie nach Schlaganfall

Tab. 9.1 Differenzialdiagnosen der akuten Aphasie.

Diagnose	weitere Symptome	Zusatzdiagnostik	Dauer der Aphasie
akute Aphasie			
zerebrale Ischämie oder Blutung	fokale neurologische Ausfälle, vor allem Hemiparese	cCT, cMRT mit Perfusion (Hypoperfusion)	protrahierte Besserung
Epilepsie	Bewusstseinsstörung, psychomotorische Unruhe, Kloni, evtl. Toddsche Symptomatik	EEG, cMRT und cCT mit Perfusion (Hyperperfusion)	Rückbildung meist innerhalb von 24 h
Schädel-Hirn-Trauma	Kopfschmerzen, Bewusstseinsstörung	cCT, ggf. EEG	protrahierte Besserung
toxisch-metabolisch (z. B. Hypoglykämie, Hyponatriämie)	Bewusstseinsstörung, autonome Begleitsymptome, Übelkeit	Natrium-, Glukosespiegel, Plasma-/Urinosmolarität, Urin-Na	Rückbildung der Symptomatik meist nach Ausgleich der Normabweichung oder Toxinelimination
Migräne	auch visuelle oder sensible Aurasymptome, danach migräneartiger Kopfschmerz	(Familien-)Anamnese	Rückbildung meist innerhalb von 24 h
funktionelle Aphasie	keine objektivierbaren Ausfälle	psychische Begleiterkrankung	spontane Rückbildung möglich
subakute Aphasie			
Enzephalitis	Fieber, Kopfschmerz, epileptische Anfälle, Bewusstseinsstörung	Liquordiagnostik (inkl. HSV-/VZV-/CMV-/Enterovirus-PCR), cMRT	oft Progredienz der Aphasie
Enzephalopathie (z. B. vaskulär, Prionerkrankung)	demenzieller Abbau, Myoklonien, extrapyramidale Störungen	cMRT, Liquordiagnostik (JCV-PCR, 14-3-3-Protein), EEG	oft Progredienz der Aphasie
Hirntumor	Wesensänderung, epileptische Anfälle, evtl. weitere neurologische Defizite	cCT und cMRT mit Kontrastmittel, evtl. Biopsie	Progredienz der Aphasie, zusätzliches Auftreten weiterer Symptome
schleichend-progrediente Aphasie			
frontotemporale Demenz bzw. primär progrediente Aphasie	kognitive Störung, Verhaltensauffälligkeiten	cMRT, ggf. FDG-PET, kognitive Testung	langsam progredienter Verlauf
progressive supranukleäre Blickparese mit dominierender Sprach-/Sprechstörung (PSP-SL)	Okulomotorikstörung, Akinesie	cMRT	langsam progredienter Verlauf

9.10 Quellenangaben

[41] Baumgärtner et al. Neurogene Störungen der Sprache und des Sprechens. Neurologie up2date 2020: 155–173
[42] Croquelois A, Bogousslavsky J. Stroke aphasia: 1,500 consecutive cases. Cerebrovasc Dis 2011; 31: 392–399
[43] Manganotti et al. CT perfusion and EEG patterns in patients with acute isolated aphasia in seizure-related stroke mimics. Seizure 2019; 71: 115–115
[44] Unterberger I, Trinka E, Ransmayr G et al. Epileptic aphasia – a critical reappraisal. Epilepsy Behav 2021; 121 (Pt A): 108064

10 Akute Lähmungen der Extremitäten

Merangelis Yadira De Dios Ferreras, frühere Bearbeitung: Matti Förster*

10.1 Definition

- Lähmung bezeichnet die Minderung (Parese) oder den vollständigen Ausfall (Plegie) motorischer Funktionen eines Körperteils.
- Eine innerhalb der letzten 24 h neu einsetzende Lähmung ist ein Alarmsignal, das notfallmäßig eine gezielte Abklärung und ggf. Akuttherapie benötigt.

10.2 Epidemiologie

10.2.1 Häufigkeit

- Lähmungen stellen zusammen mit Kopfschmerzen, Schwindel und epileptischen Anfällen eines der häufigsten neurologischen Notfallsymptome dar: umschriebene Lähmung bei > 1 % aller Notfallpatienten und bei 13–22 % der neurologischen Notfallpatienten
- umschriebene Lähmung bis zu drei Viertel durch zerebrovaskuläre Erkrankung: bei rund 40 % der Schlaganfälle motorische und bei 40 % sensomotorische Symptome, ohne Geschlechtsunterschied
- genaue epidemiologische Verteilung ist unbekannt

10.3 Prädisponierende Faktoren

- Lähmungen einer oder mehrerer Extremitäten liegen vielfältige Ursachen zugrunde (u. a. vaskulär, infektiös, entzündlich, tumorös, traumatisch), mit jeweils ursachenspezifischen prädisponierenden Faktoren.

10.4 Ätiologie und Pathogenese

- Die Ätiologie akut einsetzender Lähmungen ist sehr heterogen: Die wichtigsten nicht traumatischen Ursachen sind in ▶ Tab. 10.4 aufgeführt.
- Die gefährlichsten Ursachen sind akute zerebrovaskuläre Erkrankungen, ZNS-Infekte, Status epilepticus, akute Rückenmarkkompression, Aortendissektion, Intoxikationen und schwere Elektrolytstörungen.

10.5 Klassifikation und Risikostratifizierung

- Klassifikation der Extremitätenlähmungen nach
  - Ausprägung der Einschränkung
    - Parese (inkompletter Ausfall)
    - Plegie (kompletter Ausfall)
  - Lokalisation der Schädigung
    - zentral
    - peripher

Akute Lähmungen der Extremitäten

- topografische Verteilung
  - Monoparese bzw. -plegie: Lähmung einer Extremität
  - Tetraparese bzw. -plegie: Lähmung aller 4 Extremitäten
  - Paraparese bzw. -plegie: i. d. R. Lähmung der Beine, selten beider Arme
  - Hemiparese bzw. -plegie: Lähmung der Extremitäten einer Körperhälfte
- Muskeltonus
  - schlaff
  - spastisch
- Abzugrenzen sind eine allgemeine Schwäche z. B. im Rahmen einer Hypo-/Hyperglykämie und anderer internistischer Krankheitsbilder.

10.6 Symptomatik

- siehe ▶ Tab. 10.1

10.7 Diagnostik

10.7.1 Diagnostisches Vorgehen

- Anamnese/Fremdanamnese
- Überprüfung und ggf. Sicherung der Vitalparameter, symptombezogene Anamnese, internistische und neurologische Untersuchung (ggf. NIHSS), venöser Zugang und Labordiagnostik
- Einordnung als mutmaßlich zentrale oder periphere Parese und Hypothese zur Topodiagnostik
- bildgebende Diagnostik (CT, MRT; kranial, spinal) abhängig von mutmaßlicher Topodiagnostik
- ggf. elektrophysiologische Diagnostik, ggf. Liquordiagnostik, ggf. erweiterte Labordiagnostik

Tab. 10.1 Graduierung des Kraftgrades nach Skala des Medical Research Council (MRC).

Grad	Beschreibung der Muskelkraft
0	keine Muskelkontraktion sichtbar = Plegie
1	sicht- oder tastbare Muskelkontraktion ohne Bewegungseffekt
2	aktive Bewegung unter Ausschaltung der Schwerkraft möglich
3	aktive Bewegung oder Halten gegen die Schwerkraft ohne Unterstützung möglich
4-	aktive Bewegung gegen leichten Widerstand des Untersuchers möglich
4	aktive Bewegung gegen moderaten Widerstand möglich
4+	aktive Bewegung gegen hohen Widerstand möglich
5	normale Kraft
NB: Beurteilung der Muskelkraft bleibt stets etwas subjektiv	

Akute Lähmungen der Extremitäten

10.7.2 Anamnese

- Symptombeginn (Uhrzeit) bzw. Zeitpunkt, wann Patient zuletzt normal gesehen
- zeitlicher Verlauf (plötzliches Auftreten oder schleichend, zunehmend, fluktuierend, periodisch)
- erkennbare(-r) Auslöser (z. B. Trauma)
- Begleitsymptome wie Fieber, Schüttelfrost, Kopfschmerz, epileptischer Anfall zu Beginn, Verwirrtheit, Sprach- oder Sprachstörung, Sensibilitätsstörung (Parästhesie, Hypästhesie, Anästhesie), Schmerzen u. a.
- ähnliche Symptome in der Vergangenheit, medizinische Vorgeschichte (Epilepsie, zerebrovaskuläre Ereignisse, Migräne, Infekt), Medikamentenanamnese, ggf. Kontraindikationen für Lysetherapie

10.7.3 Körperliche Untersuchung

- Initial sollte eine umfassende neurologische Untersuchung erfolgen:
  - zur Läsionslokalisation (zentral vs. peripher)
  - um die Dringlichkeit der Abklärung abschätzen zu können
  - um eine Grundlage für Entscheidungen zur weiteren Diagnostik und Behandlung zu schaffen
- *neurologische Untersuchung:* Vigilanzstatus, Meningismus, Orientierung, Sprachverständnis und -produktion, Okulomotorik, Gesichtsfeld, faziale Muskulatur, Dysarthrie, Dysphagie, Zunge, Dyspnoe, Arm- und Beinhalteversuch, Kraftgradprüfung wichtiger Muskelgruppen, Muskeltonus und Trophik, Feinmotorik (Fingertapping), Diadochokinese, Zeigeversuche
- Modalitäten der Sensibilität, Verteilung radikulär/peripher/sensibles Niveau/halbseitig/monomelisch/diffus, Muskeleigenreflexe, Bauchhautreflexe und Pyramidenbahnzeichen
- NIHSS bei Verdacht auf akute zerebrovaskuläre Ätiologie
- Hinweise auf Trauma? Hinweise auf Extremitätenischämie (6 Zeichen nach Pratt bei akutem Extremitäten-Arterienverschluss)? Hinweise auf orthopädische Ursache?
- In ▶ Tab. 10.2 sind Lähmungen mit Verteilungsmuster und Lokalisation der zugrundeliegenden Läsion zusammengefasst. ▶ Tab. 10.3 beinhaltet die Differenzierung des möglichen Läsionsortes nach klinischen Kriterien und in ▶ Tab. 10.4 werden klinische Zeichen zur Läsionskategorisierung genannt.

10.7.4 Labordiagnostik

- Basislabor: Blutbild, CRP, BZ, Elektrolyte (Na, K, Mg, Ca, PO_4), Nierenwerte, Leberwerte, CK, Schilddrüsenwerte, Gerinnungsdiagnostik
- je nach Verdachtsdiagnose ergänzende Labordiagnostik mit spezifischer Fragestellung: Erregerserologien, LDH, Myoglobin, Myositisantikörper, Carnitinspiegel, Vaskulitisdiagnostik, Schilddrüsenantikörper, Blutgasanalyse, Kortisol/ACTH-Test, U-/S-Porphyrine
- Liquordiagnostik bei Verdacht auf entzündliches/infektiöses Geschehen: Liquorstatus (Zellen, Glukose, Laktat, Eiweiß) und ggf. neurotrope Erregerdiagnostik (Antikörperindizes und PCR)
- Blutkulturen bei Fieber

Akute Lähmungen der Extremitäten

Tab. 10.2 Lähmungen mit Verteilungsmuster und Lokalisation der zugrundeliegenden Läsion.

Verteilungsmuster	betroffene Körperteile	Lokalisation der Schädigung
Monoparese/-plegie	Arm oder Bein	motorischer Kortex kontralateral, Tractus corticospinalis (seltener); selten spinal bei Monoparese eines Beines auch Plexusschädigungen, Mononeuropathien bei peripherer/radikulärer Begrenzung
Hemiparese/-plegie	brachiofazial (Arm und Gesicht), brachiokrural (Arm und Bein), gesamte Körperhälfte inkl. Gesicht	zerebral kontralateral (Kortex, Tractus corticospinalis, Capsula interna, ventraler Pons)
generalisierte Lähmung	Hirnnerven und alle Extremitäten	Hirnstamm, Polyradikulopathie, Polyneuropathie, Myopathie, motorische Endplatte
Tetraparese/-plegie	alle 4 Extremitäten	zervikales Myelon, Polyradikulopathie, Polyneuropathie, Myopathie, motorische Endplatte
Paraparese/-plegie	i. d. R. beide Beine, nur sehr selten beide Arme (Man-in-a-Barrel-Syndrom)	thorakolumbales Rückenmark, Causa equina, Nervenwurzeln, Plexus lumbosacralis bds. Polyneuropathie, Myopathie (proximale Muskeln)
Radikulopathie, Plexopathie, Neuropathie	Muskeln, die von/m betroffenen Wurzel/Plexus/Nerv versorgt werden	vordere Nervenwurzel, Plexus brachialis oder lumbosacralis, peripherer Nerv (oder Nerven)
Myopathie	Muskeln des Rumpfs und der (meist proximalen) Extremitäten	Muskulatur
Erkrankung der neuromuskulären Übertragung	Myasthenia gravis (auch okuläre und bulbäre Symptome), Lambert-Eaton-Syndrom	motorische Endplatte

Tab. 10.3 Differenzierung des möglichen Läsionsortes nach klinischen Kriterien.

Lokalisation der Schädigung	Tonus	Muskeleigenreflexe	Pyramidenbahnzeichen	Muskeltrophik
zentral (1. Motoneuron)*	spastisch (initial schlaff)	erhalten oder gesteigert	häufig positiv	erhalten
peripher (2. Motoneuron)	schlaff	abgeschwächt oder erloschen	negativ	Atrophie im Verlauf
muskulär	normal bis hypoton	häufig normal oder abgeschwächt	negativ	Atrophie im Verlauf (selten Pseudohypertrophie)

* an oberer Extremität distal und Streckmuskel-betont, an unterer Extremität Hüftbeuger-/Kniebeuger-/Fußheber-betont, Feinmotorik gestört, sequenzielle Bewegungen verlangsamt

Akute Lähmungen der Extremitäten

Tab. 10.4 Klinische Zeichen zur Läsionskategorisierung spinal, supraspinal oder nicht neurologisch.

supraspinale Zeichen	spinale Zeichen	nicht neurologische Zeichen
Vigilanzstörung, Sprach- oder Sprechstörung, Hirnnervenausfälle, Sensibilitätsstörung (Gesicht und Körper)	(dissoziierte) Sensibilitätsstörung, Blasen-/Mastdarmstörung, Sphinktertonus, autonome Symptome, Lhermitte-Zeichen	schmerzhafte Gelenkbewegungen, Pratt-Zeichen u. a.
bei bewusstlosen Patienten Okulomotorik prüfen (DD: Locked-in-Syndrom)!	spinale Läsion insbesondere bei fehlenden supraspinalen Zeichen in Betracht ziehen!	–

10.7.5 Bildgebende Diagnostik

- anhand der erhobenen klinischen Befunde und der zu erwartenden Läsionslokalisation (▶ Tab. 10.4)

10.7.6 Instrumentelle Diagnostik

- Sofern in der Akutsituation verfügbar, können elektrophysiologische Untersuchungen wie Elektroenzephalogramm, Elektroneurografie/-myografie, somatosensible und motorische evozierte Potenziale zur Differenzierung zwischen zentralen, Wurzel-, Plexusläsionen, peripheren Nervenläsionen oder myogener Störung dienen.
- EEG bei Verdacht auf epileptischen Anfall mit postiktaler Parese bzw. (nicht konvulsiven) Status epilepticus

10.8 Differenzialdiagnosen

- Differenzialdiagnosen sind in ▶ Tab. 10.5 (akute Lähmungen der Extremitäten), ▶ Tab. 10.6 (akute schlaffe Para- oder Tetraparese), ▶ Tab. 10.7 (gekreuzte Syndrome mit Hemiparese) und ▶ Tab. 10.8 (fluktuierende Paresen) zusammengefasst.

10.9 Differenzialdiagnostische Tipps bei peripheren Läsionen

- *Abgrenzung zentrale Fallhand (lakunäres Syndrom) gegen periphere Fallhand (Radialislähmung):* Sowohl bei der zentralen als bei der peripheren Fallhand kann die betroffene Hand nicht aktiv gestreckt werden. Bei Faustschluss kommt es bei einer Radialislähmung zur Zunahme der Fallhand; beim Ergreifen eines Gegenstands werden im Fall einer zentralen, nicht peripheren Fallhand als reflektorische Mitbewegung hingegen die Extensoren mitinnerviert. Zudem sind bei zerebraler Läsion meist auch Ausfälle der nicht vom N. radialis versorgten Hand- und Fingerbeuger zu erwarten (plus Feinmotorik, Reflexe, Sensibilität).
- *Abgrenzung Wurzelläsion C8 gegen Ulnarislähmung:* Bei C8/Th1-Läsion ist auch die Beugung im Daumenendglied nicht möglich.

Akute Lähmungen der Extremitäten

Tab. 10.5 Differenzialdiagnosen akuter Lähmungen der Extremitäten.

Differenzialdiagnose	mögliche Begleitsymptome	initiale Diagnostik
Para- oder Tetraparese		
Myelonkompression	(schmerzhafte) Parese, sensibles Niveau, Blasenstörung, bei infektiöser Ätiologie Fieber	spinales MRT
spinale Ischämie	radikuläre Schmerzen auf Läsionshöhe, ggf. dissoziierte Sensibilitätsstörung	spinales MRT inkl. DWI, CT-Aorta und/oder Vertebralarterien zum Ausschluss Dissektion
Basilaristhrombose	Hirnstammsymptome (Schwindel, Dysarthrie, gestörte Pupillo- oder Okulomotorik) und Vigilanzminderung	Schädel-CT inkl. CT-Angiografie
Querschnittsmyelitis	sensibles Niveau, Blasenstörung	spinales MRT, Liquordiagnostik inkl. Erregerdiagnostik
Guillain-Barré-Syndrom	distal betonte, symmetrische, periphere, aufsteigende Paresen, Hirnnervenbeteiligung (u. U. auch Dysarthrie und Dysphagie), respiratorische Insuffizienz	spinale Bildgebung zum Ausschluss Myelopathie (MRT), Liquordiagnostik, im Verlauf Elektrophysiologie
Myasthenie	Ptose, Doppelbilder, Dysarthrie, Dysphagie, erhaltene Eigenreflexe, respiratorische Insuffizienz	ggf. toxikologisches Screening zum Ausschluss Intoxikation, Elektrodiagnostik
infektiös	FSME, Diphtherie, Brucellose, Leptospirose, Poliomyelitis, Tollwut	Erregerserologien, Liquordiagnostik
akute Myopathie	rein motorisch, oft proximale Betonung, z.T. Rumpfmuskulatur im Verlauf Atrophie; bei Myositis Muskelschmerzen	CK, Myoglobin, TSH, Elektrolyte, Toxikologie, ggf. Autoimmunlabor
andere akute Neuropathie	oft sensomotorisch, ggf. Infektsymptome	Erregerserologien, Liquordiagnostik inkl. Erregerdiagnostik
Mantelkantensyndrom (seltenes A.-cerebri-anterior-Syndrom)	bilaterale Hypästhesie, Harn- und Stuhlinkontinenz	zerebrale Diagnostik (s. Mono-/Hemiparese)

Tab. 10.5 Fortsetzung

Differenzialdiagnose	mögliche Begleitsymptome	initiale Diagnostik
Monoparese und Hemiparese		
zerebrale Ischämie	Sprach- oder Sprechstörung, Hirnnervenausfälle, kontralateraler Neglect, ipsilaterale Blickdeviation, kontralaterale Sensibilitätsstörung, kontralaterale Pyramidenbahnzeichen	zerebrale Bildgebung inkl. Gefäßdarstellung (meistens cCT, je nach Zeitfenster inkl. CT-Angiografie und CT-Perfusion, vor allem bei NIHSS > 8); bei Aufwach-Schlaganfall cMRT vorzuziehen
intrazerebrale Blutung	fokales neurologisches Defizit, Kopfschmerzen, Erbrechen, epileptische Anfälle	Schädel-CT und CT-Angiografie
Hirnabszess/Enzephalitis	Fieber, Kopfschmerz, Meningismus, Bewusstseinsstörung	Schädel-CT (bei Enzephalitis häufig normal), Liquor, cMRT
Toddsche Parese	vorangegangener epileptischer Anfall, meistens rückläufig < 24 h (selten Tage)	Schädel-CT, ggf. CT-Angiografie und CT-Perfusion (gel. Hyperperfusion)
funktionelle Lähmung	Ablenkbarkeit, pareseinkompatible Mitbewegungen der betroffenen Extremität, fehlende Reproduzierbarkeit, Fluktuationen, path. Hoover-Test	Diagnostik zum Ausschluss organischer Erkrankung (Ausschlussdiagnose)
Hirnvenen-/Sinusthrombose (mit konsekutiver Stauung)	Kopfschmerzen, Sehstörung bei Stauungspapille, neuropsychiatrische Symptome	Schädel-CT und CT-Angiografie, D-Dimer (5 % negativ)
spinale Läsion (selten) oder Plexopathie	fehlende supraspinale Zeichen	spinale Bildgebung, ggf. Plexusdarstellung, Elektrophysiologie
Parese in radikulärer oder peripherer Verteilung		
Mononeuropathie, Radikulopathie	ggf. sensible Symptome i. d. R. scharf begrenzt oder im Dermatom, Schmerz, später Atrophie	Klinik, ggf. Bildgebung, im Verlauf Elektrophysiologie, Liquordiagnostik

Akute Lähmungen der Extremitäten

Tab. 10.6 Differenzialdiagnosen akuter schlaffer Para- oder Tetraparese.

mögliche Ursache	klinische Diagnose
spinales Syndrom	spinale Schockphase (oft sensibles Niveau, Blasenstörung, ggf. Rückenschmerz)
akute Myopathie oder neuromuskuläre Störung	thyreotoxische Myopathie, Polymyositis/Dermatomyositis, Rhabdomyolyse (toxisch, infektiös), nekrotisierende Myopathie, akute alkoholische Myopathie, toxische Myopathie, Critical-Illness-Myopathie (Intensivstation), schwere Elektrolytstörung (Na, K, PO_4, Mg), periodische Lähmung (Kaliumspiegel, TSH), myasthene Krise (oft okuläre, bulbäre, respiratorische Symptome), selten Carnitinmangel/Botulismus
akute Neuropathie (ohne Fieber)	Guillain-Barré-Syndrom (Infekt 1–4 Wochen vor Beginn, aszendierende > deszendierende Pareseausbreitung), vaskulitische Neuropathie, akute Porphyrie, HIV-assoziierte Neuropathie, Hopkins-Syndrom (nach Asthmaattacke)
akute Neuropathie (mit Fieber)	FSME (Fieber vor Schwäche), Diphtherie (deszendierende Pareseausbreitung), Brucellose, Leptospirose, West-Nil-Virus-Infektion (Reiseanamnese), Poliomyelitis (Ungeimpfte), Tollwut (Tierkontakt)

Tab. 10.7 Differenzialdiagnosen gekreuzter Syndrome mit Hemiparese.

Motorik	Zusatzsymptome (bezogen auf Seite der Parese)	Lokalisation (bezogen auf Seite der Parese)
Hemiparese	gekreuzte Hirnnervenparese, z. B. a) ipsilaterale Okulomotoriusparese, b) Abduzensparese/periphere Fazialisparese und konjugierte Blickdeviation zur gelähmten Seite	a) kontralaterales Mesenzephalon, b) kontralateraler Pons
Hemiparese	ipsilateraler Verlust von Schmerz und Temperaturempfinden, ipsilaterales Horner-Syndrom	kontralaterale (unterhalb der Kreuzung der Pyramidenbahn ipsilaterale) Medulla oblongata
Hemi- oder Monoparese Bein	kontralateraler Verlust von Schmerz und Temperaturempfinden, ipsilateraler Verlust von Vibrationsempfinden und Tiefensensibilität	Brown-Sèquard-Syndrom (ipsilaterale Myelonläsion, selten in Reinform)

Tab. 10.8 Differenzialdiagnosen fluktuierender Paresen.

Lokalisation	klinische Diagnose
unilateral	lakunäres Syndrom in Pons oder Capsula interna (capsular warning sign), hämodynamisch bei signifikanter Gefäßstenose extra-/intrakraniell (ggf. RR-abhängig), funktionell
bilateral	Myasthenia gravis (okuläre und bulbäre Symptome), spinale durale AV-Fistel (ggf. sensibles Niveau, Blasenstörung), dyskaliämische periodische Lähmung (selten, K-Spiegel abnorm), metabolische Myopathien (z. B. Glykogenosen, mitochondrial, CPT-Mangel)

- *Abgrenzung Wurzelläsion L 5 gegen periphere Nervenläsion des N. peroneus (Fußheberparese):* Bei peripherer Läsion des N. peroneus ist die Fußsupination möglich und der Tibialis-posterior-Reflex (geringere klinische Relevanz, da oft inkonstant auflösbar) erhalten; darüber hinaus besteht bei L 5-Läsion oft ein Sensibilitätsdefizit ab oberhalb des Knies lateral bis zur Außenseite des Unterschenkels und dem Fußrücken

10.10 Hinweise auf funktionelle Parese

- Die Diagnose *funktioneller Paresen* ist oft erst nach sorgfältigem Ausschluss somatischer Ätiologie möglich (und benötigt häufig aufwendige, multimodale Therapie). Folgende wenig sensitive, aber z. T. recht spezifische Tests können bei der Differenzierung helfen:
    - pareseinkompatible *Mitbewegung der betroffenen Extremität* z. B. beim Gehen, während Körperrotation, außerhalb der Untersuchungssituation oder unter Ablenkung
    - Reproduktionsinkonsistenz der Untersuchungsbefunde
    - *Hoover-Zeichen* an den unteren Extremitäten: fehlende synergistische Stabilisierung des betroffenen Beines mit Druck zur Unterlage bei Aufforderung, das nicht betroffene Bein in Rücken-/Bauchlage zu heben
    - *Adduktionstest oder Abduktionstest* an den unteren Extremitäten: Die Extremität, die bei isolierter Prüfung keine Bewegung zeigte, wird bei beidseitiger Adduktion oder Abduktion synergistisch ad- oder abduziert
    - *Kopfdrehung* zur Hemipareseseite statt zum Herd bei psychogener Hemiplegie möglich (ggf. falsch positiv bei partieller oder spinaler Läsion)
    - *vertikales Absinken/Herunterfallen des Armes ohne Pronation* im Armhalteversuch
    - der vom Untersucher über das Gesicht gehobene Arm fällt stets neben den Körper, nie auf das Gesicht
    - *abruptes (ruckartiges) Nachlassen* der Kraftentfaltung gegen Widerstand
    - *Kokontraktion* von Agonist und Antagonist bei Kraftprüfung

10.11 Therapie

10.11.1 Therapeutisches Vorgehen

- Behandlung von Lähmungen richtet sich nach deren Ursache (z. B. bei ischämischem Schlaganfall ggf. Lysetherapie oder mechanische Rekanalisation, bei Infektion antiinfektive Therapie); Physiotherapie und Ergotherapie; bei spastischen Lähmungen im Verlauf ggf. medikamentöse Therapie (Baclofen, Tizanidin, Tolperison oder Botulinumtoxin A) und weitere nicht medikamentöse Therapiemaßnahmen sinnvoll

10.12 Quellenangaben

[45] Aimee A, Udin U. Emergency Neurological Life Support Acute Non-Traumatic Weakness Protocol. Version 4.0. Neurocritical Care Society 2019
[46] Dohmen C, Bösel J. Akutes fokal-neurologisches Defizit in der Notaufnahme. Nervenarzt 2017; 88: 616–624
[47] Jangra K, Bhagat H, Takkar A. Acute nontraumatic muscle weakness. J Neuroanaesthesiol Crit Care 2019; 6: 236–256
[48] Kukowski B, Hrsg. Differentialdiagnose neurologischer Symptome. Stuttgart, New York: Thieme; 1999: 135–177

11 Akute Fazialisparese

Lydia Luya Yu, frühere Bearbeitung: Despina Lagoudi*

11.1 Definition

- Lähmung des VII. Hirnnervs, meist einseitig
- periphere Fazialisparese: Schädigung des Nervs zwischen Austritt aus Hirnstamm bis zur innervierten Muskulatur; selten durch isolierte Läsion des motorischen Kerngebietes im Hirnstamm (nukleäre Fazialisparese) oder im intrapontinen Verlauf
- zentrale faziale Parese: Schädigung der Bahnen zwischen Kortex und motorischem Fazialiskern (supranukleär)

11.2 Epidemiologie

11.2.1 Häufigkeit, Altersgipfel, Geschlechtsverteilung

- häufigste Hirnnervenläsion: Inzidenz der idiopathischen Fazialisparese 20–25/100 000 Einwohner/Jahr ohne klare Altersverteilung; Männer und Frauen gleich häufig betroffen

11.2.2 Prädisponierende Faktoren

- idiopathische Fazialisparese: Schwangerschaft, Diabetes mellitus, vorausgegangener Infekt, arterielle Hypertonie; neuerdings auch genetische Faktoren in Diskussion

11.3 Ätiologie und Pathogenese

periphere Fazialisparese:
- *idiopathisch; häufigste Ursache (60–80 %)*
  - fast immer unilateral
  - prodromal retroauriculäre Schmerzen bei 50 %
  - Geschmacksstörung in den vorderen 2 Dritteln der Zunge 30–50 %
  - Hyperakusis < 10 %
  - verminderte Speichel- und Tränensekretion
  - Prognose: bei inkompletter Läsion gute Rückbildung der Parese innerhalb von 4–6 Wochen
- *entzündlich*
  - Zoster oticus (Ramsay-Hunt-Syndrom): ausgeprägte ohrnahe Schmerzen, Bläschen, Trommelfell, Ohrmuschel und Gehörgang, selten auch Zunge oder weicher Gaumen
  - Polyradikulitis (Guillain-Barré-, Miller-Fisher-Syndrom): meist bilateral; Prognose: oft günstig
  - Neuroborreliose: 50 % bilateral
  - basale Meningitis
  - Multiple Sklerose: Hirnstammläsion (nukleär)
  - Sarkoidose mit Heerfordt-Syndrom: oft bilateral; Gesichtsschwellung, Parotitis, Uveitis
  - Lues, Diphtherie, Tuberkulose, HSV-, HIV-, CMV-, EBV-, FSME-, Coxsackie-Virus-Infektion
  - Otitis media, Mastoiditis

- *traumatisch*
  - Felsenbeinfrakturen: bei Querfrakturen 50 % Fazialisparese, bei Längsfrakturen 20 %; Frühparese = Traumafolge; Spätparese = Folge sekundären Hämatoms oder Ödems
- *neoplastisch*
  - Kleinhirnbrückenwinkel-Tumor: meist Vestibularisschwannom oder Meningeom; schleichender oder subakuter Beginn; Fazialisparese selten primäres Symptom; begleitend Schwindel, Nystagmus, Gangstörung, evtl. Trigeminusläsion; Neurofibromatose Typ II: meist bilateral
  - Parotistumoren: schleichender Beginn, Prognose: ungünstig
  - Cholesteatom
  - Meningeosis carcinomatosa/leucaemica: uni- oder bilateral
  - fortgeschrittener Glomus-jugulare-Tumor (Paragangliom): ggf. andere HN-Ausfälle
- *iatrogen*
  - bei OP der Parotis, des Mittelohrs, im Kleinhirnbrückenwinkel oder des Kiefers
- *medikamentös-toxisch*
  - z. B. Ciclosporin A, Ethylenglykol
- *diabetische Mononeuropathie*
  - DD lakunäre Hirnstammischämie
- *Melkersson-Rosenthal-Syndrom*
  - rezidivierende Fazialisparese, oft bilateral bzw. seitenwechselnd; Gesichts-/ Lippenschwellung, Lingua plicata
- *degenerativ* (z. B. ALS)

11.4 Symptomatik

- *peripher:* ipsilateraler Ausfall der gesamten mimischen Muskulatur: hängender Mundwinkel, fehlender Lidschluss, Unvermögen des Stirnrunzelns; nahezu immer einseitig (▶ Tab. 11.1)
- *zentral:* Lidschluss und Stirnrunzeln erhalten, praktisch nie isoliertes Auftreten

Tab. 11.1 Klinische Differenzierung zwischen peripherer und zentraler Fazialisparese.

zentral	peripher
bihemisphärische supranukleäre Versorgung des Stirnastes: Stirnrunzeln (und meist auch Lachen) intakt	Schwäche auch des Stirnastes
kompletter Augenschluss	Signe-des-cils-Zeichen bei milder Lähmung
praktisch nie isoliert: häufig plus Dysarthrie, gelegentlich Armparese	Tränensekretionsstörung
	evtl. Geschmacksstörung
	evtl. Hyperakusis
	bei Läsion im Canalis facialis Unter-/Unerregbarkeit nach kanalikulärer (magnetischer) Stimulation; im Verlauf oft Amplitudenverlust bei peripherer (elektrischer) Stimulation

11.5 Diagnostik

11.5.1 Diagnostisches Vorgehen

- Anamnese und körperliche Untersuchung obligat, Labor- und Liquordiagnostik sowie Bildgebung insbesondere bei V. a. nicht idiopathische Fazialisparese, ergänzende Elektrophysiologie zur Lokalisationsdiagnostik und Prognosebeurteilung, HNO-/Augenkonsil bei entsprechender Indikation

11.5.2 Anamnese

- Beginn: subakut (peripher) oder langsam progredient (peripher oder zentral)
- Exanthem, Schmerzen, andere Begleitsymptome
- maligne oder systemische Grunderkrankung, Schwangerschaft, Diabetes mellitus, Zeckenstich, Trauma

11.5.3 Körperliche Untersuchung

- wenn Stirnrunzeln und/oder kompletter Lidschluss nicht möglich ist, liegt eine periphere Läsion vor.
- *Signe des cils:* Wimpern beim Zusammenkneifen der Augen auf paretischer Seite besser sichtbar
- *Bell-Phänomen:* Bulbushebung und sichtbare Sklera beim Lidschluss auf paretischer Seite. *Beachte*: Fazialisparese = Bell-Parese, aber: Bell-Phänomen physiologisch, nur ist der Bulbus bei der Parese besser sichtbar
- Geschmack, Tränen- und Speichelproduktion und Gehör prüfen
- auf vesikuläre Hauteffloreszenzen des Gehörgangs und der Ohrmuschel achten

11.5.4 Labor- und Liquordiagnostik

- Liquordiagnostik: obligat bei Kindern und bei klinischem Verdacht auf nicht idiopathische Fazialisparese (Fieber, bilateral, starke anhaltende Schmerzen, Schwindel, Hauteffloreszenzen, maligne oder systemische Grunderkrankung, weitere Hirnnerven betroffen)
- 80–90% der Fälle mit peripherer Fazialisparese haben normalen Liquorbefund
- Erregerserologie im Serum und Liquor: Borrelien- und VZV-Serologie, abhängig von Anamnese und Untersuchungsbefund ggf. Serologie/Liquor-PCR für HSV und VZV, HIV, CMV, Treponema pallidum
- CXCL 13 im Liquor kann im unklaren Einzelfall bei Verdacht auf frühe Neuroborreliose bestimmt werden

11.5.5 Bildgebende Diagnostik

- bei typischer Klinik und Elektrophysiologie nicht unbedingt erforderlich
- cCT bzw. MRT: bei zentraler Fazialisparese, atypischer Klinik mit zusätzlichen Symptomen (Hypakusis, Tinnitus, objektive Sensibilitätsstörung, Doppelbilder), vorausgehendem Trauma, rezidivierender Fazialisparese, Tumorverdacht (zur Beurteilung Kleinhirnbrückenwinkel, Felsenbein, Parotis oder Hirnstamm)

Tab. 11.2 Differenzialdiagnose der Liquorbefunde bei Fazialisparese.

Pleozytose	Eiweißerhöhung/ Schrankenstörung	intrathekale Immunglobulin-Synthese
lymphozytär • HSV-Infektion (5–30/µl) • VZV-Infektion (5–200/µl) • Neuroborreliose (30–1000/µl) • Neurosarkoidose (10–200/µl)	z. B. bei • Neuroborreliose • Neurosarkoidose • Guillain-Barré-Syndrom	bestes serologisches Kriterium: spezifischer Antikörperindex Liquor/Serum (ASI) ≥ 1,5
gemischtzellig • CMV-Infektion • Neurotuberkulose		spezifischer Nachweis einer Infektion, z. B. durch VZV, HSV, Treponema pallidum, HIV, EBV, CMV, FSME-Virus, Borrelien
		bei Einsatz eines ELISA sind ASI-Werte > 2 meist pathologisch
		oligoklonale Banden z. B. bei Neuroborreliose, MS

11.5.6 Instrumentelle Diagnostik

- Elektrophysiologie
  - Lokalisationsdiagnostik: kanalikuläre transkranielle Magnetstimulation in der Frühphase ab 1.–3. Tag (Nachweis einer kanalikulären Untererregbarkeit = periphere Läsion), Blinkreflex
  - zur Prognosebeurteilung: Fazialisneurografie, Nadel-EMG fazialer Muskulatur

11.5.7 Sonstige Diagnostik

- HNO-Konsil: bei Anhalt für Mastoiditis, HNO-Tumor, Parotisaffektion, Hörminderung, Drehschwindel, V. a. Zoster oticus
- Augenkonsil: bei V. a. intraokuläre Infektion oder Expositionskeratopathie

11.6 Differenzialdiagnosen

- Unterscheidung idiopathische und nicht idiopathische Fazialisparese s. „Ätiologie und Pathogenese" (S. 92)
- Unterscheidung periphere und zentrale Fazialisparese (▶ Tab. 11.1)

11.7 Therapie

11.7.1 Therapeutisches Vorgehen
- allgemeine Maßnahmen, Pharmakotherapie abhängig von Ursache, selten operative Therapie bei entsprechender Indikation

11.7.2 Allgemeine Maßnahmen
- Korneaprotektion bei inkomplettem Lidschluss: mehrfach täglich Tränenersatzmittel oder Dexpanthenol-Augensalbe, Uhrglasverband zur Nacht
- mimische Physiotherapie (empirisch)

11.7.3 Pharmakotherapie
- Prednisolon oral bei *idiopathischer Fazialisparese*:
  - früher Therapiebeginn (< 72 h)
  - verschiedene Schemata: 2 × 25 mg/d für 10 Tage (Sullivan-Schema) oder 1 mg/kgKG p. o. und Reduktion um 20 mg alle 2–3 Tage
  - relative Kontraindikation: Immunsuppression, entgleister Diabetes mellitus
- Virustatika bei *Zoster oticus*: Aciclovir 5 × 800 mg/d p. o. oder Valaciclovir 3 × 1000 mg/d p. o.; in schweren Fällen Aciclovir 3 × 5–10 mg/kgKG i. v. für 7–10 Tage, bei Schmerzen evtl. zusätzlich Prednisolon 1–2 mg/kgKG für 1–2 Wochen; vgl. Kap. 36 (S. 255)
- Virustatikum als zusätzliche Einzelfalloption bei ausgeprägter idiopathischer Parese
- Antibiotika bei *Neuroborreliose*: Ceftriaxon 2 g/d i. v. über 14 Tage oder Doxycyclin 200–300 mg/d für 14–21 Tage, bei Schmerzen evtl. zusätzlich Prednisolon 1–2 mg/kgKG für 1–2 Wochen
- Schwangerschaft: kein Doxycyclin, sorgfältige Überwachung bei Prednisolontherapie

11.7.4 Operative Therapie
- nur bei Tumoren oder traumatischen Frühparesen

11.8 Quellenangaben

[49] Agostini F, Mangone M, Santilli V et al. Idiopathic facial palsy: umbrella review of systematic reviews and meta-analyses. J Biol Regul Homeost Agents 2020; 34: 1245–1255

[50] Garro A, Nigrovic LE. Managing peripheral facial palsy. Ann Emerg Med 2018; 71: 618–624

[51] Jalali MM, Soleimani R, Soltanipour S et al. Pharmacological treatments of Bell's Palsy in adults: a systematic review and network meta-analysis. Laryngoscope 2021; 131: 1615–1625

12 Akutes Querschnittssyndrom

Gregor von Gleichenstein

12.1 Definition

- akut aufgetretener *Funktionsverlust* der je nach Lokalisation und Läsionshöhe beteiligten spinalen Strukturen
- Einteilung nach *Läsionshöhe* (diese wird definitionsgemäß mit dem letzten intakten Segment angegeben): zervikal, thorakal, lumbal, Konus, Epikonus oder Kauda

12.2 Epidemiologie

12.2.1 Häufigkeit, Altersgipfel, Geschlechtsverteilung

- Inzidenz traumatischer spinaler Läsionen: 10–50 Fälle/1 000 000 Einwohner (in Industrienationen)
- für nicht traumatisch bedingte Querschnittssyndrome schlechtere Datenbasis, je nach Region 6–76 Fälle/1 000 000 Einwohner; in norwegischer Registerstudie Durchschnittsalter 55 Jahre, etwa 60 % männlich; aber F > M bei autoimmuner Myelitis oder MS
- Europa: inflammatorische Ursachen 7–27 %, vaskuläre Ursachen 6–18 %

12.3 Prädisponierende Faktoren

Je nach Ätiologie:
- spinale Ischämie: kardiovaskuläre Risikofaktoren bei arteriosklerotischer Genese
- Aortendissektion: Marfansyndrom, Luesinfektion
- infektiöse Genese: Immunsuppression
- toxisch/metabolische Ursache: Drogenabusus, Mangelernährung

12.4 Ätiologie und Pathogenese

- Pathogenese je nach zugrundeliegender Ursache (s. ▶ Tab. 12.1)
- bei *Rückenmarkskompression* direkte mechanische Schädigung und sekundäre Schädigung durch Ischämie, Ödem und inflammatorische Prozesse
- *spinale Ischämien*: 35 % in Verbindung mit Intervention/OP der Aorta descendens
  - andere Ätiologien: arteriosklerotisch, Dissektion der Aorta oder A. vertebralis, kardioembolisch, fibrokartilaginäre Embolie (bis 15 %), Kreislaufschock (10 %), lokale Kompression, ZNS-Vaskulitis; 35 % ungeklärt

12.5 Symptomatik

- *zentrale (Para-/Tetra-)Paresen* bei Läsion der Pyramidenbahn unterhalb der Läsionshöhe; initial insbesondere bei schweren Läsionen spinaler Schock mit schlaffen Paresen und Reflexabschwächung möglich, im Verlauf unterhalb der Läsion immer spastische Parese mit Pyramidenbahnzeichen (falls Vorderhorn mit 2. Motoneuron mitbetroffen, persistiert in Läsionshöhe eine schlaffe Parese)

Tab. 12.1 Wichtige Ursachen von Querschnittssyndromen.

Rückenmarkskompression

traumatisch	nicht traumatisch	
spinale Kontusion Frakturen spinale Blutung	Neoplasien: Neurinom Meningeom Metastase	ohne Neoplasie: Massenprolaps Spinalkanalstenose zervikal/lumbal

entzündliche Ursache

infektiös		infektassoziiert (Latenz ≤ 4 Wochen)	nicht infektiös	
Spondylodiszitis Epiduralabszess Subduralabszess	Myelitis: HSV VZV EBV HTLV-1 HIV Selten bakteriell: Borreliose	Myelitis (post/parainfektiös bzw. postvakzinal): Masern Röteln Mumps VZV EBV COVID-19 Tollwut Neurozystizerkose ADEM	Myelitis (chronisch entzündlich): Multiple Sklerose Neuromyelitis optica MOGAD	Myelitis (autoimmun systemisch): Sarkoidose SLE Sjögren-Syndrom M. Behçet MCTD paraneoplastisch atopische Myelitis

vaskuläre Ursache

Ischämie: A. spinalis anterior A. spinalis posterior ZNS-Vaskulitis Caisson-Krankheit Fibrokartilaginäre Embolie	Blutung: EDH SDH SAB intramedullär	Gefäßmalformation: durale AV-Fistel AV-Malformation Kavernom

metabolisch/toxische Ursache

Vit. B$_{12}$-Mangel Kupfermangel hepatisch	MTX intrathekal Heroin Stickoxid	radiogen

HSV: Herpes-Simplex-Virus, VZV: Varizella-Zoster-Virus, EBV: Epstein-Barr-Virus, HTLV-1: Humanes T-lymphotropes Virus 1, HIV: Humanes Immundefizienz-Virus, ED: Enzephalomyelitis disseminata, MOGAD: Myelin-Oligodendrozyten-Glykoprotein Antikörper-assoziierte Erkrankungen ADEM: Akute disseminierte Enzephalomyelitis, SLE: Systemischer Lupus erythematodes, EDH: epidurales Hämatom, SDH: subdurales Hämatom, SAB: Subarachnoidalblutung, MCTD: mixed connective tissue disease (Mischkollagenose)

- oberhalb C5 *Zwerchfellparese* mit respiratorischer Insuffizienz, aber auch bei Läsion im oberen Thorakalmark respiratorische Insuffizienz durch Ausfall der Atemhilfsmuskulatur möglich
- *sensible Defizite* bei Läsion des Hinterstrangs (epikritische und Tiefensensibilität, sensible Ataxie) und des Vorderseitenstrangs; bei anteriorer oder zentraler Myelonläsion (z. B. Syrinx) ggf. dissoziierte Empfindungsstörung (Schmerz und Temperatur betroffen)
- *autonome Störungen*
  - *Herz-Kreislauf-Dysregulation* v. a. durch Läsion der Sympathikusefferenzen (zwischen Th1 und L2), schwere Störungen v. a. oberhalb Th6 mit Hypotension und Bradykardie im spinalen Schock, später Dysreflexie mit hypertensiven Krisen
  - *Blasen- oder Darmfunktionsstörungen* v. a. durch Läsion der sakral gelegenen Parasympathikusefferenzen mit Harnverhalt im Initialstadium (schlaffe Überlaufblase); bei suprasakraler Läsion Blasenentleerungsstörung mit Detrusorüberaktivität oder Detrusor-Sphinkter-Dyssynergie (früh bei intrinsischer Myelonaffektion)
- *Brown-Séquard-Syndrom:* halbseitige Rückenmarksläsion
  - ipsilateral: in Läsionshöhe nukleäre Parese, Ausdehnung je nach Vorderhornläsion; unterhalb zentrale Parese und Störung der Hinterstrangsensibilität
  - kontralateral: Störung der Schmerz- und Temperaturempfindung
- *bei spinaler Ischämie* unterschiedliches klinisches Bild je nach betroffener Struktur (zur vaskulären Anatomie s. ▶ Abb. 12.1)
  - *Spinalis-anterior-Syndrom* (häufig): Para- oder Tetraparese, Störung von Schmerz-/Temperaturempfinden, Blase und Mastdarm
  - *Spinalis-posterior-Syndrom:* Störung Hinterstrangsensibilität ein- oder beidseitig, kaum Paresen
  - zentrospinal: Para- oder Tetraparese, Störung von Schmerz und Temperatur
  - Querschnittsinfarkt: kompletter Querschnitt ab Läsionshöhe
  - Conus medullaris-Syndrom (Sphinkterstörung, Schmerzen, sensible Defizite, ohne schlaffe Lähmungen)/Cauda equina-Syndrom (wie Konussyndrom, aber oft schlaffe Lähmungen)

12.6 Diagnostik

12.6.1 Diagnostisches Vorgehen

- Eine akute Querschnittssymptomatik ist ein *neurologischer Notfall* und bedarf der umgehenden differenzialdiagnostischen Abklärung!
- Nach Anamneseerhebung sollte klinisch versucht werden, die Läsion topografisch zuzuordnen.
- bei anzunehmender spinaler Läsion *notfallmäßige Bildgebung* (wenn möglich mittels MRT)
- *Liquordiagnostik*, falls Bildgebung nicht wegweisend oder entzündliche Ursache möglich
- Restharnsonografie, bei Harnverhalt Dauerkatheter mit Restharnbestimmung

12.6.2 Anamnese

- Zeitlicher Verlauf? Trauma? Schmerzen? Kardiovaskuläre Risikofaktoren? B-Symptomatik? (Vorausgehend) Infekt oder Impfung? Frühere neurologische Symptome, z. B. Sehstörungen? Injektionen in Wirbelsäulennähe? Immunsuppression?

12.6.3 Körperliche Untersuchung

- *neurologische Untersuchung*
  - *Sensibilität* für alle Qualitäten (Läsionshöhe lässt sich meist am präzisesten anhand der Hypalgesie feststellen)
  - *Paresen* mit Bestimmung der Läsionshöhe anhand betroffener Kennmuskeln (s. Kap. 54 (S. 372), *Muskeltonus* inkl. Sphinktertonus, *Reflexstatus* inkl. Cremasterreflex, pathologische Reflexe, *Hirnnerven* (supraspinale Pathologie?), *Koordination* inkl. Gangproben
  - Lhermitte-Zeichen? Meningismus?
  - Eingrenzung der *Läsionshöhe* für eine gezielte Bildgebung!
- *internistische Untersuchung*
  - Schockzeichen?
  - respiratorische Insuffizienz? Zwerchfellverschieblichkeit? Atemhilfsmuskulatur?
  - Pulsstatus, kalte/marmorierte Extremitäten?
  - Fieber?
  - Exanthem? Genitoanale Ulzera?
  - Lymphadenopathie?
  - Sicca-Symptome?

12.6.4 Labor

- *Routinelabor* inkl. Blutbild, Elektrolyte, CRP, CK, Gerinnung, Vitamin B_{12}, Folat, Urinstatus
- ggf. IgE, Vitamin E/B12, Kupfer, Coeruloplasmin, Zink
- *autoimmun:* systemischer Lupus erythematodes, Sjögren-Syndrom, Sarkoidose, Morbus Behcet, Multiple Sklerose, NMO-Spektrum-Erkrankung
  - Labor: BSG, ANA, ENA (insbesondere SS-A/Ro, SS-B, La), dsDNA-AK, Antiphospholipid-AK, Citrullin-AK, c/pANCA, Lupusantikoagulans, Komplement C3/C4/CH50, Scl70-AK, Zentromer-AK, Polymerase II/III-AK, IgG4, ACE, sIL 2-R, Aquaporin-4-AK, MOG-AK, HLA B27, GAD-AK; GFAP-AK (in Liquor > Serum)
- *paraneoplastisch:* auch als Erstmanifestation einer malignen Erkrankung möglich
  - antineuronale Antikörper gegen Yo, Hu, Ri, Ma, Ta, ANNA-3, Amphiphysin, CRMP5, PCA2, GAD, Glycin-Rezeptor, NMDA-Rezeptor

12.6.5 Mikrobiologie und Virologie

- Bei möglicher Myelitis Erregerserologien je nach Verdacht (ASI Liquor/Serum, ggf. PCR aus Liquor):
  - viral: HSV, VZV, EBV, CMV, HHV6/7, Masern, Mumps, Röteln, HIV, FSME, Enteroviren, Chikungunya-Virus, SARS-CoV2
  - Tollwut, Poliovirus, HTLV1 und West-Nil-Virus bei rein motorischen Syndromen
  - bakteriell: Mykoplasmen, Listerien, Borrelien, Chlamydien, Brucellen, Lues, Tuberkulose (plus Quantiferon-Test, Mykobakterien-Kultur), ggf. Xpert MTB/RIF Ultra als PCR-Schnelltest
  - Kryptokokken (Antigennachweis); Schistosoma (Serologie, Einachweis in Stuhl/Urin, PCR)

12.6.6 Bildgebende Diagnostik

- Bei ausreichenden klinischen Hinweisen auf eine akute spinale Läsion *spinales MRT mit KM* und falls möglich *DWI*. CAVE: Insbesondere akute Läsionen wie eine Ischämie sind in der spinalen MRT (und dem Hirnstamm) z. T. erst nach > 24 h erkennbar! Sehr frühes MRT schließt daher Ischämie oder akute Myelitis nicht aus. Abszess nicht übersehen.
- falls nicht möglich (z. B. Kontraindikation durch Implantate) CT in Höhe des klinischen Niveaus und darüber
- Myelografie /Post-Myelo-CT als mögliche, selten erforderliche Ergänzung in Postakutphase v. a. bei Myelon-/Wurzelkompression mit fehlender Darstellbarkeit im CT/MRT, bietet Option von LWS-Funktionsaufnahmen und gleichzeitiger Liquorgewinnung
- Bildgebung nicht auf die unmittelbare klinische Läsionshöhe beschränken, da Läsionsort möglicherweise hiervon abweichend (v. a. nach kranial)
- bei V. a. *spinale Ischämie* ggf. CT-Aortografie zum Ausschluss von Aortendissektion oder Aortenaneurysma (bei unauffälligem D-Dimer mit Cut-off < 0,5 µg/ml kann eine Aortendissektion mit über 98 % Sicherheit ausgeschlossen werden), bei V. a. Vertebralisdissektion Duplexsonografie/CTA
- bei V. a. *durale AV-Fistel oder AVM* zwingend KM-gestützte MR-Untersuchung, ggf. ergänzend spinale Katheterangiografie

12.6.7 Instrumentelle Diagnostik

Elektrophysiologie

- zur Objektivierung einer Querschnittssymptomatik und Abschätzung des Ausmaßes der Läsion somatosensibel evozierte Potenziale und transkranielle Magnetstimulation
- bei zusätzlichem Verdacht auf eine radikuläre Läsion Elektromyografie, bei V. a. Beteiligung der Wurzeln Elektroneurografie, F-Wellen

Sonstige

- EKG
- Restharnsonografie, bei Harnverhalt Dauerkatheter mit Restharnbestimmung
- bei hohem Querschnitt oder Dyspnoe Blutgasanalyse und Bestimmung der Vitalkapazität

12.6.8 Liquordiagnostik

- falls keine komprimierende Läsion in Bildgebung erfolgt Liquordiagnostik mit Liquorstatus, Eiweiß- und Zelldifferenzierung, oligoklonalen Banden, ggf. Erregerdiagnostik oder Zytologie

12.7 Differenzialdiagnosen

- differenzialdiagnostische Hinweise zu den wichtigsten spinalen Syndromen s. ▶ Tab. 12.2

Tab. 12.2 Differenzialdiagnostische Hinweise zu den wichtigsten spinalen Syndromen.

Diagnose	Verlauf	mögliche zusätzliche Hinweise	Labor-/Liquorbefunde	apparative und weitere Befunde
Diskusprolaps	variabel	radikuläre Schmerzen und Defizite	LP entbehrlich (ggf. Eiweißerhöhung bei Stoppliquor)	MRT: Myelonkompression, STIR/T2+
Encephalomyelitis disseminata (Diagnosestellung nach den revidierten McDonald-Kriterien 2017)	variabel, Erstdiagnose meist im Alter von 20–40 Jahren	frühere Seh-/Sensibilitätsstörungen/Paresen, 60–75 % zervikales Niveau	oligoklonale Banden in ca. 95 % positiv (als Nachweis zeitlicher Dissemination), ggf. leichte Li-Pleozytose/ Eiweißerhöhung	MRT: T2+, KM-Aufnahme, meist kurzstreckig, lateral oder dorsal < 50 % des Durchmessers; SEP+VEP latenzverzögert; in cMRT weitere Herde
Myelitis infektiös/autoimmun (bei negativen Befunden ggf. Wiederholung der Diagnostik nach 2–7 Tagen; bei 15–40 % keine ätiologische Klärung möglich)	variabel, Stunden bis Wochen, 20 % Rezidive	Fieber, Infekt; Schmerzen möglich NMOSD 80 % zervikales Niveau ADEM und Querschnittsmyelitis meist thorakal	Li-Pleozytose und Eiweißerhöhung*/**, erhöhter IgG-Index, pos. Erregerserologien oder Autoimmunlabor	MRT: variables Bild: T2+, KM-Aufnahme, z.T. Schwellung, langstreckig bei NMOSD, postinfektiöser, systemisch-autoimmuner oder paraneoplastischer Genese und z.T. bei Sarkoidose, bei bis zu 40 % unauffällig
spinale Ischämie (arteriell oder venös bei vaskulärer Malformation, z.B. spinaler Fistel)	75 % Symptommaximum innerhalb von 12 h (außer bei venösen Infarkten), manchmal vorher spinale TIA bei Anstrengung oder Valsalva-Manöver	60–80 % Rückenschmerz, Intervention/OP der Aorta descendens bei 35 %, Niveau oft C2–7 oder Th8–L1	unauffällig	MRT initial 25 % unauffällig, ggf. Wiederholung nach Tagen: DWI+, T2+ stiftförmig/Eulenaugen, oft langstreckig (pos. bei 65–100 %), im Verlauf z.T. KM+; WK-Infarkt; Flow Void bei arteriovenöser Malformation (AVM)/Fistel

Tab. 12.2 Fortsetzung

Diagnose	Verlauf	mögliche zusätzliche Hinweise	Labor-/Liquorbefunde	apparative und weitere Befunde
Abszess/Spondylodiszitis	Tage bis Wochen	lokale Injektion, i.v. Drogenabusus, Schmerz	Leukozytose, CRP-Erhöhung Lumbalpunktion entbehrlich (z. T. Li-Pleozytose, Eiweißerhöhung)	MRT: T2/STIR+, KM-Aufnahme
Neoplasie	variabel, auch akut bei Einblutung	B-Symptomatik, Hinweise auf Primärtumor	Li-Pleozytose und positive Liquorzytologie, Laktaterhöhung bei Malignom/ Meningeosis carcinomatosa*	MRT: Myelonkompression oder intramedullärer Tumor
funktionell	akut, ggf. rezidivierend	psychiatrische Vorgeschichte	unauffällig	psychiatrische Vorstellung

+: hyperintenses Signal in der genannten MRT-Sequenz

*: niedrige Liquorglukose bei Infekt, Meningeosis carcinomatosa, Neurosarkoidose und z. T. Neurolupus möglich

**: meist lymphozytär; Neutrophilie bei NMOSD, systemischem Lupus erythematodes, Tbc, frühem Virusinfekt möglich; oligoklonale Banden im Liquor oft bei Lues, Borreliose, Sarkoidose, anderen chronischen Entzündungen, 25 % bei Paraneoplasie oder Neuromyelitis optica

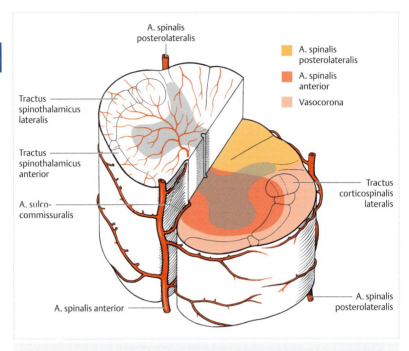

Abb. 12.1 Anatomie der arteriellen Versorgung des Myelons. (Quelle: Bähr M, Bechmann I. Arterielles medulläres Gefäßnetz. In: Bähr M, Bechmann I, Hrsg. Neurologisch-topische Diagnostik. 11. Aufl. Stuttgart: Thieme; 2021.)

12.7.1 Weitere Ursachen einer Myelopathie

- *intramedulläre Neoplasie:* v. a. Astrozytom, Ependymom, Metastasen (Bronchial-, Mamma-, Prostatakarzinom), Lymphom, Hämangioblastom
- *vaskuläre Malformationen* (durale AV-Fistel, AV-Malformation, Kavernom): je nach Typ variabler zeitlicher Verlauf
- *spinale Blutung:* akuter Rückenschmerz, mit variabler Latenz gefolgt von radikulären oder spinalen Ausfällen
- *Kupfermangelmyelopathie* ähnlich wie *funikuläre Myelose*: Hinterstrangsyndrom, Paraspastik, langsam progrediente Gangstörung, Anämie; niedriges Serumkupfer und Coeruloplasmin, Signalanhebung der Hinterstränge
- *hepatische Myelopathie:* progrediente Paraspastik
- *Strahlenmyelopathie:* variable Latenz bis 10 Jahre
- *toxische Myelopathie:* nach Heroin, Methotrexat i.th., Cytarabin i.th., Zink, NO

12.7.2 Erkrankungen, die eine akute spinale Läsion imitieren können

- *bilaterales Mantelkantensyndrom* (z. B. Anteriorinfarkt beidseitig): Paraparese, z. T. Sensibilitätsstörungen, z. T. Blasenstörung
  - Unterscheidungsmerkmale: häufig auch neuropsychologische Defizite, normalerweise kein sensibles Niveau, bei Ischämie perakuter Beginn; im Zweifelsfall kraniale Bildgebung
- *Leriche-Syndrom* (pAVK mit Beteiligung der Beckenarterien): Fußpulse fehlend, marmorierte und kalte Extremitäten, autonome Symptome; bei Verdacht Duplex-Sonografie Aorta, Beinarteriendoppler, CT-Aorta
- *Guillain-Barré-Syndrom:* meist aufsteigende symmetrische Paresen mit Reflexverlust, Beteiligung proximaler Muskeln möglich, geringe distale sensible Symptome, kein sensibles Niveau, Hirnnervensymptome, Sphinkterstörung fehlend oder milde, Neurografie pathologisch
- *muskuläre Erkrankungen:* Kreatinkinase oft erhöht, z. T. Hypo- oder Hyperkaliämie als Trigger, EMG pathologisch
- *funktionelle Lähmungen:* anamnestische Hinweise, Sphinktertonus und Reflexstatus normal

12.8 Therapie

12.8.1 Therapeutisches Vorgehen

- bei hochgradigen spinalen Läsionen, insbesondere oberhalb Th6, *Risiko schwerwiegender autonomer Regulationsstörungen* mit Hypotonie, Bradykardie und respiratorischer Insuffizienz: großzügige Indikationsstellung zur *intensivmedizinischen Behandlung*!

12.8.2 Allgemeine Maßnahmen

- *Blasendrainage* mittels transurethralem oder suprapubischem Blasenkatheter
- *Kontrolle der Darmmotilität*, ggf. abführende und prokinetische Maßnahmen
- Physiotherapie
- regelmäßige Lagerung bzw. Wechseldruckmatratze zur Dekubitusprävention
- cave: Vagusreiz durch Absaugen oder Würgen mit erhöhtem Risiko für Bradykardien/Asystolie

12.8.3 Pharmakotherapie

- *Thromboseprophylaxe*, z. B. Enoxaparin 40 mg/d s. c.
- *Schmerztherapie:* z. B. Metamizol bis 3 g/d p. o. oder i. v., Opiate wegen verminderter Darmmotilität wenn möglich vermeiden
- *Ulkusprophylaxe:* Protonenpumpeninhibitor, z. B. Pantoprazol 40 mg/d p. o.
- NASCIS-III-Schema mit Methylprednisolon nur < 8 h nach traumatischer Rückenmarksläsion mögliche Therapieoption mit unsicherem Benefit

12.8.4 Operative Therapie

- bei Nachweis einer komprimierenden Läsion Indikation zur notfallmäßigen operativen Dekompression

12.8.5 Therapie einzelner Krankheitsentitäten

Encephalomyelitis disseminata

- *Schubtherapie:* Methylprednisolon 500–1000 mg i. v. über 3–5 d, ggf. Eskalation auf 2000 mg i. v. über 3–5 d oder Plasmapherese/Immunadsorption
- Schubprophylaxe im Verlauf

Myelitis

- Therapie viraler Myelitiden: bei HSV- oder VZV-Myelitis Aciclovir 10 mg/kgKG i. v. alle 8 h über 10 d, keine spezifische Therapie der FSME verfügbar
- Spondyl(odisz)itis: Staphylokokken-wirksame Antibiose (nach Antibiogramm!) über 6 Wochen, bei Tuberkulose Therapie für 9 Monate (davon 2 Monate Vierfachtherapie)
- postinfektiös: Methylprednisolon 1 g i. v. über 3–5 d, ggf. Plasmapherese/Immunadsorption
- autoimmun/ paraneoplastisch: Methylprednisolon 1 g i. v. über 3–5 d, ggf. IVIG oder Plasmapherese/Immunadsorption; Tumorsuche und onkologische Therapie

Spinale Ischämie

- systemische oder lokale Lysetherapie: Einzelfallentscheidung als individueller Heilversuch bei passender Klinik nach Ausschluss einer spinalen Blutung mittels MRT und ggf. einer Aortendissektion
- arterielle Hypotonie ausgleichen, sonst wenig Optionen und meist schlechte Prognose
- peri- oder postoperative Liquordrainage nach Aorten-OP umstritten
- Sekundärprophylaxe wie bei zerebraler Ischämie je nach Ätiologie; vgl. Kap. 15 (S. 128)

Weitere Krankheitsentitäten

- *Neoplasie:* Dexamethason (Fortecortin) 40 mg i. v., ab Tag 2 Dosis auf 6–8 mg/d p. o. reduzieren, frühe Entscheidung zu operativem Vorgehen, ggf. Radiatio
- *kompressive Myelopathie* (diskogen oder spondylogen): bei akutem Querschnitt oder Blasenstörung meist absolute OP-Indikation, bei langsamer Progredienz nach Einzelfall
- *vaskuläre Malformation* (durale AV-Fistel, AV-Malformation, Kavernom): Operation oder Embolisation
- *spinale Blutung:* meist operatives Vorgehen erforderlich falls extramedullär
- *funikuläre Myelose:* initial täglich Hydroxycobalamin 1 mg i. m. und nach einer Woche 2×/Woche
- *Kupfermangelmyelopathie:* Substitution mit Kupferglukonat

12.9 Quellenangaben

[52] Cree BAC. Acute inflammatory myelopathies. Handb Clin Neurol 2014; 122: 613–667
[53] Flanagan EP, McKeon A, Lennon VA et al. Paraneoplastic isolated myelopathy: clinical course and neuroimaging clues. Neurology 2011; 76: 2089–2095
[54] New PW, Cripps RA, Bonne Lee B. Global maps of non-traumatic spinal cord injury epidemiology: towards a living data repository. Spinal Cord 2014: 52:97–109
[55] Oertel FC, Scheel M, Chien C et al. Differenzialdiagnostik autoimmun-entzündlicher Rückenmarkserkrankungen. Nervenarzt 2021; 92: 293–306
[56] Schmalstieg WF, Weinshenker BG. Approach to acute or subacute myelopathy. Neurology 2010; 75 (Suppl 1): S 2–8
[57] Zalewski NL et al. Characteristics of spontaneous spinal cord infarction and proposed diagnostic criteria. JAMA Neurol 2019; 76: 56–63

13 Akuter Rückenschmerz

Olaf Eberhardt

13.1 Definition

- Lokalschmerz meist der lumbalen oder zervikalen Wirbelsäule vielfältiger Ätiologie, mit variabler Ausstrahlung paravertebral oder in Extremitätenabschnitte; im Fall der Affektion von einzelnen Nervenwurzeln, Kauda oder Myelon entsprechende sensomotorische und autonome Reizerscheinungen oder Defizite

13.2 Epidemiologie

13.2.1 Häufigkeit, Altersgipfel, Geschlechtsverteilung

- durchschnittliche Stichtagprävalenz von Rückenschmerz 30–50 % (F > M) mit linearer Zunahme im Alter, Prävalenz > 3 Mo im Alter > 50 Jahre 30–40 %, Lebenszeitprävalenz um 80 % (RKI 2012)
- 12–15 % der Bevölkerung stellen sich pro Jahr wegen Rückenschmerzen ärztlich vor
- Hauptsymptom bei 2–3 % der NF-Patienten
- Prävalenz von Ursachen mit dringendem Behandlungsbedarf in Notfallzentren 1–7 %: Wirbelkörperfrakturen 0–11 %, Tumoren 0–6 %, Infektionen 0–2 %, Myelon-/Kaudakompression 0–2 %, vaskuläre Pathologien 0–1 %
- am häufigsten verpasste Diagnose, die zur Wiedervorstellung führt, ist der intraspinale Abszess (Trias aus Fieber, Rückenschmerzen und neurologischen Defiziten nur bei 10 %!)
- nach 6 Monaten sinkt Schmerzlevel bei unspezifischem Kreuzschmerz durchschnittlich von 7,1/10 auf 1,4/10

13.2.2 Prädisponierende Faktoren

- bei unspezifischen Rückenschmerzen sind biomechanische Belastungen, aber auch psychosoziale Faktoren für die Aufrechterhaltung des Schmerzes entscheidend, weniger hingegen Bewegungsmangel

13.3 Ätiologie und Pathogenese

- 80–90 % der Rückenschmerzen unspezifisch ohne (bildgebend) nachweisbare Pathologie
- 10 % radikuläre Schmerzausstrahlung
- bei Jugendlichen oft Spondylolyse oder Spondylolisthese als Schmerzursache, bei jungen Erwachsenen Bandscheibenvorfall, im höheren Alter Spinalkanalstenose/Wirbelsäulendegeneration, Tumor, Infektion oder Fraktur
- von orthopädischer Seite (S 2k-Leitlinie 2018) werden als spezifische Kreuzschmerzentitäten u. a. differenziert
  - Facettensyndrome (10–40 %, Schmerzen bei Retroflexion, im Stehen und Gehen und z. T. pseudoradikulär)

- diskogene Lumbalsyndrome (25–40 %, belastungsabhängig, z. T. pseudoradikulär)
- Bandscheibenvorfall
- Spondylarthritis (5 %, Morgensteife)
- Spinalkanalstenose (Claudicatio spinalis mit Erleichterung bei Vorneigung)
- Spondylolyse/Spondylolisthese (z. T. pseudoradikulär)
- Wirbelkörperfrakturen
- Sakroiliakalprozesse
- myofasziale Dysfunktion (Triggerpunkte, z. T. Ausstrahlung)
- LWS-Blockierung („Hexenschuss")
- 90 % der zervikalen Bandscheibenvorfälle betreffen die Höhe HWK 5/6 oder 6/7.
- 90 % der lumbalen Bandscheibenvorfälle betreffen die Höhe LWK 4/5 oder LWK 5/SWK1.

13.4 Klassifikation und Risikostratifizierung

- Dringlichkeit der Abklärung neurologischer Ursachen des akuten Rückenschmerzes
  - *zeitkritischer Notfall (möglichst < 1–3 h)*
    - epidurale Kompression von Myelon/Konus/Kauda (Tumor, Hämatom, Abszess, Wirbelkörperfraktur, Bandscheibenvorfall)
    - spinale Ischämie
  - *Notfall (< 12 h)*
    - instabile Wirbelkörperfraktur ohne Kompression neuraler Strukturen
  - meist keine akute Gefährdung, falls ohne progrediente neurologische Defizite (< 48 h)
    - Spondylodiszitis
    - spinale Tuberkulose
    - vertebraler Tumor
    - stabile Wirbelkörperfraktur
    - diskogene Wurzelkompression mit sensomotorischem Defizit
  - *weniger bedrohlich*
    - thorakoabdomineller Zoster
    - Neuroborreliose
    - diabetische Radikulopathie

13.5 Symptomatik

- unspezifische Rückenschmerzen oft als pseudoradikuläre Schmerzsyndrome (Ausstrahlung bis maximal Ellenbogen- bzw. Knieniveau)
  - myofasziale Schmerzen (muskuläre Triggerpunkte)
  - Facettensyndrom (Schmerzmaximum meist paravertebral im Stehen und Gehen, schmerzhafte Extension und Palpation)
  - Iliosakralgelenk-Schmerzen (Schmerzmaximum meist paravertebral, lokale Druckempfindlichkeit, Mennell-Zeichen)
- radikuläre Schmerzen C6-Th1 an oberer Extremität bis unterhalb des Ellenbogens, bei L1-L3-Affektion bis Hüfte oder Oberschenkel, bei L4-S1-Affektion bis unterhalb des Knies; Rücken- und Extremitätenschmerz, Charakter stechend-einschießend, ggf. mit segmentalen sensomotorischen Defiziten
- bei Wurzelkompression neben hellen Oberflächenschmerzen im Dermatom auch dumpfe, im Myotom lokalisierte Schmerzen möglich

Akuter Rückenschmerz

- Parästhesien lokalisieren Dermatom genauer als Schmerzen
- bei epiduralem Hämatom initial oft intensiver, messerstichartiger Schmerz

13.6 Diagnostik

13.6.1 Diagnostisches Vorgehen

- Anamnese (Red Flags s. ▶ Tab. 13.1)
- körperliche Untersuchung (Red Flags s. ▶ Tab. 13.1)
- Labordiagnostik (S. 111)
- ggf. Bildgebung/Indikationen (S. 111)

13.6.2 Anamnese

- Akuität des Beginns
- Schmerzstärke (numerische Rating Skala/NRS)
- Entwicklung und Charakter des Schmerzes (cave: nachlassende Schmerzen bei progredienter radikulärer Parese als Ausdruck des „Wurzeltods" möglich)
- Lageabhängigkeit des Schmerzes
- Schmerzverstärkung bei Husten, Niesen, Pressen (diskogen) oder bestimmten Bewegungen, Triggerfaktoren
- zusätzlich Brust-, Flanken-, Bauchschmerz
- Claudicatio spinalis (Spinalkanalstenose)
- Ruhe-/Nachtschmerz (Tumor, Entzündung)
- Therapieansprechen des Schmerzes
- Blasen- oder Mastdarmstörung
- Exanthem
- Schwäche
- Gefühlsstörung
- Gewichtsverlust
- Nachtschweiß
- Fieber
- Malignom
- Trauma
- Osteoporose
- intravenöser Drogenabusus
- Immunsuppression
- Wirbelsäulen-OP

> **Merke**
>
> Einzelne Red Flags (▶ Tab. 13.1) sind wenig spezifisch, umgekehrt schließt deren Fehlen spezifischen Kreuzschmerz nicht aus (bis zu 2 Drittel der spinalen Tumoren ohne Red Flags, 1 Drittel der spinalen epiduralen Hämatome ohne prädisponierende Faktoren).

13.6.3 Körperliche Untersuchung

- OP-Narben an Wirbelsäule
- Traumafolgen
- Exanthem
- Einstichstellen als Hinweis auf i. v. Drogenabusus oder vorausgehende lokale Schmerzbehandlung
- lokale Schwellung
- Stufenbildung der Spinae
- Haltung
- Stand und Gang
- Bewegungslimitationen
- Lasègue-Zeichen
   - Lasègue-Prüfung bei L4-S1-Affektion positiv, auch im Sitzen durchführbar; kann bei diskogener Wurzelkompression gekreuzt positiv sein; Schmerzverstärkung durch Kompression der Ischiadicus-Äste in der Kniekehle bzw. Dorsalflexion des Fußes; umgekehrter Lasègue positiv bei L3-Affektion
- Lhermitte-Zeichen
- Druck- und Klopfschmerz Wirbelsäule
- Hartspann
- Atrophien
- Paresen
- Sensibilitäts- und Reflexdifferenzen
- Horner-Syndrom (C8-Th2)
- Schweißsekretionsstörung (Läsion distal der Rami communicantes)
- ggf. Sphinktertonus und Reithosensensibilität
- Fiebermessung
- Pulsstatus der Arme und Beine

13.6.4 Labor- und Liquordiagnostik

- Routinelabor mit BB, Elektrolyten, CRP, BSG, Gerinnung; ggf. Urinstatus/-kultur und Blutkultur (vor Antibiose), ggf. Notfall-Labor vor OP, ggf. Osteoporoseparameter, ggf. Tumormarker, im gebärfähigen Alter β-HCG
- Indikationen für Liquordiagnostik vor allem bei V. a. Radikuloneuritis durch Neuroborreliose, Zoster mit untypischer Klinik, Ausschluss Infektion bei V. a. diabetische Radikulopathie, V. a. Meningeosis carcinomatosa

13.6.5 Bildgebende Diagnostik

- bei unspezifischem Kreuzschmerz ohne Red Flags vor Ablauf von 4–6 Wochen i. d. R. keine Bildgebung erforderlich
- Bandscheibenvorfälle sind bildgebend auch bei jedem 4. Gesunden nachweisbar!

Akuter Rückenschmerz

Röntgen

- Indikationen für Röntgen der Wirbelsäule (2 Ebenen): Spondylolisthese, Instabilitätsverdacht (Flexion und Extension), Trauma, Frakturverdacht im Alter > 50 Jahre, Malignomanamnese, i. v. Drogenabusus, Gewichtsverlust, Fieber, Tuberkulose, Steroiddauergebrauch, Immunsuppression/HIV-Infektion, Schmerzen > 4–6 Wochen (insb. Ruhe-/Nachtschmerz)
- zur genaueren Beurteilung ggf. CT der Wirbelsäule in betroffener Höhe, insbesondere zur Abklärung Fraktur

Myelografie und CT post Myelografie

- Indikationen im Verlauf: in Einzelfällen bei Zeichen der Myelon-/Wurzelkompression und uneindeutiger CT-/MRT-Bildgebung

MRT

- Indikationen für MRT (+ KM): Kaudasyndrom, relevante radikuläre sensomorische Defizite, Verdacht auf spinale Ischämie, Tumor, Infektion, Demyelinisierung, Inflammation, AV-Malformation, durale AF-Fistel, ohne KM z. B. zur Frage des Frakturalters, Bandscheibenvorfall/Spinalkanalstenose vor möglicher OP
- vor MRT-Untersuchung ausreichende Analgesie!
- bei Abklärung von Metastasen oder spinalem epiduralem Abszess sollte gesamte Wirbelsäule untersucht werden

Weitere Diagnostik bei gezieltem Verdacht

- EKG (Ischämie?)
- Sonografie Abdomen/CT-Aortografie (Aortenaneurysma-/dissektion)
- Restharnsonografie
- im Verlauf EMG-Diagnostik bei radikulären Defiziten, SEP/MEP bei Myelonläsion
- Staging bei intraspinaler Metastasierung (häufigste Primarii: Lunge, Mamma, multiples Myelom, Non-Hodgkin-Lymphom)
- rheumatologisches Konsil bei V. a. Spondylarthritis (meist < 45 Jahre)

13.7 Differenzialdiagnosen

- Differenzialdiagnosen von Rückenschmerzen s. ▶ Tab. 13.1 und ▶ Tab. 13.2

13.8 Therapie

s. Kap. Akuter Rückenschmerz und akuter radikulärer Schmerz (S. 234)

Akuter Rückenschmerz

Tab. 13.1 Differenzialdiagnosen von Rückenschmerzen: Red Flags bei spezifischer vertebragener Ätiologie (cave: prädiktiver Wert der Items nur in Kombination).

Tumor (60 % thorakal)	Infektion (Spondylodiszitis, Abszess)	Wirbelkörperfraktur	epiduraler Prozess mit Myelon-/Kaudakompression
• bekannte (ossäre) Metastasierung • Malignomvorgeschichte • Gewichtsverlust • Ruhe-/Nachtschmerz • Perkussionsschmerz • z.T. Fieber • Nachtschweiß • Alter > 50 Jahre • Schmerz > 4 Wochen	• spinale OP < 1 Jahr • spinale Infiltration • intravenöser Drogengebrauch • Immunsuppression (Malignom, Diabetes mellitus, Alkoholabusus, Steroid-Dauertherapie, Transplantation, HIV-Infektion) • bekannte Tbc • Gefäßkatheter • Ruhe-/Nachtschmerz • Fersenfallschmerz • Perkussionsschmerz • Schmerz > 4 Wochen • Fieber (bei Spondylodiszitis nur 50 %, Abszess 65–85 %!) • Nachtschweiß • Harnwegsinfekt (oft grampositive Kokken) • neues Herzgeräusch/ Endokarditis	• Trauma (ggf. auch geringes Trauma oder axiale Belastung bei Osteoporose/ im Alter) bzw. äußere Verletzungszeichen • Immobilität, Untergewicht • Steroiddauertherapie • Hyperparathyreoidismus • Alter > 50–70 Jahre • Perkussionsschmerz • Fersenfallschmerz	• Reithosenanästhesie • sensibles Niveau (Myelon) • Blasen-/Mastdarmstörung • Restharn • schlaffer Analsphinktertonus • progrediente, meist bilaterale motorische Defizite der Extremität (Kauda: oligoradikulär, Myelon: zentral) • Pyramidenbahnzeichen bilateral (Myelon) • Hyporeflexie (Kauda, Myelon akut) • Antikoagulanziengebrauch (spinales Hämatom)
• Labor: BB, CRP, BSG, ggf. Tumormarker	• Labor: BB (nur 50 % pathologisch), BSG, CRP, Urin- und Blutkultur (vor Antibiose)	• Labor: Notfall-Labor vor OP, Osteoporoseparameter	• Labor: Notfall-Labor vor OP
• Bildgebung: Rö WS (Sensitivität nicht begrenzt), MRT gesamte Wirbelsäule mit KM, Tumorstaging, Skelettszintigrafie, PET-CT • ggf. Biopsie (Histologie?)	• Bildgebung: MRT WS < 24 h mit KM, ersatzweise CT WS mit KM • ggf. Biopsie (Erreger?)	• Bildgebung: Rö oder CT WS, ggf. MRT WS (STIR) zum Frakturalter • ggf. Tumordiagnostik bei pathologischer Fraktur	• Bildgebung: Notfall-MRT mit KM und ggf. DWI • Elektrodiagnostik (EMG, NLG, EP) • Dexamethason 10–100 mg bei Verdacht

Tab. 13.2 Wichtige internistische Differenzialdiagnosen bei Rückenschmerz.

Aortenaneurysma/-dissektion	Schmerzmaximum BWS	Schmerzmaximum LWS
- Alter > 60 Jahre - Schmerz in Rücken und Abdomen - Blutdruckabfall - pulsatiler Tumor Abdomen - Strömungsgeräusch Abdomen - Femoralispuls schwach/fehlt - D-Dimer	- Herzinfarkt (Troponin) - Lungenembolie (D-Dimer) - Endokarditis (Auskultation) - Cholezystitis / Cholangitis (Druckdolenz) - Pankreatitis (gürtelförmiger Schmerz, Lipase) - Magenulkusperforation (Übelkeit) - Pyelonephritis (F > M) - Pneumonie (Rö-Thorax)	- Nierenkolik (Hämaturie) - Psoasabszess (Leistenschmerz) - Retroperitonealhämatom - gynäkologische Erkrankungen - Spondylarthritis (HLA-B27)

13.9 Quellenangaben

[58] Ärztliches Zentrum für Qualität in der Medizin. Nationale Versorgungs-Leitlinie Nicht-spezifischer Kreuzschmerz Langfassung. 2. Aufl. 2017 (Version 1). AWMF-Register-Nr.: nvl-007. https://www.leitlinien.de/mdb/downloads/nvl/kreuzschmerz/kreuzschmerz-2aufl-vers1-lang.pdf

[59] Galliker G, Scherer DE, Trippolini MA et al. Low back pain in the emergency department: prevalence of serious spinal pathologies and diagnostic accuracy of red flags. Am J Med 2020; 133: 60–72

[60] Izzo R, Popolizio T, D'Aprile P et al. Spinal pain. Eur J Radiol 2015; 84: 746–756

[61] Melcher C, Wegener B, Jansson V et al. Management von akutem Kreuzschmerz ohne Trauma – ein Algorithmus. Z Orthop Unfall 2018; 156: 554–560

[62] Singleton J, Edlow JA. Acute nontraumatic back pain. Risk stratification, emergency department management, and review of serious pathologies. Emerg Med Clin N Am 2016; 34: 743–757

14 Akute Okulomotorikstörung

Olaf Eberhardt

14.1 Definition

- uni- oder bilaterale Augenbewegungsstörung mit oder ohne Doppelbildwahrnehmung, durch Störung der zentralnervösen Steuerung, der okulomotorischen Hirnnerven (HN III, IV, VI), der neuromuskulären Übertragung oder der Augenmuskelfunktion
- uni- oder bilaterale Pupillenstörung (▶ Tab. 14.8)
- verschiedene Nystagmusformen s. Kap. Akuter Schwindel und akute Hörminderung (S. 56)

14.2 Epidemiologie

14.2.1 Häufigkeit, Altergipfel, Geschlechtsverteilung

- 0,1–0,3 % der Vorstellungen ambulant oder in Notfallzentren erfolgen wegen Doppelbildern
- Alter meist > 50 Jahre (Ausnahmen z. B. MS, Karotisdissektion, Pseudotumor orbitae)
- F (>) M

14.2.2 Prädisponierende Faktoren

Vaskuläre Risikofaktoren bei zerebrovaskulären Erkrankungen, sonst abhängig von vielfältigen Grunderkrankungen

14.3 Ätiologie und Pathogenese

- in einer ophthalmologischen Studie hatten > 50 % isolierte Hirnnervenläsion
- in 35–60 % der Fälle lassen sich sekundäre Ursachen von Doppelbildern ermitteln, am häufigsten TIA/Schlaganfälle, weniger häufig MS-Läsionen oder Hirntumoren
- 15–20 % haben bedrohliche Ursachen
- Ursache eines Horner-Syndroms ist nur in 30–65 % der Fälle zu finden

14.4 Klassifikation und Risikostratifizierung

- Die bedrohlichsten Grunderkrankungen sind:
  - Herniation (meist ipsilaterale Mydriasis durch HN-III-Läsion oder andere Okulomotorikstörung im Koma)
  - Hirnstamminfarkt
  - Hemisphäreninfarkt (nur Blickwendung)
  - Karotis-Sinus-cavernosus-Fistel
  - Sinus-cavernosus-Thrombose
  - aneurysmatische HN-III-Kompression
  - Myasthenia gravis, falls bulbäre Beteiligung oder generalisiert
  - Riesenzellarteriitis
  - Wernicke-Enzephalopathie

14.5 Symptomatik

- Doppelbilder monokulär (okuläre Ursache) oder binokulär (neurologische Ursache möglich), blickrichtungsabhängig oder -unabhängig (▶ Tab. 14.3)
- tageszeitliche Verschlechterung bei Myasthenie und Besserung bei endokriner Orbitopathie
- bei massiver Deviation der Blickachsen, hochgradiger Ptose, früh erworbenem Schielen, chronischen okulären Myopathien oder supranukleären Störungen i. d. R. keine Doppelbild-Wahrnehmung
- Blickparese, Skew Deviation, internukleäre Ophthalmoplegie, okuläre Zusatzsymptome (Sakkaden- oder Blickfolgestörung) oder nicht okuläre Zusatzsymptome (Bewusstseinsstörung, Sprech-/Sprachstörung, andere Hirnnervenparesen, Drehschwindel, Erbrechen, sensomotorische Defizite, Gangstörung, Verkippung der subjektiven visuellen Vertikalen) sind *Hinweise auf zentrale Läsion (v. a. Hirnstamm)*, während der Kopfschmerz nicht klar diskriminiert

14.6 Diagnostik

14.6.1 Diagnostisches Vorgehen

- Anamnese, internistische und neurologische Untersuchung, Notfall-Labor, ggf. zerebrale Bildgebung
- *Labordiagnostik:* Routinelabor, sowie ggf. Erregerserologien (Borrelien, HIV, Mykobakterien, VZV), GQ 1b-AK, antineuronale AK, Schilddrüsenwerte, Schilddrüsen-AK, Pharmakaspiegel, BSG und/oder CRP
- diagnostische Ausbeute des kranialen CT bei sekundären Doppelbildern 0–40 %
- bei Horner-Syndrom ohne ZNS-Symptome CT-/MRT-Diagnostik von Kieferwinkel bis Th2 und ggf. Karotisduplexsonografie, aber Ursachennachweis (Karotisdissektion, Tumor) gelingt bildgebend nur bei 15–20 %
- Indikationen für rasche zerebrale Bildgebung: HN-III-Läsion vor allem mit Pupillenbeteiligung (*sofortiger Aneurysmaausschluss!*), pulsierender Exophthalmus und korkenzieherartige Bindehautgefäße (V. a. Karotis-Sinus-cavernosus-Fistel), ZNS-Zusatzsymptome (s. oben), akute Kopfschmerzen, schmerzhaftes Horner-Syndrom, Auftreten nach Trauma, Läsion multipler Hirnnerven, Alter < 50 Jahre, Malignomanamnese
- MRT Kopf mit KM, in Notfallsituation oder nach Trauma ggf. zunächst cCT
  - bei schmerzhafter HN-III-Parese, Horner-Syndrom mit Schmerzen oder pulsierendem Exophthalmus mit CT-Angiografie
  - bei V. a. Sinus-cavernosus-Thrombose mit CT-/MR-Phlebografie
- einseitige HN-VI-Läsion oder HN-IV-Läsion ohne Trauma und ohne weitere Defizite beim Patienten > 65 Jahre mit vaskulären Risikofaktoren erfordert i. d. R. keine Notfallbildgebung
- individuell MRT bzw. Dünnschicht-CT der Orbita mit KM (Orbitaprozesse), Katheterangiografie (Aneurysma, interventionell bei Karotisdissektion)
- ggf. Liquor (Meningismus, Fieber, V. a. Meningeosis)
- ggf. Elektroneurografie (V. a. Myasthenie /Miller-Fisher-Syndrom)

Akute Okulomotorikstörung

- ggf. Augenarzt-Konsil bei monokulären Doppelbildern, Sehminderung, Leitsymptom „rotes Auge", Glaukomanfall und zur pharmakologischen Differenzierung (prä-/postganglionär) eines Horner-Syndroms
- *Myasthenieverdacht:* Gabe von Edrophoniumchlorid 2–10 mg i. v. (Effekt nach 1 min) unter HF-Überwachung oder orale Gabe von Pyridostigmin 60 mg (Effekt nach 20–30 min); Eiskühlung des Auges für 2 min beseitigt Ptose (nicht spezifisch); im Verlauf 3-Hz-Frequenzstimulation, AChR-AK, MuSK-AK, LRP4-AK, Thymomdiagnostik

14.6.2 Anamnese

- Dauer, Verlauf (akut oder progredient) und Auslöser der Beschwerden, Schmerzen (Kopf, Auge, Bulbusbewegungsschmerz), Trauma, Fieber/Infekt (NNH), früheres Schielen, Augen-OP, Doppelbildzunahme in Nähe oder Ferne, Ptose, Visusminderung, Abhängigkeit von Blickrichtung oder Kopfposition, tageszeitliche bzw. Belastungsabhängigkeit, Nachbilder, nicht-okuläre Symptome
- > 50 Jahre: Polymyalgie, Kaumuskelermüdung, Allodynie der Kopfhaut, Gewichtsverlust
- Vorerkrankungen (v. a. Malignom, zerebrovaskulär, Schilddrüse), vaskuläre Risikofaktoren, Medikation

14.6.3 Körperliche Untersuchung

- Inspektion der Augenregion (konjunktivale Injektion, Einblutungen, Korkenziehergefäße, eitriges Sekret)
- spontane Kopfposition
  - Kopfkippung: Ocular-Tilt-Reaktion zur Seite des tieferstehenden Auges; bei HN-IV-Parese nach kontralateral
  - Kopfdrehung zur Seite der Läsion: HN-VI-Parese
- spontane Lid- und Augenstellung (normale Lidweite: Oberlid bedeckt 1–2 mm der Kornea; Unterlid auf Höhe Korneagrenze; Versatz des Lichtreflexes auf Kornea um 1 mm = ca. 7° Bulbusachsenabweichung): dokumentiere Blickrichtung mit maximaler Doppelbild-(DB-)Wahrnehmung, DB-Stellung zueinander (vertikal, horizontal, diagonal, verkippt) und Abstand
  - Lidretraktion: z. B. dorsale Mittelhirnläsion (beidseits)
  - Exophthalmus: endokrine Orbitopathie (beidseits), Tumor (unilateral), Pseudotumor orbitae (unilateral), Karotis-Sinus-cavernosus-Fistel (pulsierend, unilateral), Orbitaphlegmone (unilateral)
- Bulbusmotilität in diagnostischen Blickrichtungen, konjugierte oder diskonjugierte Abweichung vom Blickziel (▶ Abb. 14.1, ▶ Abb. 14.2, ▶ Abb. 14.3; ▶ Tab. 14.5)
- Motilität der Bulbi nach oben nimmt im Alter von > 30° auf < 15° ab
- Spontan-/Blickrichtungsnystagmus vorhanden?
- falls fluktuierende Symptomatik: Simpson-Test
- Blickfolgebewegungen (unilateral sakkadiert?)
- Sakkaden selbstinitiiert, auf Kommando und auf visuellen Trigger: Latenz, Geschwindigkeit, Zielgenauigkeit
- vestibulookulärer Reflex (VOR)
  - VOR (okulozephaler Reflex) horizontal testet HN III, HN VI, Pons
  - VOR vertikal testet HN III, HN IV, Mittelhirn

Akute Okulomotorikstörung

- Konvergenzreaktion
- Gesichtsfeld
- Cover-/Uncover-Test bei Doppelbildern (Strabismus, Skew Deviation?): beobachte am nicht abgedeckten Auge für 2 s ggf. Einstellbewegung bei Wechsel des fixierenden Auges (Tropie = manifeste Deviation oder Phorie = latente Deviation)
- *Doppelbildregeln:*
  - gekreuzte DB bei ungekreuzten Blickachsen (Exotropie) und ungekreuzte DB bei gekreuzten Blickachsen (Esotropie)
  - Bild des paretischen Auges stets weiter außen (ggf. Identifikation durch farbiges Glas über einem Auge)
- *Pupillenfunktion:* Anisokorie (ggf. im Dunkeln deutlicher), Pupillenform (entrundet bei Iriserkrankung: Trauma, Synechien), Lichtreaktion (LR) seitengetrennt, Nahreaktion falls LR pathologisch, Swinging-Flashlight-Test mit wechselnder Beleuchtung jedes Auges für jeweils 2 s (Affektion des N. oder Tractus opticus, retinale Ischämie, Ablatio retinae, Glaukom)
- falls pulsierender Exophthalmus: Auskultation der Orbita
- falls Augenschmerz oder Sehminderung: Fundoskopie sofern möglich

14.7 Differenzialdiagnosen

- In ▶ Tab. 14.1, ▶ Tab. 14.2, ▶ Tab. 14.3, ▶ Tab. 14.4, ▶ Tab. 14.5, ▶ Tab. 14.6, ▶ Tab. 14.7, ▶ Tab. 14.8 und ▶ Tab. 14.9 sind die Differenzialdiagnosen anhand der Leitsymptome dargestellt.
- ▶ Abb. 14.1, ▶ Abb. 14.2 und ▶ Abb. 14.3 zeigen Okulomotorikstörungen durch Läsion einzelner Hirnnerven.

Tab. 14.1 Okulomotorikstörung: Leitsymptom akute Ptose.

unilateral	bilateral
mit Miosis → Horner-Syndrom	mit Miosis → Horner-Syndrom bds. (selten)
mit Mydriasis → HN-III-Läsion	mit Mydriasis → Botulismus, Mittelhirnläsion (mittelweit), Miller-Fisher-Syndrom (variabel)
Pupillen normal → Myasthenie, Fazialisparese (Ptose leicht)	Pupillen normal → Myasthenie, Guillain-Barré-Syndrom, ausgedehnte uni- oder bihemisphärische Läsion

Tab. 14.2 Okulomotorikstörung: Leitsymptom spontane Augenfehlstellung.

konjugiert	diskonjugiert horizontal	diskonjugiert vertikal
Blickdeviation horizontal (Pons, Frontallappen) oder vertikal (Mittelhirn)	HN-VI-Läsion (Esotropie)	HN-III-Läsion
okulogyre Krise (Neuroleptika)	internukleäre Ophthalmoplegie	HN-IV-Läsion (häufigste Ursache vertikaler Doppelbilder)
	dekompensierter Strabismus	Skew Deviation
		dekompensierter Strabismus

Akute Okulomotorikstörung

Tab. 14.3 Okulomotorikstörung: Leitsymptom Doppelbilder.

monokulär	binokulär		
selten organisch, i. d. R. okuläre Ursachen: Katarakt, Refraktionsfehler (Blick durch kleines Loch eliminiert Doppelbilder), Retina; selten Nach-/Mehrfachbilder bei okzipitaler Läsion	*intermittierend*		z. B. Myasthenie, muskuläre Erkrankungen, dekompensierte Phorie
	dauerhaft: in der Regel ausgeprägter in der Ferne, Ausnahme: Adduktions-/Konvergenzparese	*unabhängig von Blickrichtung* (konkomitant)	*Ursache selten neurologisch:* Skew Deviation (vertikal), alte Schielfehlstellung, alter paralytischer Strabismus
		abhängig von Blickrichtung (inkomitant)	*Ursache oft neurologisch:* Hirnnervenläsion, inter-/supranukleäre Störung (z. B. INO, einige Fälle von Skew Deviation), Augenmuskel- und Orbitaprozesse, selten: rezidivierende schmerzhafte ophthalmoplegische Neuropathie (Ausschlussdiagnose, meist HN III)

Tab. 14.4 Okulomotorikstörung: Leitsymptom vertikale Doppelbilder.

N.-trochlearis-Parese	Skew Deviation
kompensatorische Kopfkippung zur gesunden Seite	Kopfkippung zur Seite des tieferstehenden Auges
im Liegen und in aufrechter Haltung gleich	in aufrechter Haltung zunehmend
Doppelbild vertikal versetzt und leicht verkippt, Zunahme bei Blick zur Nase	Doppelbild vertikal versetzt, meist unabhängig von Blickrichtung

Tab. 14.5 Okulomotorikstörung: Läsionen der drei okulomotorischen Hirnnerven.

N. oculomotorius	N. trochlearis	N. abducens
Augendeviation nach lateral unten, Ptose • *mit Mydriasis*: oft Kompression z. B. durch Aneurysma, transtentorielle Herniation, selten mikrovaskulär • *ohne Mydriasis* und oft schmerzhaft: oft mikrovaskuläre Ischämie	Augendeviation nach medial oben, 70 % Kopfkippung nach kontralateral	Augendeviation nach medial, z. T. Kopfdrehung nach ipsilateral
bei Hirnstammläsion kontralaterale Blickheberparese und Ptose bds. möglich, oft mit kontralateraler Hemiataxie, Hemiparese, Tremor	bei Hirnstammläsion kontralaterale Parese und/oder ipsilaterales Horner-Syndrom, oft Hemiataxie, Hemihypästhesie	bei Hirnstammläsion ipsiversive horizontale Blickparese, oft HN-VII-Parese, oft kontralaterale Hemiparese
maximale DB-Wahrnehmung bei Blick nach kontralateral und oben (diagonal, gekreuzt)	maximale DB-Wahrnehmung bei Blick zur Nase (diagonal, vorwiegend vertikal)	maximale DB-Wahrnehmung bei Blick nach lateral (horizontal, ungekreuzt)
bilateral selten	bilateral 5–20 %	bilateral 5–20 %
Ursachen: Aneurysma 5–30 %, mikrovaskulär (z. B. Diabetes mellitus, oft Erstmanifestation!) 10–40 %, Trauma 10–25 %, Tumor 5–20 %, neurochirurgische OP 10 %	*Ursachen*: Trauma 20–65 %, mikrovaskulär (z. B. Diabetes mellitus) 0–60 %, Tumor 5–20 %	*Ursachen*: Tumor 20–40 %, mikrovaskulär (z. B. Diabetes mellitus) 15–25 %, Trauma 15–20 %, Hirndruckerhöhung, Liquorleck, ggf. bilateral

Tab. 14.6 Okulomotorikstörung: Leitsymptom kombinierte oder bilaterale Störung der Okulomotorik.

Lokalisation	oft schmerzhaft	oft schmerzlos
Hirnstamm	Schädel-Hirn-Trauma, zentrale Herniation (Koma)	Wernicke-Enzephalopathie, Hirnstamminfarkt, -blutung, -enzephalitis, Multiple Sklerose
subarachnoidal	Tumorinfiltration Schädelbasis, Schädel-Hirn-Trauma, Basilarisaneurysma, Herpes zoster, basale Meningitis, hypertrophe Pachymeningitis	Guillain-Barré-Syndrom, Miller-Fisher-Syndrom, HIV-Infektion, Diphtherie, Neuroborreliose, Sarkoidose, Meningeosis
Sinus cavernosus	Tumorinfiltration, Karotisaneurysma, Karotis-Sinus-cavernosus-Fistel, Sinus-cavernosus-Thrombose (oft bilateral), Tolosa-Hunt-Syndrom (unilateral), Hypophyseninfarkt	Granulomatose mit Polyangiitis, Mukormykose

Akute Okulomotorikstörung

Tab. 14.6 Fortsetzung

Lokalisation	oft schmerzhaft	oft schmerzlos
Orbita	Trauma, Tumorinfiltration, Orbitainfektion, Pseudotumor orbitae (Bewegungsschmerz), okuläre Myositis (Bewegungsschmerz, z. T. Exophthalmus)	Myasthenia gravis, Botulismus, endokrine Ophthalmopathie
systemisch	Diabetes mellitus, Riesenzellarteriitis (Kauschmerz, Allodynie der Kopfhaut, BSG/CRP)	Intoxikationen (Sedativa, Trizyklika, Organophosphate, Carbamazepin), Vincristin

Tab. 14.7 Okulomotorikstörung: zentrale Topodiagnostik.

Läsionsort	mögliche Befunde
frontoparietale Hemisphäre (frontales, parietales Augenfeld)	*Blickdeviation zum Herd* (läsionell, für ca. 5 Tage, durch VOR oft überwindbar) oder nach kontralateral (epileptisches Reizphänomen)
Dienzephalon	*Ocular-Tilt-Reaktion* kontraversiv
	Blickdeviation nach unten
	selten Blickdeviation vom Herd weg (Thalamus)
	vertikale Blickparese
Mittelhirn (Thalamus)	*vertikale Blickparese nach oben oder unten* (vertikaler VOR und Bell-Phänomen oft ausgespart)*
	Konvergenz-Retraktions-Nystagmus (spontan oder bei Aufblick)*
	* in Kombination = Parinaud-Syndrom
	Ocular-Tilt-Reaktion kontraversiv
	Upbeat-Nystagmus
	internukleäre Ophthalmoplegie
Pons	*horizontale Blickparese* (BP) *zum Herd, z. T. mit Blickdeviation vom Herd weg*
	internukleäre Ophthalmoplegie (INO) (gestörte Adduktion plus Abduktionsnystagmus kontralateral; selten Bulbusdivergenz; Konvergenz bei Ponsläsion intakt; selten bilateral)
	Eineinhalb-Syndrom (horizontale BP + INO, mit Exotropie)
	Ocular-Tilt-Reaktion ipsi- oder kontraversiv
	Downbeat-Nystagmus
Medulla	Upbeat-Nystagmus
	Downbeat-Nystagmus
	Ocular-Tilt-Reaktion ipsiversiv
Zerebellum	Spontannystagmus (transient)
	Opsoklonus
	Sakkadendysmetrie
	Blickfolgesakkadierung und Blickrichtungsnystagmus
	Downbeat-Nystagmus

Akute Okulomotorikstörung

Tab. 14.8 Okulomotorikstörung: Leitsymptom Pupillenstörung.

Pupillenbefund	Miosis	Mydriasis
nicht oder reduziert lichtreagibel	*bilateral* • *akute Ponsblutung/- infarkt* (oft horizontale Blickparese, weitere Hirnstammdefizite) • Opiate • Pilocarpin-Augentropfen o. Ä. • Cholinesteraseinhibitor • Argyll-Robertson-Pupille (Nahreaktion intakt, Form irregulär)	*bilateral* • Mittelhirnläsion, z. B. Parinaud-Syndrom (mittelweit, oft vertikale BP, z. T. Konvergenzparese) • Mydriatika-, Atropin-Augentropfen, Belladonna • Cannabis, Amphetamine, Kokain, Ecstasy u. Ä. • bilaterale Amaurose (Läsion vor C. geniculatum laterale) • Hypothermie • Hirntod
	unilateral • Bulbustrauma (Hämatom)	*unilateral* • *N.-oculomotorius-Läsion* (mit Ptose/Bulbusmotilitätsdefizit) • *Pupillotonie* (Nahreaktion besser, aber langsam, langsame Wiedererweiterung, i. d. R. benigne, falls > 50 Jahre: CRP/BSG bestimmen) • Iridoplegie nach Trauma • akuter Glaukomanfall (Auge rot, Korneaödem) • Mydriatika-, Atropin- Augentropfen • Belladonna, Engelstrompete
normal lichtreagibel	*bilateral* • hohes Alter	*bilateral* • kurz postiktal • Angst
	unilateral • langbestehende Pupillotonie • *Horner-Syndrom* (im Dunkeln deutlicher) • Iritis (Form irregulär) • physiologisch (Differenz < 1 mm, im Dunkeln Differenz gleich)	*unilateral* • physiologisch (Differenz < 1 mm)

Akute Okulomotorikstörung

Tab. 14.9 Okulomotorikstörung: Leitsymptom Horner-Syndrom.

Syndrom, Lokalisation	Symptome	Diagnostik
Horner-Syndrom zentral (15%): Hirnstamm	• mit Hemihypo-/-anhidrose ipsilateral • weitere zentrale Defizite (z. B. Wallenberg-Syndrom, Myelonläsion)	ggf. MRT Kopf
Horner-Syndrom präganglionär (45%): Mediastinum, Lungenapex, Halsweichteile	• mit oberer Anhidrose Gesicht und z. T. Arm ipsilateral • ggf. Zeichen der unteren Armplexusläsion (Th1)	ggf. Röntgen-Thorax, CT Thorax, Sonografie Schilddrüse, MRT HWS, MRT Thoraxapertur
Horner-Syndrom postganglionär (45%): Karotis, Schädelbasis bzw. mittlere Schädelgrube, Orbita	• z. T. Anhidrose hemifazial • Karotisdissektion: Schmerz, ggf. Zeichen der zerebralen Ischämie • Cluster-Kopfschmerz: Periodik • Sinus-cavernosus-/Orbita-Affektion	ggf. Duplexsonografie Karotis, MR-/CT-Angiografie Hals, MRT Kopf, Dünnschicht-CT Schädelbasis/Orbita
Pseudoenophthalmus, 10% ohne Ptose; ggf. pharmakologische Differenzierung		

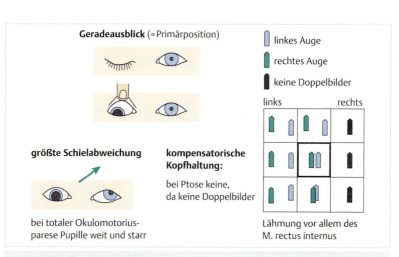

Abb. 14.1 Akute Okulomotorikstörung. N.-oculomotorius-Parese rechts. (Quelle: Mattle H, Mumenthaler M. Neurologie. 13. Auflage. Stuttgart: Thieme, 2013)

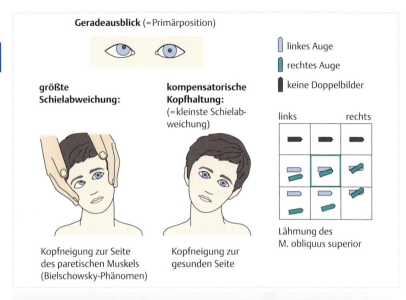

Abb. 14.2 Akute Okulomotorikstörung. N.-trochlearis-Parese rechts. (Quelle: Mattle H, Mumenthaler M. Neurologie. 13. Auflage. Stuttgart: Thieme, 2013)

14.8 Therapie
14.8.1 Therapeutisches Vorgehen

- sekundäre Okulomotorikstörung: ursachenspezifische Therapie von ischämischem Schlaganfall, intrazerebraler Blutung, Sinus-cavernosus-Thrombose, Myasthenia gravis, Guillain-Barré-Syndrom, Wernicke-Enzephalopathie, Herpes zoster, Fazialisparese oder Riesenzellarteriitis (s. entsprechende Kapitel)
- MS-Schub mit Doppelbildern: ggf. Methylprednisolon i. v. 1 g über 3–5 Tage
- Karotisdissektion: ASS 100 mg/d oder OAK
- intrakranielles Aneurysma oder direkte Karotis-Sinus-cavernosus-Fistel mit hohem Shuntvolumen: interventioneller (oder neurochirurgischer) Verschluss
- endokrine Orbitopathie: Steroidpuls, Bestrahlung, ggf. Immunsuppression
- Tolosa-Hunt-Syndrom: Prednisolon 80–100 mg/kg über 14 Tage, langsam ausschleichen
- diabetische Hirnnervenparese: Optimierung der Diabetestherapie
- wechselnde Okklusion zur Doppelbildvermeidung, Prismen im stabilen Stadium, später ggf. korrektive Chirurgie
- *keine Fahreignung*, solange Doppelbilder vorhanden

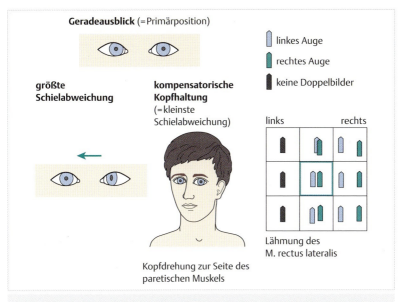

Abb. 14.3 Akute Okulomotorikstörung. N.-abducens-Parese rechts. (Quelle: Mattle H, Mumenthaler M. Neurologie. 13. Auflage. Stuttgart: Thieme, 2013)

14.9 Quellenangaben

[63] Glisson GC. Approach to diplopia. Continuum (Minneap Minn) 2019; 25: 1362–1375
[64] Huff JS, Austin EW. Neuro-Ophthalmology in emergency medicine. Emerg Med Clin N Am 2016; 34: 967–986
[65] Margolin E, Lam CTY. Approach to a patient with diplopia in the emergency department. J Emerg Med 2019; 54: 799–806
[66] Thömke F. Disorders of ocular motility. In: Urban PP, Caplan LR, eds. Brainstem Disorders. Stuttgart: Springer 2011; 105–130
[67] Weidauer S, Hofmann C, Wagner M et al. Neuroradiological and clinical features in ophthalmoplegia. Neuroradiology 2019; 61: 365–387

Teil III

Therapieschemata Notaufnahme

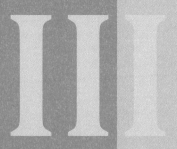

15 Ischämischer Schlaganfall und transitorische ischämische Attacke

Olaf Eberhardt

15.1 Definition

- ischämischer Schlaganfall (zerebrale Ischämie) ist Folge einer kritischen, temporären oder dauerhaften Minderversorgung von Teilen des Gehirns mit Blut
- je nach Schweregrad und Dauer der Minderdurchblutung konsekutiver Funktions- oder Vitalitätsverlust, bis zum Absterben von Zellverbänden aus Neuronen, Glia und Bindegewebe: Oligämie 20–60 ml Blut/100 g Gewebe/min, Penumbra 10–20 ml/min, Infarkt < 10 ml/min (Verlust von knapp 2 Mio. Nervenzellen/min bei großem Schlaganfall)
- Transitorische ischämische Attacke (TIA) historisch über Symptomdauer < 24 h definiert (lange Zeitdauer aber umstritten), doch hat sich parallel gewebebasierte Schlaganfalldefinition (Schlaganfall als bildgebend nachweisbare akute Läsion unabhängig von Symptomdauer) etabliert, da Diffusionsstörungen bei einem Drittel der klinisch definierten TIA nachzuweisen sind
- auch nicht klassische (nicht fokale) TIA-Symptome wie Bewusstseinsstörung, generalisierte Schwäche, isolierter Schwindel, isolierte Dysarthrie, isolierte Doppelbilder, bilaterale Sehminderung oder rein sensible Defizite sind in 10–20 % der Fälle mit DWI-Läsion und erhöhtem Risiko für nachfolgenden Schlaganfall verbunden; TIA-Diagnosescores sind von begrenztem Wert

15.2 Epidemiologie

15.2.1 Häufigkeit

- *Schlaganfallinzidenz* in Deutschland: 350/100 000 Personen/Jahr, d. h. 260 000–300 000 Menschen erleiden pro Jahr einen Schlaganfall, davon zwei Drittel erstmalig
  - Schlaganfallinzidenz fällt in reichen Ländern (um 1 %/Jahr), steigt in armen Ländern (um 5 %/Jahr)
  - 30-Tage-Sterblichkeit nach ischämischem Schlaganfall in Deutschland 6,4 % (2013)
  - 5-Jahres-Mortalität 20–65 %: Todesursache Nr. 2 in Europa
  - dritthäufigste Ursache für Verlust von Lebensjahren durch Tod oder Behinderung weltweit
- *TIA-Inzidenz:* 20–70/100 000/Jahr
  - TIA geht 15–30 % aller Schlaganfälle voraus, Schlaganfallschwere dann z. T. niedriger
  - 30 % der Schlaganfallpatienten erleiden später erneuten Schlaganfall oder TIA
  - nach TIA oder leichtem Schlaganfall besteht Risiko für Schlaganfall ≤ 7 d von 2 %, ≤ 90 d von 5–20 % (abhängig von ABCD2-Score)

15.2.2 Altersgipfel

- mittleres Alter Männer 69 Jahre und Frauen 73 Jahre
- steigende Inzidenz und Prävalenz im Alter, aber ein Viertel der Schlaganfälle unter 65 Jahre (juveniler Schlaganfall < 45 Jahre: Inzidenz 7–15/100 000/Jahr)

- Schlaganfallrisiko verdoppelt sich nach dem 55. Lebensjahr alle 10 Lebensjahre: wer das 60. Lebensjahr erreicht hat, hat ein Risiko um 20 %, einen Schlaganfall in der verbleibenden Lebenszeit zu erleiden

15.2.3 Geschlechtsverteilung

- Inzidenz und Prävalenz bei Männern um ein Drittel höher
- bei Frauen Durchschnittsalter und Schlaganfallschwere höher, Outcome etwas schlechter, aber kaum noch Mortalitätsdifferenz nach Adjustierung für andere Faktoren
- Anteil kardioembolischer Schlaganfälle bei Frauen höher

15.2.4 Prädisponierende Faktoren

- Effekte einzelner Risikofaktoren potenzieren sich in Kombination (Prävalenz > 18 Jahre in Deutschland: Immobilität 30 %, Hyperlipidämie 25 %, Übergewicht 20 %, Bluthochdruck 20 %, Rauchen 20 %, Diabetes mellitus knapp 10 %)
- Risiko für Vorhofflimmern (VHF) verdoppelt sich nach 55. Lebensjahr alle 10 Jahre: verantwortlich für 30 % der Schlaganfälle > 80 Jahre
- auch Vorhofflattern oder supraventrikuläre Tachykardie ohne Nachweis von VHF erhöhen Schlaganfallrisiko
- INTERSTROKE-Studien: 10 vermeidbare Risikofaktoren machen 90 % des Schlaganfallrisikos aus
- erheblicher Risikoanstieg mit niedrigem Sozialstatus
- genetische Faktoren

15.3 Ätiologie und Pathogenese

- makroangiopathisch (arterio-arteriell embolisch), mikroangiopathisch und kardioembolisch jeweils 20–25 %, seltene Ursachen, ungeklärt (25 %)
- juveniler Schlaganfall: kardioembolisch 15–35 % (VHF bei 2–20 %, offenes Foramen ovale), arteriosklerotisch 15–25 %, Dissektion 2–25 %
- Ischämiezunahme trotz Rekanalisation (reperfusion injury) infolge anhaltender Störung der Mikrozirkulation durch sog. Thrombinflammation, begünstigt durch Fieber, Hyperglykämie und Blutdrucksteigerung

15.4 Symptomatik

- Bei Vorstellung als TIA hat ein Viertel der Betroffenen nicht selbst bemerkte neurologische Defizite!
- Symptome äußerst vielgestaltig in *Abhängigkeit von Läsionsort*, z. B.
  - Mediainfarkt: sensomotorische Hemiparese, Blickwendung zum Herd, Aphasie (meist links), Apraxie (oft links), Neglect (oft rechtshemisphärisch)
  - Anteriorinfarkt: Beinparese oder beinbetonte Hemiparese, Abulie, transkortikale Aphasie
  - Posteriorinfarkt: Hemianopsie, Hemihypästhesie, Hemiataxie, Alexie (Ischämie links), Neglect (Ischämie rechts), z. T. passagere Hemiparese
  - Hirnstamminfarkt: z. B. Doppelbilder, Dysarthrie, Tetraparese, Bewusstseinsstörung, Ataxie

Ischämischer Schlaganfall und transitorische ischämische Attacke

- in Akutphase liegen Aphasie bei 15–40 %, Dysarthrie bei 10–30 %, Dysphagie bei 20–90 %, Inkontinenz bei 40–60 %, Delir bei 25 % sowie kognitive Defizite, Agnosien, Depression, Schlafapnoesyndrom u. a. vor
- *epileptische Anfälle* in Frühphase bei 2–6 %
- *Bewusstseinsstörung:* initiale Synkope selten; Koma 5–18 %
- *Kopfschmerz* bei 15–35 % der TIA und zerebralen Ischämien
- neurologische Verschlechterung in ersten Tagen durch Progression > Rezidiv bei 5–15 %, oft bei inkompletter Reperfusion, extra-/intrakraniellem Gefäßprozess oder lakunärem Infarkt (Pons, innere Kapsel)

15.5 Diagnostik

- Ziele:
  - frühzeitige ätiologische Einordnung
  - Ausschluss konkurrierender Ursachen: z. B. Hypoglykämie, Migräne mit Aura, epileptischer Anfall, Intoxikation, posteriore reversible Enzephalopathie, Wernicke-Enzephalopathie, intrakranielle Infektion, MS-Schub, Tumor (▶ Tab. 15.2)
  - Identifikation geeigneter Patienten für eine medikamentöse und/oder mechanische Rekanalisation
  - Erkennen von internistischen oder neurologischen Komplikationen

15.5.1 Diagnostisches Vorgehen

- Anamnese, Blutentnahme, knappe internistische und neurologische (NIHSS) Untersuchung, Bildgebung (Schlaganfall-CT), sekundär EKG, Röntgen-Thorax, Echokardiografie und Duplexsonografie der hirnversorgenden Gefäße
- Versorgung eines in domo auftretenden Schlaganfalls (4 %) läuft manchmal weniger eingespielt als bei Einlieferung von außen, sodass auch hierfür zeitoptimierter Algorithmus vorliegen sollte

15.5.2 Anamnese

- *wichtige Fragen bei Anmeldung:* Symptombeginn bzw. letzter beschwerdefreier Zeitpunkt, Lähmung, Sprachstörung, Sehstörung oder andere Akutsymptome, Symptomverlauf, Vigilanz, starke Kopfschmerzen, kardiopulmonale Stabilität
- *weitere Anamnese:* Epilepsieanamnese oder Hinweise epileptischer Anfall, Trauma, Fieber oder Infekt, vaskuläre Risikofaktoren, kardiale Vorerkrankungen, Drogenabusus, (gerinnungswirksame) Medikation, Ausschlussfaktoren Thrombolyse, bei Jüngeren Migräneanamnese und Schwangerschaft

15.5.3 Körperliche Untersuchung

- *erster Arztkontakt bei möglicher Thrombolyse/Thrombektomie* < 10 min nach Ankunft: NIHSS (s. Kap. 47 (S. 332)) sowie ggf. weitere Tests zur Erfassung von z. B. Aphasie, Delir oder Agnosie
- fokussierte körperliche (Atmung, Auskultation Herz und Lunge, ggf. Traumafolgen)

- Blutdruck, Herzfrequenz, Körpertemperatur, Atmung und SO_2
- keine sichere Möglichkeit, klinisch intrazerebrale Blutung von Ischämie zu unterscheiden!

15.5.4 Labor

- sofort Blutzucker
- Notfall-Labor: Blutbild, Na, K, Kreatinin, TSH, PTT, INR, TZ, CK, CRP, GPT, Troponin
- ggf. D-Dimere, ggf. DOAK-Aktivität, ggf. BGA, ggf. Toxikologiescreening (vor allem Alkohol, Kokain, Amphetamine); Lipidstatus und HbA1c-Wert im Verlauf
- Labor bei möglicher Lyseindikation und Fehlen offensichtlicher Kontraindikationen nicht abwarten, außer bei bekannter Gerinnungsstörung oder Einnahme von OAK inkl. DOAK
- Nierenwerte vor CTA oder DSA ohne Lyseindikation i. d. R. nicht abwarten; Nephropathierisiko mit KM bei Schlaganfall 3 %, s. Kap. 49 (S. 347)

15.5.5 Bildgebende Diagnostik

Duplexsonografie

- in vielen Fällen Einsatz erst nach der primären Notfallversorgung, mögliche Fragestellungen im Notfallsetting: Gefäßverschluss A. carotis interna, A. cerebri media, A. basilaris? Dissektion?

Echokardiografie

- im Einzelfall, mögliche Fragestellungen im Notfallsetting: Pumpfunktion? Takotsubo-Kardiomyopathie? Intrakavitäre Thromben? Hinweise auf Endokarditis? Aortendissektion?

Röntgen-Thorax

- mögliche Fragestellungen im Notfallsetting: Aspirationshinweise? Infiltrat? Stauung?

CT

- *cCT nativ* ausreichend für Lyseentscheidung
- Hinweise auf zerebrale Ischämie im cCT; z. B. ASPECT-Score s. Kap. 49 (S. 347): Verlust der Grau-Weiß-Differenzierung und der Abgrenzbarkeit der Basalganglien, der Inselrinde und an der Konvexität; Schwellung der Gyri mit Auspressung der Sulci; Hyperdensität der A. cerebri media (Sensitivität < 50 %), der A. basilaris (DD Aufhärtungsartefakte) oder punktförmig im Bereich von Mediaästen (dot sign, Sensitivität < 40 %).
- plus CT-Perfusion und CT-Angiografie insbesondere bei fluktuierendem Verlauf, V. a. Ischämie im hinteren Kreislauf und/oder möglicher Rekanalisationsindikation
- entscheidend ist immer rettbares Hirngewebe („tissue at risk")
- CT-Perfusion erlaubt allerdings keine sichere Unterscheidung von Stroke Mimic (epileptischer Anfall, Migräne mit Aura)
  - bei NIHSS ≥ 10 in ersten 3 h ist größerer intrakranieller Gefäßverschluss sehr wahrscheinlich

Ischämischer Schlaganfall und transitorische ischämische Attacke

- zur Abschätzung der Infarktgröße ASPECT-Score im nativen CT geeignet; s. Kap. 49 (S. 347): bei ASPECTS 0–5 meist schlechtes Outcome
- ähnlicher Score für hinteren Kreislauf (pc-ASPECTS) aus relativer Dichteminderung in Quellbildern der CT-Angiografie (Prognosewert umstritten): Normalbefund 10 Punkte
  - Abzug je 1 Punkt pro Thalamus, Kleinhirn oder Posteriorstromgebiet einseitig
  - Abzug je 2 Punkte für Mittelhirn oder Pons
- Quellbilder der CTA erlauben oft brauchbare Abschätzung des infarzierenden Gewebes
- Güte der Kollateralisierung kann in Entscheidungsfindung für Akuttherapie einfließen
- CTA stellt ggf. auch Aortendissektion, in 6 % intrakardiale Thromben und in knapp 1 % zusätzliche Lungenembolie (und gelegentlich bisher unbekannten Lungentumor) dar

MRT

- primäres MRT oder MRA in unklaren Fällen falls rasch verfügbar und praktikabel (z. B. Aufwach-Schlaganfall, Basilaristhrombose mit unklarer Ausdehnung der Hirnstammbeteiligung, Abgrenzung von Schlaganfall-Mimics), allerdings perakute Ischämien im Hirnstamm in sehr frühen MRT oft nicht erkennbar
- bei kardialer Ätiologie oft multiple bzw. bilaterale Ischämien
- initiale Bildgebung mit cCT und MRT s. ▶ Tab. 15.1

Tab. 15.1 Initiale Bildgebung mit cCT und MRT.

cCT	MRT
<ul><li>Nachweis früher ischämischer Veränderungen in ersten Stunden nativ bei rund 65 %, bei leichtem Schlaganfall bei 50 %, *ausreichend für Lyseentscheidung*</li><li>CT-Angiografie-Nachweis intrakranieller Gefäßverschlüsse mit hoher Sensitivität (92–100 %) und Spezifität (82–100 %), Kollateralisierung; Kontrastmittel s. Kap. 49 (S. 347)</li><li>CT-Perfusion stellt Perfusion quantitativ in ausgewähltem Gewebeblock dar, gerätebezogene Penumbra-Parameter variabel („Infarktkern" kann Infarktvolumen überschätzen)</li></ul>	<ul><li>sehr früher Nachweis ischämischer Veränderungen mit hoher Sensitivität (88–100 %) und Spezifität (95–100 %)</li><li>MRA-TOF: Nachweis intrakranieller Gefäßverschlüsse mit hoher Sensitivität (80–90 %, allerdings artefaktanfällig)</li><li>MR-Perfusion kein Standard</li><li>durch MRT-Diagnostik keine sicheren Vorteile in Bezug auf Tod, Abhängigkeit oder symptomatische intrazerebrale Blutung belegt</li></ul> **Vorteile**<ul><li>besserer Nachweis kleiner kortikaler, lakunärer, im Hirnstamm gelegener, ggf. subklinischer Infarkte (DWI bei klinischer TIA > 30 % positiv)</li><li>bessere Altersabschätzung von Ischämiearealen</li><li>Nachweis älterer Blutungsreste (Blutungsrisiko)</li><li>Möglichkeit zur Abgrenzung von vielen Stroke Mimics</li></ul>**Nachteile**<ul><li>längere Untersuchungszeit (je nach Protokoll), oft mehr Bewegungsartefakte</li><li>Akutverfügbarkeit oft eingeschränkt</li><li>problematisch bei Patienten mit hoher Aspirationsgefahr, Erbrechen, Vigilanzminderung, hämodynamischer Instabilität, Patientenunruhe, Klaustrophobie, Herzschrittmacher oder anderen Metallimplantaten</li></ul>

Ischämischer Schlaganfall und transitorische ischämische Attacke

Angiografie

- Katheterangiografie i. d. R. nur in Interventionsbereitschaft angezeigt (Schlaganfallrisiko allgemein < 0,2 %, bei symptomatischer Karotisstenose 1–3 %)

15.5.6 Instrumentelle Diagnostik

EKG

- EKG erst nach Bildgebung: Rhythmus, Lagetyp, Blockbilder, Hypertrophiezeichen, Folgewirkungen von Elektrolytstörungen, Ischämiezeichen/Erregungsrückbildung, QTc-Zeit

EEG

- ggf. Abgrenzung eines epileptischen Geschehens als Schlaganfall-Mimic (ggf. nicht konvulsiv), nach epileptischem Frühanfall, bei unklarer Bewusstseinsstörung

15.6 Differenzialdiagnosen

- Differenzialdiagnosen von Schlaganfall/TIA s. ▶ Tab. 15.2; Faktoren, die zur Unterdiagnose von Schlaganfällen führen, sind in ▶ Tab. 15.3 aufgeführt.

15.7 Therapie

15.7.1 Therapeutisches Vorgehen

- *Information (Neuro-)Radiologie* über Schlaganfall mit möglicher Indikation zur medikamentösen oder endovaskulären Rekanalisation (= Notfall)
- *venöse Verweilkanüle* (möglichst in den nicht paretischen Arm), bei geplanter Lyse zweiter peripher-venöser Zugang sinnvoll
- Hypoglykämie, Hypoxämie und schwere hypertensive Entgleisung > 220/120 mmHg rasch moderat korrigieren

15.7.2 Rekanalisierende Pharmakotherapie: systemische Thrombolyse

- bei allen akuten Schlaganfallpatienten prüfen, ob Lysetherapie in Betracht kommt, auch bei Schlaganfall im hinteren Kreislauf
- Schlüsselfrage: Ist relevantes Defizit durch Therapie potenziell verhinderbar („tissue at risk")?
- „Time is brain": bei Lysetherapie bis 90, 180 bzw. 270 min nach Symptombeginn müssen jeweils 5, 9 bzw. 14 Patienten behandelt werden, um günstiges Outcome (mRS 0–2) zu erreichen.
- bei Lysetherapie > 4,5 h nach Symptombeginn müssen 11–14 Patienten behandelt werden, um sehr gutes Ergebnis mRS 0–1 zu erzielen

Tab. 15.2 Differenzialdiagnosen von Schlaganfall/TIA (Stroke Mimics, Stroke-like Episodes, transiente neurologische Attacken); wichtige Items kursiv.

Differenzialdiagnose	Bemerkungen
Migräneaura	Kopfschmerz, vorrangig Positivsymptome (in 90 % Dauer < 1 h), sehr selten Lähmung, Migräneablauf im Alter oft untypisch, Minderperfusion in Perfusions-CT möglich
epileptischer Anfall, ggf. mit Todd-Parese	Hyperperfusion möglich
metabolische Entgleisung	BZ, Na, Ca, Mg
ZNS-Infektion	Toxoplasmose, Morbus Whipple, HSV, FSME, Borreliose, Brucellose, Lues, Hirnabszess, SARS-CoV-2
ZNS-Inflammation	Sarkoidose, SLE, MS-Plaque, paraneoplastisch, HaNDL
posteriore reversible Enzephalopathie	Sehstörung, epileptischer Anfall, Bewusstseinsstörung, Kopfschmerz, über Gefäßgrenzen hinweg
Hashimoto-Enzephalopathie	TPO-AK in Serum/Liquor
SMART-Syndrom	nach ZNS-Bestrahlung, mit Kopfschmerz
peripher-vestibulärer Schwindel	Nystagmus nimmt unter Fixation ab, ggf. Ohrsymptome, ggf. wiederholte Attacken
Synkope	3–6 % haben fokale Symptome für Minuten
zerebrale Amyloidangiopathie	stereotyp rezidivierende positive oder negative Symptome (sensibel/aphasisch > visuell/motorisch), meist < 30 min
arteriovenöse Malformation	Steal-Phänomen
Hirntumor	langsame Progression, epileptischer Anfall
mitochondriale Zytopathie	selten, Läsion über Gefäßterritorien hinweg
subdurales (seltener epidurales) Hämatom oder Empyem	Traumaanamnese, Kopfschmerz; transiente Defizite durch epileptischen Anfall, Hypoperfusion oder kortikale Depolarisierung
Intoxikation	Alkohol, Methotrexat, Doxepin u. a.
angeborene Störung	Sturge-Weber-Syndrom u. a.
passagere, systemisch induzierte Remanifestation/Verstärkung neurologischer Defizite	bei metabolischer Störung oder systemischem Infekt
transiente globale Amnesie (S. 40)	isolierte Amnesie, RR oft erhöht
funktionelle Störung	inkonsistente Präsentation, Ablenkbarkeit

Tab. 15.3 Faktoren, die zur Unterdiagnose von Schlaganfällen führen (1–38 %, Schlaganfall als „Chamäleon").

Faktoren	Bemerkungen
niedriges Alter	–
weibliches Geschlecht	–
milde oder unspezifische Symptome	Gangstörung, Benommenheit, generalisierte Schwäche, Kopfschmerz, isolierte Dysarthrie, isolierte sensible Störung, Verwirrtheit
Symptome des hinteren Kreislaufs	Dreh-/Schwankschwindel, Übelkeit und Erbrechen, Bewusstseinsstörung, Synkope, Sehstörung bds.
passagere Symptome	–
begleitender epileptischer Anfall	Frühanfälle 2–6 %
begleitendes Trauma	an zervikale Gefäßdissektion oder Sturz durch Hemiparese denken
RR-Entgleisung, begleitendes Koronarsyndrom	Troponinerhöhung bei Schlaganfall häufig; 7–8 % mit RR-Krise oder Koronarsyndrom können gleichzeitig Schlaganfall haben
begleitender Infekt, Fieber	Fieber bei 25 % der Schlaganfälle < 48 h
andere Faktoren	niedriges Schlaganfallaufkommen in Klinik, keine neurologische Sichtung, Sprachbarriere

- Thrombolyse behält bisher auch in Kombination mit mechanischer Rekanalisation Stellenwert, indem sie zumindest in einigen Metaanalysen und SWIFT-DIRECT-Studie 2022 im Vergleich zur alleinigen Thrombektomie schwere Verläufe/Tod (mRS 5–6) reduziert oder die Chance auf mRS 0–2 erhöht, zumal Thrombektomie in 12–20 % der Fälle nicht zur Reperfusion führt; Kombinationstherapie mglw. bei dichtem Gefäßzeichen erfolgversprechender
- Indikation Lyse: Hirninfarkt mit Symptombeginn bzw. letzter gesunder Sichtung *< 4,5 h, bei Infarkt-Penumbra-Mismatch < 9 h* mit alltagsrelevantem, anhaltendem neurologischem Defizit (NIHSS-Wert nicht unbedingt maßgeblich; insbesondere bei frühen Fluktuationen Indikation stets prüfen!) und nach Ausschluss von Kontraindikationen
  - Infarktkern < 70 ml günstig
  - bei Lyse im Zeitfenster 4,5–9 h oder unklarem Zeitfenster (Wake-up-Schlaganfall) Schlaganfall-MRT (minimal DWI, FLAIR, Hämwichtung) oder multimodales Schlaganfall-CT
  - bei Schlaganfall bei Erwachen wird von Fachgesellschaften empfohlen, Symptomdauer ab Mitte der Schlafzeit (falls bekannt) zu schätzen
  - DWI-FLAIR-Mismatch im MRT zeigt bei unklarem Zeitfenster Ischämiedauer ≤ 4,5 h (auch bei lakunären Infarkten) an und stützt damit Indikation zur Thrombolyse, ist aber für Patienten > 80 Jahre, mit DWI-Läsion > ein Drittel Mediagebiet (> 70 ml) oder mit gesichertem Beginn > 4,5 h nicht evaluiert; alternativ Perfusionsbildgebung im cCT

Ischämischer Schlaganfall und transitorische ischämische Attacke

- Off-Label-Lyse *im Zeitfenster 4,5–9 h* bei großem Areal mit Perfusionsstörung und kleiner Infarktdemarkierung (Mismatch Infarktkern/Perfusion im cCT oder MRT z. B. > 10 ml) nach entsprechender Aufklärung erwägen – vorzugsweise dann, wenn keine Thrombektomie möglich ist
  - Lysetherapie im erweiterten Zeitfenster ist mit erhöhter Mortalität verbunden (3 %)
- flaue Infarktdemarkierung im Nativ-CT > ein Drittel Mediagebiet ist nicht unbedingt Kontraindikation
- zerebrale Mikroblutungen erhöhtes Blutungsrisiko, sind aber i. d. R. kein Ausschlussgrund für Lyse (ESO rät aber von Lyse bei > 10 Mikroblutungen ab)
- duale Thrombozytenhemmung vor Lyse erhöht Blutungsrate, aber positiver Outcome-Effekt bleibt bestehen
- Lyse bei Ischämie im hinteren Kreislauf führt zu günstigem Outcome = mRS 0–2 bei etwa 60 %, mit weniger Hirnblutungen als in der vorderen Zirkulation
- bei Basilaristhrombose mit Komadauer > 6 h ggf. zunächst MRT (DWI, FLAIR, Hämsequenz) zur Bestimmung des irreversiblen Gewebeschadens
- Zeitziel von Einlieferung bis Therapiebeginn („door to needle time") bei i. v. Lyse < 30 min
- bei fehlender Möglichkeit zur Aufklärung (Vigilanzminderung, Aphasie) Begleitpersonen aufklären, möglichst ohne Lyse zu verzögern; höhere Ansprüche an Aufklärung bei Behandlung außerhalb der Alteplase-Zulassung = Off-Label-Lyse (▶ Tab. 15.3)
- Blutdruck über 185 mmHg systolisch/105 mmHg diastolisch vor Lysebeginn oder vor endovaskulärer Intervention und für nächste 24 h medikamentös auf 140–180/80–100 mmHg senken
- systemische Thrombolyse mit *rtPA* (Actilyse) *0,9 mg/kgKG (maximal 90 mg), 10 % als Bolus, Rest über 60 min per Perfusor* (1 mg/ml): Lösung nicht schütteln, Start so rasch wie möglich nach Auswertung des Nativ-CT, keine anderen Medikamente parallel über selben peripher-venösen Zugang (praxisnahe Anleitung: Schell M & Thomalla G. Neurologie up2date 2020)
- niedrige rtPA-Dosis 0,6 mg/kg wird nicht empfohlen
- Tenecteplase 0,25(–0,4) mg/kg i. v. mit Vorteil der Bolusapplikation und möglichem Benefit bei größerer Gefäßokklusion ist Off-Label-Therapie, wird seit 2021 von ESO mit niedrigem Evidenzgrad vor geplanter Thrombektomie empfohlen
- nach Lyse neurologische Untersuchung (inkl. NIHSS) nach 1 und 2 h und dann alle 6 h falls klinisch stabil
- bei nicht beherrschbarer RR-Entgleisung > 180 mmHg, starken Kopfschmerzen, neurologischer Verschlechterung, Vigilanzabnahme oder Erbrechen rtPA-Infusion stoppen und notfallmäßige cCT-Kontrolle
  - Blutdruckmessung alle 15 min in den ersten 4 h, dann alle 30 min in den ersten 24 h
  - prognostisch günstigster RR wahrscheinlich um 130–140 mmHg systolisch (unter Einbezug ENCHANTED-Studie 2022)
- oft begrenzter Lyseeffekt bei langen Thromben (> 10 mm), bei Thromben ohne Erhöhung der Dichtewerte nach KM-Gabe, bei Verschlüssen der (intrakraniellen) A. carotis interna (Rekanalisationsrate < 10 %) oder des M1-Abschnitts der A. cerebri media (Rekanalisationsrate 30 %)
- *bei Angioödem unter rtPA* (1–5 %, bei ACE-Hemmer-Gabe Risiko erhöht): Dimetinden 2 Amp. i. v. plus Prednisolon oder Methylprednisolon 250–500 mg i. v.
  - bei schwerem Angioödem plus 0,3 ml Adrenalin (0,1 %) s. c. oder p.inhal.

- Icatibant 3 ml = 30 mg s. c. (nach 6 h wiederholen) oder C1-Esterase-Inhibitor 20 IE/kg sind bei anderen Formen des Angioödems wirksam
- ggf. Intubation
- bei symptomatischer extra- oder intrazerebraler *Blutung nach rtPA-Gabe* (ICB 5–6 %, seltener im hinteren Kreislauf, Auftreten meist < 24 h) mit vitaler Bedrohung *Prothrombinkomplex-Konzentrat (PPSB) oder gefrorenes Frischplasma 1–2 Einheiten, im Einzelfall Tranexamsäure 10–20 mg/kgKG bzw. 1000 mg i. v.* (ohne Studienevidenz)
  - bei Hb-wirksamer Blutung ggf. Erythrozytenkonzentrate, ggf. neurochirurgisches Konsil
- nach Thrombolyse i. v. oder i.a. keine Thrombozytenaggregationshemmer oder andere Gerinnungshemmer für 24 h, dann Blutungsausschluss im Kontroll-CT oder MRT
- Aufnahme des Patienten auf neurologische Stroke Unit oder Intensivstation im Zeitfenster < 3 h nach Aufnahme Bettruhe nach Lyse für 12–24 h
- kein ZVK, keine arterielle Punktion oder i. m. Injektion < 6h, besser < 24 h nach Lyse

Ausschlusskriterien für rtPA

Tab. 15.4 Alteplase-Kontraindikationen (Auswahl) und ihre Bewertung (im Einzelfall prüfen).

Faktoren	Bemerkungen
Alter < 16 Jahre	Daten zu rekanalisierenden Therapien < 18 Jahre spärlich
Diabetiker mit Schlaganfall in der Anamnese	nach bisherigen Daten Lyse < 4,5 h relativ sicher und effektiv
rasch rückläufige Symptome	therapieleitend sind weiterhin vorhandene, behindernde Symptome
schweres neurologisches Defizit (z. B. NIHSS > 25)	nach bisherigen Daten Lyse < 4,5 h relativ sicher und effektiv: individuelle Therapieentscheidung
Schlaganfall in letzten 3 Monaten	in USA keine Kontraindikation, nach bisherigen Daten Lyse < 4,5 h relativ sicher und effektiv: individuelle Therapieentscheidung
epileptischer Anfall bei Symptombeginn	nicht maßgeblich, wenn akuter Schlaganfall als Symptomursache belegt und kein größeres Trauma resultierte
Blutdruck > 185/110 mmHg trotz antihypertensiver Therapie	RR-Grenze möglichst einhalten; bereits Einsatz von i. v. Medikation zur RR-Senkung formale Kontraindikation, aus unserer Sicht nicht relevant
Schwangerschaft	keine Gegenanzeige, nur Risikoabwägung; wenige bisherige Lysefälle in Schwangerschaft waren bei 80 % sicher; keine Lyse 10 d post partum; in Menstruation ohne Menorrhagie Risiko in Rücksprache mit Gynäkologie abwägen
frühere Subarachnoidalblutung	Lyse erwägen bei behobener Blutungsursache
intrakranielles Aneurysma, intrakranielle Dissektion	bei unrupturierten Aneurysmen insbesondere < 10 mm Größe Lyse erwägen, aber Risiko bei intrakranieller Dissektion unsicher

Tab. 15.4 Fortsetzung

Faktoren	Bemerkungen
kürzliche schwere Blutung	keine Lyse, falls Gefahr der Rezidivblutung
Leberzirrhose mit Ösophagusvarizen, aktive Hepatitis, gastrointestinale Blutung < 3 Monate	ggf. Rücksprache mit Gastroenterologie zu Blutungsrisiko und individuelle Risiko-Nutzen-Abwägung
Tumor mit erhöhter Blutungsneigung	Lyse nur bei Überlebenszeit > 6 Monate sinnvoll; bei aktiver Krebserkrankung erhebliche ICB-Zunahme (OR 9,8); Lyse bei extraaxialem ZNS-Tumor zu erwägen
akute Pankreatitis	keine Lyse bei schwerer Verlaufsform
Endokarditis, Perikarditis	zu hohes Blutungsrisiko (13 %) bei Endokarditis, auch spontan; zu Perikarditis ggf. Rücksprache Kardiologie; keine Lyse bei Aortendissektion
STEMI	keine offizielle Gegenanzeige, aber möglichst keine Lyse nach STEMI für 6 h–7 d
hämorrhagische Retinopathie	keine offizielle Gegenanzeige, ggf. RS mit Augenarzt zu Blutungsrisiko und individuelle Risiko-Nutzen-Abwägung
Gefäßpunktion u. Ä. an nicht komprimierbarer Stelle < 10 Tage	Vorausgehende Liquorpunktion keine offizielle Gegenanzeige: Lyse nach Risiko-Nutzen-Abwägung erwägen
größere Operation, Trauma < 3 Monate	ggf. Rücksprache mit entsprechender Fachabteilung zu Blutungsrisiko und individuelle Risiko-Nutzen-Abwägung
Heparin in letzten 48 h mit erhöhter aktivierter partieller Thromboplastinzeit (aPTT)	keine Lyse bei PTT > 1,5fach verlängert oder > 40 s
Thrombozytenzahl < 100 000/µl	keine Lyse: intrakranielle Blutungen 17 %, symptomatisch 8 %
Blutglukose < 50 mg/dl oder > 400 mg/dl	in USA keine Kontraindikation; Lyse auch > 400 mg/dl sinnvoll; < 50 mg/dl Lyse nach BZ-Normalisierung vertretbar, wenn Defizit persistiert
bei Off-Label-Anwendung von rtPA Patienten und/oder Angehörige informieren und Aufklärung schriftlich dokumentieren	

Thrombolyse unter oralen Antikoagulanzien

- Kontraindikation Einnahme von Vitamin-K-Antagonisten mit INR > 1,7
- Kontraindikation Einnahme direkter oraler Antikoagulanzien (DOAK) mit Spiegel im Wirkbereich oder letzter Einnahme < 4 h
- bei normaler GFR kein relevanter Spiegel, falls DOAK-Einnahme > 48 h (Dabigatran 24 h; 96 h bei GFR < 30 ml/min) zurückliegend
    - spezifische Gerinnungstests nicht in allen Labors etabliert
    - normale PTT oder INR schließen relevanten Wirkspiegel nicht aus

Ischämischer Schlaganfall und transitorische ischämische Attacke

- Dabigatran: wahrscheinlich kein erhöhtes Blutungsrisiko, falls Thrombinzeit maximal zweifach erhöht oder Ecarin Clotting Time (ECT) normal oder Dabigatrankonzentration < 30(–50) ng/ml
  - im Einzelfall Thrombolyse unter Dabigatran nach Idarucizumab-Gabe möglich Idarucizumab 5 g i. v. (2 × 2,5 g) bei Dabigatranspiegel > 100 ng/ml, im Einzelfall auch bei Spiegel 50–100 ng/ml, bei PTT > 40 s (alle falls Einnahme > 4 h), oder bei letzter Einnahme < 4 h
  - Start Thrombolyse 5 min nach 2. Idarucizumab-Gabe
  - ggf. Lyseabbruch empfohlen, falls Thrombinzeit, ECT oder Dabigatranspiegel nach Idarucizumab nicht normalisiert
- Apixaban, Rivaroxaban, Edoxaban: wahrscheinlich kein erhöhtes Blutungsrisiko, falls substanzspezifische Aktivität > 4 h nach Einnahme < 30(-50) ng/ml bzw. falls anti-Xa-Aktivität < 0,5 U/ml
- DOAK-Urin-Dipsticks zur Lyseentscheidung nicht ausreichend

15.7.3 Endovaskuläre Rekanalisation bei zerebraler Ischämie

- größerer Gefäßverschluss bei 10–20 % der Schlaganfälle, Vorhersagewert klinischer Skalen hierfür begrenzt (Sensitivität < 80 %)
- Thrombektomie bis 24 h ab letztem beschwerdefreiem Zeitpunkt (in Einzelfällen auch > 24 h!) möglich, auch > 80 Jahre oder bei hohem NIHSS > 20
- Time is brain: Reperfusionschance sinkt um > 20 % mit jeder verlorenen Stunde
- Voraussetzung bei Symptomdauer > 6 h: Bildgebung mit Darstellung von Infarktkern, Perfusion und Kollateralen
- Daten unsicher für niedrigen NIHSS < 6, ASPECT < 6 oder Infarktkern > 70–100 ml (in 3 Studien 2022/2023 profitierten auch Patienten mit ASPECTS < 6, NNT 5–6 zum Erreichen mRS 0–3)
- RR < 180/105 mmHg während Intervention und für 24 h danach halten
- mechanische Thrombektomie mit Stent-Retrievern und/oder Aspirationskathetern ist Behandlungsoption für Patienten
  - mit Verschluss einer größeren Hirnbasisarterie des vorderen Kreislaufs (A. carotis interna, M1-Abschnitt der A. cerebri media, großer M2/M3-Ast oder multiple M2/M3-Abschnitte = 10–20 % aller Patienten)
  - im Zeitfenster 6 h nach Symptombeginn
  - bei deutlichem Mismatch zwischen Infarktgröße und klinischem Schweregrad oder Infarktgröße und Perfusionsstörung (cCT oder MRT; z. B. Mismatch > 15 ml) auch bis 16–24 h nach letzter gesunder Sichtung
  - mit Infarktkern ≤ 50 ml im Zeitfenster 6–24 h
  - mit NIHSS > 5 im Zeitfenster 0–6 h (S. 141) und NIHSS ≥ 10 im Zeitfenster 6–24 h
  - bei vorausgehend geringer neurologischer Beeinträchtigung (aber auch Patienten mit mRS > 2 können profitieren, daher individuelle Abwägung) und
  - ohne klare Altersgrenze nach oben
- Rekanalisationsrate TICI IIb/III in Stent-Retriever-Studien 59–88 %
- Number Needed to Treat (NNT) für funktionelle Unabhängigkeit (mRS 0–2) beträgt 4–5, auch im Zeitintervall 6–24 h nach Symptombeginn (unter Einschluss älterer Studien NNT 7)
- kombinierter Einsatz von Stent-Retrievern und Aspirationskathetern erhöht Rekanalisationsrate (auf Kosten höheren SAB-Risikos)

Ischämischer Schlaganfall und transitorische ischämische Attacke

- Thrombektomie ist aus Blutungssicht gegenüber Thrombolyse im Fall perioperativer Schlaganfälle zu präferieren
- native Infarktdemarkierung kein Ausschlussgrund, wenn größeres rettbares, funktionell relevantes Hirnareal vorhanden (reduziert Mortalität um 15–20 % auch bei Infarktkern ≥ 70 ml)
- individuelle Therapieentscheidung bei leichtem Schlaganfall (NIHSS 0–5)
- mechanische Thrombektomie zusätzliche, inzwischen auf hohem Evidenzniveau belegte Behandlungsoption für Patienten mit Verschluss der A. basilaris, beider V4-Abschnitte oder einer stark dominanten A. vertebralis mit schwerem Defizit im Zeitfenster 6 h nach Symptombeginn, bei Basilaristhrombose ohne längeres Koma im Einzelfall bis 24 h (Reperfusionsrate 75 %, aber Tod > 40 %; ggf. vorher MRT-Diagnostik für Bestimmung Infarktausmaß)
- *Zeitziel* zwischen Einlieferung und Leistenpunktion bei mechanischer Rekanalisation *< 60–90 min*, d. h. Effekt der i. v. Lyse wird bei nachgewiesenem Gefäßverschluss nicht abgewartet, sondern rascher Transfer unter laufender Lyse in Angiografie
- falls keine endovaskuläre Behandlung im Hause möglich, rasche Verlegung in geeignetes Zentrum unter laufender systemischer Lyse als „Bridging" („drip and ship", Zeitverlust in Studien um 1,5 h!)
- Allgemeinanästhesie bei mechanischer Thrombektomie nicht immer notwendig: bei Erfahrung im Team mit Interventionen ohne Allgemeinanästhesie kann sedierende Anästhesie ohne Vollnarkose Prognosevorteile bieten
  - Indikationen zur Intubation: starke Agitation, Koma, fehlende Schutzreflexe der Atemwege, Erbrechen, respiratorische Insuffizienz
  - auch an dieser Schnittstelle sollten zeitliche Verzögerungen minimiert werden
- nach Thrombektomie RR systolisch 140–160 mmHg anstreben und starke RR-Schwankungen vermeiden; s. Kap. 40 (S. 282)
- im Einzelfall muss vorgeschaltete hochgradige Stenose der extrakraniellen A. carotis interna während der Prozedur durch Stent versorgt werden, mit Nachteil einer dann erforderlichen dualen Thrombozytenfunktionshemmung (sympt. intrakranielle Blutungsrate 4 %)
- im Einzelfall intraarterielle Lyse bis 0,3 mg/kg (15–30 mg) als ergänzende Therapie auch nach i. v. Lyse und Rekanalisation zum Erreichen besserer Reperfusion in Mikrozirkulation (THRACE-/CHOICE-Studie)
- symptomatische intrazerebrale Blutungen nach Lyse + endovaskulärer Therapie um 6 % (nach Lyse um 5 %), durch Heparinflush des Katheters begünstigt
- Gefäßdissektion/-perforation als Komplikation bei etwa 3 % und SAB bei 3–6 %, außerdem Embolisierung in neue Gefäßterritorien 1 %
- Strahlenschädigung der Haut nach langer Prozedur bei etwa 6 % möglich

Kriterien zur Durchführung einer Thrombektomie

- geringe neurologische Beeinträchtigung (mRS 0–2) vor Schlaganfall
- Verschluss der A. carotis interna oder der A. cerebri media (M1), eines großen M2-Astes oder multipler M2-Abschnitte, der A. basilaris oder beider V4-Abschnitte; im Einzelfall an anderen funktionell relevanten Gefäßabschnitten ohne Studienevidenz
- NIHSS > 5 Kap. 15.7.6 (S. 144)
- native Infarktdemarkierung kein Ausschlussgrund, wenn größeres rettbares, funktionell relevantes Hirnareal vorhanden (CT-Perfusion)

Leichte Schlaganfälle (NIHSS 0–5) als Behandlungsdilemma

- gemäß Mehrheit der Studien/Metaanalysen steigt durch *Thrombolyse* bei niedrigem NIHSS, aber behindernden Symptomen und/oder Gefäßverschluss die Chance auf gutes Outcome (mRS 0–1 mit NNT 8–14) oder Symptomfreiheit, z. B. auch bei isolierter Aphasie
- ungünstiges Ergebnis mit mRS > 1 trotz Lyse bei 15–40 %, u. a. durch Gefäßverschluss, Thrombusverschleppung oder tiefen Mediainfarkt
- Nutzen der Lyse möglicherweise beschränkt auf NIHSS > 1, niedrigen prämorbiden mRS und Fehlen von Tandem-Stenosen
- *Thrombektomie* erhöht hingegen nach bisherigen Daten gegenüber medikamentöser Therapie Chance auf Erreichen von mRS 0–1 meist nicht, daher individuelle Entscheidungsfindung
- sowohl Lyse als auch Thrombektomie erhöhen das Risiko intrazerebraler Blutungen (Thrombektomie: OR 3–6) und verändern die Mortalität nicht
- systemische Lyse bei Stroke Mimics gilt als risikoarm
- ▶ Abb. 15.1 zeigt Algorithmus zu Thrombolyse und Thrombektomie bei akutem Schlaganfall

15.7.4 Erweiterte Notfallmaßnahmen und Erstversorgung auf Stroke Unit (< 24 h)

- spätestens ab 3 h nach Eintreffen Monitoring auf der Stroke Unit (ohne Lyse: RR, HF, EKG, SO_2, Temperatur, Vigilanz, Pupillen alle 2 h, neurologischer Status gemäß NIHSS alle 6 h) und neurologische Komplexbehandlung
- 2–4 l O_2 per Nasensonde, falls SO_2 < 95 %; über Maske, wenn Bedarf > 4 l/min
- Intubation bei schwerer Störung des Atemmusters, ausgeprägter Hypoxie, Hyperkapnie oder unzureichenden Schutzreflexen (GCS < 7)
- Blutzuckertagesprofil
- Gerinnungshemmung vgl. Kap. 15.7.6 (S. 144)
- unabhängig von ischämischer Schlaganfallätiologie Statingabe mit Ziel-LDL < 100 mg/dl, besser < 70 mg/dl, falls Statin nicht ausreichend plus z. B. Ezetimib
- niedermolekulares Heparin (Enoxaparin 40 mg = 0,4 ml/d) oder pneumatische Kompression (Kompressionstherapie nicht bei starken Ödemen/Dermatitis/Hautläsionen) als Thromboseprophylaxe, bei schwerer Niereninsuffizienz ggf. unfraktioniertes Heparin 2–3 × 5000 IE s. c. (s. ▶ Tab. 18.2)
  - unter Heparinprophylaxe Erhöhung des intra- und extrakraniellen Blutungsrisikos
- bei geringem Ulkusrisiko Pantoprazol 1 × 20 mg, bei erhöhtem Risiko 1 × 40 mg, über Magensonde ggf. Nexium Granulat 40 mg (erhöhtes Pneumonie- und Schlaganfallrisiko!)
- Flüssigkeitsverluste (durchschnittlich 30 ml/kgKG/d) mit isotonischer Vollelektrolytlösung wie Ringer-Azetat ersetzen, Bilanzierungsziel abhängig von kardiozirkulatorischer Stabilität und Volumenstatus
- ggf. bedarfsgerechte Schmerztherapie nach WHO-Schema (auf Wirkabschwächung von ASS 100 mg und Zunahme von Nebenwirkungen z. B. am Magen durch NSAR achten)
- Therapie epileptischer Frühanfälle z. B. mit Levetiracetam oder Lacosamid
- zur Therapie deliranter Symptome s. Kap. 26 (S. 204)
- zur Hyperthyreosetherapie nach KM-Gabe s. Kap. 49 (S. 347)

Ischämischer Schlaganfall und transitorische ischämische Attacke

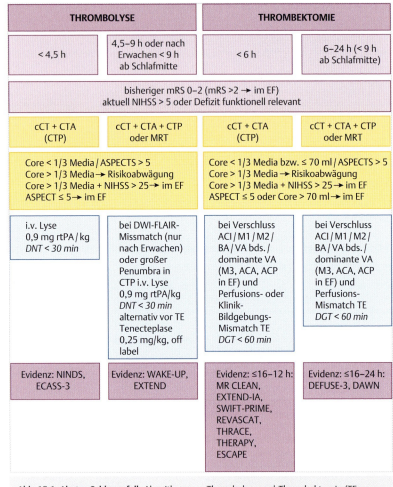

Abb. 15.1 Akuter Schlaganfall. Algorithmus zu Thrombolyse und Thrombektomie (TE: Thrombektomie, EF: Einzelfall).

- hochnormale Blutdruckwerte und normale Herzfrequenz anstreben, ggf. passager RR ≥ 150 mmHg bei anhaltender Gefäßokklusion
- Blasendauerkatheter nicht routinemäßig, darf Initialtherapie nicht verzögern
- Neurodoppler (falls keine Gefäßdarstellung vorliegend), ggf. Emboliedetektion (zeitaufwendig)
- bei asymptomatischer Troponinerhöhung ohne EKG-Veränderungen (Prävalenz 5–35 % nach Schlaganfall) Kontrolle nach 3 h, bei Troponindynamik ggf. Kardiologiekonsil

- ggf. TTE bei V. a. NSTEMI oder STEMI in Absprache Kardiologie, sonst bei V. a. kardiale Embolie, bei unklarer Schlaganfallätiologie oder bei Hinweis auf neue Herzerkrankung im Verlauf
- ggf. TEE bei Endokarditisverdacht (Duke-Kriterien), ggf. bei Patienten mit V. a. kardiale oder aortale Emboliequelle im Verlauf
- ggf. Rö-THX bei kardiopulmonalen Symptomen oder zur Infektfokussuche
- ggf. EEG nach epileptischem Anfall oder bei V. a. (nicht konvulsiven) Status epilepticus
- im Einzelfall: Koagulopathiescreening (insb. bei Sinusthrombose: Protein-C, -S, Lupus-Antikoagulans, Phospholipid-AK, AT III, APC-Resistenz, Faktor-V-Leiden-Mutation, Prothrombinmutation, Faktor VIII, Homocystein, β2-Glykoprotein), Vaskulitisserologie, Erregerdiagnostik (HIV, Lues, VZV, Borrelien, Tbc) oder Abklärung hereditärer Erkrankungen (z. B. MELAS, Morbus Fabry, CADASIL, Hb S), Liquordiagnostik
- Diagnostik und Therapieeinleitung für Schluckstörung; Sprachtherapie, Ergotherapie und Physiotherapie falls relevant
- wenn orale Kostaufnahme nicht möglich (z. B. Vigilanzminderung, Schluckstörung, Aspirationsgefahr), frühzeitige enterale Ernährung per Magensonde mit Kalorienziel > 70 % der Sollkalorien
- Oberkörper 30° hoch lagern bei Brechreiz oder Hirndruck, nicht für alle Patienten empfohlen (senkt Flussgeschwindigkeit in betroffener Hemisphäre)
- frühzeitige Mobilisierung bei stabilen Kreislaufverhältnissen zumindest bis zur Bettkante, möglicherweise ist häufigere und kürzere Mobilisierung günstiger (Frühmobilisierung bei schweren Defiziten außerhalb des Bettes < 24 h verschlechtert klinisches Outcome)
- bisher keine spezifische Therapie der Inkontinenz in Akutphase
- DRG-Kodierung (inkl. Lyse oder Rekanalisation) sowie Führen des Qualitätssicherungs-Formulars

15.7.5 Internistische Begleitmaßnahmen

- Blutdrucksenkung vor Lyse/Thrombektomie, falls RR > 185/110 mmHg: Ziel 140–180/ 80–90 mmHg
- hypertensive Entgleisung ≥ 220/120 mmHg: Blutdrucksenkung mit Urapidil-Boli 5–50 mg (1 Amp. = 10 ml = 50 mg) i. v.: um etwa 5–10 mmHg/h in den ersten 4 h und dann 5–10 mmHg alle 4 h, Ziel initial 160–180/100–105 mmHg (15–25 % RR-Senkung innerhalb 24 h), alternativ Dihydralazin (eher bei Bradykardie), Clonidin (eher bei Tachykardie) oder Clevidipin
- rasche Blutdrucksenkung bei RR < 220/110 mmHg nicht erforderlich, falls keine rekanalisierende Therapie erfolgt und keine Symptome des erhöhten Blutdrucks bestehen
- bei Patienten mit akutem Myokardinfarkt, schwerer Herzinsuffizienz, akutem Nierenversagen, hypertensiver Enzephalopathie, Aortendissektion oder Eklampsie sollte Blutdruck zügiger gesenkt werden
- bei Perfusorgabe von RR-Senkern (Urapidil 250 mg/50 ml = 5 mg/ml, Laufrate initial 2 mg/min und dann anpassen) arterielle Blutdruckmessung, aber keine Anlage arteriellen Zugangs < 24 h nach Lyse
- bei schwerem Schlaganfall keine RR-Senkung < 140 mmHg
- keine abweichenden RR-Ziele bei lakunären Infarkten definiert
- starke Blutdruckschwankungen vermeiden
- Begleitmaßnahmen wie Beruhigung des Patienten, Schaffen einer ruhigen Umgebung und ausreichende Analgesie

- Wiederbeginn der bisherigen RR-Medikation i. d. R. schrittweise nach > 24 h, s. Kap. 40 (S. 282)
- *arterielle Hypotonie:* bei Volumenmangel mit Verschlechterung neurologischer Symptome Vollelektrolytlösung, im Einzelfall Katecholamintherapie mit Dobutamin (RR-Effekt gering) oder Noradrenalin (über ZVK); keine hypoosmolaren Lösungen wie Glukose 5 %, die Hirndruck erhöhen
  - Ursache suchen und behandeln: z. B. Anämie, Antihypertensiva, kreislaufwirksame Arrhythmie
  - Erythrozytenkonzentrate bei Hb < 7 g/dl erwägen, verbessern Prognose nicht
- Hyperglykämie: Interventionsgrenze 180–200 mg/dl, normoglykäme Werte anstreben, ggf. Insulin s. c. (> 200 mg/dl → 4–6 IE, > 250 mg/dl → 6–8 IE, > 300 mg/dl → 8–12 IE Altinsulin s. c. oder kurzwirksame Insulinanaloga), nächste Blutzuckerkontrolle 2 h nach Insulingabe, keine parenterale Glukosezufuhr
  - unter Mischinsulinen oder Insulinanaloga 1 × nächtliche BZ-Bestimmung
  - BZ-Zielbereich: 100–180 mg/dl
- *Hypoglykämie < 60 mg/dl:* mit 10- bis 20 %iger Glukoselösung (leichte Symptome) oder 50 ml 50 %iger Glukoselösung (z. B. Vigilanzstörung) ausgleichen
- *Fieber:* Senkung der Körpertemperatur falls > 37,5 °C mit 1000 mg Paracetamol i. v. oder 1000 mg Metamizol (Novalgin, ggf. Risikoaufklärung) i. v.
  - orales Dekontaminationsgel zur Pneumonieprophylaxe bisher wenig gebräuchlich; Einzelstudie legt Pneumoniereduktion durch Domperidon 10 mg/d nahe
  - ggf. periphere Infusion kalter Infusionslösung
  - Material sammeln (inkl. Blutkultur, Urin, Trachealsekret, ZVK-Spitze)
  - ggf. Infusionssysteme und Blasenkatheter wechseln
  - kalkulierte Antibiose (Pneumonie und Harnwegsinfekt je 8 % nach Schlaganfall) s. Kap. 44 (S. 310)

15.7.6 Besondere Therapieprobleme

Gerinnungshemmung

- bei zerebraler Ischämie ohne Lyse und ohne geplante Hemikraniektomie Sekundärprophylaxe mit ASS 100 mg/d ab Tag 1 (ggf. rektal oder nasogastral oder 250 mg i. v.)
- periprozedurale Heparin-/ASS-Gabe i. v. bei Thrombektomie verbessert Outcome nicht
- Clopidogrel Alternative zu ASS 100 mg, aber Erstattungsfähigkeit für gesetzlich Versicherte nur bei KHK/pAVK oder ASS-Unverträglichkeit
- duale Plättchenhemmung mit ASS 100 mg und Clopidogrel 75 mg (nach Clopidogrel-Loading mit mindestens 300 mg)
  - nach TIA mit hohem Rezidivrisiko (ABCD2 4–7) oder leichtem Schlaganfall (NIHSS 0–3) für 3 Wochen, aber extrakranielles Blutungsrisiko wird erhöht
  - bei zerebrovaskulären Stents für mindestens 4 Wochen
  - bei symptomatischer intrakranieller Stenose > 70 % für 3 Monate
  - evtl. bei Aortenplaques > 4 mm als Schlaganfallursache
  - nicht bei kardiogener Embolie, intrakranieller Blutung, hohem Blutungsrisiko, NSAR-Therapie oder geplanter OP
  - geringe Verbesserung der Rezidivrate, leicht erhöhte Blutungsraten
- Rivaroxaban 2 × 2,5 mg plus ASS 100 mg nicht beim akuten Schlaganfall, sondern nur bei stabiler Karotisstenose oder nach Karotisintervention untersucht

Ischämischer Schlaganfall und transitorische ischämische Attacke

- Ticagrelor 2 × 90 mg/d für 90 Tage plus ASS ist potenzielle Off-Label-Alternative bei symptomatischer Stenose > 50 % nach Schlaganfall/TIA, falls Clopidogrel nicht in Betracht kommt; kein überzeugender Vorteil außer formaler Anwendbarkeit bei NIHSS 4–5, wo der Effekt auch deutlicher ausfällt als bei NIHSS 0–3
- Kombination von ASS oder Clopidogrel mit Cilostazol 2 × 100 mg ab Woche 2 senkte in japanischen Studien nach Schlaganfall mit hohem Rezidivrisiko die Rezidivrate; bisher nicht empfohlen
- Bridging mit Heparin bei insuffizienter Phenprocoumon-Antikoagulation oder bei Neustart Phenprocoumon nicht routinemäßig indiziert, im Einzelfall bei hohem Thromboembolierisiko
- Vollantikoagulation mit unfraktioniertem Heparin (Ziel-PTT 2- bis 3-fach, PTT-Kontrolle nach 4–6 h; Vorteil Antagonisierbarkeit) oder NMH als transiente Behandlungsoption ohne gute Studienevidenz bei kardialer Emboliequelle mit hohem Rezidivrisiko (mechanische Herzklappe, Myokardinfarkt mit intrakardialem Thrombus < 3 Monate, Vorhofflimmern mit weiteren Risikofaktoren wie Schlaganfall in den letzten 6 Monaten oder intraatrialem Thrombus), schwerer Koagulopathie, symptomatischer extrakranieller Dissektion einer hirnversorgenden Arterie, symptomatischer hochgradiger extra- oder intrakranieller Stenose mit klinischer Fluktuation, flottierendem Thrombus ohne OP-Möglichkeit, zerebraler Sinus- oder Hirnvenenthrombose
    - Kontraindikationen: große akute Infarkte > 50 % Mediaterritorium, unkontrollierbare RR-Entgleisungen oder im Einzelfall schwere Leukenzephalopathie
- unter Heparintherapie jeden 2. Tag Blutbildkontrollen (HIT II)
- orale Antikoagulation mit Phenprocoumon oder DOAK bei Vorhofflimmern und TIA sofort, bei kleinem Infarkt nach ≤ einer Woche, bei größeren Infarkten nach ≤ 2–3 Wochen, je nach hämorrhagischer Transformation

Symptomatische Gefäßstenose

- Indikation zur Thrombendarteriektomie (als Standardverfahren > 70 Jahre) oder Karotis-Stenting bei symptomatischer extrakranieller Stenose der A. carotis interna ab 50 % NASCET (Stenosegrad 50–70 %: insbesondere Männer profitieren) 3–14 Tage nach Infarkt (Operation < 48 h eventuell risikoreicher)
- intrakranielles Akutstenting (risikoreich!) in Einzelfällen rezidivierender, nicht RR-abhängiger Symptome durch hochgradige Stenosen unter optimaler medikamentöser Therapie (i. d. R. duale Thrombozytenfunktionshemmung + Statin + hochnormaler RR)
- vor Stenting Gabe von ASS 100 mg und Clopidogrel 75 mg für mindestens 3 Tage: (falls < 3 Tage: Clopidogrel-Loading mit 300 mg)

Dissektion hirnversorgender Arterien

- extrakranielle Gefäßdissektion (außer Aorta) keine Kontraindikation für Lyse
- fettgesättigte MRT-Darstellung des Wandhämatoms i. d. R. nach wenigen Tagen positiv
- asymptomatische Dissektion, lokal symptomatische Dissektion (z. B. Horner-Syndrom) ohne Infarkt, intrakranielle Dissektion, ausgedehnter Hirninfarkt: ASS 100 mg
- extrakranielle, symptomatische Dissektion ohne ausgedehnten Infarkt: ASS 100 mg *oder* niedermolekulares Heparin in therapeutischer Dosis und überlappende Umstellung auf Phenprocoumon (Ziel-INR: 2,0–3,0); größere DOAK-Studien fehlen
    - eher orale Antikoagulation bei Embolierezidiv, poststenotischer Low-Flow-Situation oder intraluminalem Thrombus

Ischämischer Schlaganfall und transitorische ischämische Attacke

Dysphagie

- in der Regel nil per os bis klinische Schluckprüfung erfolgt oder bis Kontroll-CT nach Lyse (bzw. für mindestens 12 h); bei Aspirationsgefahr Oberkörperhochlagerung 15–30° günstig
- Beachtung klinischer Warnzeichen wie fehlende Husten- oder Würgreflexe, Flüssigkeitsaustritt aus Mund, Husten, Würgen am Speichel oder nach Nahrung, Pooling von Speiseresten im Mund, gurgelig-feuchte Stimme, Kurzatmigkeit, Verschleimung, Regurgitation, nasale Penetration, Temperaturanstieg, CRP-Erhöhung
- Aspirationshinweise im 50-ml-Wasser-Test: Verschlucken oder Erstickungsanfälle, Husten oder Änderung der Stimmqualität, Abfall der O_2-Sättigung > 2 %
- frühzeitige enterale Ernährung anstreben
    - bei kritisch Kranken ggf. hochmolekulare, nährstoffdefinierte Nahrung über nasogastrale Sonde innerhalb von 72 h (ggf. früher bei Mangelernährung)
    - zunächst 75 % des Kalorienziels (BMI < 30 oder Ältere: 20–25 kcal/kg), nach 7 Tagen 100 %; keine Ballaststoffe in Akutphase kritischer Erkrankung
- bei Reflux erhöhte Aspirationsgefahr: ggf. Anpassung der Infusionsgeschwindigkeit der Sondenkost, ggf. Metoclopramid 3 × 10 mg i. v. oder Erythromycin
- parenterale Ernährung, falls durch enterale Ernährung > 7 d keine ausreichende Kalorienzufuhr erreicht wird, bei Gabe > 72 h mit additiven Vitaminen und Spurenelementen über ZVK; über peripheren Verweilkatheter vorübergehend als hyperkalorische normoosmolare Lösung, z. B. Smof Kabiven peripher
- Monitoring von Harnstoff, Serumalbumin, Blutglukose, Triglyzeriden, Körpergewicht
- bei schwerer Hypersalivation mit Aspirationsgefahr Glycopyrroniumbromid (Robinul) 2 × 0,2 mg s. c. oder Scopolamin-Pflaster

15.7.7 Operative Therapie

- Hirndruckmonitoring/-therapie s. Kap. 19 (S. 168)
- Hemikraniektomie von mindestens 12–14 cm Durchmesser bei Patienten mit NIHSS > 15, früherem mRS 0–2, Infarkt > 50 % Mediaterritorium bzw. > 80–150 ml Infarktvolumen (ggf. auch wenn Anterior- oder Posteriorstromgebiet mitbetroffen), möglichst innerhalb von 48 h
    - erhöht Überlebenschance mit maximal mäßiger Behinderung (mRS 2/3, d. h. gehfähig) bei der Hälfte der Überlebenden
    - Nutzen > 60 Jahre niedriger (nur 10 % der Überlebenden gehfähig)
- Hemikraniektomie bei raumforderndem Kleinhirninfarkt mit Hirnstammkompression/Liquoraufstau trotz medikamentöser Maßnahmen (mit oder ohne Infarktausräumung bzw. mit oder ohne externe Ventrikeldrainage) erhöht Überlebenschance

15.7.8 Nicht evidenzbasierte Schlaganfalltherapie

- nur im Rahmen von Studien anzuwenden: präventive Antibiose, präventive Temperatursenkung, präventive Antikonvulsiva, Hypothermie, Hämodilution, Vasodilatanzien, induzierte Hypertension, Neuroprotektiva, Citicolin, Cilostazol, Edaravone, Albumin, Argatroban, Glykoprotein-IIb-/III-Inhibitoren (Tirofiban, Eptifibatid), Prasugrel, Magnesium i. v., Minocyclin, hyperbare Sauerstofftherapie, Kortikosteroide, Desmoteplase, Sonothrombolyse (Vorteil bei Mediaverschluss?), Knochenmarkstammzellen, transkranieller Laser, Ciclosporin, Neurostimulation

15.8 Quellenangaben

[68] European Stroke Organisation (ESO) guidelines on intravenous thrombolysis for acute ischaemic stroke. Eur Stroke J 2021; 6: 1–62
[69] Hinduja A, Grose N, Tran DS et al. (Neurocritical Care Society): Emergency Neurological Life Support (ENLS) acute ischemic stroke protocol, Version 4.0, last updated October 2019. Im Internet: https://enls.neurocriticalcare.org/protocols
[70] NICE guideline: Stroke and transient ischaemic attack in over 16s: diagnosis and initial management, published 1 May 2019. Im Internet: https://www.nice.org.uk/guidance/ng128
[71] Powers WJ, Rabinstein AA, Ackerson T et al. 2018 Guidelines for the early management of patients with acute ischemic stroke (AHA/ASA Guideline). Stroke 2018; 49: e46–e99
[72] Sacks D, Baxter B, Campbell BCV et al. Multisociety consensus quality improvement revised consensus statement for endovascular therapy of acute ischemic stroke. AJNR 2018; 39: E61–E76

16 Intrazerebrale Blutung

Olaf Eberhardt

16.1 Definition

- Blutung innerhalb des Hirngewebes oder in die inneren Liquorräume, entweder spontan (kryptogen, idiopathisch) oder sekundär

16.2 Epidemiologie

16.2.1 Häufigkeit, Altersgipfel und Geschlechtsverteilung

- Inzidenz 25/100 000/Jahr, im Alter steil um rund 3 %/Jahr ansteigend, bis fast 0,2 %/Jahr > 85 Jahre
- 10–15 % der Schlaganfälle (ca. 30 000/Jahr in Deutschland)
- Männer sind 15 % häufiger betroffen (außer Sinusthrombose)
- Lobärblutungen häufiger bei Frauen, tiefe Blutungen häufiger bei Männern
- in einigen Studien höheres Risiko für Behinderung und Tod bei betroffenen Frauen
- in Deutschland Krankenhausmortalität 12 %; weltweit 12-Monats-Mortalität um 50 % und funktionelle Abhängigkeit nach 12 Monaten bei 60–90 % der Überlebenden

16.2.2 Prädisponierende Faktoren

- nicht modifizierbar: hohes Alter, männliches Geschlecht, asiatische oder afroamerikanische Herkunft, zerebrale Amyloidangiopathie, Mikroblutungen, ApoE
- modifizierbar: chronische Nierenerkrankung, arterielle Hypertonie, Diabetes mellitus, Untergewicht, Rauchen, starker Alkoholkonsum, niedriges LDL, Drogen (Amphetamine, Kokain, Heroin), Gerinnungshemmer, Hirnmetastasen

16.3 Ätiologie und Pathogenese

- Ätiologie
  - idiopathisch spontan
  - kryptogen spontan
  - sekundär: Thrombozytenfunktionshemmer/orale Antikoagulanzien 15 %; arteriovenöse Gefäßmalformation/Kavernom 5 %, Tumor, Vaskulitis, drogeninduziert, Eklampsie, Einblutung in ischämischen Hirninfarkt, Sinus- oder Hirnvenenthrombose mit venöser Stauungsblutung, Moyamoya-Syndrom, septische Embolien (Endokarditis), Gerinnungsstörung durch Leberzirrhose, Thrombopenie u. a.
  - NB: nach anderer Nomenklatur sind alle nicht traumatischen Blutungen spontan
- 50–70 % hypertensiv
- 10–30 % zerebrale Amyloidangiopathie

Intrazerebrale Blutung

16.4 Klassifikation und Risikostratifizierung

- Größenschätzung über Formel (Länge × Breite × Höhe)/2 überschätzt wahre Größe, bei irregulären oder multinodulären Blutungen möglicherweise Formeln ⅔ × (Länge × Höhe) oder (Länge × Breite × Höhe)/3 genauer
- Prognoseverschlechterung durch intraventrikuläre Blutung (bei 45 %), Hydrozephalus (bei 25 %) und SAB (bei 5 %)
- Prädiktoren frühen Blutungswachstums (bei 25–40 %), Wachstum früher und ausgeprägter bei tiefen als bei lobären Blutungen
  - hohes ICB-Volumen
  - kurze Zeit seit Symptombeginn
  - Thrombozytenfunktionshemmer und Antikoagulanzien
  - RR > 200 mmHg
  - Apoε2 (lobär)
- Prognose verschlechtert sich mit Blutungsgröße (insb. > 30 ml): je ml Blutung wächst das Risiko für Tod oder Abhängigkeit um 5 %
- Prädiktoren klinischer Verschlechterung (bei 15–35 %) als Indikationen für besonders engmaschiges Monitoring
  - hohes Blutungsvolumen
  - Blutungswachstum
  - starkes Ödem
  - intraventrikuläre Blutung, Hydrozephalus
  - sehr hoher RR
  - hoher Blutzucker
  - Fieber, Infektionen
  - epileptische Anfälle
- Rezidivrisiko tiefer Blutungen 1–2 %/Jahr, von Lobärblutungen 5–8 %/Jahr

16.5 Symptomatik

- vielgestaltige, oft rasch progrediente neurologische Symptome abhängig von Lage, Größe, Raumforderungswirkung und Effekten auf Liquorzirkulation: Vigilanzstörung um 50 %, Übelkeit und Erbrechen 40–50 %, Parese, Sprech-/Sprachstörung, Sehstörung, Gleichgewichtsstörung u. a.
- Kopfschmerzen bei supratentorieller ICB 35–90 %
- epileptische Anfälle bei 10 % der Patienten, bei Lobärblutungen bis 50 %
- kommunizierender Hydrozephalus kann sekundäre Symptomverschlechterung bewirken
- kognitive Beeinträchtigung bei fast 50 %

16.6 Diagnostik

16.6.1 Diagnostisches Vorgehen

- Anamnese/Fremdanamnese, internistische (RR!) und neurologische Untersuchung, SO_2, Notfall-Labor inkl. Gerinnungswerte und ggf. Antikoagulanzienspiegel, cCT nativ und CT-Angiografie, ggf. neurochirurgisches Konsil

16.6.2 Anamnese

- Symptombeginn, initiale Symptome und Symptomprogression, Kopfschmerzen, epileptische Anfälle, Medikation, Drogen, kürzliches Trauma, kürzliche Karotis-OP, früherer Schlaganfall, arterielle Hypertonie, Diabetes mellitus, Rauchen, Demenz, Lebererkrankung, hämatologische Erkrankungen, Gerinnungsstörung, Malignom; im Verlauf ggf. Vorsorgevollmacht bzw. Patientenverfügung

16.6.3 Körperliche Untersuchung

- Vitalparameter, internistische und neurologische Untersuchung (GCS, NIHSS)

16.6.4 Labor

- Notfall-Labor mit Blutbild, Leber- und Nierenwerten, Elektrolyten, BZ, Quick/INR, PTT, Fibrinogen, Troponin, ggf. Toxikologiescreening, ggf. substanzspezifische Antikoagulanzienspiegel, ggf. antiXa-Aktivität, ggf. Schwangerschaftstest, ggf. Vaskulitisscreening
- Kontrolle Nierenwerte im Verlauf (akute Nierenschädigung bei 13 %)

16.6.5 Bildgebende Diagnostik

Sonografie

- in geübter Hand kann transkranielle Sonografie die Blutungsgröße abschätzen helfen oder Mittellinienshift kontrollieren

CT

- cCT nativ und mit KM
  - Spot Sign (nicht gefäßbezogenes Kontrastmittelpooling jeder Größe nach KM-Gabe als Hinweis auf anhaltende Blutungsneigung, ähnlich im MRT)
  - Signalinhomogenitäten oder Formirregularitäten der Blutung (Blend Sign, Black Hole Sign, Swirl Sign, Island Sign, Satellite Sign, hypodense Anteile) deuten auf prognostisch ungünstige Neigung zur Größenzunahme hin
  - zumindest bei atypischer Lage CT-Angiografie oder CT-/MR-Phlebografie
- CT-Angiografie weist vaskuläre Blutungsquelle (bei etwa 20 %) mit Sensitivität von 92–100 % nach, Ausbeute am niedrigsten bei Stammganglienblutungen älterer Hypertoniker (2 %)
- CT-/MR-Phlebografie bei V. a. Stauungsblutung durch Sinusthrombose

Intrazerebrale Blutung

- CT-Perfusion in der Regel nicht notwendig: kann um Blutung herum Oligämie, bei manchen Tumoren hingegen hohes Blutvolumen nachweisen
- Kontroll-cCT in der Regel nach 6–24 h je nach Blutungsgröße und klinischer Entwicklung (sofort bei Vigilanzabnahme, neuer Pupillen-/Okulomotorikstörung, neuer Hemiparese, zunehmenden Kopfschmerzen, mehrfachem Erbrechen, Blutdrucksteigerung mit Bradykardie)

MRT

- bei unklarer Ätiologie cMRT inkl. T2*-/SWI-Wichtung, KM-Gabe und falls verfügbar Arterial-Spin-Labeling-Sequenz: weitere Blutungsresiduen/Kavernom/Tumor/AV-Shunt/eingebluteter Hirninfarkt?
- Diffusionsstörungen bei 5–30 %, u. a. durch Mikroangiopathie und z. T. mit neurologischer Verschlechterung verbunden

Katheterangiografie

- im Einzelfall, vor allem bei Patienten < 70 Jahre ohne Risikofaktoren (RR, Gerinnung), vorrangiger Subararachnoidalblutung, lobärer, intraventrikulärer oder infratentorieller Lage, Verkalkungen, dilatierten Gefäßstrukturen am Blutungsrand oder V. a. durale AV-Fistel nach negativer CTA; ggf. nach 3–6 Monaten wiederholen
- Ausbeute in prospektiven Studien insgesamt 35–55 % und bei negativer CTA bis 20 %

Konsil

- frühzeitig neurochirurgisches Konsil bei oberflächennaher großer, progredienter und/oder intraventrikulärer Blutung ggf. zur Mitbeurteilung einer Hämatomevakuation oder externen Ventrikeldrainage

16.6.6 Instrumentelle Diagnostik

EKG

- Rhythmus, Zeichen myokardialer Schädigung, QTc-Zeit

EEG

- zur Detektion epilepsietypischer Potenziale, insbesondere bei unerklärter Vigilanzminderung (nicht konvulsiver Status epilepticus bis zu 9 %, lobäre > tiefe Blutung), ggf. kontinuierliches EEG falls verfügbar

Intrazerebrale Blutung

16.7 Differenzialdiagnosen

Tab. 16.1 Wichtige Differenzialdiagnosen bei intrazerebralen Blutungen.

Differenzialdiagnose	Bemerkungen
hypertensive Blutung	Stammganglien, Thalamus, innere Kapsel, infratentoriell
zerebrale Amyloidangiopathie	oft lobär, subarachnoidale Anteile, fingerförmige Ausläufer, im MRT oft Mikroblutungen und superfizielle Siderose
Antikoagulanzienblutungen	oft lobär, intraventrikulär oder zerebellär
eingebluteter Hirninfarkt	Diffusionsstörung, keilförmiges bzw. territoriales Ödem, Gefäßverschluss
Tumorblutung	früh ausgedehntes Umgebungsödem, Kontrastmittelaufnahme, ggf. weitere Raumforderungen
arteriovenöse Malformation	oft Gefäßvermehrung am Blutungsrand
Stauungsblutung bei Sinusthrombose	mittleres Alter 40 Jahre, Lobärblutung (25 % multipel), zusätzlich SAB 20 %, Umgebungsödem, 35 % Diffusionsstörung, Dichteanhebung bzw. Füllungsaussparung des benachbarten Sinus, vorausgehende Kopfschmerzen

16.8 Therapie

16.8.1 Therapeutisches Vorgehen

- initial Sicherung und regelmäßige Kontrolle vitaler Funktionen, ggf. Antidotgabe bei Antikoagulanzienblutung, Triagierung (Stroke Unit/Intensivstation)

16.8.2 Allgemeine Maßnahmen

- Behandlung in Stroke Unit oder Neuro-Intensivstation für in der Regel ≥ 72 h: reduziert Risiko für Tod und Abhängigkeit
- Blutdruck initial alle 15 min messen
- Dysphagiescreening vor oraler Zufuhr, keine orale Zufuhr bei möglicher OP-Indikation
- Thrombozytengabe bei Thrombopenie < 50 000/nl als Blutungsursache
- Tranexamsäure (1 g Bolus, 1 g als Infusion i. v. über 8 h) reduziert Hämatomexpansion bei hypertensiven Patienten v. a. bei Symptombeginn vor < 4,5 h, ohne mittelfristiges Outcome zu verbessern
- Hyper- und Hypoglykämie vermeiden, Fieber senken, Schmerzen konsequent behandeln
- intermittierende pneumatische Kompression oder nach 24–48 h *Thromboseprophylaxe* mit niedermolekularen Heparinen (NMH), unfraktionierten Heparinen (UFH) oder Heparinoiden: Enoxaparin 1 × 0,4 ml bzw. bei hochgradiger Niereninsuffizienz unfraktioniertes Heparin 2 × 5000 IE
- unter UFH, NMH oder Heparinoiden nicht signifikant erhöhte Rate einer Hämatomzunahme (8,0 vs. 4,0 %) und nicht signifikante Reduktion der Mortalität (16 vs. 21 %)
- frühe Mobilisation (bei großer Blutung erst nach > 24 h)
- Macrogol zur Regulierung der Darmtätigkeit, um Pressen beim Stuhlgang zu vermeiden

Intrazerebrale Blutung

- *Fortführung von Statinen* senkt Mortalität, widersprüchliche Ergebnisse zur langfristigen Erhöhung des ICB-Risikos um 4–40 %; Benefit nach Lobärblutung unsicher
- *Behandlung epileptischer Anfälle* (3–17 %): auch elektrografische Anfälle (bis 30 %) mit Verschlechterung des mentalen Zustands behandeln, Antiepileptikaprophylaxe scheint aber langfristiges Epilepsierisiko nicht zu verringern; Therapie nach Frühanfall für 4 Wochen
- chinesische Studie mit Mortalitätssenkung durch hyperbare Sauerstofftherapie muss repliziert werden
- langfristig Alkoholkonsum einschränken

16.8.3 Pharmakotherapie

- sofortiges Absetzen und ggf. Antagonisierung von Gerinnungshemmern (▶ Tab. 16.2)!
- OAK-Pause nach individueller Abwägung des Ischämie- und Rezidivblutungsrisikos: bei niedrigem bis mittlerem Embolierisiko 4–8 Wochen, bei mechanischen Herzklappen je nach Thromboserisiko des Klappentyps nach frühestens 2 Wochen; DOAK sind bei geeigneter Indikation zu bevorzugen

16.8.4 Blutdrucksteuerung

- vgl. Kap. 40 (S. 282)
- Senkung des systolischen Blutdrucks unter 140–160 mmHg bewirkt keine Hypoperfusion, schädigt Niere nicht, führt in einigen Studien zu geringerer Blutungszunahme insbesondere bei jungen Patienten und frühem Therapiebeginn < 6 h, aber beeinflusst Risiko für Tod oder Abhängigkeit nicht signifikant, außer mglw. bei sehr früher RR-Senkung (ATACH-II: < 2 h)
- optimaler RR-Wert mglw. *um 140 mmHg* (J-förmige Optimumkurve?)
- RR-Senkung erscheint sicher zumindest bis 120 mmHg
- starke RR-Schwankungen (hohe RR-Variabilität) prognostisch ungünstig
- starke RR-Senkung (ausgehend von > 220 mmHg) um > 60 mmHg oder unter 120 mmHg verschlechtert Outcome (Neurologie, Niere), u. a. indem sie zerebrale Ischämien begünstigt
- RR-Senkung *bei ICB < 6 h um < 60–90 mmHg auf Ziel-RR 120–140 mmHg* z. B. mit Urapidil fraktioniert 12,5 mg i. v. (= ¼ Ampulle), ggf. per Perfusor (250 mg in 50 ml, Start 2–4 ml/h, nach Blutdruck titrieren), bei kontinuierlicher i. v. Gabe möglichst arterielles Monitoring; s. Kap. 40 (S. 282)

16.8.5 Hirndrucktherapie

- vgl. Kap. 19 (S. 168)
- Indikationsstellung für invasive Hirndruckmessung individuell (z. B. Koma, Notwendigkeit externer Ventrikeldrainage)
- ICP 20 mmHg als Schwellenwert für Intervention, Ziel-CPP 50–70 mmHg
- Oberkörper- oder Kopfhochlagerung in Mittelposition in Abhängigkeit vom zerebralen Perfusionsdruck, nicht bei stark hypotoner Kreislaufsituation (insgesamt kein Prognosevorteil in randomisierten kontrollierten Studien)

Intrazerebrale Blutung

Tab. 16.2 Antagonisierung von Gerinnungshemmern.

Medikation	Maßnahme
Phenprocoumon oder Warfarin	5–10 mg Vitamin K i. v. + Prothrombinkomplex PPSB z. B. 30–50 IE/kg (weniger effektiv FFP z. B. 20 ml/kg), bei Ausgangs-INR 1,3-1,9 ggf. PPSB 10-20 mg IE/kg; Vitamin K an Folgetagen fortführen • Ziel INR < 1,3 innerhalb von 3–4 h (Mortalität 21 → 14 %)
Dabigatran	Idarucizumab (Praxbind) 2 × 2,5 g innerhalb von 15 min • Voraussetzungen (interner Standard): Einnahme < 24 h (bei Niereninsuffizienz ggf. < 96 h), Thrombinzeit erhöht > 65 s (falls Einnahme > 4 h, sonst eventuell noch steigend) • Thromboserisiko 5 %/30 d • Aktivkohle 50 g als Option falls letzter Einnahmezeitpunkt < 2 h • falls Idarucizumab nicht verfügbar: PPSB 50 IE/kg
Apixaban oder Rivaroxaban	Andexanet alfa, falls nicht verfügbar PPSB 50 IE/kg • < 8 h nach Apixaban ≥ 5 mg oder Rivaroxaban ≥ 10 mg oder Dosis unbekannt: 800 mg Bolus i. v. dann Infusion 8 mg/min i. v. über 2 h (sonst: Bolus 400 mg und Infusion 4 mg/min) • Voraussetzungen (interner Standard): letzte Einnahme < 24 h, Spiegel > 30 ng/ml, ICB < 24 h oder progredient • Thromboserisiko 10 %/30 d • Aktivkohle 50 g als Option falls letzter Einnahmezeitpunkt < 2 h
Edoxaban	PPSB 50 IE/kg oder Andexanet als off-label-Therapie • Aktivkohle 50 g als Option falls letzter Einnahmezeitpunkt < 2
niedermolekulares Heparin (NMH)	< 8 h seit letzter Gabe: 1400 IE Protaminsulfat (1400 IE/ml) pro 1000 IE NMH, > 8 h seit letzter Gabe Dosis halbieren*; 0,5 ml/min, maximal 5 ml; wenig wirksam, ggf. wiederholte Gabe notwendig
unfraktioniertes Heparin (UFH)	Protaminsulfat 1400 IE = 1 ml pro 1400 IE Heparin langsam (0,5 ml/min) i. v., maximal 5 ml*; Protaminhydrochlorid hat andere Konzentration, nämlich 1000 IE/ml!
Alteplase/rtPA	keine gesicherte Therapie: PPSB, FVIIa oder Tranexamsäure 1 g i. v. über 10 min; ε-Aminocapronsäure in D nicht verfügbar
Thrombozytenfunktionshemmer	keine gesicherte Therapie, Thrombozytengabe nicht sinnvoll außer ggf. vor neurochirurgischer OP

*cave: anaphylaktische Reaktion möglich (RR-Abfall, Bronchokonstriktion)

- ggf. Liquordrainage bei drohendem Hydrozephalus oder Zeichen der Hirnstammkompression (Liquordrainage) und rtPA-Gabe intraventrikulär oder Hämatomevakuation mit oder ohne Kraniotomie (▶ Tab. 16.3)
- osmotische Therapie (Evidenzlage schlecht!)
  - Glycerol 10 %: 500 ml pro Tag i. v.
  - Mannitol 20 %: Tag 1–5: 6 × 100 ml; Tag 6: 3 × 100 ml; Tag 7: 2 × 100 ml
- evtl. kurzfristige Hyperventilation (pCO_2 > 28 mmHg) oder Analgosedierung
- Hypothermie bisher ohne gesicherten Stellenwert

16.8.6 Interventionelle Therapie

- ggf. interventionelle Ausschaltung arteriovenöser Malformation bzw. arteriovenöser Fistel, Coiling eines sakkulären Aneurysmas, Verschluss einer intrakraniell dissezierten A. vertebralis mit anhaltender Blutung o. Ä.
- im Einzelfall temporärer Cavaschirm bei proximaler Bein-/Beckenvenenthrombose vor Möglichkeit zur Antikoagulation (erste 1–2 Wo)

Tab. 16.3 Mögliche Indikationen einer operativen Therapie.

Voraussetzungen	Therapie	Bemerkungen
Hydrozephalus, GSC < 13	Ventrikeldrainage	–
GCS < 9, neue Pupillenstörung, neurologische Verschlechterung	invasives ICP-Monitoring	individuelle Entscheidung (SYNAPSE-ICU-Studie 2021)
unklar (z. B. große Blutung > 30–60 ml, oberflächliche Lage, < 70 Jahre, klinische Verschlechterung, GCS 5–12 oder 10–13, frühe OP)	endoskopische oder minimal invasive Blutungsevakuation	individuelle Entscheidung, weitere Studien laufen (ENRICH], MIND)
supratentorielle Blutungen ≥ 30 ml (6 h stabil) < 72 h nach Beginn, GCS < 15, prämorbider mRS 0–1	minimalinvasive Blutungsevakuation und lokale rtPA-Thrombolyse 1 mg alle 8 h (max. 9 ×)	vorzugsweise innerhalb Studie, 10 % mehr Pateinten mit mRS 0–3 (MISTIE III), falls Volumenreduktion auf < 15 ml
Blutung Kleinhirn > 3 cm/ > 15 ml, Bewusstseinsstörung, Hydrozephalus, Hirnstammkompression	Blutungsevakuation (mit oder ohne Ventrikeldrainage)	individuelle Entscheidung, Reduktion der Sterblichkeit ohne Funktionsverbesserung
erheblicher Mittellinienshift oder refraktäre ICP-Erhöhung mit hochgradiger Bewusstseinsstörung	Hemikraniektomie (mit oder ohne Blutungsevakuation)	individuelle Entscheidung
Ventrikelblutung	intraventrikuläre Lyse mit rtPA 1 mg alle 8 h (max. 12 ×), ggf. zusätzlich lumbale Drainage	individuelle Entscheidung, senkt Mortalität

16.8.7 Operative Therapie
- Mögliche Indikationen einer operativen Therapie sind in ▶ Tab. 16.3 aufgeführt.
- Blutungsoperationen senken Mortalität über alle Studien hinweg nicht (21 statt 22 %)

16.8.8 Nicht sinnvolle Akuttherapien
- Nicht sinnvolle Akuttherapien: Dexamethason, Desmopressin (außer evtl. vor OP 0,3–0,4 μg/kgKG), rFVIIa oder Thrombozytenkonzentrate bei spontaner ICB; Primärprophylaxe mit Antiepileptika, Paracetamol oder Antibiotika; Neuroprotektiva; Kompressionsstrümpfe

16.9 Quellenangaben

[73] Greenberg SM, Ziai WC, Cordonnier C et al. Guideline for the management of patients with spontaneous intracerebral hemorrhage: a guideline from the AHA/ASA. Stroke 2022; 53: e282-e361

[74] Shoamanesh A, Lindsay MP, Castellucci LA et al. Canadian stroke best practice recommendations: management of spontaneous intracerebral hemorrhage. New Module 2020. Int J Stroke 2021; 16: 321–341

[75] Sporns PB, Psychogios MN, Boulois G et al. Neuroimaging of acute intracerebral hemorrhage. J Clin Med 2021; 10: 1086. Im Internet: https://doi.org/10.3390/jcm10051086

[76] Steiner T, Al-Shahi Salman R, Beer R et al. European Stroke Organisation (ESO) guidelines for the management of spontaneous intracerebral hemorrhage. Int J Stroke 2014; 9: 840–855

[77] van Asch CJ, Luitse MJ, Rinkel GJ et al. Incidence, case fatality, and functional outcome of intracerebral haemorrhage over time, according to age, sex, and ethnic origin: a systematic review and meta-analysis. Lancet Neurol 2010; 9: 167–176

17 Subarachnoidalblutung (SAB)

Christopher Ebner, frühere Bearbeitung: Rebecca Pingel*

17.1 Definition

- spontane oder traumatische Blutung in den mit Liquor gefüllten intrakraniellen und/oder spinalen Raum; hier nur akute, spontane Form

17.2 Epidemiologie

17.2.1 Häufigkeit, Altersgipfel, Geschlechtsverteilung

- Inzidenz 6–9/100 000 Einwohner/Jahr
- Häufigkeitsgipfel 50–55 Jahre
- F > M (1,6:1)

17.2.2 Prädisponierende Faktoren

- Nikotin- oder Alkoholabusus, arterielle Hypertonie, positive Familienanamnese, Östrogenmangel (z. B. Menopause), genetische Prädisposition (z. B. Ehlers-Danlos-Syndrom Typ IV, Neurofibromatose Typ I) und regionale Häufung (hohe Inzidenz in Finnland und Japan)
- Einfluss von Hormonpräparaten und Gerinnungshemmern umstritten

17.3 Ätiologie und Pathogenese

- 85 % Aneurysmaruptur, mehrheitlich an den Hirnbasisarterien lokalisiert: R. communicans anterior oder A. cerebri anterior ca. 40 %, distale A. carotis interna ca. 30 %, A. cerebri media ca. 20 % und vertebrobasilär (überwiegend Basilariskopf) ca. 10 %
- 10–20 % aller atraumatischen SAB nicht aneurysmatisch (d. h. fehlender Nachweis eines Aneurysmas in der Erstangiografie)
  - ⅔ perimesenzephal (präpontin, interpedunkulär): wahrscheinlich venöse Blutung mit milder Klinik und eher benignem Verlauf
  - ⅓ nicht perimesenzephal (z. B. Fissura Sylvii, basale Zisternen, frontaler Interhemisphärenspalt), meist bei nicht identifiziertem Aneurysma
  - weitere, seltene Ursachen:
    - intradurale arterielle Dissektion (z. B. Dissektion der distalen A. vertebralis)
    - zerebrale Amyloidangiopathie (kortikal!)
    - reversibles zerebrales Vasokonstriktionssyndrom (RCVS; kortikal!)
    - durale AV-Fistel und (auch spinale) AV-Malformation
    - Sinus-/Brückenvenenthrombose
    - zerebrale Vaskulitis
    - mykotische Aneurysmen
    - Kokainabusus
    - Tumoren

17.4 Symptomatik

- Leitsymptom: akuter Kopfschmerz mit sehr hoher bis maximaler Intensität (Vernichtungskopfschmerz, thunderclap headache)
- bei 30–50 % der Patienten bereits Tage oder Wochen zuvor neue Kopfschmerzen als möglicher Ausdruck eines „warning leak"
- Vigilanzminderung in ⅔ der Fälle (z. T. nur passager)
- epileptische Anfälle (5–15 %)
- fokale neurologische Defizite: Hirnnervenausfälle (insbesondere HN III und VI), motorische und/oder sensible Defizite, Gesichtsfelddefekte
- Meningismus
- vegetative Symptome: Übelkeit, Erbrechen, Fieber, Blutdruckentgleisung, Herzrhythmusstörungen

17.5 Diagnostik
17.5.1 Diagnostisches Vorgehen

- diagnostisches Vorgehen bei Verdacht auf Subarachnoidalblutung: ▶ Abb. 17.1
- Sensitivität *Nativ-CT* < 6 h nach Symptombeginn zum Nachweis einer SAB bis zu 100 %, doch können insbesondere kleinere, basal gelegene Blutungen dem CT-Nachweis entgehen; Sensitivität sinkt nach 7 Tagen auf 50 %
- MRT Kopf zum Blutungsnachweis bei SAB-Verdacht jenseits von 24–48 h

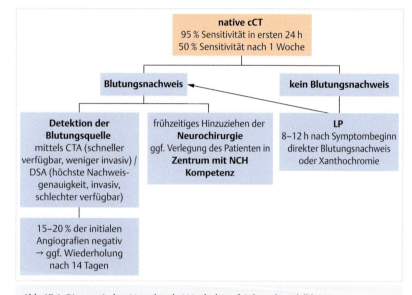

Abb. 17.1 Diagnostisches Vorgehen bei Verdacht auf Subarachnoidalblutung.

- CT- oder MR-Angiografie weist Aneurysmen < 4 mm nicht zuverlässig nach
- ergänzend MRT HWS bei basaler SAB-Betonung ohne Aneurysmanachweis
- CT-Angiografie ohne Wiederholung für Abklärung perimesenzephaler SAB wohl ausreichend

17.6 Differenzialdiagnosen

- Differenzialdiagnosen der Subarachnoidalblutung (in absteigender Häufigkeit) sind in ▶ Tab. 17.1 zusammengefasst.

17.7 Therapie

17.7.1 Allgemeine Maßnahmen

- Monitoring auf Wach- oder Intensivstation: Erhebung des neurologischen Status alle 2–3 h, adäquates Blutdruckmanagement (Ziel: arterieller Mitteldruck zwischen 60–90 mmHg), zerebraler Perfusionsdruck > 60 mmHg, regelmäßige (ggf. tägliche) neurosonologische transkranielle Untersuchung
- Anstreben von Normothermie, Normoglykämie, Normovolämie (vorzugsweise mittels isotoner NaCl 0,9 %, Ziel-ZVD > 4 mmHg), Vermeiden von Elektrolytentgleisungen und Hypoxie
- Erythrozytenkonzentrate bei deutlicher Anämie (Hb < 7–8 g/dl) erwägen
- Oberkörperhochlagerung um ca. 30°
- Bettruhe; Therapie mit Laxanzien und Antiemetika, um intrakraniellen Druckanstieg zu vermeiden
- Vasospasmusprophylaxe mit Nimodipin 60 mg p. o. alle 4 h für 21 Tage (intravenös nur falls keine orale Gabe möglich)

Tab. 17.1 Differenzialdiagnosen der Subarachnoidalblutung (in absteigender Häufigkeit).

Differenzialdiagnose	Bemerkungen
Spannungskopfschmerz	kein akuter Beginn, Bewusstseinsstörung untypisch
Migräne	langjährige Kopfschmerzanamnese, kein Meningismus
ischämischer Schlaganfall (oft im hinteren Stromgebiet)	fokale Defizite klinisch führend, CT-Bildgebung zur Unterscheidung
intrazerebrale Blutung	fokale Defizite klinisch führend, CT-Bildgebung zur Unterscheidung
Meningitis	cCT initial unauffällig, ggf. Hirnödem (cave: blutiger Liquor möglich)
reversibles zerebrales Vasokonstriktionssyndrom	meist ohne Meningismus
idiopathischer Vernichtungskopfschmerz	oft assoziiert mit körperlicher Anstrengung oder sexueller Aktivität

Subarachnoidalblutung (SAB)

- Einsatz von Statinen nicht allgemein empfohlen, auch wenn Studien Nutzen in der Vasopasmusprophylaxe suggerieren
- Thromboseprophylaxe wenn möglich mittels pneumatischer Kompression; alternativ mittels Kompressionsstrümpfen vor Aneurysmaversorgung; medikamentöse Thromboseprophylaxe mit niedermolekularem Heparin erst nach Versorgung des Aneurysmas
- symptomadaptiert Analgetika fest ansetzen (z. B. Paracetamol 1 g i. v.; Opioidanalgetika z. B. Piritramid 7,5 mg i. v.), als Antiemetika Metoclopramid oder Ondansetron
- ggf. Stressulkusprophylaxe mit PPI nach Risiko-Nutzen-Abwägung (erhöhtes Risiko für nosokomiale Pneumonie und Clostridienenteritis bei Intensivpatienten beschrieben)
- Pause gerinnungshemmender Medikation und ggf. entsprechendes Antidot; s. Kap. 16 (S. 148)
- unsicherer therapeutischer Stellenwert: Tranexamsäure vor OP (ASA-Empfehlung), Thrombozytenkonzentrate bei ASS-induzierter Blutung (ENLS-Empfehlung), intrazisternale Fibrinolyse, Cilostazol, Dexamethason; Endothelin-Rezeptorantagonist Clazosentan senkt Risiko für Vasospasmen, sekundäre neurologische Defizite und Ischämien, aber ohne günstigeren Verlauf (EMA: Orphan Drug)

17.7.2 Aneurysmaausschaltung

- Behandlung des Aneurysmas wenn möglich innerhalb von 72 h (d. h. vor Auftreten von Vasospasmen) durch mikrochirurgisches Clipping oder endovaskuläres Coiling
- Entscheidung zum geeigneten Verfahren sollte stets interdisziplinär und unter Berücksichtigung von Lage, Konfiguration, Größe des Aneurysmas und lokaler Expertise erfolgen
- eher Clipping bei Notwendigkeit zur Ausräumung raumfordernder Parenchymblutung
- gemäß aktueller Studienlage ist Coiling zu favorisieren, sofern in Anbetracht der o. g. anatomischer Faktoren möglich (Gefäßabgang aus dem Aneurysmasack spricht gegen Coiling)
  - nach Coiling niedrigere 10-Jahres-Sterblichkeit, weniger epileptische Anfälle und weniger neuropsychologische Defizite
  - nach Clipping weniger Zweitbehandlungen notwendig und niedrigere Rerupturrate
  - wahrscheinlich keine Vorteile des Coilings bei schwer betroffenen Patienten

17.7.3 (Früh-)Komplikationen und Therapie

- *Vasospasmen* (10–70 %; in etwa 30 % symptomatisch)
  - Beginn meist 4–14 Tage nach Erstblutung, Maximum nach 8–11 Tagen
  - Symptome: ggf. fokale neurologische Defizite durch sekundäre Ischämie (ca. 35 %)
  - Risikofaktoren: Blutmenge im initialen CT, hohes Stadium nach Hunt und Hess, Hypovolämie, Hypotonie, Hyponatriämie
  - Diagnostik: transkranielle Dopplersonografie weist Anstieg der mittleren Flussgeschwindigkeit > 50 cm/s/d oder mittlere Flussgeschwindigkeit > 200 cm/s nach
  - Primärprophylaxe mit Nimodipin, s. Allgemeine Maßnahmen (S. 159)
  - Therapie bei Symptomen nach kritischer Abwägung:
    – hämodynamisch augmentierte Therapie: induzierte Hypertonie z. B. mit Vasopressoren (Noradrenalin), ohne Hypervolämie oder Hämodilution, nur nach Aneurysmaversorgung

- transluminale Ballondilatation (klinische Datenlage unzureichend)
- intraarterielle Spasmolyse (z. B. mit Nimodipin)
- *Hydrocephalus occlusus und malresorptivus* (etwa 25–30 %)
  - Symptome: Hirndruckzeichen (sekundäre Vigilanzminderung, Kopfschmerzen, Erbrechen)
  - Diagnostik: cCT mit zunehmender Ventrikelweite
  - Therapie
    - Hydrozephalus occlusus: externe Ventrikeldrainage (EVD)
    - Hydrozephalus malresorptivus: bei mildem Verlauf wiederholte Liquorpunktion, ansonsten Lumbal- oder Ventrikeldrainage; wiederholte Liquorpunktionen mglw. gleich wirksam, aber günstiger bzgl. Infektionsraten; ggf. ventrikuloperitonealer Shunt bei persistierendem symptomatischem Hydrozephalus
- *Rezidiv-Subarachnoidalblutung*
  - bei unversorgten Aneurysmen:
    - 5–15 % in den ersten 24 h
    - danach 1,5 %/d in den ersten 2 Wochen
  - nach Clipping: 1 % innerhalb von 30 Tagen, 0,3 % im 1. Jahr
  - nach Coiling: 2 % innerhalb von 30 Tagen, 0,8 % im 1. Jahr
- *epileptische Anfälle*
  - Anfallsprophylaxe ohne stattgehabten Anfall nicht generell empfohlen, kann aber insbesondere bei schwer betroffenen Patienten, assoziierter intrazerebraler Blutung und unversorgten Aneurysmen erwogen werden
  - keine prophylaktische Dauertherapie nach Versorgung des Aneurysmas sinnvoll
  - subklinische Anfälle und nicht konvulsiver Status epilepticus in bis zu 7 %; ggf. kontinuierliches EEG-Monitoring
  - bei Auftreten von epileptischen Anfällen antikonvulsive Dauermedikation, z. B. Levetiracetam 2 g/d i. v.; meist nur für wenige Monate notwendig
- *internistische Komplikationen*
  - Hyponatriämie bei SIADH (euvoläm) oder zerebrales Salzverlustsyndrom (hypovoläm), selten Hypernatriämie
  - (neurogenes) Lungenödem
  - (Tako-Tsubo-)Kardiomyopathie
  - EKG-Veränderungen (insbesondere ST-Strecken-Senkung, Long-QT-Syndrom), Arrhythmien
  - Troponinanstieg
  - Visusminderung durch Glaskörperblutung uni- oder bilateral (Terson-Syndrom)
    - Diagnostik: Fundoskopie
    - Therapie: meist Spontanremission, ggf. Vitrektomie

17.8 Quellenangaben

[78] Connolly ES Jr, Rabinstein AA, Carhuapoma JR et al. Guidelines for the management of aneurysmal subarachnoid hemorrhage: a guideline for healthcare professionals from the American Heart Association/American Stroke Association. Stroke 2012; 43: 1711–1737

[79] Lindgren A, Vergouwen MD, van der Schaaf I et al. Endovascular coiling versus neurosurgical clipping for people with aneurysmal subarachnoid haemorrhage. Cochrane Database Syst Rev 2018; 8: CD003 085

[80] Molyneux AJ, Kerr RS, Yu LM et al. International subarachnoid aneurysm trial (ISAT) of neurosurgical clipping versus endovascular coiling in 2143 patients with ruptured intracranial aneurysms: a randomised comparison of effects on survival, dependency, seizures, rebleeding, subgroups, and aneurysm occlusion. Lancet 2005; 366: 809–817

[81] Muehlschlegel S. Subarachnoid hemorrhage. Continuum (Minneap) 2018; 24 (6, Neurocritical Care): 1623–1657

[82] Neifert SN, Chapman EK, Martini ML et al. Aneurysmal subarachnoid hemorrhage: the last decade. Transl Stroke Res 2021; 12: 428–446

18 Sinus- und Hirnvenenthrombose

Dagmar Funke

18.1 Definition

- Verschluss eines großen venösen Blutleiters (Sinus) oder einer intrakraniellen Vene durch ein Blutgerinnsel

18.2 Epidemiologie

18.2.1 Häufigkeit, Altersgipfel, Geschlechtsverteilung

- 3–16/1 Mio.
- Altersgipfel < 40 Jahre
- Verhältnis F:M 2–3:1

18.2.2 Prädisponierende Faktoren

Tab. 18.1 Prädisponierende Faktoren von Sinus- und Hirnvenenthrombosen.

septisch	aseptisch
lokal infektiös - Infektion im Mittelgesichtsbereich - Mastoiditis, Sinusitis, Otitis media, Tonsillitis - Zahnabszess, Stomatitis - Hirnabszess, Empyem, Meningitis	- **idiopathisch** (15–35%) - **hormonell** (orale Kontrazeptiva ca. 10%, letztes Trimenon der Schwangerschaft, postpartal) - **Gerinnungsstörungen** (Faktor-V-Leiden-Mutation 10–25%, Prothrombin-Mutation G20210A, AT-III-Mangel, Protein-C-Mangel, Protein-S-Mangel, Antiphospholipid-AK-Syndrom, Hyperhomozysteinämie) - **HIT** (Heparin-induzierte Thrombozytopenie), **aHIT** (autoimmun vermittelte HIT), **VITT** (Vakzin-induzierte immunthrombotische Thrombozytopenie: 4–28 Tage nach COVID-19-Impfung mit Vektorimpfstoff) - **paraneoplastisch** (7–9%; Karzinom, Lymphom, Karzinoid, Leukämie) - **Kollagenose/Vaskulitis** (systemischer Lupus erythematodes, Sjögren-Syndrom, Morbus Behçet, Granulomatose mit Polyangiitis, Sarkoidose) - **entzündliche Darmerkrankungen** - **hämatologische Erkrankungen** (schwere Anämie, Polyzythämie, Thrombozythämie, Sichelzellanämie, Thalassämie)
systemisch infektiös - bakteriell: z. B. Endokarditis, Typhus, Tuberkulose - viral: z. B. Masern, Hepatitis, HSV-/HIV-Enzephalitis, CMV, SARS-CoV-2 - parasitär: z. B. Malaria, Trichinose - Pilzinfektionen, z. B. Aspergillose	**seltene Ursachen** - Liquorunterdrucksyndrom nach Liquorpunktion/Schädel-Hirn-Trauma/ neurochirurgischer Operation - venöse Abflussbehinderung durch Tumor, ZVK, Strangulation, schwere Dehydratation, AV-Malformation - Therapie mit Kortikosteroiden, Androgenen, Chemotherapeutika, Erythropoetin

18.3 Ätiologie und Pathogenese

- Thrombose der venösen Blutleiter/kortikalen Venen intrakraniell mit konsekutivem vasogenem Ödem, erhöhtem intrazerebralem Druck, Stauungsblutungen, stauungsbedingt erniedrigtem zerebralem Blutfluss und venösen Infarkten

18.4 Symptomatik

- Kopfschmerzen (90%, bei 15% einziges Symptom), selten als Vernichtungskopfschmerz
- Übelkeit
- Sehstörungen (Papillenödem) (30%)
- Bewusstseinsstörung (20%)
- epileptische Anfälle (akut 35–50%, langfristig 4–16%)
- fokale neurologische Defizite
- Sinus-cavernosus-Thrombose: evtl. Hirnnervenausfälle
- Mortalität um 9%, Rezidive 0,5–3,5%/Jahr

18.5 Diagnostik

18.5.1 Anamnese

- fokaler/systemischer Infekt?
- COVID-19-Impfung mit Vektorimpfstoff vor 4–28 Tagen?
- Medikamente (Heparin, orale Kontrazeptiva, Androgene, Steroide, Chemotherapeutika, Erythropoetin)?
- Schwangerschaft, Geburt?
- Gerinnungsstörung, hämatologische Erkrankung?
- Tumoranamnese?
- Kollagenose, Vaskulitis, entzündliche Darmerkrankung?
- Liquorpunktion, Operation, ZVK, Schädel-Hirn-Trauma?

18.5.2 Labor

- Basislabor inkl. D-Dimere: D-Dimere bei 97% der Patienten mit Sinus- oder Hirnvenenthrombose und fokalen neurologischen Defiziten erhöht, bei negativem Befund kein sicherer Ausschluss

18.5.3 Bildgebende Diagnostik

CT, MRT

- zerebrale Computertomografie und Kernspintomografie, jeweils mit venöser Angiografie, als gleichwertig zu betrachten (cMRT überlegen in der Darstellung kortikaler Venenthrombosen)
  - bildgebende Befunde: Kontrastmittel-Aussparung/fehlendes Flow-Void-Signal in Sinus oder Vene, evtl. venöser Infarkt, intrazerebrale Blutung, sulkale SAB oder Ödem
  - langfristig Rekanalisierung bei 70–90% zu beobachten

Sinus- und Hirnvenenthrombose

Angiografie

- Katheterangiografie nur im unklaren Einzelfall zum Nachweis kortikaler Thrombosen

18.5.4 Sonstige

- bei unklarer Ursache Gerinnungsdiagnostik vor Heparingabe veranlassen: Faktor-V-Leiden-Mutation, Prothrombin-Mutation, AT III, Protein-C, Protein-S, Faktor VIII, Anti-Phospholipid-Antikörper (einschließlich Lupus-Antikoagulans, Kardiolipin-AK IgG/IgM und β2-Glykoprotein I-AK IgG/IgM), Homozystein, ggf. Fibrinogen; bei V. a. HIT, aHIT, VITT: Anti-PF4-Antikörper nach ChadOx1-S/nCoV-19 (AstraZeneca) und Ad26.COV2-S-Vakzin (Janssen)
- klinisch und bildgebend bei Infektkonstellation (Fieber oder Labor) auf möglichen lokalen Fokus achten (z. B. Mastoiditis), ggf. HNO-Konsil

18.6 Differenzialdiagnosen

- bildgebend Gefahr der Verwechslung mit einer Sinusatresie, einer häufigen Hypoplasie/Asymmetrie der Sinus oder mit Füllungsdefekten durch Pacchionische Granulationen

18.7 Therapie

18.7.1 Akuttherapie

- Akutbehandlung unter Monitorbedingungen auf der *Stroke Unit* (frühzeitige Erkennung einer Verschlechterung oder Komplikation)
- Pharmakotherapie mit *gewichtsadaptiertem NMH* s. ▶ Tab. 18.2 (bessere Wirksamkeit und weniger Blutungskomplikationen im Vergleich zu unfraktioniertem Heparin)
- *unfraktioniertes Heparin* sinnvoll bei geplanter Operation zur Fokussanierung oder bei schwerer Niereninsuffizienz s. ▶ Tab. 18.2 (Ziel-PTT 1,5- bis 2,5-fach des Ausgangswertes)
- Heparintherapie auch bei Stauungsblutung!
- Cave: bei *V. a. HIT, aHIT, VITT kein Heparin*! bei aHIT/VITT Therapieversuch mit IVIg (1 g/kgKG über mindestens 2 Tage); Therapie mit DOAK oder selektivem Faktor-Xa-Hemmer (Fondaparinux) oder Thrombininhibitor (Argatroban, Bivalirudin)
- interventionelle Therapie (Thrombolyse mit i. v. oder lokalem rtPA, ggf. ergänzend transvenöse mechanische Rekanalisation) als Einzelfallentscheidung im Sinne eines individuellen Heilversuchs bei progredienten Symptomen unter Heparintherapie
- bei erhöhtem Hirndruck Oberkörperhochlagerung, bei drohender Einklemmung Liquordrainage oder ggf. dekompressive Hemikraniektomie (keine Steroide: fehlende Wirksamkeit, prothrombotische Wirkung; Ausnahme: autoimmun-entzündliche Erkrankungen wie Morbus Behçet, SLE); zu Azetazolamid keine Daten
- bei epileptischen Anfällen rasche orale oder intravenöse Einleitung einer antikonvulsiven Therapie für 3–12 Monate indiziert, z. B. Levetiracetam 1500–3000 mg/d p. o./ i. v.; Valproat 1000–2500 mg/d p. o./ i. v.; bei hohem Risiko für Epilepsie (kortikale Thrombose, Hämorrhagie) antikonvulsive Primärprophylaxe als Einzelfallentscheidung erwägen
- antibiotische und ggf. operative (z. B. Mastoiditis, Sinusitis) Therapie infektiöser Ursachen

Tab. 18.2 Niedermolekulare Heparine.

Präparat	Dosierung	Anwendung	Niereninsuffizienz (gemäß Fachinformation)
Certoparin	8000 IE s. c.	2 × tgl.	Vorsicht bei Anwendung; GFR < 30 ml/min anti-Xa-Bestimmung (Ziel 0,4–1,1 IE/ml 4 h nach Gabe)
Dalteparin	100 IE/kgKG	2 × tgl.	GFR < 30 ml/min anti-Xa-Bestimmung (Ziel 0,5–1,0 IE/ml 4 h nach Gabe)
Enoxaparin	1,0 mg/kgKG	2 × tgl. (1 × tgl. bei GFR 15–30 ml/min)	GFR < 30 ml/min Dosisanpassung und anti-Xa-Bestimmung (Ziel 0,4–1,1 IE/ml 4 h nach Gabe), < 15 ml/min nicht empfohlen
Nadroparin	0,1 ml/10 kgKG	präparateabhängig 1–2 × tgl.	GFR < 60 ml/min evtl. Dosisanpassung, < 30 ml/min Kontraindikation
Tinzaparin	175 IE/kgKG	1 × tgl.	GFR < 30 ml/min anti-Xa-Bestimmung (Ziel 0,4–1,1 IE/ml 4 h nach Gabe), < 20 ml/min kaum Daten

Blutbildkontrollen alle 2–3 Tage; bei Heparin-induzierter Thrombopenie: Zulassung für Danaparoid und Argatroban, aber für intrakranielle Thrombosen kaum erprobt

18.7.2 Therapie im Verlauf

- orale Antikoagulation mit Phenprocoumon (Ziel-INR 2–3) oder DOAK für 3–12 Monate (DOAK lt. DGN-LL 2018 bislang ohne Empfehlung, erste randomisierte Studie mit Dabigatran RESPECT-CVT und erste Metaanalysen mit vergleichbarem Effekt gegenüber Vitamin-K-Antagonisten)
  - *für 3 Monate*: transienter Risikofaktor
  - *für 6–12 Monate*: idiopathisch oder milde Thrombophilie, z. B. heterozygote Faktor-V-Leiden- oder Prothrombin-(G20 210A-)Mutation, erhöhte Faktor-VIII-Spiegel
  - *dauerhafte orale Antikoagulation* nach Rezidiv oder bei schwerwiegender Thrombophilie (Antithrombin-III-Mangel, Protein-C-Mangel, Protein-S-Mangel, homozygote Faktor-V-Leiden- oder Prothrombin-(G20 210A-)Mutation, Antiphospholipid-Antikörper, kombinierte Gerinnungsdefekte)
  - positiven Anti-Phospholipid-Antikörper-Test ggf. nach Absetzen der OAK, frühestens nach 3 Monaten zur Bestätigung kontrollieren
  - zu anschließender Gabe von Thrombozytenfunktionshemmern nach 3 Monaten bei unklarer Ätiologie (ASA-Empfehlung 2014) keine Daten

18.8 Quellenangaben

[83] Coutinho JM, Ferro JM, Canhão P et al. Unfractionated or low-molecular weight heparin for the treatment of cerebral venous thrombosis. Stroke 2010; 41: 2575–2580

[84] Kurtz T, Weimar C. Zerebrale Venen- und Sinusthrombose. Leitlinie der Deutschen Gesellschaft für Neurologie 2018; AWMF-Registernummer: 030/098

[85] Lee GKH, Chen VH, Tan CH et al. Comparing the efficacy and safety of direct oral anticoagulants with vitamin K antagonist in cerebral venous thrombosis. J Thromb Thrombolysis 2020; 50: 724–731

[86] Marshall AL, Connors JM. Anticoagulation for noncardiac indications in neurologic patients: comparative use of non-vitamin K oral anticoagulants, low-molecular-weight heparins, and warfarin. Curr Treat Options Neurol 2014; 16: 309

[87] Rizk JG, Gupta A, Sardar P et al. Clinical characteristics and pharmacological management of COVID-19 vaccine-induced immune thrombotic thrombocytopenia with cerebral venous sinus thrombosis: A review. JAMA Cardiol 2021; 6: 1451–1460

[88] Ropper AH, Klein JP. Cerebral venous thrombosis. N Engl J Med 2021; 385: 59–64

19 Hirndruckerhöhung

Olaf Eberhardt

19.1 Definition

- symptomatische Erhöhung des intrakraniellen Drucks (normal 3–15 mmHg) jenseits autoregulativer Mechanismen durch Volumenvermehrung der Kompartimente Hirngewebe, Blut und/oder Liquor (Volumenanteile Hirngewebe > 80 %, Blut 10 %, Liquor < 10 %)
- als üblicher Grenzwert für Intervention gilt Druckerhöhung über etwa 20 mmHg (> 22 mmHg über mehr als 5 min, ENLS 2020; bei SHT > 19–20 mmHg, DGN 2021), aber kritische Grenze (bei SHT-Patienten) variiert zwischen 15 und 40 mmHg
- in flacher Rückenlage ist der intrakranielle Druck 2–3 cmH$_2$O niedriger als der lumbale Liquordruck

19.2 Epidemiologie

19.2.1 Häufigkeit, Altersgipfel, Geschlechtsverteilung

- verlässliche epidemiologische Daten zur Inzidenz erhöhten Hirndrucks im Rahmen von schwerem Schädel-Hirn-Trauma (20–100 %), Subarachnoidalblutung (ca. 70 %), intrazerebraler Blutung (ca. 65 %), Meningoenzephalitis (ca. 60 %), ischämischem Schlaganfall, Sinusthrombose o. a. liegen nicht vor
- Alters- und Geschlechtsverteilung abhängig von jeweiliger Grunderkrankung

19.2.2 Prädisponierende Faktoren

- Risikoerhöhung für kritische Hirndruckerhöhung mit steigender Menge ödematösen Hirngewebes (maligner Mediainfarkt, raumfordernder Kleinhirninfarkt), Blutungsgröße (intrazerebral, subdural, epidural), intraventrikulärer Blutmenge, Schwere des Hirnödems und jeweiliger Geschwindigkeit der Volumenzunahme

19.3 Ätiologie und Pathogenese

- vasogenes Ödem (weiße Substanz) z. B. um intrazerebrale Blutung, bei Enzephalitis oder bei posteriorem reversiblem Enzephalopathie-Syndrom
- zytotoxisches Ödem (weiße und graue Substanz) i. d. R. durch nekrotische Zellschwellung z. B. im Rahmen zerebraler Ischämie
- nicht selten sind Volumenänderungen mehrerer Kompartimente an der Druckerhöhung beteiligt (Beispiel eingebluteter, raumfordernder Kleinhirninfarkt: zytotoxisches Hirnödem, erhöhtes Blutvolumen und ggf. Liquorabflussstörung durch Kompression des vierten Ventrikels oder intraventrikuläre Blutungsanteile)
- bei jüngeren Patienten kann durch geringere Reserveräume früher ein kritisches Drucklevel erreicht sein
- Dauer kritischer Druckerhöhung mitentscheidend für Outcome, nicht nur Druckwert per se

Hirndruckerhöhung

- Abfall des zerebralen Perfusionsdrucks CPP (Differenz aus mittlerem arteriellem Druck und invasiv gemessenem intrakraniellem Druck) kann zu kritischer Minderversorgung des Gehirns führen, wenn autoregulative Mechanismen überfordert sind
- untere Grenze der CPP-Autoregulation variabel 40–90 mmHg, damit liegt optimaler CPP variabel bei 60–100 mmHg
- Herniation von Hirnanteilen durch Shift von Hirngewebe (z. B. transtentoriell, Aufwärtsherniation) kann auftreten, ohne dass der intrakranielle Druck erhöht sein muss!

19.4 Klassifikation

- *kompensiert:* evtl. Kopfschmerzen, „verhangen", „schwer besinnlich", Nackensteife, evtl. Stauungspapille
- *kritisch:* Kopfschmerzen, schwallartiges Erbrechen, Unruhe, Verlangsamung, Somnolenz bis Sopor
- *terminal:* Cheyne-Stokes-Atmung, Verlust der Pupillenreaktion, Streckstellung der Extremitäten
- *irreversibler Hirnfunktionsausfall:* Koma, Atemlähmung

19.5 Symptomatik

- die stadienhafte Symptomentwicklung, je nach Akuität und Ausmaß der Volumenzunahme, von Kopfschmerzen und Benommenheit über Erbrechen und Eintrübung bis zum Koma und Hirnstammfunktionsausfall (vgl. Kap. 19.4), kann bei perakuter, massiver Drucksteigerung übersprungen werden
- akute unilaterale Mydriasis wenig sensitiv (28 %), aber recht spezifisch (86 %) für kritische Hirndruckerhöhung, Sensitivität von Streck-/Beugesynergismen bei 54 % und von GCS < 9 bei 76 %

19.6 Diagnostik

19.6.1 Diagnostisches Vorgehen

- Anamnese, klinische Untersuchung, zerebrale Bildgebung, ggf. Messung des Liquordrucks nicht invasiv/invasiv, ggf. EEG

19.6.2 Anamnese

- Trauma, Kopfschmerzen, (Nüchtern-)Erbrechen, Sehstörung, Doppelbilder, Fluktuationen der Bewusstseinslage, andere neurologische Defizite, Geschwindigkeit der Symptomentwicklung, gerinnungshemmende Medikation, bekannte ZNS-Erkrankungen

19.6.3 Körperliche Untersuchung

- Bewusstseinslage (GCS, FOUR-Skala), meningeale Reizzeichen, Pupillengröße und Lichtreaktion, Papille (Ödem?), Okulomotorik (Blickparese horizontal/vertikal, HN III/IV/VI), Hirnstammreflexe, Tonus, Beuge-/Strecksynergismen, Hemiparese (auch ipsilateral zur Seite der Druckerhöhung möglich!), Pyramidenbahnzeichen, Fieber, äußere Traumafolgen
- Papillenödem entwickelt sich erst Stunden nach Drucksteigerung

19.6.4 Bildgebende Diagnostik

CT

- bei Drucksteigerung unklarer Ursache oder Vigilanzverschlechterung stets Kontrolle zerebraler Bildgebung (cCT) und (Re-)Evaluation neurochirurgischer Therapieoptionen
- je nach Ursache der intrakraniellen Drucksteigerung Ballonierung oder Kompression des Ventrikelsystems, raumfordernde Läsion(en), Blutnachweis in Ventrikeln/Hirnparenchym oder subdural/epidural, Kompression der basalen Zisternen, Mittellinienshift, sekundäre Hirninfarkte durch arterielle Kompression (ACA, ACP), verschiedene Formen der Herniation

19.6.5 Instrumentelle Diagnostik

EEG

- bei unklarer Bewusstseinsminderung – auch zum Ausschluss subklinischer Anfälle, die zerebralen Energieverbrauch erhöhen können

19.6.6 Sonstige

- nicht invasive Verfahren zur *Messung des intrakraniellen Druckes* (noch) nicht geeignet, um invasive Druckmessung zu ersetzen (Beispiel: Pupillometrie); am aussagekräftigsten scheint unter nicht invasiven Verfahren, vor allem zur Verlaufskontrolle, die sonografische Messung des Optikusscheiden-Durchmessers 3 mm hinter der Papille zu sein (oberer Grenzwert 5–5,5 mm), aber mglw. nicht nach SAB oder bei akutem Leberversagen
- individuelle Indikation zur invasiven Druckmessung (noch wenig Daten zur Prognoseverbesserung, z. B. unbalancierte Kohortenstudie SYNAPSE-ICU 2021): vor allem bei erhöhtem intrakraniellem Druck, areagibler Pupille und Verschlechterung des neurologischen Status oder der Vigilanz sinnvoll
- als invasive Messverfahren stehen Druckmessung bei Lumbalpunktion (nur nach Gefährdungsausschluss im cCT, liefert nur Einmalwert), Ventrikelkatheter/-drainagen, Mikrosensorsonden im Parenchym (Nullwertdrift möglich), sub-/epidurale Sonden (ungenau) oder telemetrische Messungen (ungenau) zur Verfügung
- Druckanzeige bei offener Ventrikeldrainage unzuverlässig

19.7 Differenzialdiagnosen

Tab. 19.1 Differenzialdiagnostik: Ursachen des Hirndruckanstiegs.

Differenzialdiagnose	Bemerkung
zerebrale Ischämie	zytotoxisches Ödem, ggf. sekundäre Einblutung, ggf. Liquorabflussstörung (Hirnstamm, Kleinhirn)
intrazerebrale Blutung	primäre Raumforderungswirkung, vasogenes Ödem, ggf. intraventrikuläre Blutung mit Liquorabflussstörung
Subarachnoidalblutung	Liquorabflussstörung, ggf. Raumforderungswirkung intrazerebraler Blutungsanteile
andere intrakranielle Blutung (Epiduralhämatom, Subduralhämatom)	Raumforderungswirkung mit Parenchymshift
Meningoenzephalitis	vasogenes Ödem, Liquorabflussstörung
Schädel-Hirn-Trauma	oft Mischbild aus Raumforderungseffekten von Blutungen, zytotoxischem Ödem, vasogenem Ödem und ggf. Liquorabflussblockade
Kolloidzyste des 3. Ventrikels o. Ä.	akute Liquorabflussblockade
zerebrale Hypoxie	zytotoxisches Ödem

19.8 Therapie

19.8.1 Allgemeine Maßnahmen und konservative Therapie

- Kopf 15° hochlagern (nicht bei instabilem Kreislauf), gerade Kopf-Körper-Achse
- bei respiratorischer Insuffizienz und/oder GCS < 9 Intubation, Analgosedierung und maschinelle Beatmung
- Euglykämie, Euthermie ohne Kältezittern, Normoxie (paO_2 > 60, besser > 75 mmHg) und Normokapnie (34–38 mmHg) bewahren, um Hirndruckanstieg zu vermeiden
- Dyspnoe, Schmerzen (z. B. beim Absaugen, Umlagern), Pressen und anhaltenden Husten vermeiden
- antiepileptische Therapie nach epileptischen Anfällen
- Natrium bei 135–150 mmol/l und Osmolarität bei 260–320 mosmol/l halten (hypoosmolare Lösungen können Hirnödem verstärken!)
- kardiale Arrhythmien, die Herzauswurf mindern, behandeln
- im Notfall kurze Hyperventilation beatmeter Patienten (< 30 min, ausschleichend beenden) bei ICP-Krise mit $paCO_2$ 25–34 mmHg (Wirkung < 1 h)
- Hypothermie 32–35 °C beatmeter Patienten ohne gesicherten Stellenwert bei SHT oder ischämischem Schlaganfall

19.8.2 Pharmakotherapie

- normalen RR anstreben
  - ungünstig: Nitroglycerin, Nitroprussid, Dihydralazin, meiste Kalziumantagonisten
  - günstig: Betablocker, ACE-Hemmer, Diuretika, Urapidil
- Zielwert für zerebralen Perfusionsdruck (CPP) (nur invasiv messbar) meist 50–70 mmHg, jedoch bei Subarachnoidalblutung, insbesondere bei perfusionsrelevantem Vasospasmus, auch höher
- Erhöhung des CPP kann z. T. über Reflex-Vasokonstriktion in gewissen Grenzen intrakraniellen Druck (ICP) senken
- Kortikosteroide nur bei vasogenem Ödem durch Tumoren oder Meningoenzephalitis wirksam, bei Abszess umstritten
- *Osmotherapie* setzt intakte Blut-Hirn-Schranke voraus und ist nicht zur Prophylaxe geeignet: Evidenz hinsichtlich Prognoseverbesserung schwach oder fehlend (▶ Tab. 19.2); Einsatz wenn möglich unter Messung des ICP
- früher Mannitoleinsatz bei ICB war in Metaanalyse mit Ödem- und Mortalitätszunahme assoziiert: nicht unkritisch einsetzen!

Tab. 19.2 Osmotherapie des Hirndruckanstiegs.

Mannitol 15–20 %	hypertone NaCl 3–23,4 %
Einsatzprinzipien • Anwendung als Kurzinfusion über jeweils 15–20 min • nur über wenige Tage wirksam • langsam reduzieren • Nebenwirkungen: Volumenbelastung, Hypo- oder Hypertension, Hyperosmolarität, Dehydratation des ZNS mit Gefahr des Subduralhämatoms, z. T. Kumulation im Hirnparenchym, Wirkverlust, Rebound • Einmalbolus bei akuter, kritischer Hirndruckerhöhung oder NaCl 3 % über PVK, Daueranwendung oder NaCl ≥ 5 % über ZVK	
verringert intravasales Volumen	*erhöht* intravasales Volumen
Bolus 20 % 125–250 ml (25–50 g) alle 4–6 h über ZVK	Bolus 2 ml/kg 5 % NaCl oder 75–150 ml NaCl 7,5–10 % über ZVK (oder Boli 150–500 ml NaCl 3 %)
Effekt nach 5–20 min für 2–6 h (um etwa 7–12 mmHg)	rascher Effekt über 2 h (um etwa 6–9 mmHg)
Zielosmolalität 300–320 mosmol/l bzw. osmolare Lücke < 20 mosmol/kg	Ziel-Na 145–155 mmHg, Zielosmolalität > 290 mosmol/l
nicht bei Niereninsuffizienz anwenden, da nephrotoxisch	im Allgemeinen gute Verträglichkeit, aber Herzinsuffizienz, Blutungen, Niereninsuffizienz, hyperchlorämische Azidose, Bradykardie, Blutdruckabfall oder Gewebenekrose bei Paravasat möglich
Hyperglykämiegefahr bei Diabetes mellitus, Hypokaliämie, Alkalose, Hypovolämie, Kristallisationsgefahr	Datenlage bei intrazerebraler Blutung und Schädel-Hirn-Trauma etwas besser als für Mannitol

- hypertone NaCl mit Natriumacetat als Puffer könnte gegenüber hypertoner NaCl das Risiko einer hyperchlorämischen Azidose reduzieren
- Glyzerol als Hirnödemtherapie verursacht mglw. weniger Nierenschädigung und weniger Rebound als Mannitol, ist aber weniger gebräuchlich
- Propofol (oder als letzte Maßnahme in Einzelfällen Pentobarbitalnarkose) kann intrakraniellen Druck senken
- idiopathische intrakranielle Hypertension: Liquorablass, Topiramat, ggf. Diuretika

19.8.3 Operative Therapieoptionen

- externe Ventrikeldrainage (und ggf. Shuntanlage) zur Liquorableitung bei Hydrozephalus, bei Drucksteigerung 5–10 ml Liquor ablassen
- lumbale Drainage als Option bei kommunizierendem Hydrozephalus (nach SAB)
- operative Therapie von großen sub- und epiduralen Blutungen, Hirntumoren und Hirnabszessen
- Entlastungskraniektomie bei stark raumforderndem malignem Mediainfarkt (frühestens 12 h nach rtPA-Lyse), in der Regel OP < 48 h nach Symptombeginn, ohne sichere obere Altersgrenze
- raumfordernder Kleinhirninfarkt: individuelle Therapieentscheidung, nicht bei schwerer Hirnstammischämie
- individuelle Therapieentscheidung zur Entlastungsoperation bei intrazerebraler Blutung (GCS 8–13), Sinusthrombose, Schädel-Hirn-Trauma oder Meningoenzephalitis

19.9 Quellenangaben

[89] Changa AR, Czeisler BM, Lord AS. Management of elevated intracranial pressure. Curr Neurol Neurosci Rep 2019; 19: 99
[90] Cook AM, Jones GM, Hawryluk GW et al. Guidelines for the acute treatment of cerebral edema in neurocritical care patients. Neurocrit Care 2020; 32: 647–666
[91] Czosnyka M, Pickard JD, Steiner LA. Principles of intracranial pressure monitoring and treatment. Handb Clin Neurol 2017; 140: 67–89
[92] Ropper AH. Management of raised intracranial pressure and hyperosmolar therapy. Pract Neurol 2014; 152–158
[93] Zhang X, Medow JE, Iskandar BJ et al. Invasive and noninvasive means of measuring intracranial pressure: A review. Physiol Meas 2017; 38: R143–R182

20 Akuter Schwindel und akute Hörminderung

Olaf Eberhardt

20.1 Diagnostik

- Zu Definition, Epidemiologie, Ätiologie und Diagnostik von Schwindel oder Hörminderung s. Kap. Leitsymptome: Akuter Schwindel und akute Hörminderung (S. 56)

20.2 Benigner paroxysmaler Lagerungsschwindel (BPLS)

- Therapie bei BPLS des posterioren Bogengangs: Sémont-Manöver (▶ Abb. 20.1), ggf. nach Gabe von Dimenhydrinat
- Drehung des Kopfes um 45° zur gesunden Seite
- rasche Lagerung des Patienten um 90° zur Seite des kranken Ohrs (bei Lagerung zur kranken Seite rotierender Nystagmus zum unten liegenden Ohr), Position für 1 min beibehalten
- bei konstanter Kopfposition rasche Umlagerung des Patienten um 180°, für 2 min beibehalten (erfolgreich: Nystagmus zum betroffenen = oben liegenden Ohr, nicht erfolgreich: Nystagmus in Gegenrichtung)
- langsames Aufrichten, ggf. mehrfache Wiederholung nach einigen Minuten Pause
- alternativ Epley-Manöver oder modifiziertes Epley-Manöver ebenfalls selbstständig anwendbar, weniger effektiv Brandt-Daroff-Manöver

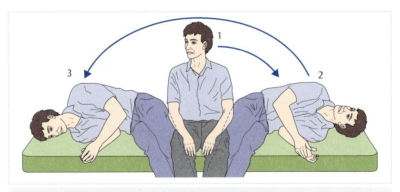

Abb. 20.1 Benigner paroxysmaler Lagerungsschwindel (BPLS). Therapeutisches Sémont-Manöver bei BPLS des linken posterioren Bogengangs. (Quelle: Berlit P. Memorix Neurologie. 6. Aufl. Stuttgart: Thieme; 2015)

- für BPLS des horizontalen Bogengangs Gufoni-Manöver oder Barbecue-Manöver (Drehung im Liegen um 4 × 90° in 30-s-Schritten von betroffener Seite weg) oder Seitlagerung auf das betroffene Ohr für einige Stunden
- mehrere Manöver in 95 % erfolgreich, häufig Benommenheitsgefühl über einige Tage nach Manöver, 20–50 % Rezidive; bei Vitamin-D-Mangel Substitution
- bei fehlendem Therapieeffekt an zentralen Lageschwindel denken: Schwindel oft mild, Nystagmus oft richtungswechselnd oder atypisch, ohne Latenz, ohne Crescendo-Decrescendo, Dauer > 1 min und ohne Habituation

20.3 Neuritis vestibularis

- Therapie: Methylprednisolon 100 mg/d, alle 3 Tage um 20 mg reduzieren (DGN-Leitlinien empfehlen seit 2021 ohne Studiengrundlage Beginn mit 250 mg Prednisolon/d)
- Antiemetika (Dimenhydrinat 50 mg i. v. = Metoclopramid 10 mg i. v.; Ondansetron bis 4 × 8 mg/d; Lorazepam bis 4 × 0,5–1 mg/d) für maximal 2–3 Tage, ggf. Magenschutz
- frühe Mobilisierung, Vestibularis-/Gleichgewichtsübungen (auch horizontale Kopfbewegungen) 3 × 15 min/d
- vollständige Erholung bei 70–80 % innerhalb von einigen Wochen, oft noch längere Zeit Bewegungsintoleranz mit Oszillopsien; protrahierte Erholung bei verzögerter vestibulärer Kompensation, sekundärem BPLS, sekundärem Endolymphhydrops oder sekundärem phobischem Schwindel; Rezidive selten

20.4 Morbus Menière

- Therapie: kurzzeitig Antiemetika, Gleichgewichtstraining
- Prophylaxe: Betahistin bis 3 × 48 mg/d (oder höher) für 6–12 Monate (ohne Studienevidenz), bei unzureichender Besserung Diuretika (keine Schleifendiuretika), transtympanale Kortikosteroide

20.5 Zerebrovaskuläre Erkrankungen mit Schwindel

- Therapie: s. Kap. 15 (S. 128)

20.6 Andere Schwindelursachen

- *Syndrome des 3. Fensters*
  - Therapie: Bettruhe, Schonung, Kopfhochlagerung; bei Defekt des anterioren Bogengangs evtl. chirurgische Defektdeckung
- *Labyrinthitis*
  - Aminopenicillin mit Betalaktamaseinhibitor, Parazentese, ggf. Mastoidektomie
- *Vestibularisparoxysmie*
  - Therapie: Carbamazepin 200–600 mg/d (einschleichend) oder Oxcarbazepin, evtl. Lacosamid, im Einzelfall operative Beseitigung neurovaskulärer Kompression des N. vestibulocochlearis, meist durch A. cerebelli inferior anterior (Erfolg 75–80 %)

- *bilaterale Vestibulopathie*
    - Therapie: je nach Ursache, vestibulotoxische Medikation absetzen (auch Amiodaron), Vestibularistraining/Physiotherapie, Prognose meist ungünstig; experimentell: Vestibularisprothese
- *vestibuläre Migräne*
    - Therapie: Nichtopioidanalgetika gegen Kopfschmerz
    - Prophylaxe: Metoprolol, Propranolol, Flunarizin, Valproat, Lamotrigin, Topiramat, Amitriptylin, Magnesium, Riboflavin
- *Schwindel bei internistischen Grunderkrankungen*
    - Therapie der Grunderkrankung
- *funktioneller Schwindel* (PPPD, somatoformer Schwindel, phobischer Schwankschwindel)
    - meist ungerichteter Schwankschwindel oder diffuser Schwindel
    - Therapie: SSRI oder andere Antidepressiva, Anxiolytika, Verhaltenstherapie, Bewegungstherapie, Expositionstraining
- *medikamenteninduzierter Schwindel*
    - Therapie: Absetzen ototoxischer Medikation, Dosisanpassung oder Therapieumstellung soweit möglich

20.7 Akute Hörminderung (Hörsturz) und Tinnitus

- bei ausgeprägtem Hörverlust oder zusätzlichen vestibulären Beschwerden 3 Tage 250 mg/d Prednisolon
- ggf. intratympanale Steroidtherapie durch HNO als Reserve- oder Kombinationstherapie
- Stellenwert von Diuretika, Vitamin C und hyperbarer Oxygenierung unklar
- Tinnitustherapie analog Hörsturz, falls mit gravierender Hörverschlechterung verbunden, bei isoliertem Auftreten kaum medikamentöse Optionen

20.8 Fahreignung

- keine Fahreignung bei akuter peripherer Vestibularisläsion, bei Schwindel, der durch Kopfdrehung im Sitzen auslösbar ist, oder nach zerebrovaskulärem Ereignis
- bei häufigen Schwindelattacken bis zu 6-monatige Attackenfreiheit erforderlich

20.9 Quellenangaben

[94] DGHNO-KHC. S 1-Leitlinie Hörsturz (Akuter idiopathischer sensorineuraler Hörverlust). AWMF-Registernummer 017/010. 2014
[95] Ercin D, Erdur B, Turkcuer I et al. Comparison of efficacy dimenhydrinate and metoclopramide in the treatment of nausea due to vertigo; a randomized study. Am J Emerg Med 2021; 40: 77–82
[96] Strupp M, Dlugaiczyk J, Ertl-Wagner B et al. Schwindelsyndrome. Dt Ärztebl 2020; 117: 300–310
[97] Zwergal A, Dieterich M. Vertigo and dizziness in the emergency room. Curr Opin Neurol 2020; 33: 117–125

21 Epileptischer Anfall

Ralph Schreiner

21.1 Diagnostik

- Zu Definition, Epidemiologie, Ätiologie und Diagnostik s. Kap. Leitsymptome: Epileptischer Anfall (S. 35)

21.2 Therapie

21.2.1 Behandlungsziel in der Notfallsituation

- Erkennen und Beendigung eines (nicht konvulsiven) Status epilepticus (S. 179)
- Vermeidung weiterer Anfälle
- bei akut symptomatischen Anfällen (z. B. bei Entzündung, SHT, Schlaganfall, Sinus-Venen-Thrombose, metabolischer Entgleisung, Alkoholentzug) Klärung und Therapie der Anfallsursache

21.2.2 Sofortmaßnahmen

- Schutz vor Verletzungen während und nach Anfall
- stabile Seitenlagerung und Überwachung bis der Patient wach ist
- Atemwege freimachen, falls erforderlich und möglich
- nicht sinnvoll: Gummikeil zwischen Kiefer, Intubation bei einzelnem Anfall, Fixierung

21.2.3 Pharmakotherapie

- akut symptomatischer Anfall: Behandlung der primären Ursache und Beginn einer Medikation mit Antiepileptika (AE); z. B. Lorazepam 1–2 mg s. l. oder i. v., dann s. Kap. 48 (S. 339)
- einmaliger oder erstmaliger Anfall: Klärung der Ursache, dann Entscheidung über weitere Dauertherapie
- erneuter typischer Anfall bei bekannter Epilepsie: Anpassung der AE-Medikation nach AE-Spiegel (Talspiegel vor der ersten Einnahme!)
- rezidivierender Anfall ohne Erlangung des Bewusstseins = Status epilepticus (S. 179)
- rezidivierender Anfall mit Erlangung des Bewusstseins: Lorazepam 1–4 mg s. l. oder i. v., alternativ Diazepam 10–20 mg i. v. (cave: weitere Sedierung); Beginn einer AE-Medikation s. Kap. 48 (S. 339) bzw. Anpassung der Medikation nach AE-Spiegel
- Alkoholentzugsanfall: Lorazepam 3 × 1–2 mg s. l. oder i. v., alternativ Diazepam 3 × 10–20 mg i. v. oder Clomethiazol 4–8 × 2 Kps. (1 Kps. = 192 mg = 4 ml Saft); zusätzlich Vitamin B_1 300 mg i. v.

Kriterien für die Auswahl des Antiepileptikums

- in der Notfallsituation: rasche i. v. Aufsättigung möglich mit
  - Valproat (900–1200 mg über 10 min, KI: Mitochondriopathie und Schwangerschaft)
  - Levetiracetam (1–2 g über 10 min, cave: Niereninsuffizienz)
  - Phenytoin (250–500 mg über 15 min nur am Monitor, KI bei AV-Block 2. oder 3. Grades; cave: schwere Gewebenekrosen bei paravenöser Gabe, separater Zugang)
- Anfallsprophylaxe: nach Epilepsiesyndrom, Nebenwirkungsspektrum und Interaktionsprofil; s. Kap 48 (S. 339)

21.2.4 Prognose bei adäquater Therapie

- knapp 50 % Anfallsfreiheit mit erstem AE
- 15–20 % Anfallsfreiheit durch Wechsel des AE bzw. Kombinationstherapie
- ⅓ Pharmakoresistenz

21.3 Besonderheiten bei Schwangeren

- Teratogenität der Antikonvulsiva im 1. Trimenon insbesondere bei Valproat oder Kombination mehrerer Substanzen beachten

21.4 Quellenangaben

[98] Elger CE, Berkenfeld R (geteilte Erstautorenschaft) et al. S 1-Leitlinie Erster epileptischer Anfall und Epilepsien im Erwachsenenalter. 2017. In: Deutsche Gesellschaft für Neurologie, Hrsg. Leitlinien für Diagnostik und Therapie in der Neurologie. Im Internet: http://www.dgn.org/leitlinien; Stand: 02.10.2021

[99] Perucca E, Tomson T. The pharmacological treatment of epilepsy in adults. Lancet Neurol 2011; 10: 446–456

[100] Schmidt D, Schachter SC. Drug treatment of epilepsy in adults. BMJ 2014; 348: g254

[101] Thijs RD, Surges R, O'Brien TJ et al. Epilepsy in adults. Lancet 2019; 393: 689–701

22 Status epilepticus

Ralph Schreiner

22.1 Definition

- jede epileptische Anfallsform > 5 min oder mindestens 2 Anfälle ohne zwischenzeitliche Erlangung des Bewusstseins

22.2 Epidemiologie

22.2.1 Häufigkeit

- Inzidenz in Europa bei etwa 10–30/100 000/Jahr → in Deutschland ca. 14 000 Fälle/Jahr
- SE kann in jedem Lebensalter auftreten und hat keine Geschlechtspräferenz

22.2.2 Prädisponierende Faktoren

- Abfall der Serumkonzentration von Antiepileptika
- Fieber
- Einnahme prokonvulsiver Medikamente
- Elektrolytstörungen
- Hypoglykämie
- Intoxikation
- Alkohol- und Drogenkonsum
- akute Schlaganfälle
- Schädel-Hirn-Trauma
- ZNS-Infektionen

22.3 Ätiologie

- analog zur Ätiologie epileptischer Anfälle
  - strukturell (Hirnfehlbildungen, Entzündungs- und Traumafolgen, Hirntumoren und vaskuläre Läsionen)
  - metabolisch (Stoffwechselstörungen)
  - infektiös (erregerbedingte Enzephalitis)
  - immunvermittelt (autoimmune Enzephalitis)
- abhängig vom zeitlichen Zusammenhang zwischen Auftreten der Ursache und Manifestation des SE unterteilt man in akut symptomatische, unprovozierte (ohne erkennbare Auslöser oder mögliche Auslöser zeitlich zurückliegend) und progredient verlaufende Ursachen

22.4 Klassifikation

- Status generalisierter konvulsiver Anfälle (primär klinische Diagnose)
- fokaler konvulsiver Status epilepticus (primär klinische Diagnose)
- fokaler oder generalisierter nicht konvulsiver Status epilepticus (NKSE; EEG-Diagnose)
  - Sonderform: Absence-Status (generalisierter nicht konvulsiver SE mit generalisierten 3–4 Hz SW-Entladungen im EEG und evtl. minimalen motorischen Phänomenen)
- in der Notfallsituation pragmatische Unterscheidung zwischen:
  - konvulsivem SE (= lebensbedrohlicher Notfall, sofortige Therapie erforderlich)
  - nicht konvulsivem SE (rasche, aber i. d. R. weniger aggressive Therapie nach EEG-Diagnose)

22.5 Symptomatik

- alle epileptischen Anfallsformen (S. 33) können auch als Status epilepticus auftreten
- maßgebliche semiologische Kriterien sind
  - An- und Abwesenheit von prominenten motorischen Zeichen
  - Vorhandensein und Ausmaß einer qualitativen und quantitativen Bewusstseinsstörung
- klinische Formen mit relevanten motorischen Zeichen werden als fokaler oder generalisierter konvulsiver Status epilepticus bezeichnet
- eine Bewusstseinsstörung findet sich bei der generalisierten konvulsiven Form obligat und bei der fokalen Form fakultativ
- ohne relevante motorische Zeichen spricht man von einem nicht konvulsiven Status epilepticus (NKSE); auch hier gibt es fokale und generalisierte Formen, das Bewusstsein kann eingeschränkt sein oder nicht

22.6 Diagnostik

22.6.1 Diagnostisches Vorgehen

- klinische Untersuchung, Verhaltensbeobachtung, Ausmaß der Bewusstseinsstörung
- Labor mit Blutbild, Elektrolyten, Leber- und Nierenwerte, CK, BZ-Schnelltest, Schilddrüsenhormone, Toxikologie (ggf. auch im Urin), Alkohol- und AE-Spiegel (bei bekannter Epilepsie), Lumbalpunktion bei möglicher Meningitis oder Enzephalitis nach cCT
- Fremdanamnese nach Therapieeinleitung
- cCT und evtl. CTA, falls Ursache unklar → rasch MRT
- EEG zur Bestätigung und Therapiekontrolle eines NKSE

22.7 Differenzialdiagnosen

Tab. 22.1 Differenzialdiagnosen des Status epilepticus.

Differenzialdiagnose	Bemerkungen
psychogener/dissoziativer Status	fluktuierender Verlauf über meist mehrere Minuten
	asynchrone Bewegungen der Extremitäten mit wechselnder Intensität und Seitenbetonung
	ruckartige stoßende Beckenbewegungen, auch „arc de cercle"
	Modulation der Bewegungen durch Ablenkung oder Schmerzreize
	Augen oft geschlossen, werden bei passiver Öffnung zusammengekniffen
	fehlendes Ansprechen auf Antikonvulsiva und Benzodiazepine
Enzephalopathien (metabolisch, septisch, toxisch, hypoxisch)	Myoklonien (bei hypoxischer Enzephalopathie oft stimulussensitiv perioral und an Extremitäten)
	Streck- und Beugesynergismen bei erhöhtem intrakraniellem Druck (abzugrenzen von tonischen Anfällen)
	Asterixis (bei metabolischen Enzephalopathien)
	EEG: periodisches Muster/triphasische Wellen
	Abgrenzung von nicht konvulsivem Status epilepticus kann schwierig sein
Tetanus	generalisierte Tonuserhöhung (inkl. Trismus und Ophisthotonus)
	durch sensible und akustische Reize provozierbar

22.8 Therapie

22.8.1 Behandlungsziele

- rasche Beendigung des SE
- rasche Klärung symptomatischer Ursachen
- rasche Therapie kausaler Faktoren
- Anpassung der AE-Medikation im Verlauf

22.8.2 Allgemeinmaßnahmen

- Schutz vor Selbstgefährdung, Freihalten der Atemwege, Überwachung von O_2-Sättigung, RR und HF, O_2-Insufflation bei Sättigung < 95 % und bei Bedarf Beatmung, Temperatursenkung falls > 37,5 °C (initial 1 g Paracetamol i. v.)
- Anlage mindestens eines stabilen i. v. Zugangs zur Gabe von Vollelektrolytlösung
- Gabe von Thiamin 300 mg i. v. falls alkoholassoziierter SE möglich
- Gabe von 50 ml Glukose 40 % i. v. falls Hypoglykämie möglich, zusätzlich Thiamin 300 mg i. v.

Status epilepticus

Tab. 22.2 Therapie des konvulsiven Status epilepticus.

Diagnose	Substanz	Auswahl/Dosierung	Vor- und Nachteile	Wirkungseintritt
initialer SE (10–20 min)	Benzodiazepine, Wechsel zwischen Benzodiazepinen nicht sinnvoll	Lorazepam 0,1 mg/kg i. v. (max. 4 mg/Bolus, ggf. nach 5 min 1 × wiederholen)	große therapeutische Breite, Atemdepression bei hohen Dosierungen	i. v. Wirkung nach 3 min
		falls Lorazepam nicht verfügbar: Diazepam 0,15–0,2 mg/kg i. v. (max. 10 mg/Bolus, ggf. nach 5 min 1 × wiederholen), max. 30 mg	große therapeutische Breite, Atemdepression bei hohen Dosierungen	i. v. Wirkung nach 3 min
		oder Midazolam 0,2 mg/kg i. v. (max. 10 mg/Bolus, ggf. nach 5 min 1 × wiederholen), initial ohne i. v. Zugang Midazolam 10 mg intramuskulär, intranasal oder bukkal (ggf. 1 × wiederholen)	große therapeutische Breite, Atemdepression bei hohen Dosierungen, Midazolam bei Erwachsenen nicht zugelassen	i. v. Wirkung nach 3 min
etablierter (Benzodiazepin-refraktärer) SE, Überwachungsstation (30–60 min)	1. Wahl: Levetiracetam	60 mg/kg i. v., max. 4500 mg über 10 min, 70 kg → 4200 mg	keine Zulassung, im Verlauf Dosisanpassung bei Niereninsuffizienz	Wirkung nach 10 min
	alternativ: Valproat	40 mg/kg i. v. über 10 min, max. 3000 mg und max. 10 mg/kg/min	kontraindiziert bei Mitochondriopathie	Wirkung nach 5–10 min
	2. Wahl: Phenytoin	20 mg/kg i. v., max. 50 mg/min	separater Zugang, nur am Monitor, kontraindiziert bei AV-Block 2./3. Grades, cave: schwere Gewebenekrosen bei paravenöser Gabe	Wirkung nach 15–30 min
	alternativ: Phenobarbital	15–20 mg/kg i. v., max. 100 mg/min	cave: kardiorespiratorische Depression, ab 1000 mg Intubationsbereitschaft	Wirkung nach 10 min

Status epilepticus

Tab. 22.2 Fortsetzung

Diagnose	Substanz	Auswahl/Dosierung	Vor- und Nachteile	Wirkungseintritt

refraktärer SE (> 60 min), Intensivstation	• Narkotika (= Substanzgruppe)
	  ○ Evidenzniveau niedrig, bislang kein Unterschied zwischen genannten Substanzen belegt
	  ○ Ziel: EEG-gesteuert Burst-Suppression-Muster über mind. 24 h
		Midazolam 0,2 mg/kg i. v. als Bolus, 70 kg → 14 mg, dann 0,1–0,5 mg/kg/h	kaum kreislaufwirksam	Wirkung nach 5 min

		oder Propofol: 2 mg/kg i. v. als Bolus, 70 kg → 140 mg, dann 4–10 mg/kg/h	cave: Propofol-Infusionssyndrom (meist dosisabhängig ab 48 h)	Wirkung nach 1–2 min
		oder Thiopental: 5 mg/kg i. v. als Bolus, 70 kg → 350 mg, dann 3–7 mg/kg/h	cave: RR-Abfall, ggf. Katecholamine einsetzen	Wirkung nach 10 min

22.8.3 Pharmakotherapie

Konvulsiver Status epilepticus
- Therapie des konvulsiven Status epilepticus s. ▶ Tab. 22.2

Nicht konvulsiver Status epilepticus
- i. d. R. nicht akut lebensbedrohlich, Nebenwirkungen der Behandlung (Sedierung, Atemdepression, Rhythmusstörungen) berücksichtigen
- wie beim konvulsiven SE initial mit Lorazepam oder Diazepam, ggf. dann Valproat, alternativ auch Phenytoin oder Levetiracetam (▶ Tab. 22.2, keine Maximaldosierungen)
- Narkose zurückhaltend in Abwägung gegen mögliche iatrogene Komplikationen (ventilatorassoziierte Pneumonie, Immunsuppression, katecholaminpflichtige Hypotonie etc.)

22.8.4 Prognose
- refraktärer konvulsiver SE bei 50 % der Patienten auch durch Narkose über 24 h nicht zu beenden = superrefraktärer SE
- Mortalität des konvulsiven Status epilepticus liegt bei 10–20 % und ist vor allem von Alter und Ätiologie abhängig
- etwa 25 % der Patienten mit einem nicht konvulsiven SE weisen Residuen auf oder versterben

22.9 Quellenangaben

[102] Betjemann JP, Lowenstein DH. Status epilepticus in adults. Lancet Neurol 2015; 14: 615–624
[103] Rosenow F, Weber J et al. Status epilepticus im Erwachsenenalter, S 2k-Leitlinie, 2020. Deutsche Gesellschaft für Neurologie, Hrsg. Leitlinien für Diagnostik und Therapie in der Neurologie. Im Internet: http://www.dgn.org/leitlinien; Stand: 01.10.2021
[104] Shorvon S, Ferlisi M. The treatment of super-refractory status epilepticus: a critical review of available therapies and a clinical treatment protocol. Brain 2011; 134: 2802–2818
[105] Trinka E, Cock H, Hesdorffer D, Rossetti AO et al. A definition and classification of status epilepticus – Report of the ILAE Task Force on Classification of Status Epilepticus. Epilepsia 2015; 56: 1515–1523

23 Meningitis und Enzephalitis

Dagmar Funke

23.1 Definition

- Entzündung der Gehirn- und Rückenmarkshäute (Meningitis) bzw. des Hirnparenchyms (Enzephalitis) durch Viren, Bakterien, Pilze, Protozoen (DD: autoimmun)

23.2 Epidemiologie

23.2.1 Häufigkeit, Altersgipfel, Geschlechtsverteilung

- bakterielle Meningitis: Inzidenz in Westeuropa 1–2/100 000 (alle Altersgruppen)
- virale Meningitis: Inzidenz in Westeuropa 2–3/100 000 (häufig Kinder, junge Erwachsene)
- Häufigkeitsgipfel für virale Infektionen im Sommer/Herbst
- keine Geschlechtsdominanz bekannt

23.2.2 Prädisponierende Faktoren

Umgebungsfälle, Immunsuppression, gastroenterologische, respiratorische oder HNO-Infekte (Rhinosinusitis/Otitis media), Eingriffe oder Traumata des ZNS, Reiseanamnese, Insektenstiche (Arboviren, Borrelien), Rohmilchprodukte (Listerien), i. v. Drogenabusus

23.3 Ätiologie und Pathogenese

- *bakterielle Mening(oenzephal)itis*
  - Pathogenese
    - Erregerkolonisation (oft in Schleimhäuten des oberen Atemtrakts)
    - Invasion in den Blutstrom oder direkte ZNS-Invasion (Pneumokokken)
    - Übertritt in den Subarachnoidalraum
  - Haupterreger
    - Streptococcus pneumoniae (25–40 %, oft Ältere)
    - Neisseria meningitidis (10–35 %, oft Jüngere)
    - Listeria monozytogenes (oft Ältere)
    - Staphylokokken
    - gramnegative Enterobakterien (z. B. post OP)
    - Haemophilus influenzae
- *virale Mening(oenzephal)itis*
  - Pathogenese
    - häufig zugrundeliegende gastrointestinale oder respiratorische Infekte mit hämatogenem, lymphogenem oder via Nervenendigungen retrogradem Übertritt in das ZNS

- Haupterreger
  - Enteroviren (bei reiner Meningitis: 25–60 %)
  - Herpesviren (HSV 1/2, VZV)
  - Influenzaviren
  - FSME-Virus
- *atypische erregerbedingte Mening(oenzephal)itis*
  - Haupterreger, z. B.
    - Treponema pallidum
    - Borrelien
    - Mykoplasma pneumoniae
    - Mykobakterien
    - Rickettsien
    - Protozoen wie Toxoplasma gondii
    - Kryptokokken u. a. Pilze
    - Helminthen wie Toxocara canis

23.4 Symptomatik

- Leitsymptome bakterielle Meningitis: bei 50 % Trias aus Kopfschmerzen (85 %), Fieber (77 %) und Meningismus (80 %)
- evtl. zusätzlich Bewusstseinsstörung/Verwirrtheit (70 %), Übelkeit, Erbrechen, Lichtscheu, Epilepsie, Hörstörung, Hirnnervenbeteiligung, stammbetontes Exanthem (viral), Arthralgien/Myalgien (viral), Parotitis (Mumps)
- Sonderform Waterhouse-Friderichsen-Syndrom: im Rahmen einer Meningokokken-Sepsis petechiale Exantheme (68 %)/Purpura fulminans mit Hautnekrosen
- plus Myelitis: Poliovirus und andere Enteroviren, FSME-Virus, West Nil-Virus u. a.
- plus Hirnstammsymptome: HSV, VZV, HIV, PML (JC-Virus), Enteroviren, Arboviren (FSME-Virus), Listerien, Mykobakterien, Borrelien, Treponema pallidum, Brucellen, Tropheryma whipplei, Aspergillus u. a.

23.5 Diagnostik

23.5.1 Anamnese

- (Fremd-)Anamnese
  - Akuität der Symptomentwicklung
  - Fieber, Kopfschmerz, Bewusstseinsstörung
  - Prodromi
  - Umgebungsfälle
  - Impfstatus
  - Splenektomie
  - Immunsuppression
  - Lokalinfekt kraniozervikal
  - Tier- oder Rohmilchkontakt
  - schweres Schädel-Hirn-Trauma
  - Auslandsreisen
  - Zeckenstich, Tierbiss

- i. v. Drogenabusus
- ZNS-OP
- paraspinale Infiltration
- Exanthem
- Anamnese und mögliche Erregerassoziationen
  - *Umgebungsfälle*: Meningokokken, VZV, Mumps, Masern, Polio- und andere Enteroviren, LCM-Virus, SARS-CoV-2
  - *Immunsuppression*: Staphylokokken, Streptokokken, Mykoplasmen, gramnegative Erreger, Listerien, Mykobakterien, HSV, VZV, CMV, EBV, HHV6, JCV, Adenoviren, Enteroviren, Toxoplasmose, Kryptokokken und andere Pilze
  - *Reiseanamnese*: Rickettsien, West-Nil-Virus, Dengue-Virus, Japanische-Enzephalitis-Virus, Nipah-Virus, Chikungunya-Virus, Toskana-Virus, Poliovirus, Rabies, Hanta-Viren, Ebola-Virus, Zika-Virus, andere Arboviren, Naegleria (Süßwasserinfektion), Leptospira (Wasser), Trypanosoma
  - *Tierkontakte*: LCMV, Leptospira, Toxoplasma, Hanta-Virus, Borna-Virus
  - *biphasischer Verlauf*: HSV, FSME, Enteroviren

23.5.2 Diagnostisches Vorgehen

- Das diagnostische Vorgehen bei Meningitisverdacht ist ▶ Abb. 23.1 zu entnehmen.

Bakterielle Meningitis/Enzephalitis

- *Patient isolieren* (erforderlich nur bei Meningokokken, bis 24 h nach Beginn der Antibiose), Mundschutz, Handschuhe, Schutzkittel
- *Basislabor* (inkl. Glukose, Laktat, Prokalzitonin) und *2 Sets Blutkulturen* abnehmen (+ HIV-Test bei V. a. Immunsuppression)

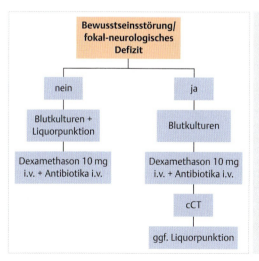

Abb. 23.1 Diagnostisches Vorgehen bei Meningitisverdacht.

- kardiopulmonale Stabilisierung, ggf. Therapie der Sepsissymptome
- falls keine Bewusstseinsstörung oder epileptischer Anfall oder neues fokales neurologisches Defizit oder schwere Immunsuppression: *Liquorpunktion* (ansonsten nach cCT: Herniationsrisiko um 1%) mit Liquorstatus (Zellzahl inkl. Zelldifferenzierung, Eiweiß, Glukose, Laktat, ggf. Liquoröffnungsdruck), Grampräparat, Liquorkultur, Latexagglutinationstests zum Antigennachweis im Liquor, insbesondere bei negativen Ergebnissen Multiplex-PCR (Sensitivität 87–100%, Spezifität 97–100% auch nach Antibiotikagabe) bzw. erregerspezifische PCR in Serum oder Liquor, bei atypischen oder subakuten Verläufen Erregerserologien
- möglichst ein Liquor-Röhrchen für ggf. erweiterte Diagnostik asservieren
- selten fehlende Liquorpleozytose bei Neutropenie, sehr selten auch ohne Neutropenie
- Sensitivität des Erregernachweises in Mikroskopie und Kultur 70–90% (Liquor > 8 h nach Antibiotikabeginn meist steril!), der Blutkultur > 50%
- evtl. Pneumokokken-Schnelltest im Urin
- LAMP (loop-mediated isothermal amplification) aus Liquor vielversprechender Bedside-Test
- V. a. tuberkulöse Meningitis: Mikroskopie Liquor, Liquor-Kultur, Liquor-PCR (Sensitivität 64–71%), ggf. Diagnostik aus Bronchialsekret oder Magensaft
- V. a. Kryptokokken-Meningitis: Antigennachweis mit immunchromatografischem LFA-Assay (Tuschepräparat: Sensitivität nur 40–85%)
- *cCT nativ mit Knochenfenster* (Ausschluss Hirndruckerhöhung vor Liquorpunktion, Entzündungsfokus etc.)
- im Falle einer zwingenden LP-Kontraindikation stellt MRT Kopf mit T1 post KM/FLAIR/DWI-Wichtung meningitisverdächtige Veränderungen (Sulkus, Ventrikel und/oder Parenchym) bei 80–95% der Betroffenen dar
- *Fokussuche*: Rö-Thorax (Pneumokokkenpneumonie), HNO-Konsil (Sinusitis, Otitis, Mastoiditis etc.), ggf. transösophageale Echokardiografie (Endokarditis) oder spinales MRT (Spondylodiszitis)
- *unverzüglicher* Therapiebeginn (S. 190) nach Liquorpunktion bzw. nach Blutkulturgewinnung, falls vor Liquordiagnostik cCT erforderlich; prähospitaler Antibiotikastart umstritten

Verdacht auf virale Meningitis/Enzephalitis

- bei *Verdacht auf Herpes-simplex-Enzephalitis* sofortige Therapie vor Diagnosesicherung mit Aciclovir i. v. 10 mg/kgKG 1–1–1 (Dosisanpassung bei Niereninsuffizienz, gute Hydrierung und Kontrollen Nierenwerte!) für 14 Tage
- Therapiealternative bei seltener Aciclovir-Resistenz (HIV, Transplantation): Foscarnet i. v.
- *Liquordiagnostik* mit Liquorstatus, (Real-Time-)PCR auf HSV1/2, VZV, EBV, CMV, HIV, FSME, Röteln, Mumps, Masern, Enteroviren (Coxsackie-Viren, ECHO-Viren), Adenoviren, Influenza, SARS-CoV-2, evtl. LCMV und Parvovirus B19, bei Immunsuppression zusätzlich HHV6 und JCV, ggf. gemäß Reiseanamnese (S. 186); erregerspezifischer Liquor-Serum-Antikörperindex bei Akutinfekt erst ab 2. Woche positiv!
- Liquor- und Serumbefunde bei erregerbedingten Meningitiden s. ▶ Tab. 23.1
- möglichst ein Liquor-Röhrchen für ggf. erweiterte Diagnostik asservieren
- bei negativer HSV-Liquor-PCR, aber starkem HSV-Enzephalitis-Verdacht: Therapie starten und PCR-Wiederholung nach 2–3 Tagen

Tab. 23.1 Liquor- und Serumbefunde bei erregerbedingten Meningitiden.

Kriterium	bakterielle Meningitis	virale Meningitis
Liquorfarbe	meist eitrig-trüb	meist klar
Zelltyp	granulozytär	<48 h häufig Mischpleozytose, dann lymphozytär
Zellzahl	meist >1000/µl (<1000/µl im Anfangsstadium, bei antibiotischer Anbehandlung oder bei Immunsuppression)	<1000/µl
Eiweiß	deutlich erhöht (>100 mg/dl)	normal bis leicht erhöht
Glukose	erniedrigt (meist <30 mg/dl, Liquor-Serum-Quotient <0,3)*	normal bis leicht erniedrigt (30–80 mg/dl; erniedrigt selten bei HSV, Mumps, LCMV)
Laktat	erhöht (meist >3,5 mmol/l; hochspezifisch im klinischen Kontext)	meist normal (<3,5 mmol/l)
Prokalzitonin im Serum	90–95 % positiv	negativ

* erniedrigt auch bei Helminthen (Kryptokokken), Amöben, Sarkoidose, Meningeosis neoplastica u. a.
Li-Glukose <1,9 mmol/l (= 34 mg/dl), Glukosequotient <0,23, Eiweiß >2,2 g/l, Pleozytose >2000/µl oder >1200 Neutrophile/µl unterscheiden bakterielle und virale Meningitis mit 99 % Trennschärfe

- bei enzephalitischem Syndrom cMRT (Sensitivität bei HSV-Enzephalitis früh 80 %, im Verlauf 95 %), EEG (häufig periodisch lateralisierte Komplexe bei HSV-Enzephalitis, Radermecker-Komplexe bei SSPE als Slow-Virus-Erkrankung)
- Enzephalitiskriterien des International Encephalitis Consortium 2013
  - Hauptkriterium: veränderte Bewusstseinslage (Bewusstseinsminderung, Lethargie, Persönlichkeitsänderung) >24 h ohne andere Ursache
  - Nebenkriterien (mind. zwei erforderlich)
    - Fieber ≥ 38 °C 72 h vor oder nach Erstvorstellung
    - generalisierte oder fokale Anfälle ohne frühere Epilepsie
    - neue fokale neurologische Defizite
    - Liquorpleozytose ≥ 5/µl
    - neue/akute, für Enzephalitis suggestive Veränderungen in der Bildgebung
    - EEG-Veränderungen ohne andere Ursache, die mit Enzephalitis vereinbar sind

23.6 Differenzialdiagnosen

- Differenzialdiagnosen bakterieller und viraler Meningitis/Enzephalitis s. ▶ Tab. 23.2

Tab. 23.2 Differenzialdiagnosen bakterieller und viraler Meningitis/Enzephalitis.

Differenzialdiagnosen	Bemerkungen
Mening(oenzephal)itis durch Mykobakterien, Pilze, Protozoen	häufig bei Immunsuppression, Erregerdiagnostik im Liquor
Meningeosis neoplastica	Tumoranamnese, zytologische Liquordiagnostik
Subarachnoidalblutung	meist perakuter Beschwerdebeginn, Blutnachweis in cCT nativ bzw. cMRT (FLAIR-Sequenzen), Liquor: Drei-Gläser-Probe positiv bzw. Nachweis von Hämosiderophagen
medikamenteninduzierte Meningitis (NSAR, Trimethoprim)	selbstlimitierender Verlauf ohne Erregernachweis
zerebraler Abszess	bildgebend (cCT oder cMRT ohne und mit Kontrastmittel) ein oder multiple Herde, häufig mit ringförmiger KM-Aufnahme und Diffusionsstörung
Meningitis bei SLE, Sjögren-Syndrom, zerebraler Vaskulitis	Anamnese für rheumatische Erkrankung? Autoantikörper-Diagnostik, häufig enzephalitische Parenchymveränderungen im cMRT
Autoimmunenzephalitis (akute disseminierte Enzephalomyelitis, N-Methyl-D-Aspartat-Rezeptor-AK und andere limbische Enzephalitiden, VGKC-AK)	subakuter Beschwerdebeginn, häufig neuropsychologische Defizite, epileptische Anfälle, cMRT mit FLAIR-Signalveränderungen (z. B. bei Enzephalitis mit NMDA-R-AK nicht obligat)
Sarkoidose	häufig fokale, knötchenförmige meningeale Verdickung mit Kontrastmittelaufnahme im Bereich der Schädelbasis mit Hirnnervenausfällen (selten intraparenchymatöse Granulome), im Rö/CT Thorax ggf. systemische Beteiligung

23.7 Therapie

23.7.1 Therapeutisches Vorgehen

V. a. bakterielle Mening(oenzephal)itis

- *Dexamethason* 10 mg i. v. 4 × tgl. für maximal 4 Tage (senkt Letalität bei Pneumokokkenmeningitis und reduziert Risiko für Hörstörungen, auch bei Immunsuppression sicher)
- *zeitgleich Antibiose mit Ceftriaxon* 4 g i. v. *+ Ampicillin* 6 × 2 g oder 3 × 5 g i. v. (Therapiedauer 7–14 Tage je nach Erreger; Listerien oder gramnegative Erreger 21 Tage)
- Protonenpumpeninhibitor und Low-Dose-Heparin während Dexamethasontherapie
- bei Penicillin-resistenten Pneumokokken (z. B. Südeuropa oder USA < 6 Monate, kürzlich lange Antibiotikatherapie): Ceftriaxon + Ampicillin + Vancomycin 2 × 1 g (Spiegelkontrollen!) für 14 Tage (Alternative zu Vancomycin: Rifampicin)
- bei Penizillinallergie: Cephalosporine der 3. Generation (Kreuzreaktion 2–3 %) oder Meropenem (Kreuzreaktion 0–10 %) meist sicher, für Listeriose alternativ Cotrimoxazol
- bei Shuntinfektion oder nosokomialem Infekt (neurochirurgische OP oder SHT) Vancomycin 2 × 1 g i. v. (Spiegelbestimmung) + Meropenem 3 × 2 g i. v. für mind. 10 Tage (oder Vancomycin + Ceftazidim 3 × 2 g); für intrathekale Antibiotikatherapie bisher kein Vorteil nachgewiesen

- Therapie atypischer (seltener) Meningitiserreger s. DGN-Leitlinie Atypische erregerbedingte Meningoenzephalitiden
- initiale Behandlung auf Überwachungs- oder *Intensivstation*
- ggf. *Chemoprophylaxe* aller Kontaktpersonen bei Meningokokkennachweis (möglichst innerhalb 48 h, maximal 10 Tage nach Exposition: z. B. Ciprofloxacin 1 × 500–750 mg p. o.); bei engem Kontakt zu Haemophilus-influenzae-Infiziertem Rifampicin 600 mg/d für 4 d
- bei Nachweis von Haemophilus influenzae, Meningokokken oder Listerien: Labormeldepflicht an Gesundheitsamt
- passive Immunisierung: nur im Einzelfall bei Tollwut
- ggf. Anpassung der Antibiotikatherapie nach Erregernachweis/Antibiogramm
- EEG und ggf. Antiepileptika nach epileptischen Anfällen oder bei Verdacht auf non-konvulsiven Status epilepticus
- eitrige Meningitis: transkranielle Sonografie zur Vasospasmusdetektion und -kontrolle im Verlauf (ggf. Nimodipintherapie)
- ggf. Hirndruckmessung-/therapie (Mannitol; Glyzerol?; ggf. Ventrikeldrainage bei Koma und Hydrozephalus) s. Kap. Hirndruckerhöhung (S. 168)
- Liquorkontrolle frühestens nach 48 h bei ausbleibender Besserung, nicht bei komplikationslosem Verlauf; Fieber oder Zunahme der Pleozytose allein im sterilen Liquor sind kein Grund, die Therapie zu verlängern

V. a. virale Mening(oenzephal)itis

- bei V. a. Enzephalitis initial Überwachung auf Intensiv- oder Intermediate-Care-Station
- bei Nachweis von Herpes-simplex- oder Varizella-Zoster-Virus Therapie mit Aciclovir i. v. für 14 Tage (3 × 10 mg/kgKG, bei Niereninsuffizienz Dosisreduktion, Hydrierung und GFR-Kontrollen!), bei Varizella-Zoster-Virus alternativ Brivudin p. o. (15 mg/kgKG/d)
- bei Nachweis von Zytomegalievirus: Therapie mit Ganciclovir i. v. (2 × 5 mg/kgKG), initial kombiniert mit Foscarnet i. v. (3 × 60 mg/kgKG oder 2 × 90 mg/kgKG)
- Rolle von Steroiden bei HSV-Enzephalitis weiterhin offen
- symptomatische Schmerztherapie, Fiebersenkung, Thromboseprophylaxe

23.8 Quellenangaben

[106] Brouwer MC, Thwaites GE, Tunkel AR et al. Dilemmas in the diagnosis of acute community-acquired bacterial meningitis. Lancet 2012; 380: 1684–1692

[107] Dyckhoff-Shen S, Koedel U, Pfister HW et al. SOP: Emergency workup in patients with suspected acute bacterial meningitis. Neurol Res Pract 2021; 3: 2

[108] Kohil A, Jemmieh S, Smatti MK et al. Viral meningitis: an overview. Arch Virol 2021; 166: 335–345

[109] McGill F, Heyderman RS, Michael BD et al. The UK joint specialist societies guideline on the diagnosis and management of acute meningitis and meningococcal sepsis in immunocompetent adults. J Infect 2016; 72: 405–438

[110] McGill F, Heydermann RS, Panagiotou S et al. Acute bacterial meningitis in adults. Lancet 2016; 388: 3036–3047

[111] Steiner I, Budka H, Chaudhuri A et. al. Viral meningoencephalitis: a review of diagnostic methods and guidelines for management. Eur J Neurol 2010; 17: 999-e57

[112] Wright WF, Pinto CN, Palisoc K et al. Viral (aseptic) meningitis: a review. J Neurol Sci 2019; 398: 176–183

24 Alkoholintoxikation

Clemens Krammer, frühere Bearbeitung: Markus Zahn*

24.1 Definition

- akute Alkoholintoxikation: Störung des Bewusstseins, der kognitiven Funktion, des Affekts, der Wahrnehmung bzw. des Verhaltens nach Aufnahme von Alkohol
- riskante Trinkmenge von Ethanol: Frauen > 10 g/d; Männer > 20 g/d
- schädlicher Alkoholgebrauch: Folgeschädigungen psychischer oder körperlicher Natur nach Alkoholaufnahme seit einem Monat oder wiederholt über die letzten 12 Monate (cave: akute Intoxikation oder „Hangover" nicht beweisend)
- Alkoholabhängigkeitssyndrom (3 der folgenden 6 Kriterien müssen erfüllt sein):
  - starkes Verlangen/Zwang Alkohol zu konsumieren
  - unkontrollierte Einnahme
  - Entzugssymptome (s. u.), die unter erneutem Alkoholkonsum rückläufig sind
  - Toleranzentwicklung
  - Vernachlässigung anderer Interessen und Pflichten
  - fortdauernder Alkoholkonsum trotz evidenter Schäden (Leberzirrhose, depressive Verstimmung, etc.)
- Alkoholentzugssyndrom als Symptomkomplex nach relativer oder absoluter Abstinenz, bei vorangegangenem chronischem und hochdosiertem Alkoholkonsum
  - vegetativ: Tremor, Schwitzen, Übelkeit/Erbrechen, Tachykardie, Hypertonie, Muskelkrämpfe, Hyperthermie
  - neuropsychiatrisch: Dysarthrie, Ataxie, Affektlabilität, Nesteln, Angst, Schlafstörung
  - cave: Delirium tremens, epileptische Anfälle

24.2 Epidemiologie

24.2.1 Häufigkeit

- bei etwa 5 % der deutschen Bevölkerung liegt ein schädlicher Alkoholgebrauch vor, etwa 3 % leiden unter Alkoholabhängigkeit; die Letalität aufgrund von Folgeerkrankungen liegt bei 10–30/100 000; Alkoholmissbrauch ist für 10 % aller Todesfälle in Deutschland verantwortlich
- etwa 74 000 Todesfälle/Jahr durch kombinierten Alkohol- und Tabakkonsum
- „Psychische und Verhaltensstörungen durch Alkohol" war 2019 zweithäufigste Krankenhausdiagnose in Deutschland

24.2.2 Altersgipfel

- Alkoholmissbrauch findet sich in allen jugendlichen und erwachsenen Altersgruppen, die höchste Prävalenz des Konsums riskanter Alkoholmengen besteht zwischen 45–64 Jahren (M 22 %, F 17 %)

24.2.3 Geschlechtsverteilung

- M:F 3:1

24.2.4 Prädisponierende Faktoren

- lebensgeschichtliche und soziokulturelle Einflüsse, Umweltfaktoren, Genetik, psychiatrische Komorbidität

24.3 Ätiologie und Pathogenese

- bei der akuten Alkoholintoxikation durch meist orale Aufnahme von Alkohol in flüssiger Form Veränderung der zentralen GABA- und NMDA-Konzentrationen mit dosisabhängig zunächst Enthemmung, schließlich Koma

24.4 Klassifikation und Risikostratifizierung

- z. B. Kurzform Alcohol Use Disorders Identification Test (AUDIT-C) kann zum Screening eines schädlichen Alkoholkonsums verwendet werden

24.5 Symptomatik

- dosisabhängig
    - Stadium I (Euphorie, 0,3–1,2 g/l): flapsig, redselig, zunehmendes Selbstbewusstsein; Abnahme von Reaktionszeit, sozialer Hemmung und Urteilsfähigkeit
    - Stadium II (Erregung, 0,9–2,5 g/l): emotionale Instabilität, Übelkeit, deutliche Störung von Reaktion, Erinnerungsvermögen, Koordination und Verständnis
    - Stadium III (Verwirrtheit, 1,8–3,0 g/l): Orientierungsstörung, extreme emotionale Zustände, Ataxie, Abnahme von Schmerzempfinden und Muskeltonus, Sehstörung
    - Stadium IV (2,5–4,0 g/l): deutliche Vigilanzminderung, fehlende Schmerzwahrnehmung, Standunfähigkeit, Erbrechen, Enuresis/Enkopresis
    - Stadium V (3,5–5,0 g/l): Koma
    - Stadium VI (ab 4,5 g/l): Tod durch Atemstillstand
- cave: pathologischer Rausch bereits nach geringen Mengen Alkohol möglich

24.6 Diagnostik

24.6.1 Diagnostisches Vorgehen

- Anamnese, internistische und neurologische Untersuchung
- Entscheidung über Überwachungspflichtigkeit nach Risikostratifizierung (vor allem Vigilanz, Vitalparameter, epileptischer Anfall, schwere Laborveränderungen, Arrhythmie)
- *Zusatzdiagnostik*: EKG, ggf. cCT zum Ausschluss anderer Störungsursachen oder Verletzungsfolgen, ggf. cMRT, ggf. EEG

24.6.2 Anamnese

- Erhebung soweit möglich (ggf. Fremdanamnese!):
    - Was wurde über welchen Zeitraum in welcher Form und wann zuletzt konsumiert? Erbrechen? Anamnestische Hinweise auf Entzugssyndrom?

Alkoholintoxikation

- anderer Medikamenten-/Drogenkonsum?
- Trinkgewohnheiten, Hinweise auf riskante Trinkmenge?
- Vorerkrankungen, Medikation, Allergien, ggf. Sozialanamnese

24.6.3 Körperliche Untersuchung

- internistisch-vegetativ: Körpertemperatur, Atemfrequenz (Atemdepression/Hyperventilation), Blutdruck, Puls, Schwitzen/Erniedrigung der Körperkerntemperatur bei erhöhter Hauttemperatur, Foetor ex ore
- klinisch-neurologisch: Glasgow-Koma-Skala (GCS) s. Kap. 47 (S. 332), Erregung/Enthemmung oder Vigilanzminderung, Pupillenreaktion, Okulomotorikstörung, Sprache, Ataxie/Koordinationsstörung, Tremor/Asterixis
- psychiatrisch: psychomotorische Enthemmung/Verlangsamung, Erinnerungslücken (Blackouts), Wahn, Halluzinationen
- Bodycheck auf Verletzungszeichen v. a. bei Auffinden am Boden, Schmerzangabe oder nach epileptischem Anfall
- wichtig: andere Ursachen neurologischer Auffälligkeiten bei Alkoholintoxikation nicht übersehen (z. B. Traumafolgen)

24.6.4 Labor

- Basislabor mit Elektrolyten (Na^+, K^+, Mg^{2+}), Glukose, Blutbild, CRP, GPT); Ethanolspiegel; Leber- und Pankreaswerte (GOT, Gamma-GT, Lipase), CK (Rhabdomyolyse!); zusätzlich toxikologisches Screening bei V. a. Mischkonsum; Blutgasanalyse
- CDT: bei chronischem Alkoholgebrauch erhöht, in der Notfallsituation untergeordnete Rolle
- ggf. Liquordiagnostik zum Ausschluss anderer Ursachen einer Bewusstseinsstörung

24.6.5 Bildgebende Diagnostik

Röntgen

- bei V. a. knöcherne Verletzungen im Bodycheck

CT

- cCT: Ausschluss intrakranieller Traumafolgen, (zerebelläre) Atrophie bei chronischem Alkoholmissbrauch

24.6.6 Instrumentelle Diagnostik

EKG

- Tachykardie, QTc-Zeit vor Gabe von Psychopharmaka

EEG

- bei V. a. (nicht konvulsiven) Status epilepticus oder nach Alkoholentzugsanfall

24.7 Differenzialdiagnosen

Tab. 24.1 Differenzialdiagnosen der Alkoholintoxikation (die Diagnosen sind in abnehmender Häufigkeit aufgeführt).

Differenzialdiagnose	Bemerkungen
Intoxikationen ohne Alkohole (S. 197)	Kokain, Benzodiazepine, Kathinone („Badesalze"), Ecstasy u. a. (oft Mischintoxikationen!)
Delir ohne Alkoholbezug (S. 204)	–
Meningoenzephalitis (S. 185)	Fieber, Entzündungsparameter, Meningismus (S. 185), negative toxikologische Untersuchungen
Methanol-/Ethylenglykolintoxikation (Frostschutz)	schwere metabolische Azidose mit erhöhter Anionenlücke, klinischer Phänotyp wie Ethanolintoxikation

24.8 Therapie

- Überwachung und Therapie richten sich nach Schweregrad der Intoxikation, Laborwerten und Bildgebung und sind primär supportiv

24.8.1 Therapeutisches Vorgehen

- auf Eigen- und Fremdschutz achten!
- Sicherung der Vitalparameter
- pharmakologische Therapie

24.8.2 Allgemeine Maßnahmen

- bei aggressiven Patienten auch auf eigene Sicherheit achten
- Monitoring bei kompromittierten Schutzreflexen, Sicherung der Vitalparameter, Intubation bei GCS < 8 oder Atemdepression erwägen
- ggf. bodennahe Lagerung, möglichst ruhiges Umfeld
- Aktivkohlegabe bei reiner Alkoholintoxikation nicht wirksam

24.8.3 Pharmakotherapie

- Elektrolyt- und Flüssigkeitssubstitution (cave: Natriumentgleisungen dürfen um maximal 8 mmol/l/d ausgeglichen werden s. Kap. 45 (S. 320); Mg 100 mg i. v. bei Hypomagnesiämie mit QTc-Verlängerung)
- zur Prophylaxe der Wernicke-Enzephalopathie Thiamin 300 mg i. v., s. Kap. 27 (S. 212); keine Glukosegabe vor Thiamin
- Entzugssyndrom:
  - Stufe 1: Lorazepam 1–3 mg p. o. 4–6 ×/d *oder* Clomethiazol 384 mg p. o. 4–8 × d (cave: keine Kombination von Benzodiazepinen und Clomethiazol!)

- Stufe 2: zusätzlich Haloperidol 5 mg p. o. 3–6 × /d (cave: QTc-Zeit-Verlängerung)
  - Stufe 3: Diazepam 120–240 mg i. v./d plus Haloperidol 5 mg p. o. 3–6 × /d, zusätzlich Clonidin als Perfusor (z. B. 0,75 mg/50 ml mit Laufrate 2–6 ml/h)
- Alkoholentzugsdelir (S. 204)

24.8.4 Sonstige

- Empfehlung bei akuten Alkoholintoxikationen mit mittelgradigen bis schweren Symptomen: allgemeine intensivmedizinische Maßnahmen, Delirbehandlung und Gabe von Benzodiazepinen
- in Intoxikationsphase: Gabe von niederpotenten Neuroleptika Einzelfallentscheidung unter engmaschiger Überwachung
- möglichst keine Opiate (Atemdepression)
- auf Aspirationsrisiko achten (bei SpO_2 < 75–80 % Intubation)
- an internistische Komplikationen denken (Leber, Pankreas, Ösophagusvarizen, Herzrhythmusstörungen s. Kap. 42 (S. 295), Folgen der Mangelernährung)
- Entzugswunsch klären, Aufklärung über Therapiemöglichkeiten
- Entlassfähigkeit prüfen: Wachheit, Orientierung, Gehen ohne Hilfe, stabile Vitalparameter, orale Flüssigkeitsaufnahme möglich, Begleitung durch Bezugsperson, Aufklärung über mögliche Komplikationen und fehlende Fahreignung
- Polizei hinzuziehen, wenn Patient mit fehlender Einsichtsfähigkeit und befürchteter Eigen- oder Fremdgefährdung die Klinik verlässt
- lückenlose Dokumentation des Vorgehens

24.9 Quellenangaben

[113] Hans F, Hoeren C, Schmid B et al. Akute Alkoholintoxikation. Notfall + Rettungsmedizin 2016; 19: 12–21

[114] Lange C, Manz K, Kuntz B. Alkoholkonsum bei Erwachsenen in Deutschland: Rauschtrinken. J Health Monitoring 2017; 2: 74–81

[115] Leitlinie Screening, Diagnose und Behandlung alkoholbezogener Störungen. Federführende Fachgesellschaften: Deutsche Gesellschaft für Psychiatrie und Psychotherapie, Psychosomatik und Nervenheilkunde (DGPPN), Deutsche Gesellschaft für Suchtforschung und Suchttherapie e. V. (DG-SUCHT) Dezember 2020. Im Internet: https://www.awmf.org/leitlinien/detail/ll/076-001.html; Stand: 11.04.2021

25 Intoxikationen (außer Alkohol)

Olaf Eberhardt

25.1 Definition

- willentliche oder akzidentelle Vergiftung durch Arzneistoffe, Drogen oder Umweltstoffe, wobei im Einzelfall auch Veränderungen der Komedikation, der Resorption, der Leber- und Nierenfunktion oder anderer Faktoren bei stabiler Dosis zur Akkumulation und zu Intoxikationszeichen führen können

25.2 Epidemiologie

25.2.1 Häufigkeit

- 180 000 Vergiftungsfälle/Jahr werden in Deutschland im Krankenhaus behandelt = 1–2 % aller stationären Behandlungen
- Intoxikationen durch Arzneimittel 40–80 % und durch Alkohol 30–60 %, im Intensivbereich 20–25 % durch Drogen
- Mischintoxikationen 50 %, Ethanol zu 50 % beteiligt
- Jahresprävalenz in Europa für Konsum von Cannabis 7 %, für MDMA (Ecstasy), Amphetamine, Kokain und Opiate (Hochrisikokonsum) je ≤ 1 % (EMCDDA-Daten 2019)
- bei Jüngeren überwiegen Drogen-, bei Älteren Medikamenteneffekte; in vielen Studien F (>) M, aber Geschlechtsverteilung z. T. alters- und substanzspezifisch

25.2.2 Prädisponierende Faktoren

- Depression/Suizidalität, Sucht/Polytoxikomanie, Polypharmazie, Kinder, Intelligenzminderung, Demenz, Änderung der Komedikation, der Leber- oder Nierenfunktion u. a.

25.3 Ätiologie und Pathogenese

- akzidentelle, eigenintendierte bzw. iatrogene Substanzzufuhr (meist oral, seltener parenteral, perkutan oder inhalativ) in toxischer Dosis mit konsekutiver Störung der Körperhomöostase über vielfältige, substanzspezifische Mechanismen

25.4 Risikostratifizierung

- Indikationen zur *Intensivverlegung*
  - Atemdepression mit $paCO_2$ > 45 mmHg
  - Lungenödem
  - Notfallintubation
  - häufige epileptische Anfälle
  - relevante kardiale Arrhythmie (z. B. AV-Blockierung 2°/3°)
  - systolischer RR < 80 mmHg
  - GCS < 12

- Notwendigkeit zur Hämodialyse oder Hämoperfusion
- zunehmende metabolische Azidose
- schwere Hypo- oder Hyperthermie
- schwere Trizyklika- oder Phenothiazinintoxikation (QRS > 0,12 s, QT > 0,5 s)
- schwere Salizylatintoxikation
- Body Packer
- OP-Indikation
- Pralidoximtherapie
- Gabe von Antitoxinen
- Dauerinfusion von Naloxon
- Hypokaliämie bei Digitalisintoxikation

25.5 Symptomatik

- Symptomatik abhängig von Dosis, Pharmakokinetik, Pharmakodynamik, Organtropismus, Begleitmedikation/Drogenbegleitkonsum u. a. Faktoren
- direkte oder indirekte ZNS-Symptome spielen bei sehr vielen Toxidromen eine wichtige Rolle (▶ Tab. 25.1), d. h. neuropsychiatrische Symptome bei 70–90 % der schweren Intoxikationen (Bewusstseinsminderung, Halluzinationen, Delir, Agitation, epileptische Anfälle)!
- epileptische Anfälle z. B. durch Salizylate, NSAR (z. B. Ibuprofen), Anticholinergika (z. B. trizyklische Antidepressiva), Sympathomimetika (z. B. Kokain, Theophyllin), Neuroleptika (z. B. Clozapin), Tramadol, Lithium, Betablocker, Kalziumkanalblocker, Chloroquin, synthetische Cannabinoide, Kathinone, Eisen, Zyanid, Organophophate

25.6 Diagnostik

25.6.1 Diagnostisches Vorgehen

- Anamnese und Fremdanamnese
- internistische und neurologische Untersuchung
- Notfall-Labor
- EKG, ggf. zerebrale Bildgebung, ggf. EEG

25.6.2 Anamnese

- Eigen-/Fremdanamnese: wann, was, wie viel? (Eigenangaben oft unzuverlässig!), Auffindesituation, Medikamente (auch rezeptfreie), Drogenkonsum, Depression/Suizidalität, frühere Vergiftungen, Vorerkrankungen
- Symptome: epileptische Anfälle, Kollaps/Synkope, Fieber, Entwicklung der Bewusstseinslage, Halluzinationen, Kopfschmerz, thorakaler Druck, Atemnot, Palpitationen, Bauchschmerz, Übelkeit, Erbrechen, Diarrhö
- bisherige Maßnahmen

Tab. 25.1 Klassische Toxidrome mit ZNS-Symptomen.

Substanzgruppe	epileptische Anfälle	Tremor	Agitation	Halluzinationen	Bewusstseinsstörung	Pupillenweite	Herzfrequenz	RR	Dyspnoe	Schwitzen	Temperatur
1 Sympathomimetika	+	+	+	+	+	↑	↑	↑	+	+	↑
2 Halluzinogene	+	+	+	+	+	↑	↑	↑	+	−	↑
3 Sedativa/Hypnotika	−	−	−	+	+	(↓)	↓	↓	−	−	↓
4 Liquid Ecstasy	+	−	−	−	+	↓	↓	↓	−	−	↓
5 Cholinergika	+	+	−	−	+	↓	↑↓	↑↓	+	+	(↓)
6 Opiate/Opioide	(+)	−	−	−	+	↓	↓	↓	+	−	↓
7 Anticholinergika	+	−	+	+	+	↑	↑	(↑)	−	−	↑
8 Serotoninsyndrom	+	+	+	−	−	↑	↑	↑	+	+	↑
9 Lithium	+	+	−	+	+	−	↓	↓	−	−	↑

1) Kokain, Phencyclidin (PCP), Ephedrin, Pseudoephedrin, Theophyllin, Amphetamine, Methamphetamin, Ecstasy (MDMA u. a.), Paramethoxyamphetamin (PMA), LSD, Koffein, Ritalin, Pemolin, Benzylpiperazin; Kokain + Heroin = Speedball (i. v.); Kokainbase = Freebase, Crack, Kathinone
2) LSD, Zauberpilze (Magic Mushrooms, Psilocybin, Psilocin), Mescalin, Phencyclidin (PCP), Ketamin, Dextromethorphan
3) Barbiturate, Benzodiazepine, Zolpidem, Zopiclon
5) Organophosphate, Carbamate, Insektizide, Pilocarpin, Carbachol, Acetylcholin (z. B. Hornisse), Betelnuss, Pyridostigmin, Nikotin, manche Pilze, Nervengase (Sarin, Tabun, VX)
7) Belladonna, Atropin, Trizyklika, Antihistaminika, Neuroleptika (Phenothiazine), Scopolamin, Schlafmittel, Spasmolytika, Mydriatika, Baclofen, manche Pilze/Pflanzen (Engelstrompete, Stechapfel, Bilsenkraut, Tollkirsche, Glockenbilsenkraut, Alraune); Variante trizyklische Antidepressiva: hochtoxisch ab 5- bis 10facher Tagesdosis (ca. 1 mg/l), kritische Phase beginnt nach ca. 6 h für ca. 24 h mit „Coma, Convulsionen, Cor" (negative Inotropie, Blockbilder, Arrhythmien bis Torsades des Pointes, RR-Abfall, epileptische Anfälle, gemischte metabolische und respiratorische Azidose)
8) SSRI, MAO-Hemmer, Pethidin, Tramadol, Ecstasy, Dextromethorphan, Selegelin, Clomipramin, Doxepin, Imipramin, Amitriptylin, LSD, Lithium, Bupropion, Mirtazapin, Triptane, Dihydroergotamin, Kathinone
9) lebensbedrohlich: chronisch > 2,5 mmol/l, akut > 4 mmol/l

25.6.3 Körperliche Untersuchung

- Inspektion (Hautkolorit, Schwitzen bzw. trockene Haut/Schleimhaut, Verätzungen, Einstichstellen, Selbstverletzungen, Leberhautzeichen), Körpergerüche
- internistische Untersuchung (vor allem Temperatur, Blutdruck, Herzfrequenz, kapilläre Reperfusion, Atmung, Auskultation, Darmgeräusche)
- neurologische Untersuchung (insb. Bewusstseinslage, Agitation, Zungenbiss, Seh-/Hörstörung, Pupillen, Motorik, Reflexstatus, Tonus, Myokloni)

25.6.4 Labor

- Laborbasisdiagnostik: BZ, BB, Elektrolyte, Kreatinin, GFR, Harnstoff, Glukose, Laktat (z. B. CO-Intoxikation), CK (Rhabdomyolyse?), Troponin, TSH, Transaminasen, Bilirubin, LDH, Gerinnungswerte, BSG, CRP, Alkoholspiegel, ggf. Myoglobin
- mögliche Rolle von S 100B bei Intoxikation zur Vorhersage intrakranieller Verletzungsfolgen nach (möglichem) Sturz
- erweiterte Labordiagnostik je nach Verdacht: Toxikologiescreening Blut, Urin, Speichel; Medikamentenspiegel (Alkohole, Paracetamol, Salizylate, Phenobarbital, Theophyllin, Digoxin, Lithium, Antiepileptika), CO-Hb, Met-Hb, Osmolarität, BGA, Ammoniak; Berechnung der Anionenlücke und der osmotischen Lücke (erhöht bei Alkoholen)
- Standard-Toxikologiescreening erfasst Designerdrogen wie synthetische Cannabinoide, synthetische Opioide (z. B. Fentanylabkömmlinge), Phenylethylamine oder Kathinone nicht
- Einzelnachweis von Substanzen über Hochdruckflüssigchromatografie (HPLC), Gaschromatografie-Massenspektrometrie (GC-MS) oder Tandemmassenspektrometrie (TMS); ggf. asservieren: 10 ml Blut, 50–100 ml Urin, 50 ml Magenspülsaft oder Erbrochenes, Trinkgläser o. Ä.

25.6.5 Bildgebende Diagnostik

- cCT nativ bei fokaler neurologischer Symptomatik, Vigilanzminderung, Traumaanamnese bzw. äußeren Traumafolgen am Schädel

EKG

- Herzfrequenz, Arrhythmie, Reizleitungsstörungen, QTc-Zeit

EEG

- nach epileptischen Anfällen oder bei unklarer Bewusstseinsstörung

25.7 Differenzialdiagnosen

- Wichtige Differenzialdiagnosen der Intoxikationen, je nach Symptomausprägung und zeitlicher Dynamik der Symptomentwicklung, sind folgender Auflistung zu entnehmen.

Differenzialdiagnose

- zerebrovaskuläre Erkrankungen (S. 128)
- Meningoenzephalitiden (S. 185)
- autoimmune Enzephalitiden (S. 185)
- nicht konvulsiver Status epilepticus (S. 179)
- Delir (S. 204)
- Wernicke-Enzephalopathie (S. 212)
- metabolische Entgleisungen (Elektrolytstörungen) (S. 320)
- postiktuale Zustände
- Entzugssyndrome
- primär psychiatrische Erkrankungen (Erregungszustand, Psychose) (S. 201)

25.8 Therapie

25.8.1 Therapeutisches Vorgehen

- in den meisten Fällen stehen Monitoring und supportive Therapie im Vordergrund
- primäre Giftelimination (50 g Aktivkohle < 60 min) selten indiziert
- in besonderen Fällen kommt eine Antidottherapie in Betracht
- ggf. Intensivverlegung (S. 197)

25.8.2 Supportive Allgemeintherapie und Pharmakotherapie

- Monitoring von RR und Puls, EKG (QTc-Zeit!), Pulsoxymetrie, venöser Zugang
- *Agitation:* Reizabschirmung, Benzodiazepine wie Lorazepam 1–2 mg oder Diazepam
- *epileptische Anfälle:* Benzodiazepine wie Lorazepam 1–2 mg
- *Halluzinationen:* Neuroleptika wie Haloperidol 5 mg
- *Azidose:* Natriumbikarbonat
- *Hyperthermie:* externe Kühlung, bei refraktärer Hyperthermie Muskelrelaxation
- *RR-Abfall:* Volumenzufuhr, ggf. Katecholamine (Dopamin, Adrenalin, Noradrenalin)
- *RR-Entgleisung:* Urapidil, Clonidin i. v., Kalziumantagonisten
- *Bradykardie:* Atropin 0,5–1 mg
- *Tachykardie:* kurzwirksame Betablocker wie Esmolol
- *ventrikuläre Arrhythmie:* z. B. Amiodaron, Mg
- *Ateminsuffizienz:* Sauerstoffgabe 4–6 l/min, ggf. Intubation, Verlegung Intensivstation und kontrollierte Beatmung
- *hypokinetisch-rigide Symptome* (durch Neuroleptika): Biperiden 1–2 Amp. i. v.
- *Harnverhalt:* Katheterisierung
- *Rhabdomyolyse mit Nierenversagen:* hohe Volumenzufuhr, Bikarbonat und Hämodialyse

25.8.3 Verfahren der Giftelimination

- routinemäßiger Einsatz von Magenentleerungsmaßnahmen, Aktivkohle > 60 min nach Ingestion oder Laxanzien zum Zweck der Giftentfernung sind obsolet: für kein Verfahren der primären Giftentfernung bestehen hinreichende Studienbelege einer Prognoseverbesserung
- Expertenrat einholen zu Verfahren wie Harnalkalisierung (für einige renal eliminierte Substanzen), Hämoperfusion, Hämodialyse, Plasmapherese, Lipid-Rescue-Therapie, Hochdosis-Insulintherapie oder hyperbare Oygenierung (für CO-Intoxikation)

25.8.4 Antidota

- „Komacocktail": Thiamin 200 mg i. v. + Glukose 50 g i. v. (falls kein i. v. Zugang: evtl. 1–2 mg Glukagon) + Flumazenil + Naloxon: sehr unsicherer prognostischer Nutzen bei unklarer Intoxikation
- *Benzodiazepinintoxikation:* Flumazenil (Anexate) selten notwendig: z. B. zur Vermeidung der Intubation bei Älteren oder bei COPD (1 Amp. = 0,5/1 mg): 0,1–0,3 mg i. v. über 30 s; nach 30 s 0,3–0,5 mg Einzeldosis wiederholen, bis maximal 2–3 mg, bei schwerer Überdosis evtl. bis 5–10 mg; Atemdepression wird nicht immer gebessert
  - nicht bei Kreislaufinsuffizienz oder Arrhythmien einsetzen
  - Risiko für epileptische Anfälle oder Agitation
  - Wirkdauer 1–2 h, dann ggf. erneut Bolus 0,1–0,5 mg oder Dauerinfusion 0,1–0,2 mg/h; wirkt auch bei Zolpidem (0,2–2 mg) oder Zopiclon (0,2–3 mg)
- *Opiatintoxikation:* Naloxon (Narcanti) i. v. bei Atemdepression: 0,2–0,4 mg in 10 ml NaCl 0,9 %, ggf. nach 2–3 min weitere 1–2 mg, maximal 10 mg; 0,8 mg s. c. = 0,4 mg i. v.; Naloxon 2 mg *intranasal* (mit Aufsatz für Standardspritze) ähnlich wirksam wie i. v. (effektiv bei 66–83 %); ggf. Dauerinfusion mit ⅔ der bei der Bolusantagonisierung wirksamen Effektivdosis/Stunde (0,4–0,8 mg/h)
  - Naloxon-Nasenspray 1,8 mg (Nyxoid) verfügbar, bis 2 Sprühstöße im Abstand von 2–3 min
  - Pentazocin, Propoxyphen, Diphenoxylat, Methadon, Fentanyl oder Buprenorphin: bis > 10 mg Naloxon notwendig
  - Wirkdauer 1–2 h, nach Naloxongabe mindestens 2 h überwachen
  - UAW: RR-Anstieg, Erbrechen, Lungenödem, epileptische Anfälle
- *schwere Anticholinergikaintoxikation:* evtl. *Physostigmin* (Anticholium) 1–4 mg langsam i. v. unter EKG-Kontrolle; nach 20 min wiederholen oder Dauerinfusion 2–4 mg/h
  - cave: Senkung der Anfallsschwelle bei Mischintoxikation oder Reizleitungsstörung bei Trizyklikaintoxikation
- *schweres Serotoninsyndrom:* evtl. *Cyproheptadin* (Peritol) 4–8 mg p. o. (bzw. per nasogastraler Sonde), ggf. nach 2 h wiederholen; bis 12–32 mg/d in 4 Einzeldosen; Stopp nach 16 mg, falls kein Effekt; bei Überdosierung droht anticholinerges Syndrom
- *ACE-Hemmer-induziertes Angioödem* ist keine Intoxikation, aber dennoch durch die Atemwegsschwellung lebensbedrohlich: Icatibant 30 mg s. c. anwenden (off label), evtl. auch C1-Esterase-Inhibitor i. v., Flüssigkeitsgabe, Sauerstoff, Oberkörper hochlagern
- Antidotdepots: Rote Liste

25.9 Quellenangaben

[116] Alapat PM, Zimmerman JL. Toxicology in the critical care unit. Chest 2008; 133: 1006–1013
[117] Hackl G. Akute Intoxikationen: Marker für Screening, Diagnose und Therapiesteuerung. Med Klin Intensivmed Notfallmed 2019; 302–312
[118] Hafer C, Kielstein JT. Therapie akuter Intoxikationen. Intensivmed up2date 2014; 10: 201–215
[119] Mokhlesi B, Leiken JB, Murray P et al. Adult toxicology in critical care: part I/II. Chest 2003; 123: 577–592 und 897–922
[120] Tschirdewahn J, Eyer F. Diagnostik und Behandlung ausgesuchter akuter Arzneimittelvergiftungen mit hoher klinischer Relevanz. Bundesgesundheitsbl 2019; 62: 1313–1323

26 Delir

Olaf Eberhardt

26.1 Definition

- enzephalopathisches Syndrom aus Aufmerksamkeitsstörung, Bewusstseinsstörung und variablen kognitiven und emotionalen Defiziten (de lira: „neben der Spur"), das akut beginnt, oft als gemeinsame Endstrecke aus dem Zusammenspiel vielfältiger prädisponierender und auslösender Faktoren entsteht und prinzipiell reversibel ist
- Delir ist Folge einer organischen Störung, einer Intoxikation, eines Entzugssyndroms oder multipler Ursachen, das nicht durch neurokognitive Störung oder Bewusstseinsminderung per se erklärbar ist
- akuter Beginn, fluktuierender Verlauf, Zunahme zur Nacht, Unaufmerksamkeit und Bewusstseinseinschränkung (Verwirrtheit) sind kennzeichnend
- kognitive Defizite können in variabler Ausprägung Gedächtnis, Orientierung, Sprache, Wahrnehmung oder visuell-räumliche Funktionen betreffen

26.2 Epidemiologie

26.2.1 Häufigkeit, Altersgipfel, Geschlechtsverteilung

- Auftreten bei 10–40 % der erwachsenen stationären, 20–60 % der operierten und 50–80 % der Intensivpatienten (M > F)
- Inzidenzzunahme > 65 Jahre mit Altersgipfel > 75 Jahre: im Notfallbereich rund 10 % der älteren Patienten (Spannbreite 5–35 %) betroffen, davon in 40–85 % der Fälle primär nicht erkannt
- bei Schlaganfall (Delirprävalenz 10–50 %) sind hohes Alter, kognitive Beeinträchtigung, Größe und Schwere des Schlaganfalls, Neglect und Infekte am häufigsten genannte, begünstigende Faktoren, wobei eine Aphasie die Delirbeurteilung erschwert
- subsyndromales Delir unterhalb der Definitionsschwelle (unscharfe Definition, meist hypoaktiv) betrifft in Klinik 10–35 %, bei Schlaganfall etwa 10 % und auf Intensivstation 10–85 % der Patienten

26.2.2 Prädisponierende Faktoren

- oft *multifaktoriell, wichtigste prädisponierende Faktoren:*
    - Alter > 65 Jahre, Demenz, männliches Geschlecht, Multimorbidität und schwere chronische Erkrankung, Polypharmazie (10–40 % medikamentöse Trigger), absoluter oder relativer Substanzentzug (Alkohol, Sedativa, Hypnotika, Anxiolytika, Opioide, Nikotin)
- weitere *prädisponierende Faktoren*
    - Alkoholismus, Immobilität und Pflegeabhängigkeit, Gebrechlichkeit, Leber- oder Nierenversagen, HIV-Infektion, fortgeschrittenes Tumorleiden, früherer Schlaganfall, Parkinson-Erkrankung, schwere Seh- oder Hörminderung, Malnutrition, Depression

- *Triggerfaktoren*
    - Infektion (auch SARS-CoV-2), Exsikkose, Hyper-/Hyponatriämie, Hyperkalziämie, Hypoxämie, Hyperkapnie, Anämie, Hypo-, Hyperglykämie, Säure-Basen-Störung, starke Schmerzen, schwere Akuterkrankung, Operation, Alkohol- oder Drogenentzug, Koprostase, Harnverhalt, Urinkatheter, Verbrennungen, schweres Schädel-Hirn-Trauma, Thiaminmangel, Schlaganfall, epileptische Anfälle, Schlafentzug, Immobilisation, hohe Zahl von Prozeduren oder Interventionen
- *medikamentöse Trigger* (delirogene Potenz: z. B. DEL-FINE-Liste 2016)
    - z. B. Anticholinergika, Antihistaminika, Betablocker, Antibiotika (Fluorchinolone), Opioide, Glukokortikoide, Trizyklika, Benzodiazepine, Sympathomimetika, Aciclovir, Dopaminergika, Amantadin, Baclofen, Tizanidin, Lithium, Carbamazepin, Oxcarbazepin, Dimenhydrinat u. v. a.
- Delirrisiko steigt mit Aufenthaltsdauer in Notfallambulanz

26.3 Ätiologie und Pathogenese

- disintegrative Netzwerkstörung mit oft ausgedehntem zerebralem Hypometabolismus
- als bedingende Faktoren kommen u. a. neurotoxische Medikationseffekte, metabolische Entgleisungen, Neuroinflammation und Neurotransmitter-Ungleichgewichte (z. B. Acetylcholinmangel, Serotonin- oder Dopaminüberschuss) in Betracht, doch existieren keine verbindlichen, übergreifenden Mechanismen

26.4 Klassifikation

- erregt-hyperaktives Delir 2–21 % (oft junge Patienten, Entzugssyndrome)
- hypoaktives Delir 19–92 % mit Apathie, Schläfrigkeit, Bewegungsverarmung (oft bei Demenz, Schlaganfall oder Infekt): schlechtere Prognose
- Mischtyp mit (raschen) Zustandswechseln 0–55 % (oft bei Intoxikationen oder Stoffwechselentgleisungen)
- subsyndromales (inkomplettes) Delir

26.5 Symptomatik

- Bewusstseinsstörung (Aufmerksamkeit, Gedächtnis, Orientierung, Wahrnehmung, Sprache)
- Fluktuation (abends oder nachts oft schlechter)
- Entwicklung über Stunden bis Tage
- Dauer meist Tage oder Wochen, z. T. Monate: persistierendes Delir bei Entlassung 40 % und nach 6 Monaten 20 %
- kognitive Defizite persistieren z. T. bis zu 1 Jahr, münden z. T. in Demenz bzw. beschleunigen demenziellen Abbau
- Klinikmortalität 5–35 %, 1-Jahres-Mortalität 10–40 %

26.6 Diagnostik
26.6.1 Diagnostisches Vorgehen

- zur Feststellung eines Delirs sind verschiedene Skalen in deutschsprachigen Versionen validiert (CAM, CAM-ICU, 3D-CAM, bCAM, mCAM-ED, Nu-DESC, RASS, mRASS), von denen die CAM/CAM-ICU recht verbreitet ist, aber kontextabhängig eingeschränkte Sensitivität zeigt
- zur Subtypisierung wird die Motorsubtyp-Skala von der DGN empfohlen:
  - hyperaktiv: gesteigerte bzw. unkontrollierte motorische Aktivität, Bewegungsunruhe, Umherwandern (in den letzten 24 h und neu gegenüber Vorzustand)
  - hypoaktiv: verminderte motorische Aktivität oder Bewegungsgeschwindigkeit, verminderte Wahrnehmung der Umgebung, verminderte Sprachproduktion und -geschwindigkeit, Antriebsmangel, verminderte Aufmerksamkeit, Rückzug (in den letzten 24 h und neu gegenüber Vorzustand)
- Routinelabor, ggf. auf individueller Basis Drogenscreening und Medikamentenspiegel
- ggf. Infektfokussuche (Urin, Röntgen Thorax, Abdomen-Sonogramm)
- optional Liquordiagnostik oder EEG
- kraniale Computertomografie oder kraniale Kernspintomografie (S. 207)

26.6.2 Anamnese und neuropsychologisches Screening

- ggf. per Fremdanamnese: Beginn und Verlauf, Vigilanzverlauf, Zustandsfluktuationen, epileptischer Anfall/Myokloni, Störung der Schlaf-Wach-Rhythmik, bisheriger kognitiver Status, frühere Verwirrtheitsepisoden, Angst, Wahnsymptome, Halluzinationen, Suizidalität, Schmerzen, Trauma, Fieber, Infektsymptome, Trinkmenge, Seh-/Hörstörung, Blasenfunktion/Stuhlgang, Vorerkrankungen (Malignome, Immunsuppression), Medikation (inkl. Beruhigungs-/Schlafmittel), Alkohol-/Drogenkonsum
- CAM/CAM-ICU oder anderes Instrument zur standardisierten Diagnostik günstig
- Mini-Mental-Status-Test (MMST) oder Montreal-Cognitive-Assessment-Test (MoCA) liefern kognitiven Grobeindruck, sind aber zur Delirdiagnostik alleine nicht geeignet
- Wachheitsgrad (Schwankungen?)
- Orientierung (normale Orientierung schließt Delir nicht aus!)
- Sprache (inkl. Benennen, Nachsprechen, Lesen, Schreiben: Aphasie oft als „Verwirrtheit" fehlgedeutet!)
- Merkfähigkeit (3 Begriffe)
- Redensart/Sprichwort interpretieren lassen
- Konzentration, Aufmerksamkeit: Wochentage oder Monate rückwärts, serielle 100-minus-7-Subtraktion, langsames Buchstabieren des Wortes „ANANASBAUM" durch Untersucher und bei jedem „A" Hand drücken lassen; auf Ablenkbarkeit und Perseverationstendenz achten
- ggf. Geste imitieren lassen (z. B. V-Zeichen), mehrschrittige Aufforderungen, Uhrentest, Trail-Making-Test
- auf Zustandswechsel, Ablenkbarkeit, Inkohärenz, logische Brüche und Sprunghaftigkeit des Gesagten achten (Testfragen des CAM, z. B. „Schwimmt ein Stein auf dem Meer? Gibt es Fische im Meer? Wiegt 1 kg mehr als 2 kg? Kann man mit einem Hammer Holz sägen?")
- Antrieb und Stimmung, Verhaltensbeobachtung

- zur Diagnose von Delir bei Demenz muss Vorzustand bekannt sein: Diagnose besonders herausfordernd bei Leistungsschwankungen z. B. im Rahmen einer Lewy-Körper-Demenz

26.6.3 Körperliche Untersuchung

- internistische und neurologische Untersuchung
  - Infekthinweise (Fieber, Meningismus), Traumazeichen, GCS, Zungenbiss, Pupillo-/Okulomotorik, Hirnstammreflexe, Tonus, Mykloni, Muskeleigenreflexe/Pyramidenbahnzeichen, Motorik, andere neurologische Defizite, Hinweise für epileptische Aktivität, Mykloni/Asterixis, Tremor, Volumenstatus, Harnblase, Vitalwerte, Herzgeräusch, Atemmuster, Hautveränderungen

26.6.4 Labor

- *Basiswerte* BB, Elektrolyte (Na, K, Mg, Ca, PO_4), Gerinnung, GPT, GOT, gGT, LDH, Kreatinin, Harnstoff, CK, BZ, Laktat/BGA, Ethanol, CRP, TSH, Troponin, Urinstatus
- *individuell* S-/U-Toxikologie, B-Vitamine, fT 3, fT 4, Folat, Medikamentenspiegel, D-Dimere, Prokalzitonin, Urinkultur, Blutkultur, Kortisol, Osmolarität, Bilirubin, Ammoniak, P-Amylase, Lipase, Harnsäure, CO-Hb, Myoglobin, Erregerserologien, Autoantikörper (ANA, antineurale AK, TPO-AK), Anionenlücke, Ketonkörper, Porphyrine, CDT
- kein etablierter Labormarker des Delirs
- *Liquordiagnostik* bei unklarem Fieber, bei unklaren starken Kopfschmerzen oder Nackensteife mit V. a. ambulant erworbene Meningitis, bei Immunsuppression, nach neurochirurgischer OP oder nach SHT mit V. a. sekundären ZNS-Infekt (Ausbeute 1–18 %)

26.6.5 Bildgebende Diagnostik

CT, MRT

- cCT oder cMRT nach Sturz, Schädel-Hirn-Trauma, bei hochgradiger Bewusstseinsminderung, neuen fokalen Defiziten, neuen epileptischen Anfällen, Hinweisen für intrakranielle Druckerhöhung, V. a. Enzephalitis, vor Lumbalpunktion und mit ggf. niedriger Schwelle bei Tumorpatienten oder unter Antikoagulation
- CT-Angiografie zumindest bei SAB, ICB, möglichem Lysepatienten, dichtem Gefäßzeichen, V. a. Basilaristhrombose oder V. a. Sinusthrombose
- häufig unspezifische Befunde (Atrophie, Ventrikelerweiterung, Leukenzephalopathie, reduzierter Blutfluss)
- diagnostische Ausbeute des cCT 5–20 %, bei bekannter Demenz, ohne fokale Defizite und ohne hochgradige Bewusstseinsminderung nur um 5 %

26.6.6 Instrumentelle Diagnostik

EKG

- Ausschluss Koronarsyndrom, *QTc-Zeit-Kontrollen* unter Psychopharmakotherapie
- bei QTc-Zeit-Verlängerung ggf. Magnesiumzufuhr (Ziel um 2 mmol/l) und Kaliumzufuhr (Ziel um 4 mmol/l), sicherste antipsychotische Alternative ist Aripiprazol

Delir

EEG

- Indikation: Anfalls-/Status-epilepticus-Verdacht, unklare Bewusstseinsstörung, Blickwendung ohne Bildgebungskorrelat, bekannte Epilepsie, Delir ohne Trigger
- oft unspezifische generalisierte Verlangsamung
- diagnostische Ausbeute 5–30 %
- bispektraler EEG-Index wird in Studien untersucht

26.7 Differenzialdiagnosen

- Delire sind für 25 % der Fälle mit Agitation und für < 60 % der Bewusstseinsstörungen im Notfallbereich verantwortlich. Differenzialdiagnosen s. ▶ Tab. 26.1

Tab. 26.1 Wichtige Differenzialdiagnosen des Delirs.

Differenzialdiagnose	Bemerkungen
serotonerges Syndrom	Agitation, Tremor, Myoklonus, epileptische Anfälle
zentrales anticholinerges Syndrom	Psychose, epileptische Anfälle, Tremor, Halluzinationen und Vigilanzstörung
malignes neuroleptisches Syndrom	s. Kap. 34 (S. 243)
Intoxikation/Entzugssyndrom	Ethanol, Methanol, Ethylenglykol, Heroin, CO, Antibiotikaeffekte u. a.
Schädel-Hirn-Trauma	Traumaanamnese/-zeichen, cCT-Hinweise
Meningoenzephalitis/autoimmune Enzephalitis	Fieber, Kopfschmerz, Meningismus, epileptische Anfälle, Aphasie, Liquorpleozytose
metabolische Enzephalopathie (EP)	Hyperkapnie, Hypoxie, Hypo-/Hyperglykämie, Elektrolytstörung (Na, Ca, Mg, PO_4), Sepsis, Urämie, Hypo-/Hyperthyreose, hepatische EP, Vitamin-B-Mangel (Wernicke-EP) u. a.
zerebrovaskulär (z. B. Top-of-the-basilar-Syndrom, Sinusthrombose, Vaskulitis)	akute Verwirrtheit bei 25–50 % der Schlaganfälle und Schlaganfall bei 5 % der Fälle mit akuter Verwirrtheit; meist plötzlicher Beginn, je nach Topik Bewusstseinsminderung, Sprachstörung, Hemi-/Tetraparese, Okulomotorikstörung o. a.
reversibles posteriores Enzephalopathiesyndrom (PRES)	RR-Entgleisung, Kopfschmerzen, Sehstörungen, epileptische Anfälle, MRT-Befund
nicht konvulsiver Status epilepticus, postepileptischer Zustand	Verwirrtheit, Bewusstseinsabnahme, Sprachverarmung, leerer Blick, Blickwendung, Myokloni, Tonuserhöhung, Automatismen, Perseverationsneigung, EEG
transiente globale Amnesie	isolierte Amnesie ohne Fluktuationen und ohne weitere neuropsychologische Beeinträchtigungen, rasche Rückbildung
primär psychiatrische Störung	Erregungszustand, Psychose, Manie, Stupor

26.8 Therapie

26.8.1 Therapeutisches Vorgehen

- Prävention ist besser als Therapie, nicht-medikamentöse Therapie ist besser als Medikation und orale Medikamente sind gegenüber parenteraler Verabreichung zu bevorzugen (falls praktikabel)
- Angehörige über Störungsbild und Prognose informieren (ggf. Delir-Flyer) und einbeziehen
- Zusammenarbeit mit psychiatrischem Konsiliardienst bei V. a. primär psychiatrische Störung, bei Suizidalität, ggf. bei mangelndem Therapieeffekt oder zur Planung einer Entzugstherapie
- Pflege bei der Sicherung einer geregelten Tagesstruktur einbeziehen

26.8.2 Allgemeine Maßnahmen zur Delirprävention

- bisherige Vorhersagemodelle für Delir unbefriedigend
- 25–50 % der Fälle verhinderbar durch *multimodale Programme*, die
  - Schmerzen, Angst, Dehydratation, Hypoxämie, Harnverhalt, Obstipation, Schlafmangel, Immobilisierung, unnötige Fixierung, Bezugspersonenwechsel, Reizarmut/-überflutung, häufige Zimmerwechsel, unnötige Untersuchungen, unnötige Katheterzugänge und Polypharmazie minimieren
  - kognitive, visuelle (Brille) oder akustische (Hörgerät) und sprachliche (ggf. Übersetzer) Beeinträchtigungen des Patienten optimal behandeln
  - Mobilisierung und Aktivitäten fördern
  - Hilfen zur Reorientierung liefern
  - einen Tag-Nacht-Rhythmus etablieren und
  - Angehörige einbeziehen
- Sedativa (bei Gebrauch > 1 Woche) und Narkotika stets langsam reduzieren
- präventiv können neuere Antipsychotika (der 2. Generation) postoperatives Delirrisiko reduzieren, aber optimale Zielgruppe hierfür ist bisher nicht definiert und Evidenz bei nicht-chirurgischen Patienten ist unzureichend
- delirpräventiver Effekt von Melatonin/Rameleton unsicher
- durch intraoperative Verwendung von Dexmedetomidin, Propofol oder BIS-gesteuerter Anästhesie wahrscheinlich geringere Delirgefährdung

26.8.3 Konservative Therapie

- Ursachen und Trigger (S. 204) behandeln: immer an Schmerz, Hunger, Durst, Exsikkose, Blase/Darm, Medikamente und Umgebung (Lärm, Licht, Unruhe etc.) als zu überprüfende Faktoren denken
- allgemeine Basismaßnahmen als multimodales Programm s. oben

26.8.4 Pharmakotherapie

- medikamentöse Therapie stellt oft Off-Label-Gebrauch dar, kann Sturzneigung erhöhen, verkürzt das Delir nicht und verbessert das Outcome nicht, kann aber zur Symptomkontrolle (schwere Agitation, aggressives Verhalten, Wahn, Halluzinationen) und Gefahrenabwehr erforderlich sein: stets Abwägung von Nutzen und Risiko
- keine medikamentöse Therapie des hypoaktiven Delirs
- Anticholinergika absetzen und andere Auslöser beseitigen
- Medikation alle 24 h überprüfen, QTc-Zeit-Kontrollen
- schlafanstoßend ggf. Melatonin, niedrigpotente Antipsychotika, Mirtazapin 7,5–15 mg
- *belastende oder gefährdende Symptome, vor allem Wahn, Halluzinationen*:
  - Haloperidol: Beginn 0,5–2,5 mg p. o. (i. m. unter Überwachung)
  - frühestens nach 2–4 h (i. m.: 60 min) wiederholen, maximal 5 mg/d
  - alternativ Risperidon 2–3 × 0,5–1 mg/d (in Kombination mit Melperon max. 1 mg/d) oder Quetiapin 2–3 × 12,5–25 mg oder Aripiprazol 10 mg
- *Parkinson-Syndrome*
  - keine Neuroleptika außer Clozapin 1–2 × 6,25–25 mg oder Quetiapin 1–3 × 12,5–50 mg
  - alternativ Lorazepam 1 mg oder evtl. Clomethiazol
- *starke Erregung, Angst im Vordergrund, Entzugssyndrom, Intoxikation mit Stimulanzien oder palliative Situation*
  - Lorazepam 0,5–2 mg p. o./i. v./i. m.
  - Midazolam 2,5–5 mg i. v./i. m. (cave Atemdepression)
- *Erregungszustand, Agitation beim älteren Patienten* (DGN-Empfehlung ohne Studienbeleg bei Delir)
  - Pipamperon (Saft) 1–2 × 12–40 mg
  - Melperon (Saft, Tbl.) 1–3 × 25–50 mg
- Alkoholentzugsdelir
  - Vitamin B_1 300–600 mg i. v./d
  - Clomethiazol (Distraneurin) 4–8 × 2 Kps. (2 Kps. = 10 ml Saft) oder Diazepam (Valium) 4–6 × 10 mg p. o. oder Lorazepam (Tavor) 6 × 1 mg p. o.
  - bei (vollständigem) Alkoholentzugsdelir zusätzlich Haloperidol 3–6 × 5–10 mg p. o. oder i. m. (Monitor)
  - falls orale Therapie unzureichend: Diazepam 120–240 mg/d i. v. oder Midazolam i. v., jeweils + Haloperidol i. m., evtl. zusätzlich Clonidin (initial 0,025 mg/h i. v.)
- Betablocker können sympathische Hyperaktivität bremsen (nicht bei Intoxikation anwenden), Clonidin kann bei stark erhöhtem RR günstig sein
- schwere Agitation kann unter Monitoringbedingungen Einsatz von Propofol, Ketamin 4–5 mg/kg i. m. (cave: Hypersalivation, Erbrechen, respiratorische Insuffizienz), Dexmedetomidin, Sufentanil oder Alfentanil erfordern
- Cholinesteraseinhibitoren ohne Effekt auf Delir

26.9 Quellenangaben

[121] Bohmdorfer B, Rohleder S, Wawruch M et al. DEL-FINE: a new tool for assessing the delirogenic properties of drugs of relevance for European pharmacotherapy. Z Gerontol Geriatr 2016; 49: 416–422

[122] Fong TG, Tulebaev SR, Inouye SK. Delirium in elderly adults: diagnosis, prevention and treatment. Nat Rev Neurol 2009; 5: 210–220

[123] Johns Hopkins University Evidence-based Practice Center: Antipsychotics for the Prevention and Treatment of Delirium. Comparative Effectiveness Review Number 219. AHRQ Publication No. 19-EHC 019-EF, September 2019

[124] Martinez F, Tobar C, Hill N. Preventing delirium: should non-pharmacological, multicomponent interventions be used? A systematic review and meta-analysis of the literature. Age Ageing. 2015; 44: 196–204

[125] Oh ES, Fong TG, Hshieh TT et al. Delirium in older persons: advances in diagnosis and treatment. JAMA 2017; 318: 1161–1174

27 Wernicke-Enzephalopathie

Olaf Eberhardt

27.1 Definition

- Thiaminmangelerkrankung mit variabler Kombination aus Okulomotorikstörung, zerebellärer Ataxie und Veränderung von Bewusstseinslage bzw. geistigen Fähigkeiten

27.2 Epidemiologie

27.2.1 Häufigkeit

- bei Alkoholikern klinische Diagnose 1–20 % (meist Männer > 40 Jahre), Prävalenz in Autopsien 0,4–2,8 %

27.2.2 Prädisponierende Faktoren

- Alkoholmissbrauch (50–90 % der Fälle)
- Malignome
- gastrointestinale OP
- Hyperemesis gravidarum
- Fasten, Hunger, protrahiertes Erbrechen, Mangelernährung
- Lebererkrankungen
- Dialyse

27.3 Ätiologie und Pathogenese

- verringerte Zufuhr/Aufnahme oder erhöhte Elimination von Thiamin führt wegen geringer Körperspeicher (< 3 Wochen) zu Fehlfunktion Thiamindiphosphat-abhängiger Enzyme und Störung des zellulären Energiestoffwechsels, der cholinergen und glutamatergen Signalübertragung und zum Zelltod

27.4 Symptomatik

- Kleinhirnzeichen (Gangataxie, Dysdiadochokinese) 50–80 %
- Okulomotorikstörung (Ophthalmoparese, Blickparese, Nystagmen, Störung des vestibulookulären Reflexes) 70–90 %
- Bewusstseinsstörung (Desorientierung, Verwirrtheit, Apathie, Gedächtnisstörung, Vigilanzminderung bis zum Koma) 65–75 %
- komplette Trias nur bei 10–55 %!
- fakultativ Hypothermie, Bradykardie, arterielle Hypotonie, Sehminderung, epileptische Anfälle
- ohne Therapie Übergang in Korsakoff-Syndrom möglich

27.5 Diagnostik
27.5.1 Diagnostisches Vorgehen
- hohe Wachsamkeit bei neuen Triassymptomen (gemäß 27.4, auch einzeln!) im Kontext abzufragender prädisponierender Faktoren (s. o.)
- Therapie bereits im Verdachtsfall vor diagnostischer Sicherung, da kein beweisender Test

27.5.2 Labor
- Thiaminspiegelmessung im Vollblut oder Transketolasemessung in Erythrozyten möglich, aber oft nicht (und vor allem nicht vor Therapiestart) verfügbar, für Therapieeinleitung nicht relevant

27.5.3 Bildgebende Diagnostik
- MRT-Signalveränderungen in T2-/FLAIR-Wichtung oder DWI vor allem im medialen Thalamus, in Mamillarkörpern, im Tektum und um Aquädukt, selten in Kleinhirn, HN-Kernen oder Kortex, KM-Aufnahme variabel
- MRT-Veränderungen nur bei 50–60 % der Alkoholiker mit Wernicke-Enzephalopathie nachweisbar, d. h., negatives MRT schließt Diagnose nicht aus

27.6 Differenzialdiagnosen

Tab. 27.1 Differenzialdiagnosen der Wernicke-Enzephalopathie.

Differenzialdiagnosen	Bemerkungen
DD im Kontext der Alkoholkrankheit	
Elektrolytentgleisung	Na, Mg, Ca, PO_4
hepatische Enzephalopathie	Asterixis, keine Ophthalmoparese
Vitamin-B_3-Mangel	Kopfschmerzen, Schlafstörung, Verwirrtheit, Vigilanzfluktuationen, Myoklonus, Gangstörung
subdurales Hämatom	Kopfschmerz nicht obligat, Hemiparese oder Aphasie möglich
Marchiafava-Bignami-Syndrom	epileptische Anfälle, Bewusstseinsstörung, Ataxie, Dysarthrie, Inkontinenz, Spastik
subakute Enzephalopathie mit epileptischen Anfällen bei Alkoholismus (SESA)	Verwirrtheit, epileptische Anfälle, transiente fokale Defizite, oft periodisch lateralisierte Komplexe (PLED) im EEG
pankreatische Enzephalopathie	bei akuter Pankreatitis
pontine osmotische Demyelinisierung	nach raschem Ausgleich einer Hyponatriämie

Tab. 27.1 Fortsetzung

Differenzialdiagnosen	Bemerkungen
weitere Differenzialdiagnosen	
vertebrobasiläre Ischämie	z. B. Basilariskopfthrombose
Bickerstaff-Enzephalitis, andere Hirnstamm-Enzephalitiden	Liquorveränderungen, Auto-AK, Erregerdiagnostik
Miller-Fisher-Syndrom	keine Bewusstseinsstörung, s. Kap. 30
Encephalomyelitis disseminata/ADEM	ADEM v.a. Kinder/Jugendliche
Intoxikationen	s. Kap. 25
andere metabolische Enzephalopathien	s. Kap. 2
Vitamin-B_{12}-Mangel	auch spinale Symptome, Polyneuropathie
paraneoplastische Kleinhirndegeneration	i. d. R. keine Bewusstseinsstörung oder Ophthalmoparese

27.7 Therapie

- orales Thiamin schlecht resorbierbar und nicht effektiv zur Vorbeugung und Behandlung der Wernicke-Enzephalopathie (WE)
- Thiamin lichtgeschützt lagern
- Prophylaxe: 200–300 mg/d parenterales Thiamin bei allen Risikopatienten für 3–5 Tage, danach für mehrere Monate 2 × 50 mg/d oral
- bei vermuteter oder gesicherter WE: Thiamin (ggf. vor Glukosegabe) 3 × 200–500 mg vorzugsweise i. v. in 100 ml NaCl i. v. oder in Glukose 5 % über 30 min, für 3–5 Tage (optimale Dosis offen)
- falls kein Effekt nach 3–5 Tagen: Therapieende
- falls positiver Effekt: 200–300 mg/d i. v. für weitere 3–5 Tage oder bis Besserung aufhört
- ggf. Magnesium substituieren (wichtiger Kofaktor!)
- Prognose: Erholung Okulomotorik (> 50 %) > Gangataxie (40 %) > Kognition (vollständig nur 20 %)

27.8 Quellenangaben

[126] Alcohol and brain damage in adults with reference to high-risk groups. College report CR185 by the Royal College of Psychiatrists, the Royal College of Physicians (London), the Royal College of General Practitioners and the Association of British Neurologists. May 2014
[127] Galvin R, Bråthen G, Ivashynka A et al. EFNS guidelines for diagnosis, therapy and prevention of Wernicke encephalopathy. Eur J Neurol 2010; 17: 1408–1418
[128] Isen DR, Kline LB. Neuro-ophthalmic manifestations of Wernicke encephalopathy. Eye Brain 2020; 12: 49–60
[129] Ott M, Werneke U. Wernicke's encephalopathy – from basic science to clinical practice. Part 1: Ther Adv Psychopharmacol 2020; 10: 1–24. Part 2: Publikation folgt
[130] Sechi G, Serra A. Wernicke's encephalopathy: new clinical settings and recent advances in diagnosis and management. Lancet Neurol 2007; 6: 442–455

28 Akuter Kopfschmerz

Helge Topka, frühere Bearbeitung: Jörg Brinkhoff*

28.1 Definition

- In diesem Kapitel sind Therapieoptionen für ausgewählte Kopfschmerzsyndrome zusammengefasst. Sorgfältige Anamnese, genaue Befundbesprechung und Aufklärung über das Krankheitsbild sind gerade bei primären Kopfschmerzformen wichtig (siehe Kap. 5).
- Vor dem Einsatz eines Thrombozytenaggregationshemmers zur analgetischen Therapie muss bei unklaren Fällen die intrakranielle Blutung sicher ausgeschlossen sein.
- Die Behandlung des Kopfschmerzsyndroms richtet sich nach der vermuteten Ursache.

28.2 Therapie häufiger Kopfschmerzsyndrome

28.2.1 Akuter Spannungskopfschmerz

- Acetylsalicylsäure 500-1000 mg p. o. oder i. v. als nicht steroidales Analgetikum (NSAR)
- Paracetamol 500–1000 mg p. o. (2. Wahl)
- Metamizol 500–1000 mg p. o. oder i. v.
- Ibuprofen 200–400 mg p. o. oder feste Wirkstoffkombination aus 250 mg Acetylsalicylsäure, 250 mg Paracetamol und 50–65 mg Koffein
- nicht medikamentös: lokale Applikation Pfefferminzöl bitemporal und Nackenbereich

28.2.2 Migräneattacke

- Allgemeinmaßnahmen wie Reizabschirmung, körperliche Entspannung, Ruhe
- Antiemetikum (z. B. Metoclopramid 10–20 mg p. o., 10 mg s. c. oder i. v.) zur Reduktion der begleitenden Übelkeit und gleichzeitigen Verbesserung der Resorption des Analgetikums. Kontraindikationen: Kinder < 14 Jahre, Schwangerschaft
- Akutmedikation > 10 Tage/Monat und häufiger mehr als 3 aufeinanderfolgende Tage – Prophylaxe erwägen
- grundsätzlich in der Attacke das entsprechende Analgetikum so früh wie möglich einsetzen
- Triptane in Kombination mit einem NSAR sind wirksamer als in Monotherapie. Zweite Dosis eines Triptans sollte bei Schmerzrückkehr frühestens nach 2 h eingenommen werden; ist die Erstgabe ohne Wirkung, ist die wiederholte Einnahme nicht sinnvoll.
- schnellster Wirkungseintritt innerhalb der Triptane bei Sumatriptan s. c., Eletriptan, Rizatriptan; länger anhaltende Wirkung, langsamer Wirkungseintritt: Zolmitriptan, Naratriptan, Frovatriptan

Leichte Migräneattacke

- *1. Wahl:* Kombination aus 250 mg Acetylsalicylsäure, 200 mg Paracetamol und 50–65 mg Koffein nachgewiesen wirksamer als Therapie mit Einzelpräparat wie z. B. Acetylsalicylsäure 500–1000 mg p. o. oder i. v., Ibuprofen bis 600 mg p. o., Diclofenac 50 mg p. o.
- *2. Wahl:* Paracetamol 1000 mg p. o. oder i. v., Metamizol 1000 mg p. o. oder i. v.

Schwere Migräneattacke

- *1. Wahl:* Gabe eines Triptans (z. B. Sumatriptan 6 mg s. c.) plus Metoclopramid 10 mg i. v., Kontraindikationen s. u.; oder 1000 mg ASS i. v. plus Metoclopramid 10 mg i. v.
- Einnahme erst nach Abklingen der Aurasymptomatik, nicht in Kombination mit einem Ergotaminpräparat
- *2. Wahl:* Kombination Triptan und NSAR
- Kontraindikationen Triptane: Schwangerschaft, Stillzeit, Kinder < 12 Jahre, unkontrollierte arterielle Hypertonie, KHK, Myokardinfarkt und TIA/Schlaganfall in der Vorgeschichte

Status migraenosus

- Kortikosteroide i. v., z. B. 500 mg Prednisonäquivalent

Migräneattacke bei Kindern

- Ibuprofen 10 mg/kgKG p. o. oder Paracetamol 15 mg/kgKG
- Acetylsalicylsäure 500 mg für Jugendliche > 12 Jahre
- Jugendlichen ab 12 Jahre kann ein Triptan verabreicht werden, zugelassen ist Sumatriptan Nasenspray 10 mg
- antiemetische Therapie mit Domperidon

28.2.3 Trigeminusneuralgie

- Therapie zunächst konservativ und nach Möglichkeit in Monotherapie
- klassische Analgetika wie NSAR sind unwirksam
- *1. Wahl:* Carbamazepin (CBZ) 200–400 mg retard (ältere Patienten 100–200 mg), langsame Steigerung um max. 200 mg alle 5 Tage, Zieldosis 600–1200 mg/d (cave: Wechselwirkung mit anderen Medikamenten aufgrund Enzyminduktion); NW: Schwindel, Hyponatriämie, Thrombozyto- und Leukopenie, Leberfunktionsstörung
- Oxcarbazepin (off-label use): vergleichbare Wirksamkeit wie CBZ, erforderliche Tagesdosen von 900–1800 mg, häufiger Hyponatriämien
- *2. Wahl:* Phenytoin: Vorteil i. v. Gabe möglich, 250 mg max. 25 mg/min; oder 100 mg p. o. und tägliche Steigerung bis 300 mg/d, bei Bedarf weitere langsame Steigerung bis 500 mg/d möglich (cave: nicht lineare Kinetik; AV-Block – EKG und Spiegelkontrolle)
- Gabapentin initial 3 × 100 mg – 3 × 300 mg, schrittweise Steigerung um 300 mg/d bis max. 3600 mg/d
- Baclofen (off-label use) 3 × 5 mg/d, Steigerung um 5 mg alle 3 Tage auf Erhaltungsdosis 25–75 mg/d (ggf. Kombination mit Carbamazepin oder Oxcarbazepin)

28.2.4 Clusterkopfschmerz

- Unterscheidung in Akuttherapie zur Kupierung einer Attacke und frühe Prophylaxe
- *1. Wahl:* Inhalation von Sauerstoff 12 l/min über Gesichtsmaske mit Rückatembeutel für 20–30 min, Ansprechraten bis 80 %
- Sumatriptan 6 mg s. c., Zolmitriptan 5–10 mg nasal
- orale Medikamente aufgrund der kurzen Attackendauer nicht sinnvoll

- *2. Wahl:* Instillation von Lidocain Nasengel 4–10 % ipsilaterales Nasenloch, Sumatriptan 20 mg nasal
- Prophylaxe zur frühzeitigen Beendigung eines Clusters
    - Verapamil 3–4 × 80 mg, bis max. 480 mg/d steigern (EKG zu Beginn und im Verlauf!)
    - Prednisolon mindestens 1 mg/kgKG für 2–5 Tage und anschließend individuell reduzieren
    - 2. Wahl Lithium 600–1500 mg/d (Serumspiegel 0,6–0,8 ml/l); Topiramat 100–200 mg/d, in Einzelfällen sind höhere Dosierungen notwendig

28.3 Besonderheiten bei Schwangeren

- Ausschöpfen der nicht pharmakologischen Optionen (Reizabschirmung, Entspannung, Schlaf)
- Paracetamol 500–1000 mg p. o. in jedem Trimenon möglich
- zur Behandlung einer Migräneattacke Sumatriptan und Rizatriptan im Off-Label-Use möglich; Schwangerschaftsregister zeigen für beide Substanzen keine erhöhte Abort- oder Fehlbildungsrate
- Acetylsalicylsäure sollte ebenso wie andere NSAR ab Woche 28 vermieden werden, bis Woche 28 nur Therapie 2. Wahl (antiphlogistische Alternative bis Woche 28: Ibuprofen)

28.4 Quellenangaben

[131] American College of Emergency Physicians Clinical Policies Subcommittee on Acute Headache. Godwin SA, Cherkas DS, Panagos PD et al. Clinical Policy: Critical Issues in the Evaluation and Management of Adult Patients Presenting to the Emergency Department With Acute Headache. Ann Emerg Med 2019; 74: e41–e74

[132] Giamberardino MA, Affaitati G, Costantini R et al. Acute headache management in emergency department. A narrative review. Intern Emerg Med 2020; 15: 109–117

[133] Kabbouche M, Khoury CK. Management of primary headache in the emergency department and inpatient headache unit. Semin Pediatr Neurol 2016; 23: 40–43

[134] Robblee J, Grimsrud KW. Emergency department and inpatient management of headache in adults. Curr Neurol Neurosci Rep 2020; 20: 7

[135] Schoen JC, Campbell RL, Sadosty AT. Headache in pregnancy: an approach to emergency department evaluation and management. West J Emerg Med 2015; 16: 291–301

[136] Leitlinien der Deutschen Gesellschaft für Neurologie: Therapie der Migräneattacke und Prophylaxe der Migräne; Clusterkopfschmerz und trigeminoautonome Kopfschmerzen. Im Internet: https://www.awmf.org/fachgesellschaften/; Stand: 04.05.22

29 Polymyalgia rheumatica und Riesenzellarteriitis

Marianne Kürsten, frühere Bearbeitung: Raphaela Heusgen*

29.1 Definition

- Polymyalgia rheumatica (PMR): rheumatisch-entzündliche Autoimmunerkrankung des höheren Lebensalters (> 50 Jahre)
- Riesenzellarteriitis (RZA): Panarteriitis der mittelgroßen und großen Arterien

29.2 Epidemiologie

29.2.1 Häufigkeit

- Riesenzellarteriitis ist häufigste idiopathische Vaskulitis
- Polymyalgia rheumatica ist zweithäufigste rheumatisch-entzündliche Erkrankung im höheren Alter
- Inzidenz: Nord-Süd-Gefälle, z. B. in Skandinavien und in Großbritannien 14,6–43,6/100 000 und in Südeuropa 1,1–11,1/100 000
- gemeinsames Auftreten der beiden Erkrankungen häufig: 50 % der Patienten mit RZA haben begleitend PMR, 10–30 % der Patienten mit PMR entwickeln eine RZA

29.2.2 Altersgipfel

- Manifestation fast immer ≥ 50 Jahre mit steigender Inzidenz im Alter bis 80 Jahre

29.2.3 Geschlechtsverteilung

- F > M ca. 2–3:1

29.3 Ätiologie und Pathogenese

- Ätiologie bisher unklar: diskutiert werden u. a. eine genetische Prädisposition (u. a. HLA-DRB1*04), Infektionen (VZV), Alterungsprozesse des Immun- und Gefäßsystems
- RZA: Panarteriitis mit mononukleären granulomatösen Infiltraten und Riesenzellen in der Gefäßwand von großen und mittelgroßen Arterien, im Verlauf Stenosierung durch Intimaproliferation, Verlust von glatten Muskelzellen und elastischen Fasern mit Ausbildung von Aneurysmata

29.4 Symptomatik

- Allgemeinsymptome
  - Polymyalgia rheumatica: B-Symptomatik, Abgeschlagenheit, Muskelschmerzen, Appetitlosigkeit, Fieber (DD: Tumorgeschehen!)
  - Riesenzellarteriitis: selten, meist Kopf- und Kauschmerzen im Vordergrund

Polymyalgia rheumatica und Riesenzellarteriitis

- Polymyalgia rheumatica
  - akuter bis subakuter Beginn
  - meist symmetrische, muskuloskelettale Schmerzen proximal in Schultern und Oberarmen (70–95 %), Beckengürtel (50–70 %), Rumpf und Nacken
  - Morgensteifigkeit und Bewegungseinschränkung
  - ggf. Karpaltunnelsyndrom (10–15 %), Tenosynovitiden, Arthritiden, Handrückenödeme
- Riesenzellarteriitis
  - neu aufgetretene Kopfschmerzen (> 70 %), häufig frontotemporal, bohrend-stechend, Verstärkung durch Kauen (Claudicatio masticatoria, 30 %) oder Husten, Zungenschmerzen, Allodynie der Kopfhaut
  - Augenbeteiligung (20–30 %) mit Flimmerskotomen, Doppelbildern, Ptosis, Augenbewegungsschmerz, Amaurosis fugax (selten auch binokular), anteriore ischämische Optikusneuropathie oder Zentralarterienverschluss, unbehandelt 50 % Erblindungsrate
  - selten Beteiligung der großen Gefäße mit zerebralen Ischämien im hinteren Kreislauf (3–4 %), Aortenaneurysma/-dissektion sowie Organmanifestationen an Haut, Niere, Lunge oder Herz
  - Mononeuritis multiplex (< 10 %)

29.5 Diagnostik

29.5.1 Diagnosekriterien

- *Polymyalgia rheumatica* (EULAR/ACR 2012)
  - Hauptkriterien
    - Alter > 50 Jahre
    - seit > 2 Wochen neu aufgetretene Schulterschmerzen beidseits
    - CRP/Blutsenkung erhöht (BSG > 40 mm/h)
  - Nebenkriterien
    - Morgensteifigkeit > 45 min (2 Punkte)
    - Bewegungseinschränkung/Steifigkeit in der Hüfte (1 Punkt)
    - Citrullin-AK negativ, Rheumafaktor negativ (2 Punkte)
    - keine anderen Gelenke beteiligt (1 Punkt)
  - → alle Hauptkriterien + Nebenkriterien: Score ≥ 4 spricht für eine PMR (Sensitivität 68 %, Spezifität 78 %)
- *Riesenzellarteriitis* (ACR 1990)
  - Kriterien
    - Alter > 50 Jahre
    - neu aufgetretene lokalisierte Kopfschmerzen
    - lokaler Druckschmerz oder abgeschwächte Pulsation einer Temporalarterie
    - BSG > 50 mm/h
    - bioptischer Nachweis in den Temporalarterien
  - → Vorliegen von 3 der 5 Kriterien spricht für eine RZA, in Abgrenzung von anderen Vaskulitiden (Sensitivität 94 %, Spezifität 91 %)

29.5.2 Anamnese

- Alter, Geschlecht
- Herkunft
- diagnostische Kriterien (s. o.)
- obligate Abfrage von Sehstörungen

29.5.3 Körperliche Untersuchung

- druckschmerzhafte, verdickte Temporalarterien, fehlende oder seitendifferente Pulsation
- Visus, Gesichtsfeld, Pupillo- und Okulomotorik und weiterer neurologischer Status
- berührungsempfindliche Kopfhaut
- druckschmerzhafte Schulter-/Hüftmuskulatur sowie an Beckengürtel, Rumpf und Nacken, ggf. begleitend Bewegungseinschränkung
- keine Paresen (aber schmerzbedingt oft eingeschränkt beurteilbar)
- Blutdruckseitendifferenz

29.5.4 Labor

- Routinelabor mit Blutbild (Thrombozytose bei 50 %, z. T. normozytäre Anämie), BZ, Elektrolyten inkl. Kalzium, Nieren- und Leberwerten, alkalischer Phosphatase (Erhöhung bei 20–70 %), CK (meist normal), TSH, Urinstatus
- erhöhtes CRP (> 10 mg/dl, oft > 90 mg/dl) und erhöhte BSG (> 50 mm/h): nur bei < 1 % beide Marker normal
- ggf. Serumeiweißelektrophorese, Immunfixation und freie Leichtketten, Vitamin D, Tuberkulosetests
- ggf. Vaskulitis- und Kollagenosescreening (Antiphospholipid-Antikörper 30–50 %)

29.5.5 Temporalarterien-Biopsie

- Standard zur Diagnosesicherung, aber nur 77 % Sensitivität (bis zu einer Woche nach Therapiebeginn aussagekräftig); optimale Biopsatlänge 10–15 mm

29.5.6 Farbkodierte Duplexsonografie der Aa. temporales

- echoarmer Halo (zirkuläre Wandverdickung), Stenosen oder Verschlüsse, verminderte Pulsatilität; kann Biopsie im aussagekräftigen Fall ersetzen, aber nur 40–80 % Sensitivität

29.5.7 Fakultative Diagnostik

- hochauflösendes kraniales MRT mit fettgesättigten T 1-gewichteten Spinoechosequenzen
- MR-Angiografie bzw. FDG-PET (Sensitivität 55–75 %) zur Frage der Beteiligung des Aortenbogens oder der Koronararterien, in manchen Fällen auch der zerebralen Gefäße
- Sonografie: Bursitis trochanterica, subacromialis oder subdeltoidea bei Polymyalgia rheumatica

29.6 Differenzialdiagnosen

Tab. 29.1 Ausgewählte Differenzialdiagnosen der Polymyalgia rheumatica und Riesenzellarteriitis.

Differenzialdiagnose	Bemerkungen
rheumatoide Arthritis	eher kleinere Gelenke betroffen, Anti-CCP-Antikörper häufig erhöht, typische röntgenologische Veränderungen
Spondylarthritis	Schultergürtel kaum betroffen
andere Kollagenosen	Organbeteiligung, spezifische Auto-AK, Komplementverbrauch
Polymyositis/Dermatomyositis, Statinmyopathie	proximale Paresen, Erhöhung CK und LDH, EMG-Veränderungen, z. T. Exanthem
Migräne mit Aura	normale BSG und CRP, keine B-Symptomatik, Erstmanifestation im jüngeren Alter
Takayasu-Arteriitis	Alter meist < 40 Jahre, renovaskuläre Hypertonie, Sehverlust ungewöhnlich
Infektionen (z. B. Endokarditis lenta), Malignome	Anamnese, Blutkulturen, Infektfokussuche, Tumorscreening, ggf. TEE etc.
nicht arteriitische anteriore ischämische Optikusneuropathie (NAION)	Temporalarterien, CRP und BSG unauffällig, sinnvoll Fundoskopie und ggf. MRT

29.7 Therapie

29.7.1 Therapeutisches Vorgehen

- sofortige Therapieeinleitung mit *Steroiden* bereits bei klinischem Verdacht!
- *RZA ohne Augenbeteiligung: 1 mg/kg/d Prednisolon (maximal 60 mg/d)*
- *RZA mit Augenbeteiligung: 500–1000 mg Methylprednisolon i. v. für 3–5 Tage*
- bei RZA mit Stenosen ggf. zusätzlich Acetylsalicylsäure 100 mg/d (ohne sichere Evidenz)
- Dosisreduktion im Verlauf:
  - nach 3–5 Tagen Reduktion auf 1 mg/kgKG/d
  - je nach Ansprechen weitere Reduktion in 10-mg-Schritten pro Woche bis 30 mg frühestens nach 4 Wochen, dann in Schritten von 1–2,5 mg alle 2 Wochen
  - ab 10 mg/d monatlich um 1 mg auf niedrigste effektive Dosis reduzieren (Therapiedauer 12–18 Monate)
  - zur Therapiesteuerung dienen klinische Symptomatik, BSG und CRP
  - bei höherer Steroiddosis Protonenpumpeninhibitor und Osteoporoseprophylaxe
- *PMR: 15–25 mg/d p. o. 1–0–0*, dann individuelle Anpassung und Dosisreduktion
  - Zieldosis 10 mg/d nach 4–8 Wochen, dann um 1 mg alle 4 Wochen bis zum Absetzen reduzieren

- ggf. frühzeitig (optimaler Zeitpunkt unklar, spätestens nach Rezidiv) Methotrexat als glukokortikoidsparende Therapie (off-label), bei Therapieversagen
- evtl. Tocilizumab, dann allerdings CRP nicht mehr zur Therapiesteuerung aussagekräftig, CAVE: schwere Leberschädigung mgl.
  - für frühen MTX-Einsatz bei PMR sprechen weibliches Geschlecht, BSG > 40 mm/h, Arthritis

29.8 Quellenangaben

[137] Buttgereit F, Brabant T, Dinges H et al. S 3-Leitlinie zur Behandlung der Polymyalgia rheumatica. Z Rheumatol 2018; 77: 429–441

[138] Dasgupta B, Cimmino MA, Kremers HM et al. Provisional classification criteria for polymyalgia rheumatica: a European League Against Rheumatism/American College of Rheumatology collaborative initiative. Arthritis Rheum 2012; 64: 943–954

[139] Gonzalez-Gay MA, Matteson EL, Castaneda S. Polymyalgia rheumatica. Lancet 2017; 390: 1700–1712

[140] Hellmich B, Agueda A, Monti S et al. 2018 Update of the EULAR recommendations for the management of large vessel vasculitis. Ann Rheum Dis 2020; 79: 19–30

[141] Sharma A, Mohammad AJ, Turesson C. Incidence and prevalence of giant cell arteritis and polymyalgia rheumatica: a systematic literature review. Semin Arthritis Rheum 2020; 50: 1040–1048

30 Akute Polyradikuloneuritis (Guillain-Barré-Syndrom)

Olaf Eberhardt

30.1 Definition

- akute immunvermittelte, monophasische Polyradikuloneuritis ohne Fieber mit meist symmetrischen, schlaffen Paresen, Reflexabschwächung/-verlust, milden sensiblen Symptomen, häufiger Hirnnerven- und autonomer Beteiligung, Progression < 4 Wochen
- häufigste Form: akute inflammatorische demyelinisierende Polyradikuloneuropathie (AIDP)

30.2 Epidemiologie

30.2.1 Häufigkeit

- Inzidenz in Europa 0,8–1,9/100 000 (M > F), 20 % Risikozunahme pro Lebensjahrzehnt

30.2.2 Prädisponierende Faktoren

- bei 60–75 % Infekt 1–4 Wochen vorher (Atemwegsinfekt > gastrointestinaler Infekt)
- Auftreten nach Trauma, Operation oder Immuncheckpoint-Inhibitor-Therapie möglich

30.3 Ätiologie und Pathogenese

- in einigen Fällen molekulares Mimikry von Erregerstrukturen und Gangliosiden belegt, aber nicht in allen Fällen Infektion/Erreger bekannt und Autoantikörper nur in einem Teil der Fälle nachzuweisen (z. B. GQ 1b-Antikörper bei Miller-Fisher-Syndrom, GM1-Antikörper)
- Komplement, Makrophagen und – zumindest bei AIDP – auch T-Zell-vermittelte Immunität an Demyelinisierung und Axonuntergang beteiligt
- am stärksten betroffen sind weit proximale Nervenabschnitte (Nervenwurzeln) und distale Nervenendigungen

30.4 Risikostratifizierung

- ungünstige Prognosefaktoren
  - höheres Lebensalter
  - initiale Diarrhö
  - schwere Paresen nach einer Woche
  - starke axonale Schädigung mit ausgeprägten Atrophien und elektrisch unerregbaren Nerven
  - Beatmung
  - Hypalbuminämie

30.5 Symptomatik

- Entwicklung von meist symmetrischen proximalen und distalen Paresen
- seltener paraparetische (5–10%), pharyngobrachiale (<5%) und andere Varianten
- Muskeleigenreflexe meist nach einigen Tagen abgeschwächt, oft erloschen, selten gesteigert
- motorische Symptome im Vordergrund (rein sensible Variante <1%)
- respiratorische Insuffizienz 15–30%
- initial keine schwerwiegende Sphinkterstörung
- *autonome Symptome*
    - Brady- oder Tachykardie, Erregungsleitungsstörung, arterielle Hypo- oder Hypertonie, Störung der Schweißsekretion, im Verlauf Blasenentleerungsstörung (15–30%) oder Störung der Darmmotilität (Ileus 15–40%)
- bis zu 90% radikuläre, neuralgiforme oder Muskelschmerzen
- Hirnnervensymptome
    - ein- oder beidseitige faziale Schwäche, seltener Augenbewegungsstörungen, Hypoglossus-, Pharynx- oder Kaumuskelschwäche, selten Stauungspapille
- Halluzinationen und andere psychiatrische Symptome möglich
- selten schwere Schlafstörungen
- Symptomplateau bei 75–95% nach 2 Wochen, spätestens nach 4 Wochen
- Variante mit Ophthalmoplegie, Areflexie und Ataxie (5%, oft GQ 1b-AK): Miller-Fisher-Syndrom
- Mortalität 2–12% (respiratorische Komplikationen, Arrhythmien, Infekte, Thrombembolien)
- Wiedererlangung der Gehfähigkeit im Mittel nach 40–70 Tagen, doch 15–20% können nach einem Jahr noch nicht frei gehen
- rund 6 Monate, z.T. bis 24 Monate bis zur maximalen Symptomerholung
- in ⅔ der Fälle bleiben leichte motorische oder sensible Defizite (auch Schmerzen) sowie Fatigue-Symptome zurück, meist fortbestehende neurophysiologische Residuen
- Rezidive 1–7%

30.6 Diagnostik

30.6.1 Diagnostisches Vorgehen

- Anamnese
- klinische Untersuchung
- Labor
- Liquor
- EMG/Neurografie
- ggf. Bildgebung

30.6.2 Anamnese

- Fieber, Infekte
- kürzlich Operation/Trauma
- Dynamik der Symptomentwicklung

Akute Polyradikuloneuritis (Guillain-Barré-Syndrom)

- Abhängigkeit der Schwäche von Tageszeit oder Belastung (Fluktuationen)
- Kau-, Schluck- und Atemstörung
- Gehfähigkeit
- Schmerzen, Empfindungsstörungen
- Blasen- und Mastdarmfunktion (dunkle Urinverfärbung?)
- frühere ähnliche Episoden
- Umgebungsfälle
- Medikamente

30.6.3 Körperliche Untersuchung

- komplette neurologische Untersuchung mit Augenmerk auf Okulomotorik, bulbäre Funktionen, Atmung, Paresen, Muskeleigenreflexe, pathologische Reflexe, sensible und autonome Defizite
- cave: sensibles Niveau und frühe Blasenstörung sprechen für spinale Läsion

30.6.4 Labor

- optional: Gangliosid-Antikörperserologie und Erregerserologie (Campylobacter jejuni, CMV, EBV, Mycoplasma pneumoniae, Haemophilus influenzae, Hepatitis-E-Virus, SARS-CoV-2) vor IVIg-Gabe
- GQ 1b-AK-Test bei V. a. Miller-Fisher-Syndrom sinnvoll
- Erhöhung des Liquoreiweißes (65 % nach 1 Woche, 80–90 % nach 2 Wochen), Zellzahl < 10/µl (selten < 50/µl)
- altersabhängiger Grenzwert des Liquoreiweißes > 50 mg/dl (< 50 Jahre) bzw. > 60 mg/dl (> 50 Jahre) wurde vorgeschlagen

30.6.5 Bildgebende Diagnostik

Sonografie

- optional Nervenultraschall: milde, segmentale Nervenverdickungen ab 1–3 Tage nach Beginn

MRT

- optional MRT: Verdickung und KM-Aufnahme von Nervenwurzeln/Kauda (> 80 %); sehr selten Overlap GBS und transverse Myelitis

30.6.6 Instrumentelle Diagnostik

EMG

- initial oft milde, im Verlauf progrediente Zeichen der Demyelinisierung mit H-Reflex- und F-Wellen-Verlängerung oder -verlust, reduzierten motorischen NLG, verlängerten distal motorischen Latenzen, Leitungsblöcken und sensomotorischer Amplitudenminderung (N. suralis oft zunächst ausgespart)
- bei 5 % (Europa) nur axonale Veränderungen (akute motorische axonale Neuropathie/ AMAN bzw. akute sensomotorische axonale Neuropathie/AMSAN)

Akute Polyradikuloneuritis (Guillain-Barré-Syndrom)

30.7 Differenzialdiagnosen

- Differenzialdiagnosen des Guillain-Barré-Syndroms mit/ohne Liquorpleozytose s. ▶ Tab. 30.1 und ▶ Tab. 30.2

Tab. 30.1 Differenzialdiagnosen des Guillain-Barré-Syndroms mit Liquorpleozytose.

Differenzialdiagnose	Bemerkungen
erregerassoziierte Radikuloneuropathien (FSME, Borrelien, West-Nil-Virus, HIV, Zytomegalievirus)	Insektenstich (FSME, Borrelien, West-Nil-Virus), Risikogruppen (HIV, Zytomegalievirus)
Poliomyelitis	Fieber, fehlende Impfung
Neurosarkoidose	Lungen-/Hautbefall
leptomeningeale Karzinomatose oder Lymphomatose	B-Symptomatik, Kauda-/Hirnnervenbefall
infektiöse oder autoimmune Myelitis	keine Areflexie, Sphinkterstörung, sensibles Niveau

Tab. 30.2 Differenzialdiagnosen des Guillain-Barré-Syndroms ohne Liquorpleozytose.

Differenzialdiagnose	Bemerkungen
toxische Polyneuropathien	axonal
schwerer Thiaminmangel	axonal
Vaskulitis peripherer Nerven	axonal
Diphtherie	deszendierende Symptome
Botulismus	rein motorisch, Pupillenstörung
Myasthenia gravis	Fluktuationen, rein motorisch
Myopathien	rein motorisch, keine Areflexie, CK
schwere Elektrolytstörung	K, Mg, PO_4
akute Porphyrie	Urinfarbe, Labor
Critical-Illness-Neuropathie/-Myopathie	Sepsis, Beatmung
Rhabdomyolyse	Urinfarbe, CK
autoimmune Myelitis	keine Areflexie, Sphinkterstörung, sensibles Niveau, oft oligoklonale Banden
spinale Kompression	keine Areflexie, Sphinkterstörung, sensibles Niveau
Hirnstammprozess	keine Areflexie, akuter Beginn bei Schlaganfall

30.8 Therapie
30.8.1 Allgemeine Maßnahmen
- Verlaufskontrollen der Paresen, Vitalparameter (inkl. Pulsoxymetrie), Atmung, Schluckfunktion und Blasen-/Darmfunktion, je nach Stabilität 6- bis 12-stündliche Kontrolle der Vitalkapazität
- Überwachung auf Intensivstation bei bulbärer Schwäche, drohender Ateminsuffizienz, begleitenden schweren Infekten oder kardiovaskulärer Instabilität
- Bronchialtoilette, Pneumonieprophylaxe
- sorgfältige Lagerung
- ggf. Korneaprotektion bei Lidschlussdefizit
- hochkalorische Ernährung (über nasogastrale Sonde bei Dysphagie)
- zunächst passive, sobald möglich aktive physiotherapeutische Übungsbehandlung, ggf. logopädische Mitbetreuung
- *Intubation* bei drohender Aspiration, atemmuskulärer Erschöpfung, VK ≤ (12–)15 ml/kg, paO_2 < 60–70 mmHg, $paCO_2$ > 50 mmHg, maximalem inspiratorischen Druck (MIP) < 30 cmH_2O, maximalem exspiratorischem Druck (MEP) < 40 cmH_2O
- ggf. nach 14 Tagen Tracheostomie erwägen
- bei bedrohlichen kardialen Arrhythmien (bifaszikulärer Block, symptomatische Sinusbradykardie, Bradyarrhythmia absoluta, AV-Block 2./3. Grades) ggf. Bedarfsschrittmacher

30.8.2 Pharmakotherapie
- Low-Dose-Heparinisierung (2 × 5000 IE) oder niedermolekulare Heparine in Prophylaxedosis
- Stressulkusprophylaxe
- Schmerztherapie: Nichtopioidanalgetika, Opioide, alternativ oder additiv Gabapentin (z. B. Neurontin) 3 × 300 mg oder Carbamazepin (z. B. Tegretal) 3 × 100 mg
- bei hypotonen Blutdruckwerten: isotoner Volumenersatz
- bei hypertonen Blutdruckwerten: kurzwirksame Präparate, die die kardiale Erregungsleitung nicht beeinträchtigen, wie Nitrendipin (z. B. Bayotensin) 10 mg
- bei Sinustachykardie: Betablocker, z. B. Propranolol (Dociton) 40 mg oder Metoprolol
- ggf. Laxanzien, bei Ileus Erythromycin oder Neostigmin

30.8.3 Immuntherapie
- Indikation: Gehstrecke < 10 m, rasche Progression, deutliche respiratorische oder bulbäre Schwäche und Krankheitsdauer < 14 Tage (bei schwerem Verlauf: < 28 Tage, schlechter belegt)
- IVIg oder Plasmapherese/Immunadsorption aus klinischer Sicht etwa gleichwertig; bei rascher Verschlechterung eher initiale Plasmaseparation/Immunadsorption mit Option einer späteren i. v. IgG-Gabe (Einzelfallentscheidung)
- Einsatz bei reinem Miller-Fisher-Syndrom wegen langfristig guter spontaner Besserungstendenz umstritten, bei Overlap-Syndrom mit GBS übliche GBS-Therapie

- erneuter Behandlungszyklus oder Therapiewechsel bei Progression über mindestens 7 Tage unter Therapie, bei sekundärer Verschlechterung innerhalb der ersten 3 Wochen nach Therapie oder im Einzelfall bei ausbleibender Besserung nach Ersttherapie möglich (ggf. mit Hälfte der initialen Behandlungsdosis): Effektivität aber unsicher, da zweiter IVIg-Zyklus, Sequenz Plasmapherese → IVIg oder IVIg → Plasmapherese Outcome offenbar nicht verbessern
- Eculizumab: Wirksamkeit unsicher
- *intravenöse Immunglobuline*
  - Kontraindikationen: schwere Nieren- und Herzinsuffizienz, bekannter IgA-Mangel
  - 0,4 g/kgKG/d an 5 Tagen oder 1 g/kgKG/d an 2 Tagen
  - Kreatininkontrollen und ausreichende Hydrierung
  - Infusion je nach Präparat mit z. B. 30 ml/h für 15 min starten, dann langsam auf 120–150 ml/h steigern
  - bei leichter Unverträglichkeitsreaktion ggf. Infusion stoppen und später mit halber Geschwindigkeit fortsetzen
  - bei Kopfschmerzen oder leichtem Schüttelfrost Paracetamol 1000 mg und Dimetinden 4 mg i. v.
  - Nebenwirkungen: Kopfschmerzen, Fieber, Schüttelfrost, Muskelschmerzen, Übelkeit, Neutropenie, thrombembolische Ereignisse, Hyponatriämie, aseptische Meningitis (bis 10 %), Tubulusnekrosen mit Nierenversagen, Hautreaktionen, anaphylaktische Reaktionen bei IgA-Mangel (0,1 %), theoretisches Infektionsrisiko; serologische Tests für 4 Wochen nicht verwertbar
  - bei Kindern und Jugendlichen zu bevorzugende Therapie (S 3-Leitlinie 2019)
- *Plasmapherese/Immunadsorption*
  - bei leichtem GBS (Gehfähigkeit erhalten) 2 Plasmapheresen, bei mäßig schwerem oder schwerem GBS 4(–6) Plasmapheresen mit 50 ml/kgKG (je 2–4 l, insg. 200–250 ml Plasma/kgKG) alle 1–2 Tage, als Plasmaersatz Humanalbumin; nicht bei hämodynamischer Instabilität durchführen
  - Nebenwirkungen: Bradykardie, Infektionen, arterielle Hypotonie, Gerinnungsstörungen, Zitrattoxizität, Hypokalziämie, Anämie
  - Monitoring von RR, HF, Ein- und Ausfuhr; täglich BB, Elektrolyte und Gerinnungswerte inkl. Fibrinogen
  - Besserungsbeginn nach durchschnittlich 4–9 Tagen
  - Immunadsorption wahrscheinlich ähnlich wirksam, aber Evidenzbasis schwächer; vorher ACE-Hemmer pausieren
  - Immuntherapie (Plasmaustauch/IVIg) bei etwa 60–70 % der Behandelten nachweislich wirksam, Reboundeffekte jeweils 10 % nach Plasmapherese oder IVIg

30.9 Quellenangaben

[142] Doets AY, Jacobs BC, van Doorn PA. Advances in management of Guillain-Barré syndrome. Curr Opin Neurol 2018; 31: 541–550

[143] Leonhard SE, Mandarakas MR, Gondim FAA et al. Diagnosis and management of Guillain-Barré syndrome in ten steps. Nat Rev Neurol 2019; 15: 671–683

[144] Shahrizaila N, Lehmann HC, Kuwabara S. Guillain-Barré syndrome. Lancet 2021; 397: 1214–1228

[145] van den Berg B, Walgaard C, Drenthen J et al. Guillain-Barré syndrome: pathogenesis, diagnosis, treatment and prognosis. Nat Rev Neurol 2014; 10: 469–482

[146] Verboon C, van Doorn PA, Jacobs BC. Treatment dilemmas in Guillain-Barré syndrome. JNNP 2017; 88: 346–352

31 Myasthene Krise

Olaf Eberhardt

31.1 Definition

- krisenhafte Verschlechterung einer generalisierten Myasthenia gravis (MG) mit progredienter, fluktuierender, schmerzloser, meist generalisierter, selten rein bulbärer Muskelschwäche; selten Erstmanifestation

31.2 Epidemiologie

31.2.1 Häufigkeit, Altersgipfel, Geschlechtsverteilung

- Myasthenia gravis: 1:5000, F:M = 2:1, jedes Alter
- myasthene Krise: Inzidenz 3/100 000, Inzidenz 2 % der MG-Kranken (Lebenszeitrisiko bei MG 15–20 %)
- Krise oft in ersten zwei Erkrankungsjahren, selten als Erstmanifestation
- medianes Alter bei Krise 59–72 Jahre, F > M (in einigen Studien M > F bei schwerer MG-Krise oder später Manifestation)
- Rezidive 30 %
- Mortalität der myasthenen Krise 2–12 %

31.2.2 Prädisponierende Faktoren

- Infekte (50 %), Operationen (insb. Thymektomie)
- rasche Medikamentenreduktion, interagierende Medikamente oder mangelnde Therapieadhärenz
- gefährdet sind insbesondere Patienten mit bulbären bzw. respiratorischen Symptomen oder MuSK-AK-Nachweis
- *Warnzeichen der drohenden myasthenen Krise*
  - akut
    - flache Tachypnoe, Sprechdyspnoe, Orthopnoe, Schaukelatmung
    - Speichelsee, Verschlucken, Bolus gelangt in Nase oder Bronchien, schwacher Hustenstoß
    - progrediente (nasale) Dysarthrie, Stakkatosprechen, Hypophonie
    - (Aspirations-)Pneumonie
    - Vitalkapazität < 1500 ml, pO_2 < 70 mmHg, SaO_2 < 90 %
  - Tage bis Wochen
    - rasch fluktuierende Symptomatik
    - körperlicher Leistungsabfall
    - Kopfhalteschwäche
    - Gewichtsverlust infolge Schluckstörung
    - neue faziale Schwäche
    - Erfordernis zur stetigen Dosissteigerung der Cholinesterasehemmer (ChEH)

31.3 Ätiologie und Pathogenese

- Autoantikörper gegen Acetylcholinrezeptor, Muskelspezifische Tyrosinkinase (MuSK, 10%), LRP4 oder Agrin blockieren neuromuskuläre Transmission, sekundäre Degeneration der neuromuskulären Endplatte
- 7% der Patienten mit myasthener Krise sind seronegativ
- Thymushyperplasie (60–80%) oder Thymom (20%)
- MG-Auslösung durch Immuncheckpoint-Inhibitoren möglich

31.4 Symptomatik

- progrediente schlaffe Tetraparese inkl. Hirnnerven
- Dysphagie, nasale Dysarthrophonie
- Dyspnoe und tracheobronchialer Sekretstau
- vegetative Begleiterscheinungen wie Schwitzen, Tachykardie, Unruhe, Speichelfluss
- vitale Gefährdung durch Ateminsuffizienz und/oder Aspiration
- Entwicklung über Tage, selten auch perakut

31.5 Diagnostik

31.5.1 Diagnostisches Vorgehen

- SO_2, Monitoring der Vitalkapazität (sollte > 1,5 l bzw. > 80% liegen) und falls möglich der forcierten 1-s-Kapazität (FEV1 sollte > 70% liegen)
- Routinelabor mit Elektrolyten (Na, K, Mg, Ca, PO_4), Blutbild, Gerinnung, Nieren-/Leberwerten, Schilddrüsenwerten, CRP, CK, BGA
- ggf. Procalcitonin, ggf. Materialgewinnung zur Infektfokussuche/Erregerdiagnostik, ggf. Kontrolle Autoantikörperspiegel (AchR-AK o. a.)
- Röntgen-Thorax
- Edrophoniumtestgabe i. v. unter Atropinschutz und EKG-Kontrolle kann ggf. therapeutisches Fenster für Einsatz von AChE-Inhibitoren klären helfen (Kontraindikation: Bradykardie, Asthma bronchiale)
- logopädische Mitbeurteilung
- ggf. Liquordiagnostik oder MRT Kopf/HWS bei unklarer Diagnose

31.5.2 Anamnese

- bisheriger Symptomverlauf, Ausmaß tageszeitlicher Schwankungen
- Verträglichkeit, Effektivität und kürzliche Änderungen der Medikation
- Adhärenz der Medikamenteneinnahme
- Infektsymptome/Fieber
- andere neu aufgetretene Erkrankungen, Operationen, Warnzeichen (Kap. 31.2.2), insb. neue bulbäre und respiratorische Symptome

31.6 Differenzialdiagnosen

Tab. 31.1 Differenzialdiagnosen der myasthenen Krise (DD sind bei bekannter Myasthenia gravis und typischer Klinik i. d. R. begrenzt).

Differenzialdiagnosen	Bemerkungen
cholinerge Krise durch Überdosierung von Acetylcholinesterase-Inhibitor	Schwitzen, Bradykardie oder AV-Block, Miosis, Hypersalivation, Bronchialsekretion, Harndrang, Diarrhö, Koliken, Tremor
schwere Elektrolytstörung	Na, Ca, Mg, K, PO_4
Steroidmyopathie	unter hohen Steroiddosen über Monate, protrahierter Verlauf, keine Hirnnerven- oder respiratorischen Symptome
Botulismus	akuter Beginn ohne Myasthenieanamnese, Pupillenstarre, autonome Symptome, ggf. Umgebungsfälle bei Toxiningestion, niedrige motorische Summenpotenziale, Inkrement nach 30-Hz-Serienstimulation bzw. nach kräftiger Innervation
Myopathie/Rhabdomyolyse	Medikamentenanamnese (z. B. Statin), Kreatinkinase, Schilddrüsenwerte, Elektrolyte, Kortisolspiegel, BSG, Myositis-AK, EMG
Guillain-Barré-Syndrom, andere akute Polyneuro(radikulo)pathien	EMG, Vaskulitis-Laborpanel, Liquor, Gangliosid-AK
Ischämie oder Enzephalitis des Hirnstamms	MRT Kopf, CT-Angiografie, Liquor
Intoxikationen	Anamnese, Toxikologie-Screening/Medikamentenspiegel

31.7 Therapie

31.7.1 Allgemeine Maßnahmen

- Monitoring auf IMC- oder Intensivstation
- Oberkörper hochlagern, Rachen- und Bronchialtoilette, Absaugen von Sekreten, ggf. Guedel-Tubus oder nasogastrale Sonde
- Sauerstoffmaske mit zunächst 2 l O_2, Monitoring der Sauerstoffsättigung
- Monitoring von Vitalkapazität (VK), Schluckfunktion (ggf. fiberendoskopische Schluckuntersuchung) und BGA
- nicht-invasive Beatmung (ohne schwere Dysphagie) oder invasive Beatmung erwägen
- Indikation zur (a. e. transnasalen) Intubation und maschinellen Beatmung bei
  - VK < 15 ml/kgKG (< 1,5 l Männer/ < 1,2 l Frauen)
  - AF > 35/min
  - paO_2 < 70–80 mmHg
  - $paCO_2$ > 50 mmHg
  - bei Aspirationsgefahr durch schwere Dysphagie
  - ggf. auch bei schwerer Agitation durch Dyspnoe trotz z. B. Haloperidol oder niedrigdosiertem Lorazepam

Myasthene Krise

- zur Intubation Muskelrelaxanzien vermeiden oder niedrige Dosis nicht depolarisierender Agenzien verwenden
- ohne Atemversagen niedrigen PEEP anstreben
- Absetzen Myasthenie-verstärkender Medikamente sofern vertretbar, insb. Morphin, Aminoglykoside, Makrolide, Fluorchinolone, Clindamycin, Sulfonamide, Benzodiazepine oder Z-Substanzen, Antiarrhythmika, nicht kardioselektive Betablocker, Nicht-Nifedipin-artige Kalziumantagonisten, Diuretika, Magnesium, Muskelrelaxanzien
- jodhaltige Kontrastmittelgabe möglich (unklar, ob Risiko für Verschlechterung erhöht)
- Hypokaliämie ggf. ausgleichen
- logopädische Übungstherapie
- passive und soweit möglich aktive Physiotherapie

31.7.2 Pharmakotherapie

- bei Infekt ggf. Antibiose nach Materialgewinnung, vor allem mit Cephalosporinen der 3. Generation
- Pyridostigmin-Perfusor (Bolus 1–3 mg, dann 0,5–1 mg/h i. v., bis maximal 24 mg/d) *oder*
- Neostigmin-Perfusor (Bolus 0,5 mg, dann 0,15–0,8 mg/h i. v.)
- Pyridostigmin i. v.: p. o. Dosisverhältnis = ca. 1:30
- Neostigmin i. v.: p. o. Dosisverhältnis = ca. 1:80
- evtl. Atropin (3–6 × 0,25–0,5 mg s. c./i. v.) gegen muskarinerge UAW der AChE-Hemmer; orale Alternative Ipratropiumchlorid
- *Plasmapherese* (40–50 ml/kgKG gegen Albumin) 4–6 × jeden 2. Tag oder *Immunadsorption* (vorher ACE-Hemmer absetzen) oder *intravenöse Immunglobuline* 0,4 g/kgKG/d über 5 Tage (oder 1 g/d über 2 Tage)
- Plasmapherese (ungünstig bei instabiler Hämodynamik oder septischer Gerinnungsstörung) und intravenöse Immunglobuline ähnlich effektiv
- evtl. zusätzlich Prednisolon 100 mg/d und dann Dosis um 10 mg/Woche reduzieren oder Methylprednisolon (Urbason) 250–1000 mg i. v. über 3–5 Tage, unter Intensivbedingungen mit Inkaufnahme möglicher initialer Verschlechterung innerhalb erster 2–5 Tage
- in Einzelfällen Eculizumab bei refraktärer myasthener Krise wirksam
- Thromboseprophylaxe
- bei selten komplizierender Takotsubo-Kardiomyopathie supportive Therapie
- bei Delir Haloperidol, Pipamperon, Clonidin i. v., Dexmedetomidin und/oder Propofol
- *Therapie der cholinergen Krise:* Pause der Medikation, Atropin 2–6 mg i. v. alle 4–6 Stunden
- im Verlauf Pyridostigmin oralisieren (Dosisverhältnis i. v.:p. o. = 1:30)
- im Verlauf auf Prednisolon p. o. 1–1,5 mg/kgKG umstellen, mit Reduktion um zunächst ca. 10 mg/Monat, Ziel möglichst unter 7,5 mg PÄ/d
- nach Stabilisierung: Einleitung einer Azathioprintherapie (Zieldosis 2–3 mg/kgKG/d, ggf. via nasogastrale Sonde), ggf. vorher Thiomethylpurintransferase-Aktivität bestimmen und/oder Beginn mit Testdosis 50 mg; Ziel: Lymphopenie 600–1000/nl und Leukopenie 3500–4000/nl, unter Steroiden 6000/nl (Wirklatenz 4–12 Monate)
- Off-Label-Alternativen zu Azathioprin: Ciclosporin (initial 3–4 mg/kg/d), Mycophenolat Mofetil (1500–2000 mg/d, Spiegelkontrollen, Wirklatenz 6 Monate), Methotrexat (7,5–25 mg/Woche), Tacrolimus (3 mg/d)

- Eskalationstherapien: Rituximab, Cyclophosphamid i. v., Eculizumab
- im Intervall: auch ohne Thymom (!) bei Ach-Rezeptor-AK-positiver MG Thymektomie erwägen, insb. in frühen Krankheitsstadien (Wirklatenz Monate bis Jahre)
- Prävention steroidinduzierter Osteoporose: Vitamin D 800 IE/d und bei niedriger Kalzium-Zufuhr Kalzium 1200 mg/d
- Bisphosphonat (Alendronat 70 mg/Woche, Risedronat, ggf. Zoledronat i. v.) oder Teriparatid (ACR 2010) bei
    - Behandlungsdauer > 3 Monate, Postmenopause oder > 50 Jahre mit ≥ 7,5 mg Prednisolon/d (DVO 2017: abhängig vom Z-Score; bei hohem Z-Score auch schon > 2,5 mg/d PÄ)
    - oder Postmenopause/ > 50 Jahre plus mittleres bis hohes Osteoporoserisiko
    - oder osteoporotische Fraktur in jedem Alter
- Aufklärung über Nikotinkarenz, Alkoholrestriktion, Kräftigungsübungen und Sturzprophylaxe, sowie ggf. Sexualhormonsubstitution bei Hypogonadismus, zur Reduktion von steroidinduzierter Osteoporose und deren Folgen
- Pneumocystis-Prophylaxe mit Trimethoprim / Sulfamethaxol bei > 20 mg PÄ > 4 Wo, wenn weiteres Immunsuppressivum eingesetzt wird
- Infektprophylaxe mit Totimpfstoffen möglich

31.8 Besonderheiten bei Schwangeren

- bei 25–50 % Verschlechterung der MG vor allem im 1./2. Trimenon oder post partum, Neugeborenen-Myasthenie bei 10–20 %; Pyridostigmin, IVIg, Kortikosteroide (Risiko für Gaumenspalte oder vorzeitigen Blasensprung) oder Plasmaaustausch anwendbar, Immunsuppressiva und Kontrastmittel meiden

31.9 Quellenangaben

[147] Neumann B, Angstwurm K, Mergenthaler P et al. Myasthenic crisis demanding mechanical ventilation. A multicenter analysis of 250 cases. Neurology 2020; 94: e299–e313
[148] Sieb JP. Myasthenia gravis: an update for the clinician. Clin Exp Immunol 2014; 175: 408–418
[149] Stetefeld HR, Schroeter M. Myasthene Krise. Fortschr Neurol Psychiatr 2018; 86: 301–307
[150] Stetefeld HR, Schroeter M. SOP Myasthenic crisis. Neurol Res Pract 2019; 1: 19
[151] Sussman J, Farrugia ME, Maddison et al. Myasthenia gravis: Association of British Neurologists' management guidelines. Pract Neurol 2015; 15: 199–206

32 Akuter Rückenschmerz und akuter radikulärer Schmerz

Johanna Arnold, frühere Bearbeitung: Katharina Nerlich*

32.1 Einteilung

- nach klinischer Symptomatik (lokal, pseudoradikulär, radikulär)
- in ca. 90 % unspezifischer Kreuzschmerz ohne eindeutigen Hinweis auf eine zu behandelnde Ursache
- nach Dauer (akut < 6 Wochen, subakut 6–12 Wochen, chronisch > 12 Wochen)
- zu Definition und Diagnostik siehe Anamnese, Diagnostik und Differenzialdiagnosen (S. 108)

32.2 Therapie

32.2.1 Unspezifische Rückenschmerzen ohne Red Flags

- zunächst bis zu 6-wöchige konservative Therapie, anschließend Reevaluation bezüglich spinaler Bildgebung; Genesungsrate von akuten Rückenschmerzen liegt bei 90 %
- medikamentös nach WHO-Schema orale NSAR (unter Berücksichtigung von Neben- oder Wechselwirkungen, in der niedrigsten effektiven Dosis), z. B.
  - Ibuprofen 3–4 × 400–800 mg/d, maximal 2400 mg/d
  - Diclofenac retardiert 2 × 75 mg, maximal 150 mg/d
  - Naproxen 2 × 500 mg/d, maximal 1250 mg/d
- ggf. kombiniert mit PPI, insbesondere bei Patienten über 60 Jahre
- bei Kontraindikationen gegen NSAR Metamizol bzw. Coxibe nach Aufklärung über Nebenwirkungsprofil (bei Kreuzschmerz nicht einsetzen: Paracetamol, topische NSAR, Cannabidiol, Magnesium oder Flupirtin)
- bei fehlendem Ansprechen zusätzlich orale Opioide für maximal 4–12 Wochen (z. B. Tramadol retard 3–4 × 100 mg/d oder Tilidin (+ Naloxon) 2–3 × 50–100 mg/d)
- kein nachgewiesener Vorteil von Medikamentenkombinationen
- Muskelrelaxanzien, Kortikosteroide, lokale (epidurale, periradikuläre) Injektionstherapien und Koanalgetika nur im Einzelfall ohne sichere Evidenzlage
- Gabapentin, Pregabalin, Carbamazepin, Duloxetin oder trizyklische Antidepressiva nur bei chronischem neuropathischem Schmerz, nicht bei Kreuzschmerz sinnvoll
- im Einzelfall bei akutem Kreuzschmerz Capsaicincreme/-pflaster
- körperliche Aktivität so früh wie möglich
- ggf. Physiotherapie, Wärmetherapie, progressive Muskelrelaxation, Rückenschule (auch in Eigenanleitung), Patientenedukation, Evaluation des Chronifizierungsrisikos über psychosoziale Risikofaktoren, ggf. Einleitung einer multimodalen Schmerztherapie
- im Einzelfall bei akutem Kreuzschmerz Akupunktur, aber keine isolierte Massage, Traktion, transkutane elektrische Nervenstimulation (TENS) oder Ultraschalltherapie

32.2.2 Kausale Therapie spezifischer Rückenschmerzen

- Bandscheibenvorfall/Spinalkanalstenose mit Konus-Kauda-Syndrom bzw. akuten und progredienten motorischen Ausfällen (MRC Kraftgrad ≤ 3/5): absolute OP-Indikation, bei zervikaler Radikulopathie MRC Kraftgrad < 4/5
- über 6–12 Wochen therapierefraktäre radikuläre Schmerzen mit erklärendem radiologischem Befund: relative OP-Indikation
  - evtl. bei zervikaler Radikulopathie intermittierende Ruhigstellung durch Halskrause für wenige Tage im ersten Monat nach Beginn der Beschwerden
  - evtl. manuelle Therapie ohne chiropraktische Manöver
- entzündliche Prozesse: je nach Ursache Antibiose, antivirale Therapie oder Steroide
- akute Wirbelkörperfraktur: Indikation zur operativen Versorgung/Vertebroplastie prüfen

32.3 Quellenangaben

[152] Häuser W, Bock F, Engeser P et al. Long-term opioid use in non-cancer pain. Dtsch Arztebl Int 2014; 111: 732–740

[153] Nationale Versorgungs-Leitlinie Nicht-spezifischer Kreuzschmerz. NVL-Programm von BÄK, KBV, AWMF 2017, 2.Aufl. AWMF-Registernummer: nvl - 007

[154] Schär R, Pollo C, Ulrich T et al. Zervikale und lumbale Radikulopathie. Swiss Medical Forum 2019; 19: 411–417

33 Leichtes Schädel-Hirn-Trauma

Olaf Eberhardt

33.1 Definition

- initialer Glasgow-Koma-Scale (GCS) 13–15 nach 30 min (nach weniger gebräuchlicher Definition GCS 14–15)
- Bewusstseinsverlust < 30 min
- posttraumatische Amnesie ≤ 24 h
- Verwirrtheit oder Desorientierung (Dauer nicht definiert) möglich
- transiente neurologische Defizite oder epileptische Anfälle möglich
- intrakranielle Traumafolgen ohne OP-Notwendigkeit

33.2 Epidemiologie

33.2.1 Häufigkeit, Altersgipfel, Geschlechtsverteilung

- Inzidenz SHT in Notfallambulanz um 0,3 % der Bevölkerung/Jahr, davon 55–65 % Männer, mittleres Alter 40-50 Jahre
- leichtes SHT (initialer GCS 13–15) 90 % der Fälle
- mittelschweres SHT (initialer GCS 9–12) 5 % der Fälle
- schweres SHT (initialer GCS 3–8) 5 % der Fälle (aber bei Polytrauma 60–70 %)
- mildes SHT: nach 1 Monat < 60 % wieder arbeitsfähig
- mildes SHT: nach 1 Jahr berichten noch 50 % funktionelle Einschränkungen (TRACK-TBI-Studie), auch bei cCT ohne Läsionsnachweis
- mildes SHT: 10–35 % chronische Symptome, z. B. Kopfschmerzen

33.3 Prädisponierende Faktoren

- Gangstörung/Stürze
- Straßenverkehr
- Sport
- Drogen-/Medikamenteneinfluss
- männliches Geschlecht

33.4 Ätiologie und Pathogenese

- 50 % Stürze (eher Ältere), 25 % Verkehrsunfälle (eher Jüngere)

33.5 Risikostratifizierung

- keine stationäre Überwachungserfordernis besteht bei der Kombination aus
  - GCS 15
  - kein Kopfschmerz, Erbrechen oder epileptischer Anfall
  - normale neurologische Untersuchung
  - normales cCT und keine Risikofaktoren
- denn in diesem Fall ist ungünstiger Verlauf nur bei < 0,02 % zu erwarten

33.6 Symptomatik

- Bewusstseinsverlust < 30 min, posttraumatische Amnesie ≤ 24 h, kurze Verwirrtheit oder Desorientierung, transiente neurologische Defizite oder epileptische Anfälle möglich
- 7 % verschlechtern sich klinisch (GCS < 13) innerhalb von 48 h, meist durch SDH
- Faustregel: 10 % intrakranielle Komplikationen, 1 % neurochirurgische OP-Notwendigkeit, 0,1 % Letalität
- Kopfschmerzen, Gleichgewichtsstörung, Schwindel, Reiz- und Belastungsintoleranz, Gedächtnis- und Konzentrationsstörung, Fatigue häufig und z. T. auch testpsychologisch fassbar (mehr kognitive Symptome bei Frauen)

33.7 Diagnostik

33.7.1 Diagnostisches Vorgehen

- Anamnese und klinische Untersuchung
- venöser Zugang
- Labordiagnostik
- ggf. kraniale (und HWS-) Bildgebung (s. u.)

33.7.2 Anamnese

- Unfall-/Sturzhergang (ggf. Fremdanamnese), Prodromi, Begleitsymptome, Bewusstseinslücke/Amnesie, Hinweise für epileptischen Anfall, extrakranielle Verletzungsfolgen, Kopfschmerzen, Schwindel, Übelkeit, Erbrechen, neurologische Defizite, Medikation

33.7.3 Körperliche Untersuchung

- internistische und neurologische Untersuchung (insb. GCS, Orientierung, mnestische Funktionen, Sprache, Hirnnervenstatus, Paresen, Koordination, ggf. Streck- und Beugesynergismen, Liquorrhö), Ausschluss von Zusatzverletzungen insbesondere der HWS
- cave: Traumafolgen können neurologische Sturzursache (SAB, Schlaganfall) überlagern oder maskieren

33.7.4 Labor

- Routinelabor mit BB, Elektrolyten, Leber-/Nierenwerten, CRP, CK, Gerinnungswerten (ggf. mit DOAK-Spiegel), BGA
- S 100B: hohe Sensitivität in der Vorhersage intrakranieller Verletzungen, in Kombination mit UCH-L 1 als kommerzieller Test verfügbar
- Neurofilament-L, saures Gliafaserprotein (GFAP) u. a. Marker noch nicht ausreichend validiert

33.7.5 Bildgebende Diagnostik

Röntgen

- Röntgen Schädel nicht sinnvoll

CT

- *Indikationen zur nativen cCT-Untersuchung und stationären Überwachung* (i. d. R. ≥ 24 h) bei Erwachsenen
  - Alter über 60–65 Jahre
  - Bewusstseinsstörung (GCS < 15 innerhalb 2 h)
  - fokale neurologische Symptome
  - starker Kopfschmerz
  - mehrmaliges Erbrechen
  - epileptischer Anfall
  - Gerinnungsstörung bzw. Einnahme von Gerinnungshemmern
  - Intoxikation mit Alkohol oder Drogen
  - anhaltende anterograde Amnesie oder retrograde Amnesie > 30 min
  - Verletzungen oberhalb Klavikulaebene
  - Kontusion von Schädel oder Gesicht
  - Verdacht auf Kalotten-, Schädelbasis- oder Gesichtsschädelfraktur oder penetrierende Verletzung
  - Verdacht auf Liquorfistel
  - gefährlicher Unfallmechanismus bzw. Verdacht auf Hochenergietrauma (z. B. Fahrzeug > 60 km/h, Zweirad > 30 km/h, Sturzhöhe > 6 m, Fußgänger-Fahrzeug-Kollision)
  - S 100B im Serum > 0,10–0,11 μg/l (hohe Sensitivität, d. h. relevante CT-Pathologie trotz niedrigen S 100B-Werts nur bei 4/1000 Untersuchten, aber niedrige Spezifität)
- mögliche Indikationen für cCT-Kontrolle (Routinekontrollen bei mildem SHT nicht effizient)
  - Verschlechterung des neurologischen Befundes, z. B. GCS-Abfall um 2 Punkte
  - Pupillenstörung oder fokale neurologische Zeichen
  - Kontrolle intrakranieller Blutungen (je nach Größe nach 4–24 h) oder eines Hirnödems
  - nur 0,2–0,8 % sekundäre intrakranielle Blutungen unter Antikoagulanzien nach 24–48 h, falls erstes CT unauffällig; Risikofaktoren für sekundäre intrakranielle Blutung: Gerinnungshemmer (auch Thrombozytenfunktionshemmer), Alkoholabusus, schwere Niereninsuffizienz, Thrombopenie
  - Blutungen < 5 mm verändern klinischen Verlauf nicht und traumatische SAB führt nur in < 1 % der Fälle zu neurologischer Verschlechterung im Verlauf
- mögliche Indikationen für CT-Angiografie (insb. Ausschluss Gefäßdissektion A. carotis interna oder A. vertebralis)
  - neues pulsierendes Ohrgeräusch
  - pulsierende Halsschwellung
  - Horner-Syndrom
  - zervikale Wirbelfortsatzfraktur
  - Weichteiltrauma Hals
  - Nachweis akuter zerebraler Ischämien im cCT
- Indikationen für HWS-CT
  - klinischer V. a. HWS-Verletzung
  - GCS < 13 nach 30 min
  - Alter > 65 Jahre
  - Intubation
  - gefährlicher Unfallmechanismus
  - fokales neurologisches Defizit, z. B. Parästhesien der Extremitäten (NICE-Kriterien)
  - bei Polytrauma i. d. R. Teil der Spiral-CT-Untersuchung („Trauma-Spirale")

MRT Kopf/HWS

- mögliche Indikationen für MRT Kopf (5–28 % traumabezogene Befunde bei negativem cCT)
  - Kinder (keine Strahlenbelastung)
  - V. a. diffuse axonale Schäden
  - Darstellung von Mikroblutungen
  - relevante neurologische Symptome ohne CT-Korrelat
- MRT HWS bei V. a. zervikale Myelopathie

33.7.6 Instrumentelle Diagnostik

EEG

- nach möglichem epileptischem Anfall, bei bildgebend ungeklärter Bewusstseinsstörung/-schwankung

Dopplersonografie der hirnversorgenden Gefäße

- bei möglicher Dissektion der A. carotis oder A. vertebralis

33.8 Komplikationen

Tab. 33.1 Komplikationen des leichten Schädel-Hirn-Traumas.

Komplikation	Bemerkungen
Kontusionen und subarachnoidale Blutungen, Hirnödem	Hirndrucksteigerung
epidurale und subdurale Hämatome	mit ggf. beschwerdearmem Intervall vor Verschlechterung!
Liquorfistel	4 % aller SHT; Liquorrhönachweis aus Nasen- oder Ohrsekret durch Beta-Trace-Protein-Bestimmung; Antibiotikaprophylaxe umstritten; spontanes Sistieren bei Oberkörper-Hochlagerung möglich
Carotis-Sinus-cavernosus-Fistel	Trias aus pulsierendem Exophthalmus, okulärer Schwellung/ Rötung und orbitalem Strömungsgeräusch (Auskultation!)
Gefäßdissektion	A. carotis interna oder A. vertebralis (auch multipel) bei 0,1–0,9 %, bei prädisponierenden Verletzungsmustern bis zu 20–30 % der Patienten betroffen, wahrscheinlich ca. 50 % asymptomatisch, ggf. mit arteriellen Infarkten; antithrombotische Therapie wahrscheinlich auch bei stabiler intrakranieller Blutung sicher
Meningoenzephalitis	bei offenem SHT
epileptische Anfälle/posttraumatische Epilepsie	Therapie z. B. mit Levetiracetam oder Valproat

33.9 Therapie

33.9.1 Allgemeine Maßnahmen

- ggf. HWS-Immobilisation bis zur HWS-Bildgebung
- Überwachung von Atemfrequenz, Sauerstoffsättigung, RR, Herzfrequenz, Temperatur, Pupillengröße und -reaktion sowie motorischer Funktionen alle 1–2 h je nach Klinik (EFNS), Urinproduktion
- Atemwegssicherung, bei GCS < 9 Intubation und Beatmung
- Hypoxämie < 90 % vermeiden, ggf. Intubation und Beatmung
- systolischer arterieller Zieldruck > 100 mmHg, > 70 Jahre > 110 mmHg (isotone Volumengabe ohne Präferenz für bestimmte Infusionslösung, z. B. NaCl 0,9 %), ggf. Katecholamine wie Noradrenalin (5 mg ad 50 ml NaCl, Start mit 2–3 ml/h, nach Wirkung titrieren!)
- Hyperglykämie (verschlechtert Prognose) durch Altinsulingaben behandeln
- ggf. Antagonisierung einer Antikoagulanzienwirkung (S. 148)
- Thromboseprophylaxe sobald keine intrakranielle Blutungszunahme mehr beobachtbar, in der Regel nach 24 h
- Physiotherapie, sofern kein kritischer Anstieg des intrakraniellen Drucks besteht
- Sicherstellung ausreichender Kalorienzufuhr (20–50 % über Ruheenergieumsatz)
- Versorgung anderer Verletzungen in Abstimmung mit den entsprechenden Fachdisziplinen (z. B. HNO, Chirurgie)
- ggf. Übungen zur Therapie eines posttraumatischen Lagerungsschwindels

33.9.2 Pharmakotherapie

- Kopfschmerzen: z. B. Diclofenac (2 × 75 mg p. o.), Metamizol (3 × 500–1000 mg p. o./3 × 1 g i. v.)
- Übelkeit oder Erbrechen: Dimenhydrinat (3 × 50 mg p. o./3 × 62 mg i. v.), Metoclopramid (3 × 10 mg p. o./i. v.)
- keine Anwendung von Mydriatika oder Kortikosteroiden
- antiepileptische Therapie nach Anfall, i. d. R. nicht als Prophylaxe
- Tranexamsäure 1 g i. v. über 10 min und dann 1 g i. v. über 8 h ist Option < 3 h nach leichtem SHT mit intrakranieller Blutung

33.9.3 Hirndruckmanagement

- s. (S. 168)
- Hirndruckanstieg durch intrakranielle Blutungen, Hirnödem, Liquoraufstau, Vasodilatation z. B. bei Hyperkapnie
- Oberkörperhochlagerung 15–30°
- bei GCS < 9 Hirndrucksonde (Ventrikeldrainage mit Möglichkeit zum Liquorablass oder Parenchymsonde) empfohlen
- begrenztes Monitoring kritischen Hirndrucks über transkranielle Dopplersonografie möglich (Pendelfluss)
- Ziel-CPP (cerebral perfusion pressure): 60–70 mmHg

- Fieber durch Gabe von Paracetamol, Metamizol oder externe Kühlung konsequent senken
- ggf. Mannitol 0,25–1,5 g/kg i. v. alle 2–6 h unter Kontrollen der Serumosmolarität
- alternativ hypertone NaCl-Lösung 7,5 % oder 10 % (nicht bei schwerer Hypo- oder Hypernatriämie)
- bei beatmeten Patienten ggf. kurzfristig moderate Hyperventilation (pCO$_2$ 32–35 mmHg)
- ggf. externe Ventrikeldrainage, ggf. Hemikraniektomie, ggf. Blutungsevakuation (Indikationsstellung individuell, auch optimaler Zeitpunkt für operatives Vorgehen unklar)
- keine positive Evidenz: mäßige Hypothermie, Citicolin, Glukokortikoide, Primärprophylaxe mit Antiepileptika, Glutamatantagonisten, Barbiturate/Glyzerol/TRIS-Puffer zur Hirndrucksenkung, hyperbare Sauerstofftherapie

33.9.4 Operative Therapie

- operative Entlastung raumfordernder, symptomatischer subduraler, epiduraler oder im Einzelfall intrazerebraler Blutungen; Ventrikeldrainage bei großer intraventrikulärer Blutung; Kraniektomie bei Hirnödem im Einzelfall
- OP-Indikationen akutes Subduralhämatom: > 10 mm Dicke, > 5 mm Mittellinienshift, GCS-Abnahme > 1 Punkt
- OP-Indikationen akutes Epiduralhämatom: > 30 ml, > 15 mm Dicke, > 5 mm Mittellinienshift, GCS < 9
- mögliche OP-Kriterien bei intrazerebraler Blutung: > 5 mm Mittellinien-Shift, Herniation, Hirnstammkompression, akuter Hydrozephalus

33.9.5 Entlassungsprozedere

- Aufklärung und Mitgabe strukturierter Information zu möglichen Warnsymptomen (fehlende Weckbarkeit, Verwirrtheit, sehr starke Kopfschmerzen, Erbrechen, Kollaps, epileptischer Anfall, Lähmung, Sehstörung, Liquorrhö) und möglicherweise protrahiertem Abklingen von Allgemeinbeschwerden (Kopfschmerz, Benommenheit, Müdigkeit, Konzentrationsstörung, Minderbelastbarkeit, Reizbarkeit)
- Beobachtung durch Bezugsperson in den nächsten 24 Stunden
- Kontaktadressen bei Verschlechterung
- Empfehlung zu Ruhe und ausreichend Schlaf
- Empfehlungen zur stufenweisen Wiederaufnahme von Alltags- und Berufstätigkeit nach 1–2 Tagen
- Autofahren meist nach 24–48 Stunden wieder möglich
- ambulante Kontrolle innerhalb der ersten 2 Wochen wird angeraten (EFNS Guidelines)

33.10 Quellenangaben

[155] Head injury: assessment and early management. NICE Clinical Guideline 176. National Institute for Health and Care Excellence (NICE) 2014
[156] Levin HS, Diaz-Arrastia RR. Diagnosis, prognosis, and clinical management of mild traumatic brain injury. Lancet Neurol 2015; 14: 506–517
[157] Maas AIR, Menon DK, Adelson PD et al. Traumatic brain injury: integrated approaches to improve prevention, clinical care, and research. Lancet Neurol 2017; 16: 987–1048
[158] Van Gils A, Stone J, Welch K et al. Management of mild traumatic brain injury. Pract Neurol 2020; 20: 213–221
[159] Zimmermann LL; Tran DS, Lovett ME, Mangat HS. Emergency Neurological Life Support - Traumatic Brain Injury Protocol Version 4.0. Last Updated October 2019

34 Akute Notfälle bei Bewegungsstörungen

Julius Hübl, frühere Bearbeitung: Olaf Eberhardt*

34.1 Definition

- Notfälle, bei denen Bewegungsstörungen das führende neurologische Symptom sind
- Auftreten als (Erst-)Manifestation der neurologischen Bewegungsstörung, durch Therapie bereits manifester Bewegungsstörung oder durch bestimmte Auslöser

34.2 Epidemiologie

34.2.1 Häufigkeit

- Inzidenz bedrohlicher Notfälle bei Bewegungsstörungen relativ niedrig
- in prospektiver italienischer Studie 1,4 % der neurologischen Konsile im Notfallbereich im Zusammenhang mit akuten Bewegungsstörungen
- Inzidenz akinetische Parkinson-Krise 0,3 %, malignes neuroleptisches Syndrom 0,2 % unter Antipsychotika, Serotoninsyndrom < 0,1 %, Hemiballismus 0,5/100 000

34.2.2 Altersgipfel, Geschlechtsverteilung

- prinzipiell jedes Alter möglich, wobei im höheren Alter das Auftreten aufgrund zunehmender Inzidenz von Polypharmazie, neurodegenerativen oder zerebrovaskulären Erkrankungen wahrscheinlicher wird
- keine Geschlechtspräferenz bekannt

34.2.3 Prädisponierende Faktoren

- präexistente Bewegungsstörung oder psychiatrische Störung (z. B. maligne Katatonie)
- Einnahme von Psychopharmaka (z. B. malignes neuroleptisches Syndrom, Parkinson-Krise), Polypharmazie (Serotoninsyndrom)
- Änderung der Medikation (z. B. akinetische Krise nach Medikationspause/-reduktion, agitiertes Entzugssyndrom nach Absetzen von Dopaminagonisten)

34.3 Ätiologie und Pathogenese

- Ätiologie und Pathogenese sehr heterogen
- bei medikamentöser Ursache oft Rolle des monoaminergen (im Wesentlichen dopaminergen, aber auch serotonergen, noradrenergen) Stoffwechsels
- bei strukturellen Läsionen häufig Basalganglien oder Thalamus betroffen, über Netzwerkeffekte jedoch auch andere Läsionen möglich
- bei autoimmuner oder infektiöser Genese durch komplexe immunologische Kaskade, teilweise mit direkten Interaktionen an Rezeptoren
- je nach Ätiologie Beginn meist innerhalb von Stunden oder wenigen Tagen

34.4 Klassifikation

- phänomenologisch hypokinetische oder hyperkinetische Bewegungsstörungen
- Notfälle mit hyperkinetischer Bewegungsstörung häufiger

34.5 Symptomatik
34.5.1 Wichtigste Bewegungsstörungen

Tab. 34.1 Befundsynopse bei akuten Bewegungsstörungen.

Bewegungsstörung	motorische Symptome	CK-Erhöhung	autonome Symptome*	Bewusstseinsstörung	Temperaturerhöhung
akinetische Krise bei Parkinson-Syndrom	Rigor, Akinese (ohne dopaminerge Response), z. T. Myoklonus	+	+	(+)	(+) bis +
schwere Dyskinesien bei Parkinson-Syndrom	Choreoathetose, Dystonie	+	(+)	–	(+)
malignes neuroleptisches Syndrom (MNS)	Rigor, z. T. Tremor, Dystonie oder Myoklonus	++	++	+	+
maligne Hyperthermie	bilaterale Tonuserhöhung	+	+	(+)	++
Status dystonicus	generalisierte Muskelspasmen, Opisthotonus	+	(+)	–	+
akute Chorea	Choreoathetose, unilateral oft mit Hemiballismus	(+)	(+)	–	(+)
Stiff-Person-Syndrom (SPS)	meist Spasmen der axialen und proximalen Beinmuskulatur	–	(+)	–	(+)
Serotoninsyndrom (SS)	Myoklonus, Rigor, Hyperreflexie, Ataxie, epilept. Anfälle	+	+	(+)	+

* Schwitzen, Tachykardie, labiler Blutdruck, z. T. Tachypnoe, z. T. Hypersalivation, SS: Mydriasis

34.5.2 Sonstige

Funktionelle Bewegungsstörungen
- spielen in der Differenzialdiagnose eine wichtige Rolle bei Notfällen mit Bewegungsstörungen
- laut einer prospektiven Studie zweithäufigste Diagnose bei Entlassung
- deutlich modulierbar durch Ablenkung (bei Anamneseerhebung oder bei motorischer Aufgabe mit nicht betroffener Extremität) oder Entrainment (insb. bei Tremor)
- oft mit akutem Beginn und/oder spontaner Remission
- wechselnde Körperregionen und Extremitäten betroffen

> **Cave**
>
> Auch bei funktionellen Bewegungsstörungen möglicher organischer Kern, der nicht übersehen werden darf.

Akute Bewegungsstörungen mit möglicher respiratorischer Gefährdung
- laryngeale Dystonie bei Multisystematrophie
- tardive Dyskinesie mit respiratorischer Beteiligung
- Laryngospasmus bei Akutdystonie oder idiopathisch
- respiratorische Dyskinesie bei Parkinson-assoziierten oder tardiven Dyskinesien
- Status dystonicus (bulbäre oder respiratorische Spasmen)
- malignes neuroleptisches Syndrom

Häufige bewegungsunabhängige Notfälle bei Parkinson-Syndromen
- Stürze
- orthostatische Synkopen
- Infekte pulmonal (Aspiration) oder urologisch
- Schmerzsyndrome
- (Sub-)Ileus
- Halluzinationen, Psychose oder Delir

34.6 Diagnostik

34.6.1 Diagnostisches Vorgehen

- nach Anamnese (s. u.) zunächst körperliche und neurologische Untersuchung
- in der neurologischen Untersuchung phänomenologische Einordnung als hypo- oder hyperkinetische Bewegungsstörung, dann genauere Typisierung
- Labor (Basis: BB, Elektrolyte, CK, CRP, Leber-/Nierenwerte, TSH, Gerinnung) und bildgebende Diagnostik in Abhängigkeit von Differenzialdiagnosen (▶ Tab. 34.2)

34.6.2 Anamnese

- Auslöser erfragen: Medikamenten- bzw. Therapieänderung, Infekte, Drogenkonsum
- Begleitsymptome wie prodromale psychische Auffälligkeiten
- bei gleichzeitiger Bewusstseinsstörung Fremdanamnese einholen
- bei paroxysmaler oder abnehmender Bewegungsstörung nach Videodokumentation (z. B. Smartphone) während repräsentativer Symptomausprägung fragen

34.6.3 Bildgebende Diagnostik

- generell niedrigschwellig, wenn keine exogene Ursache wie Medikationsänderung die Genese der Bewegungsstörung erklärt

CT

- CT nativ zum Ausschluss eines SDH oder Hydrozephalus bei akuter Verschlechterung/Neuauftreten eines Parkinson-Syndroms
- bei perakutem Auftreten mit CT-Angiografie, ggf. CT-Perfusion kombinieren

MRT

- falls verfügbar, einem CT vorzuziehen
- bei hyperkinetischer Bewegungsstörung Durchführbarkeit häufig erschwert, Sedierung erwägen

34.6.4 Sonstige

Liquordiagnostik

- bei hyperkinetischer Bewegungsstörung (wie Dystonie, Chorea) mit Bewusstseinsstörung an Enzephalitis denken (autoimmun z. B. LGI1-, NMDA-R-AK; infektiös z. B. HIV)
- bei hypokinetischem Syndrom selten (post-)infektiöse Ursache (Coxsackievirus, HIV) denkbar
- bei V. a. autoimmune Genese Antikörperdiagnostik im Liquor i. d. R. sensitiver als im Serum

34.7 Differenzialdiagnosen

Tab. 34.2 Differenzialdiagnosen und mögliche Ursachen von akuten Bewegungsstörungen.

Bewegungsstörung	medikamentös-toxisch	nicht medikamentös
Tremor	Neuroleptika, Trizyklika, Theophyllin, Koffein, nasale Alphamimetika, Bronchodilatatoren, Metoclopramid, Ethanol, Amiodaron, Valproat, Lithium, SSRI, Ciclosporin, Tacrolimus, Chemotherapeutika, Nikotin, Ecstasy, Kokain, Thyroxin	Hyperthyreose, Leber-/ Niereninsuffizienz, Elektrolytentgleisung, Hypoglykämie, ZNS-Infektion, Morbus Wilson, Vitamin B_{12}-Mangel, funktionelle Störung, technische Störung bei tiefer Hirnstimulation (THS)
akinetisch-rigides Syndrom	Neuroleptika, Metoclopramid, Valproat, Amiodaron, CO, Methanol, Chemotherapeutika, Amphotericin, Buspiron, Flunarizin, Cinnarizin, Pyridostigmin, Organophosphate, Ciclosporin, Disulfiram, Kontrastmittel, Kontrazeptiva, Lithium, Methyldopa, Pethidin, Phenytoin, Reserpin, SSRI, Tetrabenazine, Tiaprid	Stammganglienläsion, subdurales Hämatom, Hydrozephalus, Virusenzephalitis (z. B. HIV, Coxsackievirus), postenzephalitisch, osmotische Demyelinisierung, autoimmun (paraneoplastisch), THS-Störung
schweres Off/akinetische Krise bei Parkinson-Syndrom	Medikationsänderung, Resorptionsstörung (Eiweißinterferenz)	Infekt, OP, THS-Störung
akute Dystonie (okulogyre Krise, Kiefer, Gesicht, Schlund, Halsmuskulatur)	Neuroleptika, Metoclopramid	akute Putamenläsion, ZNS-Infekt, osmotische Demyelinisierung; faziobrachial: LGI1-Enzephalitis
Status dystonicus bei bekannter Dystonie	abrupte Medikationsänderung, Neuroleptika, Metoclopramid, Kupferchelatoren; Lithium-, Tetrabenazin-, Baclofen-, Benzodiazepin-Entzug; akute Dystonie: CO, Methanol, Organophosphate	Infekt, Fieber, Dehydratation, Trauma, Schmerz, metabolische Störung; variable Hyperkinesien oder Katatonie-ähnliche Bilder: NMDA-Rezeptor-Enzephalitis; THS-Störung
Chorea/Ballismus	Antiepileptika (Carbamazepin, Phenytoin, Gabapentin, Valproat), Kontrazeptiva, Amphetamine, Methylphenidat, Anticholinergika, Antihistaminika, Baclofen, Digoxin, Dopaminagonisten, L-Dopa, Lithium, Schilddrüsenhormone, SSRI, trizyklische Antidepressiva	Chorea minor, Chorea gravidarum, Antiphospholipid-AK-Syndrom, systemischer Lupus erythematodes, Polyzythämie, Hypoglykämie, Hyperthyreose, ZNS-Infekt, paraneoplastisch; akuter Hemiballismus/ Hemichorea: zerebrale Ischämie (z. T. bei kritischer Okklusion Karotis/A. cerebri media), schwere Hyperglykämie, funktionell

Tab. 34.2 Fortsetzung

Bewegungsstörung	medikamentös-toxisch	nicht medikamentös
Myoklonien	Neuroleptika, Antiepileptika, Memantine, Metoclopramid, Levodopa, Anästhetika, Kalziumantagonisten, Cannabis, Cephalosporine, Kortikosteroide, Diclofenac, Dopaminagonisten und -antagonisten, Fluorchinolone, Imipenem, Isoniazid, MAO-Hemmer, Opioide, Penizilline, SSRI, trizyklische Antidepressiva	Nieren-/ Leberinsuffizienz, Epilepsiesyndrome, ZNS-Infektionen, Hypo-/Hyperglykämie, Hyperthyreose, Hyponatriämie, paraneoplastisch, posthypoxisch, Hirnstammischämie
Restless-Legs-Syndrom	SSRI und verwandte Antidepressiva, Neuroleptika, Lithium, Phenytoin, Metoclopramid, L-Thyroxin, Koffein	akuter Blutverlust (OP), Immobilisation, Eisenmangel
Serotoninsyndrom	serotonerge Medikation, oft in Kombination (MAO-Hemmer, SSRI, SNRI, Trizyklika, Lithium, Triptane, Ergotamine, Ecstasy, LSD, Amphetamine, Kokain, Fentanyl, Tramadol, Linezolid, neue psychoaktive Substanzen)	Karzinoid (selten)

Akute Notfälle bei Bewegungsstörungen

34.8 Therapie

34.8.1 Therapeutisches Vorgehen

- Therapie richtet sich nach Art und Ursache der Bewegungsstörung
- schwerwiegende Notfälle mit Bewegungsstörungen wie malignes neuroleptisches Syndrom, Serotoninsyndrom, Status dystonicus, akinetische Krise oder Bewegungsstörungen mit potenzieller respiratorischer Gefährdung (S. 245) sollten auf einer Intensiv- oder Wachstation behandelt werden

34.8.2 Allgemeine Maßnahmen

- bei medikamentös induzierten Bewegungsstörungen auslösendes Medikament umgehend pausieren bzw. pausierte Medikation wieder beginnen
- symptomatische Therapie von Dehydratation, Rhabdomyolyse oder Nierenversagen (Laborkontrollen!), epileptischen Anfällen (Serotoninsyndrom), Schmerzen, Hyperthermie, Aspirationspneumonie, RR-Schwankungen und sekundären Arrhythmien
- bei zugrundeliegender autoimmuner Enzephalitis neben symptomatischer Therapie Kortikosteroide, IVIg oder Plasmapherese als Therapien erster Wahl
- Thrombose- und Dekubitusprophylaxe

34.8.3 Pharmakotherapie

- Therapieoptionen bei Bewegungsstörungs-Notfällen
  - *schweres Off, akinetische Krise bei Parkinson-Syndrom*
    - Levodopa LT (falls orale Zufuhr möglich), Levodopa über NGS, Amantadin 200 mg in 500 mg Infusionslösung i. v. (cave: Niere, QTc-Zeit, Delir), Apomorphin als Bolus oder Infusion s. c. (Antiemese mit Domperidon oder Ondansetron!), Rotigotin-Pflaster; evtl. Methylprednisolon-Puls 1 g/d; evtl. Dantrolen
  - *schwere Dyskinesien bei Parkinson*
    - Reduktion und Umverteilung der dopaminergen Medikation, kurzfristig Benzodiazepine (Lorazepam 1 mg, Clonazepam 0,5 mg), mittelfristig Amantadin p. o., evtl. Clozapin
  - *malignes neuroleptisches Syndrom*
    - Auslöser absetzen (mind. 2 Wochen Neuroleptikapause), Dopaminagonist (z. B. Bromocriptin 3 × 2,5–5 mg, Rotigotin 2 mg oder Apomorphin s. c.), Dantrolen 25 mg → 3 × 25 mg (kumulativ max. 10 mg/kg), Benzodiazepine (Lorazepam 4–6 × 1–2 mg), Amantadin 3 × 100 mg, Ultima Ratio Elektrokrampftherapie
  - *Status dystonicus*
    - Sedierung (Midazolam, Clonazepam; Kinder: Chloralhydrat, ggf. Propofol), Clonidin enteral/ i. v., Anticholinergika (Trihexyphenidyl, ggf. + Tetrabenazine), Haloperidol oder Risperidon 2 × 6 mg/d, Gabapentin (bei Morbus Wilson), Baclofen (i.th. variable Effekte); ggf. Dantrolen, ggf. nicht depolarisierende Muskelrelaxanzien, Ultima Ratio tiefe Hirnstimulation im GPi
  - *Chorea/Ballismus*
    - Neuroleptika (Haloperidol 0,5–1 mg, Olanzapin 2,5–5 mg/d, Risperidon 0,5–6 mg/d), Tetrabenazine 12,5–100 mg/d, ggf. in Kombination mit Benzodiazepin, Gabapentin

- Chorea minor/gravidarum: Valproat, Carbamazepin
- Chorea minor: Methylprednisolon, IVIg
- *Myoklonus*
  - essenziell: Clonazepam 0,5 mg
  - epileptisch oder posthypoxisch: Valproat, Levetiracetam, Clonazepam
  - Asterixis: i. d. R. Behandlung der Ursache
- *Tic-Status*
  - Aripiprazol 2,5–5 mg, Risperidon 0,5 mg, Sulpirid, Haloperidol 0,5 mg, Benzodiazepine
- *akute Dystonie nach Dopaminantagonisten*
  - Biperiden 2,5–5 mg i. v., für 4–7 d oral weiterführen
- *Stiff-Person-Syndrom*
  - Benzodiazepine (Diazepam 5–10 mg, Clonazepam 0,5–1 mg), Baclofen, Kortikosteroide, IVIg
- *akute Akathisie*
  - Clozapin gegen nächtliche Akathisie bei Parkinson-Syndrom; Propranolol, Clonazepam, Mirtazapin, Vitamin B_6 2 × 600 mg
- *Serotoninsyndrom*
  - Auslöser absetzen, supportiv (Dauer meist < 24 h), ggf. Benzodiazepine/Propranolol, in schweren Fällen Cyproheptadin max. 4 × 8 mg/d

34.9 Quellenangaben

[160] Allen NM, Lin JP, King MD. Status dystonicus: a practice guide. Dev Med Child Neurol 2014; 56: 105–112

[161] Dallocchio C, Matinella A, Arbasino C et al. Movement disorders in emergency settings: a prospective study. Neurol Sci 2019; 40: 133–138

[162] Gandhi SE, Newman EJ, Marshall VL. Emergency presentation of movement disorders. Pract Neurol 2020; 20: practneurol-2019-002 277

[163] Rajan S, Kaas B, Moukheiber E. Movement disorder emergencies. Semin Neurol 2019; 39: 125–136

[164] Robottom BJ, Weiner WJ, Factor SA. Movement disorder emergencies. Arch Neurol 2011; 68: 567–572 und 719–724

35 Singultus

Helge Topka, frühere Bearbeitung: Silke Hellmund*

35.1 Definition

- periodische oder länger anhaltende, unwillkürliche, synchrone, myoklonische Kontraktion des Zwerchfells, die durch abrupten Schluss der Stimmritze unterbrochen wird, wodurch das typische „Hicks"-Geräusch entsteht (chronisch, wenn > 48 Stunden)

35.2 Epidemiologie

- Singultus ist häufig und meist ohne Krankheitswert, wobei der Übergang zwischen physiologischen und pathologischen Formen fließend sein kann; genaue Daten zur Prävalenz fehlen.

35.2.1 Häufigkeit

- Gastroenterologische Endoskopien sollen in etwa 5 % der Fälle (bei Sedierung 20 %) zu vorübergehendem Singultus führen.

35.2.2 Altersgipfel

- Ein Altersgipfel findet sich im Säuglingsalter; eine Häufung in anderen Altersgruppen ist nicht bekannt.

35.2.3 Geschlechtsverteilung

- Präferenz für ein Geschlecht nicht bekannt

35.2.4 Prädisponierende Faktoren

- Magen (und/oder Ösophagus-)Reizung durch Dehnung, Hitze oder scharfe Speisen
- Schlucken von Nahrungsmitteln oder (kohlensäurehaltigen) Getränken
- medizinische Maßnahmen wie Legen einer Magensonde, endoskopische Eingriffe, Bronchoskopie

35.3 Ätiologie und Pathogenese

- Thorakoabdominelle Beschwerden häufigste Ursachen (Reflux, Magenüberdehnung/-blähung, Schmerzen)! Sobald ein zusätzliches neurologisches Symptom besteht, ist eine neurologische Abklärung sinnvoll. Lokalisatorisch kommen vor allem Läsionen in der Medulla oblongata in Betracht.
- In der Regel erworbener Singultus, familiäre Formen kommen sehr selten vor.

35.4 Symptomatik

- Singultus beruht auf unwillkürlicher Kontraktion des Zwerchfells und der Interkostalmuskulatur, die etwa 35 ms später von einem raschen Verschluss der Stimmritze beendet wird. Letzteres führt zum typischen Geräusch. Trotz der Bezeichnung besteht kein unmittelbarer Zusammenhang mit dem Schluckvorgang, soweit dieser nicht als Trigger fungiert.

35.5 Diagnostik

- Diagnose ist klinisch und meist leicht zu stellen

35.5.1 Diagnostisches Vorgehen

- Nachdem gastroenterologische Störungen wie eine Refluxerkrankung nicht selten Ursache eines chronischen Singultus sind, ist eine gastroenterologische Untersuchung sinnvoll. Finden sich Hinweise auf andere internistische Erkrankungen, z. B. mit Beteiligung des Mediastinums oder zusätzliche neurologische Symptome, ist eine entsprechende Erweiterung der Diagnostik sinnvoll.

35.5.2 Anamnese

- Dauer, Begleitsymptome, Medikamente, Toxine
- vorbestehende Magen-/Darmerkrankungen
- Hinweise auf Läsionen in der Medulla oblongata oder andere neurologische Symptome
- Angina-pectoris-Beschwerden

35.5.3 Körperliche Untersuchung

- internistische und neurologische Untersuchung

35.5.4 Labor

- Routinelabor
- bei V. a. Neuromyelitis-optica-Spektrum-Erkrankungen Aquaporin-4-AK, MOG-AK, ggf. Liquoruntersuchung

35.5.5 Mikrobiologie und Virologie

- sehr selten Assoziation mit Herpes zoster möglich

35.5.6 Bildgebende Diagnostik

CT

- ggf. Thorax-Bildgebung (Rö-Thorax, CT)

MRT

- bei neurologischen Symptomen: MR-Tomografie des Kopfes mit vollständiger Darstellung der Medulla oblongata

35.6 Differenzialdiagnosen

Tab. 35.1 Differenzialdiagnosen des Singultus.

Differenzialdiagnosen (Reihenfolge in abnehmender Häufigkeit)	Bemerkungen
Ösophagitis/Refluxerkrankung	sowie andere gastroenterologische Erkrankungen
thorakale Ursachen wie Hiatushernie u. a.	
Medulla-oblongata-Infarkt oder -Entzündungen	sowie andere Hirnstammaffektionen
medikamentös-toxische Ursachen	Ethanol, Kortikosteroide, Barbiturate, Aripiprazol u.v. a.
metabolische Ursachen	z. B. Diabetes mellitus, Urämie, Elektrolytstörung u. a.
HNO-ärztliche Ursachen	z. B. Fremdkörper, Tumoren, Struma
iatrogen	z. B. Endoskopie, gastrale Sonden, Bronchoskopie

35.7 Therapie

35.7.1 Therapeutisches Vorgehen

- Zunächst kann versucht werden, den Singultus nicht-medikamentös zu unterbrechen. Ist dies erfolglos, kommt v. a. bei anhaltendem Singultus eine medikamentöse Therapie in Betracht. Ist die Ursache identifiziert, sollte rasch die Behandlung der Grunderkrankung angestrebt werden.

35.7.2 Allgemeine Maßnahmen

- initiale nicht medikamentöse Therapieoptionen: Luftanhalten im Sinne eines Valsalva-Manövers, Ablenkung, Rachenwandstimulation z. B. durch Herausziehen der Zunge, langsames Essen von 1 TL Zucker, Trinken von Zitronensaft oder Essig
- bei intubierten Patienten evtl. passagere Erhöhung des Beatmungsdrucks

35.7.3 Pharmakotherapie

- 1. Wahl: Metoclopramid 3 × 10 mg/d; Domperidon 30 mg/d, bei vermuteter gastroösophagealer Ursache Protonenpumpenhemmer
- 2. Wahl: Baclofen 3 × 5–20 mg/d; ggf. auch zusätzlich Gabapentin 3 × 300–600 mg/d oder Haloperidol 3 × 1–4 mg/d, bei palliativen Patienten: Midazolam i. v.
- Sprühen eines Lokalanästhetikums auf die Nasen-/Rachen-Schleimhaut

35.7.4 Interventionelle Therapie

- bei erfolgloser Vorbehandlung: mechanische Reizung der Rachenhinterwand durch Magensonde oder Endoskop

35.8 Quellenangaben

[165] Fetter M, Gerwig M. Singultus/Schluckauf. In: Diener HC, Gerloff C, Dieterich M, Hrsg. Therapie und Verlauf neurologischer Erkrankungen. Stuttgart: Kohlhammer; 2018: 196–200

[166] Marcus O, Royl G. Singultus – Diagnostik und Therapie. Laryngorhinootologie. 2017; 96: 446–455.

36 Herpes Zoster

Olaf Eberhardt

36.1 Definition

- Varizella-Zoster-Virus-Reaktivierung mit einer in der Regel selbstlimitierenden Radikulitis, mit dermatomgebundenen vesikulären Hautläsionen und Schmerzen, oft auch radikulären sensiblen oder sensomotorischen Defiziten
- mehrere Dermatome können betroffen sein, selten disseminiert
- selten weitere (zentrale) neurologische Defizite durch zerebrale Vaskulitis, Enzephalitis, Meningitis oder Myelitis; s. Symptomatik (S. 256)

36.2 Epidemiologie

36.2.1 Häufigkeit, Altersgipfel, Geschlechtsverteilung

- 3–5/1000 mit im Alter zunehmender Inzidenz, von 0,4–1,6/1000 bei unter 20-Jährigen auf 6–11/1000 bei über 80-Jährigen; Lebenszeitprävalenz 25–50 %
- Inzidenz Zoster ophthalmicus 31/100 000, Zoster oticus 5/100 000, ZNS-Beteiligung > 65 Jahre 3/100 000
- widersprüchliche Studiendaten zu Geschlechtsverteilung
- Rezidivrisiko 5–10 % über 10 Jahre (bei Immunsuppression 30 %)
- nach Zoster, insb. Zoster ophthalmicus, im Verlauf abnehmende Risikoerhöhung für ischämische und hämorrhagische Schlaganfälle (3 Monate)

36.2.2 Prädisponierende Faktoren

- höheres Alter
- Infektionen
- Verbrennungen
- Traumata, operative Eingriffe
- Alkoholmissbrauch
- Immundefizienz (Tumorerkrankungen bei 1–2 %, Diabetes mellitus, Transplantation u. a.)
- Autoimmunerkrankungen
- chronische obstruktive Lungenerkrankung
- positive Familienanamnese
- Statineinnahme?

36.3 Ätiologie und Pathogenese

- Reaktivierung latenter Infektion mit Varizella-zoster-Virus aus Spinalganglien oder Hirnnervenganglien, z. B. bei verschlechterter Abwehrlage im Alter oder bei Immunsuppression
- postherpetische Neuralgie infolge Deafferentierung und zentraler Sensitivierung
- seltene, spätere Schlaganfälle wohl durch zerebrale Vaskulitis (Bezug zur Riesenzellarteriitis)

36.4 Symptomatik

- prodromal (1–3 Tage) bei 80 % Fieber, Abgeschlagenheit, dermatombezogene Missempfindungen oder Schmerzen
- dann Bläscheneruption: gruppierte klare Bläschen auf erythematösem Grund im zugehörigen Dermatom, nach 3–4 Tagen Pusteln, nach 7–10 Tagen Verkrustung, nach 2–3 Wochen ohne Superinfektion Abheilung
- Topik: thorakal > kranial (inkl. Zoster oticus, Zoster ophthalmicus) > lumbosakral oder zervikal
- generalisierter (disseminierter) Zoster meist bei Immunsuppression
- Zoster sine herpete selten
- neurologische Symptome
  - stechend-brennende Schmerzen, oft auch Hypästhesie, Dysästhesie oder Allodynie im Dermatom
  - HN V1: Zoster ophthalmicus (Bläschen an Nasenspitze) mit Gefahr der Erblindung bei Befall von Kornea, Retina oder Sehnerv, selten zunächst nur Bläschen an der behaarten Kopfhaut
  - HN VII: periphere Fazialisparese (Ramsay-Hunt-Syndrom) mit Bläschen im äußeren Gehörgang oder am harten Gaumen, selten HN-VIII-Läsion
  - zervikal oder lumbal: 20 % Paresen im Myotom 2 Wochen nach Effloreszenzen, ⅔ gute Prognose
  - sakral: Blasenentleerungsstörung
  - selten vaskulitische Hirnnervenparesen, Schlaganfall, Enzephalitis/Enzephalopathie, Myelitis, Zerebellitis, sehr selten generalisierte Polyradikuloneuritis (Guillain-Barré-Syndrom) oder Meningitis
  - altersabhängig postherpetische Neuralgie (PHN) mit Schmerzen > 3 Monate bei 10–70 % mit oder ohne freies Intervall, auch als komplex-regionales Schmerzsyndrom

36.5 Diagnostik

36.5.1 Diagnostische Vorgehen

- in typischen Fällen klinische Diagnose anhand von Anamnese und klinischer Untersuchung

36.5.2 Anamnese

- zeitliche Entwicklung und Charakter von Effloreszenzen, Missempfindungen/Schmerzen, Gefühlsstörung und/oder Schwäche
- Fieber, Kopfschmerz
- frühere VZV-Infektion, früherer Herpes zoster, VZV-Impfstatus
- prädisponierende Faktoren (S. 255)
- je nach Lokalisation ggf. Hörminderung, Sehminderung, Schwindel, Blasenfunktionsstörung
- bisherige Schmerztherapie

36.5.3 Körperliche Untersuchung

- in typischen Fällen klinische Diagnose: gruppierte klare Bläschen auf erythematösem Grund im Dermatom, nach 3–4 Tagen Pusteln, dann Verkrustung, bei V1-Beteiligung auch behaarte Kopfhaut untersuchen!
- bei Fazialisparese/Zoster oticus auch Inspektion der Ohrmuschel und des äußeren Gehörgangs bzw. des Gaumens
- Testung sensibler Reizerscheinungen/Defizite oder motorischer Defizite: radikuläres Bild? zentrale Defizite?

36.5.4 Labor und Liquordiagnostik

- VZV-Serumantikörpertiter im Akutstadium nicht hilfreich
- VZV-DNA-Nachweis aus Abstrich möglich, aber in eindeutigen Fällen nicht erforderlich
- VZV-DNA-Nachweis im Serum nur bei V. a. systemische Infektion oder Zoster sine herpete
- HIV-Test bei Risikokonstellation oder < 50 Jahre
- in unklaren Fällen VZV-IgG-Titerverlauf im Liquor (ASI) und VZV-DNA-Nachweis im Liquor
- Liquor: leichte bis mäßige lymphomonozytäre Pleozytose, VZV-DNA-Nachweis (z. B. bei Zoster-Radikulitis-Verdacht)

36.5.5 Bildgebende Diagnostik

MRT

- MRT (fakultativ): oft Gadoliniumanreicherung betroffener Nervenwurzeln
- MRT Wirbelsäule bei V. a. Myelitis
- MRT Kopf und ggf. Gefäßdarstellung bei V. a. Enzephalitis, Zerebellitis, Schlaganfall

36.5.6 Weitere Diagnostik

- ohne weitere Malignomhinweise kein Tumorscreening empfohlen
- EMG-Diagnostik im Verlauf im Fall peripherer motorischer Defizite
- Restharnsonografie bei sakralem Zoster
- Dermatologie-Konsil bei V. a. bakterielle Superinfektion
- Augenarzt-Konsil bei Zoster ophthalmicus
- Vestibularisprüfung und HNO-Konsil bei Zoster oticus mit Schwindel, Hörminderung

36.6 Differenzialdiagnosen

Tab. 36.1 Differenzialdiagnosen des Herpes zoster.

Differenzialdiagnose	Bemerkungen
Herpes-simplex-Virus-Infektion	nicht dermatomgebundene Bläschen
bullöse Hauterkrankung	Pemphigus, Pemphigoid
bullöses Erysipel	Fieber, primär flächige Rötung
Insektenstiche	nur Lokalsymptome

36.7 Therapie

36.7.1 Pharmakotherapie

Infekt

- bei Immunkompetenten oder geringer Abwehrschwäche: innerhalb von 72 Stunden nach Auftreten der Effloreszenzen
  - Valaciclovir (Prodrug von Aciclovir) 3 × 1000 mg p. o. für 7 Tage (UAW: Kopfschmerzen, Gesichtsödem, Übelkeit, Halluzinationen; bei Kreatinin-Clearance (Cl Krea) < 30 ml/min Dosisanpassung) *oder*
  - Famciclovir 3 × 500 mg/d p. o. für 7 Tage *oder*
  - Brivudin 1 × 125 mg/d p. o. für 7 Tage (Vorteil: bei niedriger Cl Krea keine Dosisanpassung), alle jeweils unter Kreatinin-/GFR-Kontrollen
- keine Empfehlung zur topischen antiviralen Therapie außer am Auge: zusätzlich Aciclovir 3 % Augensalbe 5 × tgl. bei Zoster ophthalmicus
- bei Herpes zoster des Kopf-/Halsbereichs, bei schwerem, multisegmentalem oder kompliziertem Herpes zoster, bei Schleimhautbeteiligung oder bei Immunsuppression
  - Aciclovir 3 × 10 mg/kg/d i. v. für 7–10 Tage (UAW: Nephrotoxizität, Kopfschmerzen, Schwindel, Verwirrtheit), bei ZNS-Beteiligung ggf. 14–21 Tage
- Aciclovir i. v.: ca. 500 ml Flüssigkeitszufuhr pro 1 g Aciclovir, bei Cl Krea < 50 ml/min Dosisintervall 12 Stunden, bei Cl Krea < 25 ml/min Dosisintervall 24 Stunden; mindestens dreitägige Kreatinin- und GFR-Kontrollen!
- bei Aciclovirresistenz (Auftreten neuer Bläschen unter Therapie > 7 d) Brivudin, bei schwerem Verlauf Foscarnet 40 mg/kg alle 8 Stunden für mindestens 14 Tage
- Therapiebeginn später als 72 Stunden bei Vorhandensein frischer Bläschen, bei disseminiertem oder kompliziertem Zoster, Zoster ophthalmicus/oticus oder Immunsuppression noch sinnvoll
- bei Auftreten neuer Bläschen unter Therapie > 7 Tage nach Symptombeginn Reevaluation (Resistenz?)
- zusätzlich Prednisolon 1 mg/kgKG für 7–10 Tage bei Fazialisparese, retinaler Nekrose oder zerebraler Vaskulitis mit zentralen neurologischen Defiziten
- bei retinaler Nekrose, Keratitis oder Uveitis zusätzlich topische Glukokortikoide
- nach retinaler Nekrose Weiterführung oraler Valaciclovir-Therapie für 3–4 Monate
- staphylokokkenwirksame Antibiotika bei bakteriellen Superinfektionen
- in klinischer Entwicklung: Helikase-Primase-Inhibitor Amenamevir

Schmerz

- akuter Zosterschmerz
  - Paracetamol 3–4 × 1 g, Metamizol 3 × 500–1000 mg, Gabapentin 1200–3600 mg/d; Kortikosteroide verkürzen Akutschmerz; ggf. Sympathikusblockade
- postherpetische Neuralgie
  - trizyklische Antidepressiva (Amitriptylin), topisches Lidocain 5 %, topisches Capsaicin 0,075 % oder alle 3 Monate als Pflaster 8 %, Gabapentin 1200–3600 mg/d, Pregabalin 150–600 mg/d, Opioide (z. B. Tramadol retard, Tilidin/Naloxon), Botulinumtoxin s. c.

36.7.2 Umgang mit Kontaktpersonen und Impfung

- vom RKI wird Einzelzimmer-Unterbringung in Klinik bis zur Verkrustung der Läsionen empfohlen
- bis 3 Tage nach Einleitung virustatischer Therapie sollten Immunkompromittierte nahen Kontakt zu Erkrankten meiden
- bei Kontaktpersonen mit Risikofaktoren (Immundefizienz, Schwangerschaft) ggf. 1 × 12,5 IE/kg i. v. Varicella-Zoster-Immunglobulin bis 5 Tage post expositionem
- Totimpfstoff (Spaltvakzine) reduziert Herpes-zoster-Inzidenz bei Älteren: Impfempfehlung > 60 Jahre bzw. > 50 Jahre mit Risikofaktoren, 2 Dosen i. m. im Abstand von 2 Monaten; nach Zoster-Infektion möglich, sobald Akutsymptome abgeklungen sind

36.8 Quellenangaben

[167] Gross GE, Eisert L, Doerr HW et al. S2k-Leitlinie zur Diagnostik und Therapie des Zoster und der Postzosterneuralgie. J Dtsch Dermatol Ges 2020; 18: 55–79

[168] Werner RN, Nikkels AF, Marinovic B et al. European consensus-based (S2k) Guideline on the Management of Herpes Zoster – guided by the European Dermatology Forum (EDF) in cooperation with the European Academy of Dermatology and Venereology (EADV). Part 1 und 2. J Eur Acad Dermatol Venereol 2017; 31: 9–29

[169] Wutzler P, Baron R, Grabbe S et al. Aktueller Stand der Prophylaxe und Therapie des Herpes zoster – ein Update. Arzneimitteltherapie 2015; 33: 192–197

37 Neurologische Notfälle in der Schwangerschaft

Mirjam Hermisson

37.1 Definition

- potenziell lebensbedrohliche neurologische Erkrankung in der Schwangerschaft bzw. postpartalen Phase
- verursacht durch hormonelle und physiologische Veränderungen in der Schwangerschaft oder durch Symptome vorbestehender neurologischer Erkrankung bzw. deren Erstmanifestation

37.2 Epidemiologie

37.2.1 Häufigkeit

- häufigste Notfälle sind: zerebrovaskuläre Ereignisse mit Inzidenz von 25–34/100000 Entbindungen (ischämisch 4-12/100000, intracerebrale Blutung 4-9/100000, SAB 2-7/100000, Sinusthrombose 1-24/100000)
- davon 11% während Schwangerschaft, 41% peripartal, 48% postpartal
- ca. 12% der maternalen Todesfälle verursacht durch einen Schlaganfall

37.2.2 Altersgipfel

- Zunahme des Schlaganfallrisikos mit höherem maternalem Alter (ab 36. Lebensjahr)

37.2.3 Prädisponierende Faktoren

- maternales Alter
- Präeklampsie/Eklampsie (mit 25–50% Hauptrisikofaktor für Schlaganfall im Rahmen der Schwangerschaft)
- Migräne: ca. 15-fach erhöhtes Risiko für zerebrovaskuläre Ereignisse
- zerebrale Gefäßmalformationen
- Gerinnungsstörungen

37.3 Ätiologie und Pathogenese

- endovaskuläre Veränderungen, Veränderung der Hämodynamik und erhöhte Thrombophilieneigung
- Östrogene stimulieren Bildung prokoagulatorischer Substanzen in der Leber
- Progesteron führt zu Vasodilatation, venöser Stase und Erhöhung des zerebralen Perfusionsdrucks, dadurch zusätzliche Hyperkoagulabilität
- Kapillarlecksyndrom durch arterielle Hypertonie, Flüssigkeitsrestriktion und Endothelschaden mit Bildung eines Hirnödems

- zerebrale Vasospasmen durch gestörte Autoregulation der Gefäße mit erhöhter Reagibilität auf sympathische Reize (möglicherweise durch postpartalen Abfall des vasodilatatorisch wirksamen Progesterons)
- arterielle Hypertonie bei (Prä-)Eklampsie
- höheres Risiko einer Subarachnoidalblutung durch Vergrößerung von Aneurysmen infolge hormoneller Einflüsse und erhöhten Herzzeitvolumens/Blutvolumens im Schwangerschaftsverlauf
- seltene schwangerschaftstypische Ursachen: Ischämie bei Fruchtwasserembolie, Luftembolie i.R. der Geburt oder vaskuläre Ereignisse bei Thrombozytopenie i.R. eines HELLP-Syndroms oder einer idiopathischen thrombozytopenischen Purpura
- Ätiologie der Eklampsie unklar, vermutlich vaskuläre Dysregulation durch plazentares Toxin und dadurch bedingte zerebrale Ödeme

37.4 Symptomatik

- abhängig von der Krankheitsursache; häufig Kopfschmerzen, epileptische Anfälle, neurologische Funktionsstörungen

37.4.1 Spezielle Krankheitsbilder

Präeklampsie

- Erstmanifestation einer arteriellen Hypertonie und Proteinurie nach der 20. SSW (90 % nach der 28. SSW) bis 48 Stunden postpartal
- bei 2–8 % der Schwangerschaften
- häufig bitemporaler pulsierender Kopfschmerz, ggf. kombiniert mit visueller Aura und Verschwommensehen, Verschlechterung bei körperlicher Aktivität
- sekundär zerebrale Blutungen und Ischämien möglich (v. a. bei nicht ausreichender Blutdruckkontrolle)
- Komplikation bei ca. 10 %: HELLP-Syndrom (Hämolyse, erhöhte Leberwerte, Thrombozytopenie), weitere Organmanifestationen (u. a. Leber- und Nierenversagen, Lungenödem)

Eklampsie

- Symptome der Präeklampsie plus generalisierte tonisch-klonische Anfälle
- zusätzlich ggf. psychomotorische Verlangsamung oder kortikale Blindheit durch vasogenes bzw. zytotoxisches Hirnödem
- verantwortlich für 10–14 % schwangerschaftsbedingter Todesfälle

Ischämischer Schlaganfall

- akute neurologische Ausfälle; Kopfschmerzen v. a. bei Gefäßdissektion oder Ischämie im vertebrobasilären Stromgebiet
- insgesamt selten, jedoch Hauptursache neurologisch bedingter Mortalität in der Schwangerschaft
- Auftreten meist peri-/postpartal

Sinus-/ Hirnvenenthrombose

- Kopfschmerzen (meist unilateral und über Tage progredient), fokale neurologische Ausfälle, kognitive Defizite, epileptische Anfälle, Papillenödem
- Auftreten v. a. im 3. Trimenon oder (> 75 %) postpartal, hohe Mortalität (2–10 %)

Intrakranielle Blutung

- *Subarachnoidalblutung* (Aneurysmablutung v. a. bei Frauen ab 30–35 Jahren, Risiko im Wochenbett 20fach erhöht): Vernichtungskopfschmerz, Übelkeit, Erbrechen, Meningismus, Bewusstseinsstörung
- Blutung durch *arteriovenöse Malformation* (v. a. bei jüngeren Frauen 20–25 Jahre, v. a. 1. Trimenon): akuter Kopfschmerz, fokales neurologisches Defizit, ggf. Hirndruckzeichen
- intrazerebrale Blutung im Rahmen einer (Prä-)Eklampsie (s. o.) oder PRES (s. u.)

Posteriores reversibles Enzephalopathie-Syndrom (PRES)

- akute Symptomatik mit Kopfschmerzen, epileptischen Anfällen (häufig Erstsymptom), Sehstörungen, Enzephalopathie
- häufig (nicht zwingend) assoziiert mit arterieller Hypertonie (z. B. Präeklampsie)
- bei 15 % intrazerebrale Blutungen
- Auftreten meist postpartal
- MRT: vorwiegend vasogenes Ödem, oft posterior, aber auch in anderen Regionen, in der Regel reversibel

Reversibles zerebrales Vasokonstriktionssyndrom (RCVS)

- über Tage rezidivierender Vernichtungskopfschmerz, häufig Übelkeit, Lichtempfindlichkeit, Verschwommensehen, fokales neurologisches Defizit
- meist postpartal (⅔ innerhalb einer Woche nach Geburt)
- i. d. R. gute Prognose (Rückbildung innerhalb von 2–3 Monaten), Komplikationen möglich (Ischämien, Blutungen)
- Angiografie/Duplexsonografie häufig erst im Verlauf und über Wochen anhaltend pathologisch (perlschnurartige Gefäße)
- 10–40 % der Fälle vergesellschaftet mit PRES

Hypophyseninfarkt

- Kopfschmerzen, Übelkeit/Erbrechen, visuelle Störungen, Ophthalmoplegie, Bewusstseinstrübung, Hypophyseninsuffizienz
- meist auf dem Boden eines Hypophysenadenoms (ggf. verstärktes Wachstum während einer Schwangerschaft)

Liquorunterdrucksyndrom

- lageabhängiger Kopfschmerz typisch, ggf. neurologische Symptomatik (v. a. HN-Ausfälle)
- v. a. postpartal als Komplikation nach Spinal-/Epiduralanästhesie

Sonstige

- weitere seltene Ursachen schwangerschaftsassoziierter neurologischer Notfälle: Fruchtwasserembolie, Chorionkarzinom mit Hirnmetastasen, Luftembolie (peripartal), Wernicke-Enzephalopathie (durch Thiaminmangel z. B. bei Hyperemesis gravidarum), Gerinnungsstörungen im Rahmen von Thrombopenien (idiopathische thrombozytopenische Purpura, HELLP-Syndrom), Chorea gravidarum (meist ab 2. Trimenon, i. d. R. selbstlimitierend), Sheehan-Syndrom (Hypophyseninsuffizienz durch ischämische Nekrose i.R. eines peripartalen Blutverlustes mit Schock)
- epileptische Anfälle durch Akuterkrankung (Differenzialdiagnosen ▶ Tab. 37.1), als Neumanifestation einer Epilepsie (2–6 % der Fälle) oder im Rahmen vorbestehender Epilepsie (S. 34), z. B. nach Medikamentenumstellung oder durch Veränderung des Wirkspiegels

37.5 Diagnostik

37.5.1 Diagnostisches Vorgehen

- bei Vigilanzminderung, akuten neurologischen Ausfällen oder stärksten akuten Kopfschmerzen unverzügliche Diagnostik: Anamnese, fokussierte körperliche und neurologische Untersuchung, Vitalparameter, venöser Zugang und Blutabnahme (Notfall-Labor), radiologische Diagnostik, ggf. Lumbalpunktion

37.5.2 Anamnese

- wichtigste Fragen: Symptombeginn, Vigilanz, neurologische Ausfälle, Anhalt für epileptische Anfälle, Kopfschmerzen, Fieber, bekannte neurologische Grunderkrankung, Besonderheiten im bisherigen Schwangerschaftsverlauf bzw. bei Geburt (u. a. spinale Anästhesie?), Medikamente

> **Warnzeichen (Red Flags) für potenziell gefährlichen Kopfschmerz, Bildgebung erforderlich!**
>
> - keine Kopfschmerzanamnese
> - akuter sehr starker oder unbekannter Kopfschmerz
> - Bluthochdruck
> - auffälliger neurologischer Befund
> - Trauma
> - Fieber
> - epileptischer Anfall

37.5.3 Labor

- *Basislabor:* BB, Leber, Niere, Gerinnung, CRP, ggf. Blutkulturen (bei V. a. Infekt), Elektrolyte, BZ, ggf. TSH, ggf. D-Dimere (cave: z. T. unspezifisch erhöht, bei 20 % der Sinusthrombosen mit isoliertem Kopfschmerz negativ), U-Status
- *Lumbalpunktion:* bei V. a. Subarachnoidalblutung blutiger Liquor, typische Xanthochromie nach 2–6 Stunden; bei V. a. Meningitis/Enzephalitis mikrobiologische Diagnostik

37.5.4 Bildgebende Diagnostik

- sparsame und fokussierte Diagnostik in Absprache mit Radiologie
- auf Kontrastmittel in der Schwangerschaft möglichst verzichten, in Stillzeit Gabe möglich; jodhaltiges Kontrastmittel gilt als sicherer als Gadolinium-haltiges KM, da keine Teratogenität im Tierversuch (cave: möglicher Effekt auf Schilddrüsenfunktion des Fetus – postpartal Abklärung Hypothyreose!)

MRT

- MRT (zumindest im 1. Trimester möglichst nur 1,5 T) bevorzugte Bildgebung, bei V. a. zerebrovaskuläre Erkrankung zusätzliche Gefäßdarstellung

CT

- Primärdiagnostik bei V. a. zerebrale Blutung oder akutem Trauma
- bei zerebralem Nativ-CT fetale Strahlenbelastung gering
- bei Subarachnoidalblutung Sensitivität in den ersten 12 Stunden am höchsten
- bei Sinus- und Hirnvenenthrombosen in bis zu 30 % der Fälle nativer Normalbefund – bei anhaltendem klinischem Verdacht MRT mit MR-Phlebografie ergänzen

37.5.5 Instrumentelle Diagnostik

EEG

- bei V. a. Enzephalopathie oder Epilepsie

37.6 Differenzialdiagnosen

Tab. 37.1 Differenzialdiagnosen typischer Leitsymptome neurologischer Notfälle in der Schwangerschaft.

Differenzialdiagnose	Bemerkungen
Leitsymptom Kopfschmerzen • Migräne • Spannungskopfschmerz • Eklampsie/Präeklampsie • posteriores reversibles Enzephalopathie-Syndrom (PRES) • reversibles zerebrales Vasokonstriktionssyndrom (RCVS) • Sinus- und Hirnvenenthrombose • ischämischer Schlaganfall • intrazerebrale Blutung • idiopathische intrakranielle Hypertension • Liquorunterdrucksyndrom • Sinusitis • Hirntumor	• Migräne und Spannungskopfschmerz am häufigsten • bei Migräne eher Positivsymptomatik (z. B. Flimmersehen, Parästhesien), bei Ischämie eher Negativsymptomatik (z. B. Skotom, Hypästhesie) • Hinweise auf Präeklampsie: Hypertonie, Proteinurie • Red Flags beachten (S. 263) • Vernichtungskopfschmerz typisch für Subarachnoidalblutung oder RCVS
Leitsymptom epileptische Anfälle • Epilepsie (ggf. auch Erstmanifestation) • Eklampsie • Sinus-Venen-Thrombose • PRES • sonstige zerebrovaskuläre Erkrankungen • Hirntumor	• am häufigsten im Rahmen einer Epilepsie • evtl. mit Komplikationen wie Aborten, Frühgeburten assoziiert • bei PRES häufig Erstsymptom • bei Erstmanifestation immer Bildgebung
Leitsymptom fokale neurologische Ausfälle • ischämischer Schlaganfall • intrazerebrale Blutung • Sinusvenenthrombose • Präeklampsie/Eklampsie • PRES • RCVS	• Bildgebung immer indiziert • Sehstörungen typisch für (Prä)-Eklampsie, Hypophysenerkrankungen, PRES, RCVS

37.7 Therapie

37.7.1 Therapeutisches Vorgehen

- in der Regel Therapie in Abhängigkeit von der Grunderkrankung wie bei Nichtschwangeren (s. entsprechende Kapitel)

37.7.2 Pharmakotherapie

- Auswahl von in der Schwangerschaft einsetzbaren Medikamenten (empfohlene Substanzen kursiv); vgl. https://www.embryotox.de/
  - Kopfschmerzen
    - *Paracetamol*, ggf. plus Codein

- *Ibuprofen*: nur 1./2. Trimenon, bis 1600 mg/d
- schwache Opioide (*Codein*, Tramadol) *kurzfristig*
- strenge Indikation: Buprenorphin, Morphin
- Metoclopramid 10 mg
- Lidocain nasal
- Triptane nach Nutzen-Risiko-Abwägung (keine Zulassung, evtl. erhöhtes Abortrisiko)
- Koffein (niedrige Dosen)
- Magnesium
- Metoprolol, Propranolol (vor Geburt möglichst ausschleichen)
- Amitriptylin
  - Epilepsie (Anwendung in Monotherapie und niedrigstmöglicher Dosis! Keine Zulassung)
    - Lamotrigin
    - Levetiracetam
    - Carbamazepin/Oxcarbazepin
    - Gabapentin
    - Benzodiazepine (Lorazepam empfohlen beim Status epilepticus, ggf. Ersatz für Antiepileptika im 1. Trimenon)

37.7.3 Schwangerschaftsspezifische Aspekte

- neu auftretender Kopfschmerz bei Präeklampsie/Eklampsie oder PRES: antihypertensive Therapie; Symptome sollten innerhalb einer Woche nach Blutdruckeinstellung rückläufig sein
- epileptischer Anfall bei Eklampsie: Therapie mit Magnesiumsulfat i. v. (initial 4 g über 5–15 min, Erhaltungsdosis 1 g über 24 h)
- Sinus- und Hirnvenenthrombose: therapeutische Heparinisierung (niedermolekulares Heparin)
- RCVS: i. d. R. supportive Therapie, evtl. Nimodipin
- Thrombozytopenie: Ursachenzuordnung wichtig, da unterschiedliche Therapien (z. B. Immunsuppression bei idiopathischer thrombozytopenischer Purpura (ITP), Magnesium und Sectio bei HELLP-Syndrom) – hämatologisches Konsil!
- Thrombolysetherapie bei Schlaganfall in der Schwangerschaft: individuelle Entscheidung, bisherige Fallberichte beschreiben in 20 % fetale Beeinträchtigung

37.8 Quellenangaben

[170] Edlow A, Edlow B, Edlow J. Diagnosis of acute neurologic emergencies in pregnant and postpartum women. Emerg Med Clin N Am 2016; 34: 943–965

[171] Heaney D. Neurological Disorders in Pregnancy. In: Karoshi M, Newbold S, Lynch C et al., eds. A Textbook of Preconceptional Medicine. Sapiens Publishing 2011; 133–156

[172] Kanekar S, Bennett S. Imaging of neurologic conditions in pregnant patients. RSNA 2016; 36: 2102–2122

[173] Meves S, Hellwig K. Zerebrovaskuläre Erkrankungen in der Schwangerschaft. NeuroTransmitter 2016; 4: 32–41

[174] Negro A, Delaruelle Z, Ivanova A et al. Headache and pregnancy: a systematic review. The Headache Pain 2017; 18: 106–126

38 Notfallpsychiatrie: akuter Erregungszustand und Suizidalität

Felizitas Zeller

- akute, schwer belastende oder lebensbedrohliche Beeinträchtigungen im Rahmen einer akuten psychiatrischen Erkrankung, häufig mit der Gefahr der Eigen- oder Fremdgefährdung. Hierzu zählen:
  - akuter Erregungszustand
  - erfolgter oder unmittelbar geplanter Suizidversuch (akute Suizidalität)
  - schwere Intoxikationen auf dem Boden einer psychiatrischen Erkrankung (S. 197)
  - konkrete Fremdtötungsabsicht i.R. einer psychiatrischen Erkrankung (in der Notaufnahme von untergeordneter Bedeutung)
  - Delir (S. 204)

38.1 Akuter Erregungszustand

38.1.1 Definition

- akuter Erregungszustand (Synonyme: Agitation, Agitiertheit, Unruhezustand): agitierter, zum Teil aggressiver Patient mit potenzieller Eigen- und Fremdgefährdung

38.1.2 Epidemiologie

- keine gesicherten Angaben zur Epidemiologie (in einzelnen Studien 2% aller Notfälle bzw. 5% aller psychiatrischen Notfälle)
- Altersgipfel abhängig von zugrundeliegender Erkrankung (Demenzen im Alter, Drogenmissbrauch und Schizophrenie eher junges Erwachsenenalter)
- Männer > Frauen für akuten Erregungszustand mit Fremdaggression und Gewalt

38.1.3 Ätiologie und Pathogenese

- komplex und vermutlich abhängig von Ätiologie: veränderte Neurotransmission (erhöhte Ausschüttung von Dopamin oder Noradrenalin, verminderte GABAerge Transmission)

38.1.4 Symptomatik

- innere Gespanntheit und innere Unruhe, ängstlich-misstrauische Grundstimmung, Steigerung des Antriebs und der Psychomotorik, Wahn (nicht korrigierbare Überzeugungen), paranoide Symptome, halluzinatorisches Erleben
- begleitend: vegetative Symptome, ggf. reduziertes Schmerzempfinden, verminderte Impulskontrolle, gestörte Wahrnehmung, reduzierte Aufmerksamkeit, verminderte kognitive Flexibilität, reduzierte Fähigkeit zur Mitarbeit

38.1.5 Diagnostik

Diagnostisches Vorgehen

- Erhebung der Anamnese und des psychopathologischen Befundes sowie vollständige internistische und neurologische Untersuchung soweit möglich
  - Eigenanamnese (akuter/schleichender Beginn, rezidivierende Symptomatik, psychiatrische Grunderkrankung, Drogen-/Alkoholkonsum, Vorstrafen, usw.)
  - Fremdanamnese soweit möglich
- Bestimmung der Vitalparameter (Blutdruck, Herzfrequenz, Sauerstoffsättigung)
- EKG (QTc-Zeit-Bestimmung, für spätere Therapie)
- Labor und Bildgebung zur Abklärung organischer Störungen (▶ Tab. 38.1)

38.1.6 Differenzialdiagnosen

- Ohne psychiatrische Vorgeschichte kann meist erst nach Ausschluss organischer Störungen die Symptomatik einer psychiatrischen Ursache zugeschrieben werden und die Verlegung in eine Psychiatrie geplant werden.

38.1.7 Therapie

Therapeutisches Vorgehen

- ruhiges, deeskalierendes und bestimmtes Auftreten
- Eigenschutz bei aggressiven Patienten beachten
  - ausreichend Abstand halten
  - ausreichend Personal hinzuziehen
- ggf. Fixierung, hierzu möglichst viel Personal, ggf. Unterstützung durch Polizei (Genehmigungs- und Meldepflichten durch Betreuer/Betreuungsgericht beachten!)
- falls organische Grunderkrankung zugrundeliegt: Therapie der Grunderkrankung, ggf. sedierende/antipsychotische Pharmakotherapie ergänzen

Tab. 38.1 Differenzialdiagnosen zugrundeliegender Erkrankungen beim akuten Erregungszustand.

organische Störung	psychiatrische Störung
Delir	Schizophrenie
Demenz	affektive Erkrankungen: insb. Manie, Depression
Intoxikationen (Drogen, Alkohol), Entzugssyndrome	Persönlichkeitsstörungen
internistische Erkrankungen (z. B. Infekte, Exsikkose, Hypoglykämie, Hyperthyreose)	dissoziative Störung
neurologische Erkrankungen (z. B. Epilepsie (postkonvulsiv), Schlaganfall, Schädel-Hirn-Trauma)	Reaktionen auf schwere Belastungen: akute Belastungsreaktion, PTBS, Panikattacken
medikamentös bedingt, z. B. Anticholinergika	Intelligenzminderung

Notfallpsychiatrie: akuter Erregungszustand und Suizidalität

- falls psychiatrische Grunderkrankung zugrundeliegt: akut sedierende/antipsychotische Pharmakotherapie und zeitnahe Verlegung in Psychiatrie planen
- Unterbringung bspw. in Psychiatrie auch gegen den Patientenwillen möglich bei
  - Eigen- oder Fremdgefährdung i.R. einer psychiatrischen Erkrankung
  - Einschränkung oder Aufhebung der freien Willensbildung durch psychiatrische Krankheit

Pharmakotherapie

- Präparate zur symptomatischen Behandlung des akuten Erregungszustandes s. ▶ Tab. 38.2
- bei Notfallsituation *mit Einverständnis* des Patienten
  - orale Medikation mit Antipsychotika und Benzodiazepinen bevorzugen
  - z. B. Haloperidol 2,5–5 mg Einzeldosis (ED) und Lorazepam 0,5–2,5 mg ED bei psychotischen Patienten
  - z. B. Risperidon 0,5–1 mg ED oder Pipamperon 20–40 mg ED bei dementen Patienten
- bei Notfallsituation *ohne Einverständnis* des Patienten
  - rechtliche Situation abwägen, Behandlung unter Zwang nur bei rechtfertigendem Notstand (§ 34 StGB); Gericht über Zwangsmaßnahme informieren
  - symptomatische Therapie in der Akutsituation, im Anschluss leitliniengerechte Therapie der psychiatrischen Grunderkrankung mit Antidepressiva bzw. Antipsychotika

Tab. 38.2 Präparate zur symptomatischen Behandlung des akuten Erregungszustandes.

Präparat	Dosierung	Dosierung bei Patienten > 60 Jahre	Wiederholung falls erforderlich	Maximum/ 24 Stunden	psychiatrische Zulassung/ Hinweise
Haloperidol	initial 1–10 mg p. o. oder i. m.; i. v. nur mit Monitoring	initial 0,5–1,5 mg, max. 5 mg/24 h	ggf. Wiederholung nach 30 min, Verdoppelung der Dosis möglich	20 mg	psychomotorische Erregungszustände psychotischer Genese
Lorazepam	initial 1–2,5 mg p. o. (Schmelztbl. s. l.) oder verdünnt langsam i. v.	initial 0,5–1 mg, max. 4 mg/d	ggf. Wiederholung nach 2 h	8 mg	Erregungszustände i.R. von Psychosen oder Depression
Risperidon	initial 2 mg p. o.	initial 0,25–0,5 mg, max. 2 mg/d	ggf. Wiederholung nach 2 h	6 mg	Erregungszustände i.R. von manischen Zuständen/ Demenz
Loxapin	initial 9,1 mg p. inh.	nicht empfohlen	ggf. Wiederholung nach 2 h	18,2 mg	Gefahr des Bronchospasmus, mind. 1 Stunde Überwachung

- Empfehlungen bei Patienten mit Vorerkrankungen
  - kardiale Vorerkrankung: Melperon (z. B. 25 mg ED) oder Pipamperon (z. B. 20–40 mg ED) bevorzugen (weniger QTc-Zeit-Verlängerung)
  - Nierenerkrankung: Haloperidol oder Olanzapin bevorzugen
  - Epilepsie: Benzodiazepine bevorzugen (kein Olanzapin oder Clozapin)

38.2 Akute Suizidalität

38.2.1 Definition

- Suizidalität liegt vor, wenn Erleben und Verhalten eines Menschen darauf ausgerichtet sind, den eigenen Tod selbst herbeizuführen oder passiv in Kauf zu nehmen.

38.2.2 Epidemiologie

- Suizide
  - Männer > Frauen
  - ca. 10 000 Menschen/Jahr in Deutschland (vermutlich hohe Dunkelziffer)
  - steigende Suizidrate mit zunehmendem Alter
  - Häufigkeitsgipfel: 50.–70. Lebensjahr
- Suizidversuche
  - Frauen > Männer
  - 10–15 × häufiger als Suizid
  - Häufigkeitsgipfel: 15.–30. Lebensjahr

38.2.3 Ätiologie und Pathogenese

- neurobiologische Ursachen: genetische Komponente, serotonerge Dysfunktion, hormonelle Veränderungen
- verschiedene ätiologische Erklärungsmodelle (z. B. aus psychodynamischer Sicht, Diathese-Stress-Modell usw.)

38.2.4 Symptomatik

- Kontinuitätshypothese: Eskalation des Schweregrades
  1. Wunsch nach Ruhe: Tod wird passiv in Kauf genommen, kein Handlungsdruck
  2. Todeswunsch: zunehmendes gedankliches Beschäftigen mit dem Tod, kein Handlungsdruck
  3. Suizidgedanken: plötzlicher Impuls, Erwägung, beginnender Handlungsdruck
  4. Suizidabsicht: konkrete Planung, hoher Handlungsdruck und steigendes Handlungsrisiko
  5. Suizidversuch: geplant und vorbereitet/durchgeführt/abgebrochen
- weitere Symptome im Rahmen der psychiatrischen Grunderkrankung (z. B. gedrückte Stimmung, Affektlabilität usw. bei Depression)

38.2.5 Diagnostik

- Erhebung der Anamnese, des psychopathologischen Befundes und vollständige internistische und neurologische Untersuchung
  - Eigenanamnese (Gedanken, Handlungen, zurückliegende Versuche, Familienanamnese, Absprachefähigkeit, Ressourcen, privates Umfeld erfragen, akuter/schleichender Beginn, psychiatrische Grunderkrankung, Drogen-/Alkoholkonsum, Risikofaktoren)
  - Fremdanamnese soweit möglich
- Bestimmung der Vitalparameter (Blutdruck, Herzfrequenz, Sauerstoffsättigung)
- EKG (QTc-Zeit-Bestimmung, für spätere Therapie)
- bei fehlender psychiatrischer Vorerkrankung: Labor und Bildgebung zur weiteren ätiologischen Einordnung

38.2.6 Differenzialdiagnosen

- zugrundeliegende Erkrankungen der akuten Suizidalität
  - affektive Erkrankungen (insb. Depression, Manie)
  - Persönlichkeitsstörungen (Borderline, histrionisch, narzisstisch)
  - Reaktionen auf schwere Belastungen (posttraumatische Belastungsstörung, Panikattacke)
  - Intoxikationen (Drogen, Alkohol), Entzugssyndrome
  - Anpassungsstörung i.R. von somatischen Grunderkrankungen (z. B. Tumorerkrankungen, chronisches Schmerzsyndrom, neurologische Erkrankungen wie Schädel-Hirn-Trauma usw.)

38.2.7 Therapie

Therapeutisches Vorgehen

- Therapieplanung mit ggf. zeitnaher Verlegung in die Psychiatrie
- rasche Einbeziehung des zuständigen psychiatrischen Facharztes/Oberarztes
- nach erfolgtem Suizidversuch: initial falls nötig chirurgische/internistische Erstversorgung (mit Überwachung) und zeitnahe Verlegung in die (geschützte) Psychiatrie
- akute symptomatische Pharmakotherapie, im Verlauf leitliniengerechte Therapie der Grunderkrankung durch Psychiater
- Unterbringung auch gegen den Patientenwillen möglich bei
  - Eigen- oder Fremdgefährdung i.R. einer psychiatrischen Erkrankung
  - Einschränkung oder Aufhebung der freien Willensbildung durch psychiatrische Krankheit
- Indikationen für stationäre Aufnahme
  - akute Suizidalität
  - fehlende ambulante psychiatrische/psychologische Betreuung
  - fehlende soziale Ressourcen
- Indikationen für ambulante Aufnahme
  - keine akute Suizidalität
  - ambulante psychiatrische/psychologische Betreuung und soziale Ressourcen vorhanden
- akut suizidale Patienten nicht allein lassen, bis therapeutisch versorgt
  - ggf. Aufnahme auf Überwachungsstation nötig

Tab. 38.3 Präparate zur notfallmäßigen Behandlung der akuten Suizidalität.

Präparat	Dosierung	Dosierung bei Patienten >60 Jahre	Wiederholung falls erforderlich	Maximum/ 24 Stunden	Wirkung auf
Lorazepam	initial 1 mg p. o. (Schmelztbl. s. l.)	initial 0,5–1 mg, max. 2 mg/d	je 1–2,5 mg 2–3 × /d	8 mg	Erregungszustände
Diazepam	initial 5 mg p. o.	initial 2,5 mg, max. 5 mg/d	je 5–20 mg 3–4 × /d	60 mg	Erregungszustände
Quetiapin	initial 25–50 mg	initial 12,5 mg, max. 50 mg/d	je 25–50 mg 3–4 × /d	150–300 mg	Schlafstörung, Grübeln
Zolpidem	5–10 mg p. o. zur Nacht	max. 5 mg/d	5 mg zur Nacht	10 mg	Schlafstörung

Pharmakotherapie

- symptomatische Pharmakotherapie mit Ziel Anxiolyse, Entlastung und/oder Schlafförderung (▶ Tab. 38.3)

38.3 Quellenangaben

[175] Benkert O. Pocket Guide Psychopharmaka von A bis Z. 6. Aufl. Mainz: Springer; 2021
[176] Deutsche Gesellschaft für Psychiatrie und Psychotherapie, Psychosomatik und Nervenheilkunde e. V. (DGPPN). S 3-Leitlinie Verhinderung von Zwang: Prävention und Therapie aggressiven Verhaltens bei Erwachsenen. Stand: 10.09.2018; AWMF-Register Nr. 038–022
[177] Deutsche Gesellschaft für Psychiatrie und Psychotherapie, Psychosomatik und Nervenheilkunde e. V. (DGPPN). S 2k-Leitlinie Notfallpsychiatrie. Stand: 13.04.2019; AWMF-Register Nr. 038–023
[178] Hirsch S, Steinert T. Medikamentöse Notfallbehandlung psychomotorischer Erregungszustände und aggressiven Verhaltens. Dt Ärztebl 2019; 116: 445–452
[179] Klein JP, Willenborg B, Klein EM. Mein erster Dienst – psychiatrische Notfälle. Heidelberg: Springer; 2017
[180] Neu P. Akutpsychiatrie. Das Notfall-Manual. 3. Aufl. Berlin: Schattauer; 2017

39 Palliative Therapie

Andrea Bartels, frühere Bearbeitung: Sabine Epple*

> **Merke**
>
> Die Strukturen einer Notaufnahme sind primär nicht darauf ausgerichtet, Patienten mit einer nicht heilbaren, weit fortgeschrittenen Erkrankung und Patienten am Lebensende zu versorgen. Es bleibt eine große Herausforderung, in einer komplexen Notfallsituation die individuelle Prognose abzuschätzen, eine tragfähige Entscheidung nach dem Patientenwillen zu treffen sowie eine adäquate und effektive Symptomlinderung zu beginnen. Neben Zeitmangel und den meist geringen Vorinformationen erschweren bei neurologischen Patienten oftmals Beeinträchtigungen in Kognition und Kommunikation die Entscheidungsfindung. Umso entscheidender ist die konsequente und adäquate Nutzung der Instrumente der Vorausplanung (AVP: advance care planning), Vorsorgevollmacht und Patientenverfügung.

39.1 Definition

- Palliativmedizin ist die Behandlung von Patienten mit einer nicht heilbaren, progredienten und weit fortgeschrittenen Erkrankung mit begrenzter Lebenserwartung, für die das Hauptziel der Begleitung die Lebensqualität ist (Definition der Deutschen Gesellschaft für Palliativmedizin).
- Besonders berücksichtigt werden dabei
  - Bedürfnisse der Patienten in allen 4 Dimensionen (physisch, psychisch, sozial, spirituell) im Sinne des Total-Pain-Konzepts von Cicely Saunders durch einen multiprofessionellen und interdisziplinären Ansatz
  - patientenzentrierte, offene, wertschätzende und kultursensible Kommunikation mit dem Patienten und unter Einbeziehung der An- und Zugehörigen abhängig vom individuellen Informationsbedarf
  - Indikationsstellung einer medizinischen Maßnahme nach individuellem Erkrankungsverlauf und Prognose durch Entwicklung realistischer Therapieziele und Abwägung von Nutzen und Belastung, Therapieentscheidung möglichst nach dem Konzept des „shared decision making", ggf. nach Patientenverfügung oder mutmaßlichem Willen des Patienten
  - verschiedene palliativmedizinische Versorgungsstrukturen und Unterstützungsangebote für Angehörige

39.2 Ätiologie und Pathogenese

- Erkrankungen mit langsam fortschreitendem Verlauf (Demenz, Parkinson-Erkrankungen)
- Erkrankungen mit raschem oder prolongiertem Verlauf (amyotrophe Lateralsklerose und andere Motoneuronerkrankungen, Hirntumoren)

- akute Verschlechterung mit ungewisser Remission (akute zerebrale Ischämie/Blutung, Schädel-Hirn-Trauma)
- episodische Verschlechterung (Multiple Sklerose und andere neuroinflammatorische Erkrankungsbilder, internistische Komplikationen von chronischen neurologischen Erkrankungen)

39.3 Diagnostik

- Die kausale Therapie steht grundsätzlich im Vordergrund, sodass bei allen Symptomen eine differenzialdiagnostische Einordnung zumindest mit Anamnese und klinischer Untersuchung anzustreben ist.

39.4 Therapie

39.4.1 Allgemeine Prinzipien von Symptomkontrolle und Sterbebegleitung

- wenn möglich kausale Therapie ggf. parallel zum symptomatischen Therapieansatz
- Sterbephase
  - Beginn der Sterbephase möglichst im Team und mit den An-/Zugehörigen besprechen, in der Folge Anpassung aller pflegerischen und ärztlichen Maßnahmen
    - Dokumentation der fehlenden Indikation für eine Reanimation, Intensivtherapie, Beatmung (DNR: do not resuscitate, AND: allow natural death)
    - Basis- und Mundpflege zum Erhalt der Lebensqualität unter Beachtung des (natürlichen) Patientenwillens, keine Dekubitus-/Pneumonieprophylaxe, keine invasiven Abführmaßnahmen
    - Absetzen der Vitalparameterkontrollen, Verzicht auf diagnostische Maßnahmen
    - Überprüfung der Medikation: Absetzen aller Medikamente, die nicht unmittelbar der Lebensqualität dienen, Umstellung von oraler auf parenterale Medikation, Bedarfsmedikation ansetzen; Opioide (Schmerzen, Dyspnoe), Benzodiazepine (Angst, Unruhe), Neuroleptika (Delir, Übelkeit), Anticholinergika (Rasselatmung)
    - Deaktivierung eines implantierten Kardioverter-Defibrillators/ggf. auch einer antibradykarden Stimulation
- nach dem Tod
  - Ermöglichung würdevollen Abschiednehmens, Information von Mitbehandelnden, Hausarzt, Pflegediensten und anderen Helfern, Hilfsangebote für Angehörige

39.4.2 Therapie häufiger palliativmedizinischer Symptome

Schmerz

- *Basismedikation* (nach WHO-Stufenschema, Gabe regelmäßig zu bestimmten Uhrzeiten, wenn möglich oral) + Bedarfsmedikation
  - bei Indikation für starkes Opioid (Stufe III): 1. Wahl Morphin
    - Niereninsuffizienz: Hydromorphon, Fentanyl
    - neuropathischer Schmerz: Oxycodon
    - Dysphagie: ggf. transdermale Applikation, z. B. Fentanyl

Palliative Therapie

- Dosistitration am Beispiel unretardiertes Morphin
  - *4– 6 × 2,5–5 mg/d* p. o. (ältere, opiatnaive Patienten) bis 4–6 × 10 mg/d p. o. (jüngere Patienten, mit Opioid Stufe II vorbehandelt)
  - zur Nacht doppelte Dosierung und nächtliche Gabe auslassen
- Dosistitration am Beispiel Hydromorphon retard
  - 2 × 2 mg/d p. o. oder 4–6 × 0,25–0,5 mg/d s. c. bzw. 1–2 mg/24 h kontinuierliche subkutane Infusion (CSCI)
- *Bedarfsmedikation 1/10 bis 1/6 der Gesamttagesdosis*, alle 2–4 Stunden
  - alle 1–2 Tage Neuberechnung der 4-stündlichen Basisdosis (Gesamttagesdosis inkl. Bedarf dividiert durch 6 [max. + 33 %]) und der Bedarfsmedikation; wenn Dosis stabil → Umstellung auf Retardpräparat
- *Begleitmedikation aufgrund unerwünschter Nebenwirkungen*
  - Übelkeit: *Metoclopramid 1–3 × 10 mg/d* p. o./s. c. fest oder bei Bedarf
  - Obstipation (routinemäßige Prophylaxe): *Macrogol Btl. oder Bisacodyl p. o./supp 1–2 × 5–10 mg/d* oder Natriumpicosulfat Lsg. (7,5 mg/ml; 1 ml = 14 gtt) 1–2 × 10–18 gtt/d; Ziel: regelmäßige Entleerung weichen/geformten Stuhls
  - Delir: Haloperidol s. u., Opioiddosis reduzieren, ggf. Opioidrotation
  - Müdigkeit, Benommenheit, Schwindel: ggf. Dosisanpassung, Psychostimulanzien
  - bewegungsinduzierter Schwindel: Dimenhydrinat 3–4 × 50 mg/d s. c.
  - Harnverhalt: Katheterisierung mit fraktioniertem Ablassen des Urins, Dosisreduktion des Opioids, ggf. Distigminbromid 5 mg
  - Juckreiz/ Schwitzen: Opioidrotation, z. B. zu Oxycodon
  - Myoklonien: in der Sterbephase Midazolam 1–2 × 5 mg/d s. c., Dosisreduktion des Opioids
- Opioidrotation: Umrechnungsverhältnisse (▶ Tab. 39.1)
- neuropathische Schmerzen
  - 1. Wahl Gabapentinoide
    - Gabapentin 3 × 100 mg/d bis 4 × 900 mg/d oder Pregabalin
  - 2. Wahl Antidepressiva mit noradrenerger Wirkung
    - Amitriptylin ret. 10–25 mg p. o. zur Nacht, alternativ SNRI z. B. Duloxetin
  - lokal: Capsaicin-/Lidocainpflaster
  - in der Sterbephase und bei starken Schmerzen: Tramadol 3 × 50–100 mg/d p.o, max. 600 mg/d; Oxycodon 4 × 2,5 mg/d s. c./i. v. (unzureichende Datenlage)
- spastische Tonuserhöhung
  - 1. Physiotherapie, Lagerungstechniken
  - 2. Botulinumtoxin, wenn fokal
  - 3. Baclofen 2–3 × 5 mg/d p. o., Tizanidin
  - 4. Gabapentin (off-label) bis 3600 mg/d;
  - bei MS: THC/CBD Spray (Sativex), Titration nach Fachinformation
- Rigor
  - wenn möglich Optimierung der dopaminergen Therapie bei Schluckstörung: lösliches L-Dopa (Madopar LT), Rotigotin transdermal (2–4 mg/ 24 h), Amantadin 100–200 mg sehr langsam i. v. (Komplikation: Delir, Halluzinationen)
  - in Terminalphase: Absetzen der dopaminergen Medikation, Senkung des Muskeltonus durch Midazolam 1–3 × 5 mg/d s. c. oder als CSCI, Schmerztherapie nach WHO-Stufenschema

Palliative Therapie

Tab. 39.1 Opioidumrechnungstabelle nach [184]

Opioid	Umrechnungsfaktoren (i.v. = s.c.)	orientierende (Tagesdosen)	Äquivalenzdosen	Hinweise
Tramadol	p.o. Tramadol : p.o. Morphin → 10:1	300 mg p.o.	600 mg p.o.	serotonerg
Tilidin/Naloxon	p.o. Tilidin : p.o. Morphin → 10:1	300 mg p.o.	**600 mg p.o.**	
Morphin	**i.v. Morphin : p.o. Morphin → 1 : 3**	**10 mg i.v.** **30 mg p.o.**	**20 mg i.v.** **60 mg p.o.**	**40 mg i.v.** **120 mg p.o.**	Kumulation v. Metaboliten bei Niereninsuffizienz
Oxycodon	i.v. Oxycodon : i.v. Morphin → (0,7 -) 1 : 1 p.o. Oxycodon : p.o. Morphin → 1 : 1,5 - (2) i.v. Oxycodon : p.o. Oxycodon → 1 : 1,5 - (2)	10 mg i.v. 15 mg p.o.	20 mg i.v. 30 mg p.o.	40 mg i.v. 60 mg p.o.	
Hydromorphon	i.v. Hydromorphon : i.v. Morphin → 1 : 5 p.o. Hydromorphon : p.o. Morphin → 1 : 5 (- 7,5) i.v. Hydromorphon : p.o. Hydromorphon → 1 : 2	2 mg i.v. 4 mg p.o.	**4 mg i.v.** **8 mg p.o.**	8 mg i.v. 16 mg p.o.	mit Vorsicht bei Niereninsuffizienz
Fentanyl	t.d. Fentanyl : p.o. Morphin 1 : 75 - 100 Bedarfsmed. mit Morphin	12 µg/h = 300 µg/die 5 mg p.o.	**25 µg/h = 600 µg/die** **10 mg p.o.**	50 µg/h = 120 µg/die 20 mg p.o.	ggf. Laxantien reduzieren, Interaktionen beachten
Buprenorphin	t.d. Buprenorphin : p.o. Morphin → 1 : 75 - 100 Bedarfsmed. mit Morphin	15 µg/h = 360 µg/die 5 mg p.o.	**20 + 5 µg/h = 600 µg/die** **10 mg p.o.**	52,5 µg/h = 1260 µg/die 20 mg p.o.	Fachinformation beachten

Bei Opioidrotation individuell einen Sicherheitsfaktor von 25–50 % der errechneten Dosis abziehen (v. a. bei älteren, deliranten Patienten, mäßigen Schmerzen, schneller Dosissteigerung oder hoher Dosierung des vorherigen Opiats). Die Dosisäquivalenzen liefern aus verschiedenen Gründen nur Anhaltspunkte → strenge Überwachung, ausreichend Bedarfsmedikation und kurzfristige Dosisanpassung während Umstellungsphase.

Dyspnoe

- Allgemeinmaßnahmen: aufrechte Lagerung, Psychoedukation, Beruhigung, Kühlung des Gesichts, Handventilator, Frischluft, bei Hypoxämie: O_2 via Nasensonde
- medikamentös
  - opiatnaiv
    - Beginn mit *Morphin ret. Tabl. (off-label) 2 × 5 mg p. o.,* nach einer Woche 2 × 10 mg/d p. o.
    - *in der Sterbephase: Morphin 4–6 × 1–2,5 mg s. c. oder als CSCI: 5–10 mg/24 h*; Dosis niedriger im Vgl. zur Schmerztherapie, bei adäquater Anwendung keine Atemdepression, aber oft Sedierung; gut zu dokumentierende Parameter: Atemfrequenz, VAS (Ziel: min – 1 Punkt bzw. 10 mm)
  - Niereninsuffizienz
    - Morphin-Dosis reduzieren, Intervall verlängern, ggf. Hydromorphon (off-label) 1(–2)mg s. c./24 h (CSCI) oder 3–4 × 1,3 mg/d p. o., Fentanyl/ Buprenorphin
  - bestehende Opioidtherapie
    - zunächst Bedarfsgabe von 25–50 % der bisherigen Bedarfsdosierung, nach 1–2 Tagen Anpassung der Basis- und Bedarfsmedikation
  - Unwirksamkeit oder Angst/Panik
    - Lorazepam (off-label) 3–4 × 0,5–1 mg/d s. l./p. o.; in der Sterbephase: Midazolam (off-label) 4 × 2,5 mg s. c./i. v. oder als CSCI: 5–10 mg/24 h und 2,5 mg s. c., wenn nötig stündlich bei Bedarf

Dysphagie

- Sekretmanagement: Speichelreduktion, Therapie von Lungenödem und Reflux, ggf. Antiinfektiva bei viel purulentem Sputum zur Symptomkontrolle, Seiten- oder Oberkörperhochlagerung
- Verlust der oralen Aufnahmefähigkeit
  - in der Sterbephase im Allgemeinen keine Indikation für parenterale Ernährung und Flüssigkeitszufuhr, höhere Lebensqualität in der Dehydratation
  - Durst meist besser durch Mundpflege als durch Rehydratation zu lindern
  - bei neurologisch bedingter Dysphagie und schwieriger ethischer Entscheidungsfindung bei weit fortgeschrittener Grunderkrankung ist es oft hilfreich, Hinweise auf Hunger und Durst zu beachten; wenn parenterale Therapie, nasogastrale Sonde oder PEG erwogen wird: Auswirkung auf die Lebensqualität fortlaufend evaluieren

Rasselatmung

- lautes Atemgeräusch durch Sekret im Hypopharynx, > 50 % der Patienten in der Sterbephase:
  - Verzicht auf parenterale Flüssigkeitsgabe in der Sterbephase
  - Aufklärung (oft für Patienten weniger belastend als für die Angehörigen)
  - Seiten- oder Oberkörperhochlagerung, ggf. Anticholinergika (vor allem bei frühem Einsatz wirksam, off-label): *Butylscopolamin 1–3 × 20 mg/d s. c. oder Glycopyrronium 1– 3 × 0,2 mg/d s. c.*
  - Verzicht auf Absaugen (außer bei Tracheotomie), Therapie einer Dyspnoe

Xerostomie

- Mundpflege (ggf. mit individuellem Geschmack: gefrorene Getränke, Obststücke, Speiseeis)
- natürlichen Willen oder Ablehnung akzeptieren
- parenterale Flüssigkeitsgabe nicht hilfreich

Erbrechen und Übelkeit

- Absetzen von auslösenden Medikamenten (Opioide, Antibiotika, dopaminerge Medikamente, NSAR, Zytostatika), Opioidrotation, Behandlung z. B. von Obstipation oder Hirndruck
- Stufe I (Auswahl des Antiemetikums abhängig von Ätiologie und Rezeptorprofil)
  - bei Motilitätsstörung, autonomen Neuropathien, Querschnitt, funktioneller intestinaler Obstruktion
    - Prokinetika: *Metoclopramid (D 2, 5-HT 4) 3–4 × 10 mg/d p. o./s. c.*, Domperidon (D 2 peripher, daher bei Morbus Parkinson möglich) 3–4 × 10 mg/d p.o (Wirkung wird durch anticholinerge Therapie aufgehoben)
  - bei metabolischen, medikamentösen (u. a. Opioide), chemischen Ursachen
    - Neuroleptika (off-label): *Haloperidol (D 2) (z. B. 0,5–1 mg p. o./s. c. zur Nacht* und bei Bedarf bis 3 mg/24 h), Metoclopramid 3-4 x 10 mg/d p. o./s. c.
    - 5-HT 3 Antagonisten: Ondansetron (Zytostatika, sonst 2. Wahl) 4–8 mg 2–3 × /d oral/ i. v.
  - bei zentraler, vestibulärer Übelkeit, Hirndruck, mechanischer Darmobstruktion
    - Antihistaminika: *Dimenhydrinat 3 × 50–100 mg p.o*, 50 mg s. c. (bis ca. 4 × /d)
- Stufe II „Breitspektrumantiemetikum"
  - Levomepromazin (off-label, breitestes Rezeptorprofil: D 2, H1, mAch, 5-HT 2, sedierend): 1–5 mg p. o./s. c. (je nach Wirkung und Nebenwirkung ggf. Stufe II überspringen)
- Stufe III: Kombinationstherapie
- Indikation für parenterale Substitution von Flüssigkeit und Nährstoffen prüfen

Angst/ Unruhe

- kausal: Optimierung der Symptomkontrolle, Delirtherapie
- nicht medikamentöse Therapie: psychotherapeutische, sozialtherapeutische, spirituelle, körper-/ handlungsbasierte Verfahren
- medikamentöse Therapie
  - *Lorazepam 1–3 × 0,5 mg bis 1 mg/d p. o./s. l.*
  - *Midazolam 1– 3 × 1– 5 mg/d s. c./i. v.*
  - ggf. Antipsychotika, z. B. Quetiapin 25–50 mg zur Nacht
  - bei Prognose > 4 Wochen SSRI, v. a. bei generalisierter Angststörung auch Pregabalin 25–400 (600) mg/d

Epileptischer Anfall

- Therapie in der Terminalphase ohne venösen Zugang:
  - *Levetiracetam s. c. (off-label, Fallserien): Umstellung i. v./s. c. 1:1 als Kurzinfusion in 100 ml NaCl 0,9 %* oder in 50 ml NaCl 0,9 % als CSCI über 24 h, Dosisanpassung bei Niereninsuffizienz
  - alternativ: Midazolam 10 mg s. c. bei Bedarf oder 20–30 mg/24 h als CSCI

Delir

- Therapie in der Terminalphase:
  - *Haloperidol 1–3 × 0,5–1 mg/d* s. c. (off-label)
  - bei Agitation
    - plus Midazolam s. c. (off-label) 1–3 × 1–5 mg/d, ggf. als CSCI
  - bei Morbus Parkinson
    - Reduktion/Absetzen der dopaminergen Therapie, Rivastigmin t.d. evaluieren, Clozapin/Quetiapin parenteral nicht möglich
    - ggf. niedrig dosiert Olanzapin s. c. (off-label, Einzelfallberichte für die s. c. Gabe) 1–2 × 2,5 mg/d (cave: Verschlechterung der Parkinson-Symptomatik)

39.5 Quellenangaben

[181] Cutter NC, Scott DD, Johnson JC et al. Gabapentin effect on spasticity in multiple sclerosis: a placebo-controlled, randomized trial. Arch Phys Med Rehabil 2000; 2: 164–169

[182] Erweiterte S 3-Leitlinie Palliativmedizin für Patienten mit einer nicht heilbaren Krebserkrankung. Deutsche Gesellschaft für Palliativmedizin e. V. 2019; AWMF - Registernummer: 128/001OL

[183] Heymann EP, Wicky A, Carron PN et al. Death in the emergency department: a retrospective analysis of mortality in a swiss university hospital. Emerg Med Int 2019; Sep 2:5 263 521. doi: 10.1155/2019/5 263 521.

[184] Rémi C, Bausewein C, Twycross R et al. Arzneimitteltherapie in der Palliativmedizin. 3. Aufl. Elsevier 2018

[185] Sutherland A, Meldon C, Harrison T et al. Subcutaneous levetiracetam for the management of seizures at the end of life: an audit and updated literature review. J Palliat Med 2021; 7: 976–981

Teil IV

Häufige internistische Probleme

40 Hypertensive Entgleisung

Olaf Eberhardt

40.1 Definition

- RR > 180/110–120 mmHg

40.2 Epidemiologie

40.2.1 Häufigkeit, Geschlechtsverteilung

- 0,5–3 % aller medizinischen Notfälle, M > F
- 20–40 % der Fälle mit Organschädigung im Notfallbereich betreffen ischämische oder hämorrhagische Schlaganfälle und 2 % eine hypertensive Enzephalopathie
- Altersgipfel schwankt abhängig von Schweregrad und Geschlecht zwischen 50–90 Jahre

40.2.2 Prädisponierende Faktoren

- Pause der bisherigen antihypertensiven Medikation (durch OP, Dysphagie, mangelnde Therapieadhärenz u. a.), Schmerz, Delir, Stress durch Akuterkrankung, Alkohol- und Drogenabusus, selten Phäochromozytom o. Ä.
- Risikoerhöhung für hypertensive Entgleisung durch hohes Alter, Nierenerkrankung, KHK, Diabetes mellitus und Schlaganfall

40.3 Ätiologie und Pathogenese

- Mehrzahl der hypertensiven Entgleisungen im Rahmen einer essenziellen Hypertonie
- bei 10–25 % der Fälle bislang keine arterielle Hypertonie bekannt
- 20–40 % haben zugrundeliegende sekundäre Hypertonie (renal > endokrin)
- Organschädigung u. a. durch Zusammenspiel aus Aktivierung des Renin-Angiotensin-Aldosteron-Systems, Störung der Mikrozirkulation (Scherstress, Endothelschädigung), Gerinnungsaktivierung und Versagen der Autoregulation

40.4 Klassifikation und Risikostratifizierung

- hypertensive Entgleisung/Krise: unspezifische Symptome möglich, ohne Organschädigung
- hypertensiver Notfall: mit Organdysfunktion (z. B. Angina pectoris, Dyspnoe, Lungenödem, Vigilanzminderung)
- zügige RR-Senkung bei intrazerebraler Blutung, Aortendissektion, Lungenödem, Eklampsie oder Phäochromozytom notwendig (▶ Tab. 40.2)

40.5 Symptomatik

- Thoraxschmerz, Dyspnoe, Sehstörung, Kopfschmerz, Vigilanzminderung, neurologische Defizite, Blutung der Konjunktiven, Epistaxis oder Tinnitus als mögliche Hinweise auf Organschädigung

40.6 Diagnostik
40.6.1 Diagnostisches Vorgehen

- Anamnese und körperliche Untersuchung auf Organsymptome und mögliche Ursachen der Blutdrucksteigerung, Labor, EKG, bei Organsymptomen/-befunden ggf. weitere Diagnostik

40.6.2 Anamnese

- Medikation (z. B. NSAR, Steroide) und Therapieadhärenz
- Drogenkonsum
- Vorerkrankungen (insb. Niere, Herz, Aorta)
- bisherige RR-Einstellung
- neurologische Symptome
- Veränderung der Bewusstseinslage
- mögliche Ursachen der Blutdrucksteigerung (z. B. Schmerz, Harnverhalt, Angst, Psychose, Delir, Hirndruck, Entzugssyndrome)
- Organsymptome (ZNS, Auge, Niere, Herz, Lunge)

40.6.3 Körperliche Untersuchung

- internistische (inkl. Auskultation, Pulsstatus, Ödeme, O_2-Sättigung) und neurologische Untersuchung
- ggf. RR-Messung beide Arme und Bein (Aortendissektion?), RR-Messung im Stehen (Hypovolämie?)
- ggf. Funduskopie

40.6.4 Labor

- Routinelabor mit BB, BZ, Kreatinin, GFR, Harnstoff, Elektrolyte (Na, K, Mg, Ca), TSH, BNP, Troponin, LDH, CK/CK-MB, D-Dimeren, Urinstatus
- ggf. ergänzen: Haptoglobin, BGA, Drogenscreening, S-/U-Katecholamine, Urinsediment

40.6.5 Weitere Diagnostik

- EKG
- Bewusstseinsstörung, neue neurologische Defizite: cCT/CT-Angiografie bzw. MRT Schädel
- thorakaler Druck, Zeichen der kardialen Insuffizienz: Echokardiografie
- pulmonale Symptome, V. a. pulmonale Stauung: Röntgen-Thorax
- ggf. Thorax-/Aorten-CT, Sonografie Niere/Abdomen, Gefäßultraschall

40.7 Therapie

40.7.1 Konservative Therapie

- mögliche Ursachen behandeln (z. B. Schmerz, Harnverhalt, Angst, Psychose, Delir, Hirndruckerhöhung)
- Schaffung von Ruhe und beruhigende Maßnahmen (z. B. Atemtechnik, inneres Zählen) können oft wirksame RR-Senkung bewirken

40.7.2 Pharmakotherapie

Normalstation (ohne Monitoring)

- Nifedipin Retardtbl. (nicht Kapseln) 10–20 mg oder Isradipin 5 mg p. o. oder Einzeldosis der bisherigen RR-Medikation
- bei Euvolämie auch Urapidil 25 mg p. o., Ramipril 5 mg p. o., Captopril 12,5 mg p. o. oder Losartan 50 mg p. o.
- bei Hypervolämie auch Furosemid 20–40 mg p. o.
- bei Therapieresistenz z. B. 0,5–1 Amp. Clonidin (Catapresan) = 0,075–0,15 mg (als Paracefan 0,75 mg/Amp.!) oder Urapidil 12,5–25 mg i. v.
- **ohne RR-bezogene Symptome oder Gefährdung orale RR-Normalisierung innerhalb von 48–72 h**
- **bei hypertensiver Krise mit Organschäden oder Gefährdung ist RR-Senkung um 15–25 % in 1 h anzustreben sowie ein RR-Wert um 160/100–110 mmHg nach 2–6 h**
- bei Kokain-/Amphetaminintoxikation Lorazepamgabe, kein Betablocker

40.7.3 Pharmakotherapie

Notfallzentrum und Stroke Unit

- ▶ Tab. 40.1 beinhaltet intravenöse Medikamente zur Blutdrucksenkung in alphabetischer Reihenfolge, s. hierzu ▶ Tab. 40.2
- Urapidil (Ebrantil) als Bolus fraktioniert 12,5–25 mg, bis insgesamt 50–100 mg; Wirkung setzt nach 2–5 min ein
- Nifedipin ungünstig, kann intrakraniellen Druck (um etwa 3 mm) erhöhen
- bei kontinuierlicher i. v. Gabe möglichst arterielles RR-Monitoring
- bei Therapieresistenz:
  - Clonidin-(Paracefan-)Perfusor: eher bei Tachykardie oder Agitation
  - Dihydralazin-(Nepresol-)Perfusor: eher bei Bradykardie oder in Kombination mit Betablocker wie Metoprolol, z. B. Lopresor, 10 mg in selber Spritze zur Frequenzstabilisierung
- Diuretika vorzugsweise bei Linksherzversagen oder Lungenödem
- Clevidipininfusion i. v. Alternative mit rascher Steuerbarkeit (▶ Tab. 40.1)
- bei agitierten Patienten Beruhigung und evtl. 1–2,5 mg Lorazepam i. v., aber bei zusätzlicher Sedierung teilweise ausgeprägte Blutdruckabfälle möglich
- schwere Aortenstenose ist Kontraindikation für ACE-Hemmer

Hypertensive Entgleisung

Tab. 40.1 Intravenöse Medikamente zur Blutdrucksenkung (alphabetisch).

Wirkstoff	Wirklatenz	Wirkdauer	Dosis
Clevidipin	1–15 min	5–15 min	Infusion 2 mg/h i. v., ggf. alle 2 min um 2 mg/h erhöhen bis 8–12 (max. 64) ml/h i. v. (möglichst ≤ 72 h)
Clonidin	10–30 min	4–10 h	Bolus 0,075–0,15 (–0,6) mg über 5–10 min; Infusion 0,03–0,12 mg/h (1,5 mg auf 50 ml, Beginn mit 1–2 ml/h); cave Sedation
Dihydralazin	10–20 min	1–6 h	Bolus 6,25–12,5 mg i. v., Infusion 2–4 mg/h (50 mg auf 50 ml, Beginn mit 1–2 ml/h), max. 100 mg/d i. v.; mäßige Steuerbarkeit, nicht erste Wahl
Esmolol	1–20 min	10–30 min	Bolus 0,5–1 mg/kg i. v., dann Infusion 25–200 µg/kg/min i. v.; günstig bei Tachykardie
Furosemid	5 min	2 h	Bolus 40–60 mg i. v.; Infusion 10 mg/h
Glyceroltrinitrat (Nitroglycerin)	1–5 min	3–10 min	Infusion 0,5–1 mg/h i. v., ggf. alle 5 min um max. 0,3 mg/h i. v. steigern bis 2–8 mg/h i. v.
Metoprolol	1–2 min	5–8 h	2,5–5 mg i. v. als Bolus über 2 min, ggf. alle 5 min wiederholen (maximal 15 mg)
Nifedipin	1–2 min	2–10 min	0,63–1,25 mg/h; Lichtschutz!
Nitroprussid-Na	1–3 min	1–4 min	• Infusion 0,25 µg/kg/min i. v., ggf. um 0,25 µg/kg/min i. v. alle 5 min erhöhen, max. 2–10 µg/kg/min i. v.; Lichtschutz! • cave Zyanidtoxizität (Bewusstseinsstörung, epileptische Anfälle, Kardiotoxizität, Laktatazidose) meist nach 24–48 h, bei Leber-/Niereninsuffizienz ggf. früher; Dosisreduktion bei Niereninsuffizienz
Urapidil	2–5 min	3–10 h	Bolus 12,5–25 mg i. v.; Infusion 5–40 mg/h i. v. (250 mg auf 50 ml, Beginn mit 2–4 ml/h)

Hypertensive Entgleisung

Tab. 40.2 Differenzialtherapie verschiedener Formen hypertensiver Notfälle.

Notfalltyp	geeignet	ungeeignet	spezifisches Therapieziel
ischämischer Schlaganfall	Urapidil, Esmolol, Dihydralazin, Clevidipin, Clonidin (cave Sedation), Nitroprussid bei RR diast. >140 mmHg (nicht bei ICP-Erhöhung)	Nitroglycerin und Nitroprussid (bei ICP-Erhöhung), Nimodipin i.v.	>220/120 mmHg: Senkung um 15–20%; vor Lyse: >185/110 mmHg senken auf <180/110 mmHg für 24 h
intrazerebrale Blutung	Clevidipin, Urapidil, Esmolol	Nitroglycerin und Nitroprussid (bei ICP-Erhöhung)	Ziel-RR etwa 130–150 mmHg (<140 mmHg sicher: DGN, ESO, ASA), CPP >60 mmHg
hypertensive Enzephalopathie und PRES	Urapidil, Esmolol, Clonidin (cave Sedation), Clevidipin; Nimodipin?	Nitroglycerin, Nitroprussid, Dihydralazin jeweils bei ICP-Erhöhung	20–25% RR-Senkung in 2 h
akute Herzinsuffizienz und Lungenödem	Nitroglycerin oder Nitroprussid plus Furosemid, Clevidipin, Urapidil plus Furosemid	Betablocker (außer rein diastolische Dysfunktion), Clonidin, Dihydralazin	Ziel <140 mmHg (ESC 2019)
Aortendissektion	Esmolol, Metoprolol, Nitroprussid plus Betablocker, Nitroglycerin plus Betablocker, Urapidil, Clevidipin (+ Betablocker)	Dihydralazin, Clonidin	Ziel 100–120 mmHg syst. und HF <60/min (ESC 2019)
Herzinfarkt	Esmolol, Metoprolol, Nitroglycerin plus Betablocker, Clevidipin, Urapidil	Dihydralazin, Nitroprussid (Steal), Nifedipin (Steal)	Ziel <140 mmHg (ESC 2019)
akutes Nierenversagen	Clevidipin, Nitroprussid (<24 h), Urapidil, Clonidin, Furosemid (bei erhaltener Diurese)	ACE-Hemmer	20–25% Senkung in ersten Stunden
(Prä-)Eklampsie	Methyldopa (nicht post partum), Urapidil, Metoprolol, Esmolol, Nifedipin p.o., Isradipin p.o, Nitroglycerin i.v. bei Lungenödem sowie Magnesium	ACE-Hemmer, AT1-Antagonisten, Renininhibitoren, Nitroprussid, Diuretika	Ziel 130–150/80–100 mmHg (DGGG 2018)
postoperativ	Clevidipin, Esmolol, Nitroglycerin, Urapidil, Nitroprussid	Diuretika, ACE-Hemmer und AT1-Antagonisten bei Exsikkose	20–25% Senkung in den ersten Stunden
Phächromozytom	Alphablocker, Clevidipin, Nitroprussid plus Betablocker, Urapidil, ggf. Anxiolytika	Betablocker als Monotherapie	20–25% Senkung in den ersten Stunden

40.7.4 Blutdrucktherapie

Akute zerebrale Ischämie mit intravenöser Lyse oder Thrombektomie

- mögliche Ursachen behandeln (z. B. Schmerz, Harnverhalt, Angst, Psychose, Hirndruckerhöhung)
- Zulassung für rtPA nur für RR < 185/110 mmHg ohne „Erfordernis aggressiver Maßnahmen" (intravenöse Gabe von Arzneimitteln), um den Blutdruck auf diesen Grenzwert zu senken
- systemische Thrombolyse nach i. v. antihypertensiver Therapie daher formal individueller Heilversuch → aufklären und dokumentieren
- starke RR-Schwankungen vermeiden
- vor Rekanalisation RR < 220 mmHg anstreben
- nach Lyse oder mechanischer Rekanalisation RR in ersten 24 h unter 180/105 mmHg halten
- bei persistierendem Gefäßverschluss oder hochgradiger Gefäßstenose in der Frühphase zurückhaltende Blutdrucksenkung (systolisch 140–180 mmHg)
- RR-Werte um 140–150 mmHg wahrscheinlich am günstigsten

Akute zerebrale Ischämie ohne intravenöse Lyse oder Thrombektomie

- optimaler RR in der Akutphase nicht definiert: Effekte einer RR-Senkung prognostisch eher günstig (IST-3, CHIPPS, ACCESS, SCAST bei früher Therapie), neutral (PRoFESS, CATIS, ENCHANTED) oder negativ (COSSACS, ENOS, BEST, INWEST, VENTURE, schwere Schlaganfälle in ENCHANTED)
- bisherige RR-Therapie kann für 24–48 h pausiert werden (cave Rebound-Hypertonie nach Absetzen von Betablockern oder Clonidin)
- Werte über 220/120 mmHg sollten langsam um 15–25 % in den ersten 24 h gesenkt werden
- Zielwert 140–180/100–105 mmHg in den ersten 48 h
- bei V. a. lakunäre Ischämie (lakunäres Syndrom + häufig stark fluktuierender Verlauf) möglicherweise eher strengere Obergrenzen, z. B. 160/90 mmHg
- bei persistierendem Gefäßverschluss oder hochgradiger Gefäßstenose in der Frühphase zurückhaltende Blutdrucksenkung
- starke RR-Schwankungen vermeiden
- RR-Entgleisungen bei Antikoagulation vermeiden

Intrazerebrale Blutung

- oft spontaner RR-Anstieg um 40–60 mmHg in Akutphase, als Risikofaktor für Blutungszunahme
- mögliche Ursachen behandeln (z. B. Schmerz, Harnverhalt, Angst, Psychose, Hirndruckerhöhung)
- Senkung des systolischen Blutdrucks unter 140–160 mmHg bewirkt keine Hypoperfusion und führt zu geringerer Blutungszunahme
- systolischen RR bei Antikoagulanzien-Blutung < 160 mmHg senken

- optimaler RR offenbar 130–150 mmHg (J-förmige Optimumkurve?), aber Risiko für akute Nierenschädigung steigt bei intensiver RR-Therapie
- zerebralen Perfusionsdruck bei 60–80 mmHg halten
- RR-Senkung z. B. mit Urapidil fraktioniert 12,5 mg i. v., ggf. per Perfusor

Erhöhter intrakranieller Druck
- s. Kap. Hirndruckerhöhung (S. 168)
- günstig: Urapidil, Betablocker, Clonidin
- ungünstig: Kalziumantagonisten, Dihydralazin, Nitroglycerin, Nitroprussid

40.8 Besonderheiten bei Schwangeren

- bei RR > 160/110 mmHg (oder bei RR > 140/90 mmHg mit Risikofaktoren) stationäre Aufnahme
- ab RR 150–160/100–110 mmHg mit Ziel-RR 130–150/80–100 mmHg behandeln, ohne diastolischen Wert unter 80 mmHg zu senken
  - Urapidil 6,25 mg i. v., dann 3–24 mg/h über Perfusor
  - 500 ml Elektrolytlösung, dann Dihydralazin 5 mg über 2 min i. v., ggf. nach 20 min wiederholen (oder 2–20 mg/h über Perfusor)
  - Nifedipin 5 mg p. o., ggf. nach 20 min wiederholen
- zur Eklampsieprophylaxe: Magnesiumsulfat 4–6 g in 50 ml über 15–20 min i. v.

40.9 Quellenangaben

[186] Cantone M, Lanza G, Puglisi et al. Hypertensive crisis in acute cerebrovascular diseases presenting at the Emergency Department: a narrative review. Brain Sci 2021; 11: 70
[187] Eberhardt O. Hypertensive Krise und posteriores reversibles Enzephalopathie-Syndrom (PRES). Fortschr Neurol Psychiatr 2018; 86: 290–300
[188] Henny-Fullin K, Buess D, Handschin A et al. Hypertensive Krise. Ther Umsch 2015; 72: 405–411
[189] Strauss M, Leischik R, Jehn U et al. Der hypertensive Notfall. Med Klin Intensivmed Notfmed 2022; 117: 41–48
[190] Van den Born B-JH, Lip GYH, Brguljan-Hitij J et al. ESC Council on hypertension position document on the management of hypertensive emergencies. Eur Heart J Cardiovasc Pharmacother 2019; 5: 37–46

41 Diabetische Entgleisung

Gregor von Gleichenstein, frühere Bearbeitung: Johanna Neuse*

41.1 Hypoglykämie

41.1.1 Definition

- Abfall des Blutzuckerspiegels (meist) bei Diabetes mellitus (< 70 mg/dl, aber unterschiedliche Definitionen und Grenzwerte) mit variablen Symptomen abhängig vom Ausmaß der Normabweichung
- Einteilung in *milde* und *schwere* Hypoglykämie ist abhängig von der Fähigkeit des Patienten zur Selbsttherapie und nicht an festen Blutglukosewert gebunden

41.1.2 Epidemiologie

Häufigkeit, Altersgipfel, Geschlechtsverteilung

- bei Diabetikern 0,1–1,7 % (in kontrollierten Studien bis 12 %) schwere Hypoglykämien pro Jahr, Letalität 0,2–2 %; 50 % nachts; Inzidenzanstieg im höheren Lebensalter
- zur Geschlechtsverteilung liegen keine Daten vor

Prädisponierende Faktoren

- erhöhte unbeabsichtigte oder beabsichtigte exogene Insulinzufuhr
- zu niedrige exogene Glukosezufuhr (Mahlzeit vergessen)
- erhöhter Glukoseverbrauch (z. B. nach Sport)
- reduzierte endogene Glukoseproduktion (z. B. nach Alkoholkonsum)
- erhöhte Insulinsensitivität (z. B. nachts)
- reduzierte Insulinclearance (z. B. bei Niereninsuffizienz)
- Hypoglykämiewahrnehmungsstörung insbesondere bei langjährigen Diabetikern
- *medizinische Faktoren:* höheres Alter, Leberzirrhose, Herz-, Nieren-, Hypophysen- oder Nebenniereninsuffizienz, Alkoholmissbrauch, Malnutrition, Depression, Demenz, Dumping-Syndrom
- *medikamentöse Faktoren:* Insulin (auch bei Therapie von Hyperkaliämie; insb. intensivierte Insulintherapie), Sulfonylharnstoffe, Glinide, Betablocker, ACE-Hemmer

41.1.3 Ätiologie und Pathogenese

- fehlende Kompensation der blutzuckersenkenden Maßnahmen des Körpers, v. a. in Folge erhöhter Insulinzufuhr oder verminderter Gluconeogenese
- meistens durch Überdosierung von Antidiabetika (v. a. Insulin oder Sulfonylharnstoffe), ggf. auch in Kombination mit allgemein blutzuckersenkenden Faktoren (s. o.)
- weitere Ursachen: autonome Insulinproduktion (Insulinom), Magenpassagestörung

41.1.4 Symptomatik

- allgemeine Schwäche und Übelkeit, Angst
- autonome Symptome (z. B. Schwitzen, Zittern, Herzklopfen, Tachykardie, Blässe)
- neuroglukopenische Symptome (Heißhunger, Schwindel, Konzentrationsstörung, Sprachstörung, Verwirrtheit, Bewusstseinsstörung, Kopfschmerz, Sehstörung, epileptische Anfälle)
- Arrhythmien, Stürze/Unfälle und kognitiver Abbau werden begünstigt

41.1.5 Diagnostik

- bei akuten neurologischen Defiziten oder Vigilanzstörungen immer sofortige Blutzuckermessung (point of care-Gerät), im Zweifel mit anderem Messgerät wiederholen
- zusätzlich Blutzucker im Serum
- bei unklarer Ursache der Hypoglykämie zusätzlich Insulin und C-Peptid bestimmen, ggf. Fastentest

41.1.6 Differenzialdiagnosen

- andere Ursachen akuter neurologischer Defizite wie z. B. Intoxikation, Elektrolytstörung (v. a. Hyponatriämie), cerebrale Ischämie oder Blutung, epileptischer Anfall oder postiktaler Zustand
- Diagnosesicherung durch prompte Besserung nach Ausgleich der Hypoglykämie

41.1.7 Therapie

- milde Hypoglykämie (Selbsttherapie möglich)
  - orale Zufuhr von 20 g Kohlenhydrate (bevorzugt Glukose), ggf. Wiederholung nach
  - 15 min, falls BZ < 60 mg/dl
  - cave: bei Sulfonylharnstoff-induzierten Hypoglykämien hohe Rezidivgefahr
- schwere Hypoglykämie (keine Selbsttherapie möglich) ohne Bewusstlosigkeit
  - 30 g Kohlenhydrate (Glukose), ggf. Wiederholung nach 15 min, falls BZ < 60 mg/dl
- schwere Hypoglykämie mit Bewusstlosigkeit
  - Bolus 20–50 ml 50 % Glukose i. v. bzw. 20–60 ml 40 % Glukose i. v.; ggf. Wiederholung nach 5 min
  - ODER 1 mg Glukagon i. m. oder s. c. oder 3 mg nasal (bei fehlendem i. v. Zugang)
  - anschließend orale Glukose-Zufuhr, um erneute Hypoglykämie zu vermeiden
- engmaschige BZ-Kontrollen, ggf. unter intensivmedizinischer Überwachung

41.2 Hyperglykämische Entgleisungen

- diabetische Ketoazidose
  - Stoffwechselentgleisung (Hyperglykämie + Ketonämie + metabolische Azidose) bei Diabetes mellitus Typ 1 aufgrund von Insulinmangel: Ausmaß von leichter ketoazidotischer Entgleisung bis zum ketoazidotischen Koma mit letalem Ausgang

- hyperosmolares hyperglykämisches Syndrom
  - Osmolaritätssteigerung und Dehydratation durch osmotische Diurese mit Polyurie stehen im Vordergrund
- Mischformen der beiden Typen kommen vor (etwa 10 %)

41.2.1 Epidemiologie
Häufigkeit, Geschlechtsverteilung
- diabetische Ketoazidose
  - meist junge Erwachsene < 45 Jahre mit Diabetes Typ 1, Inzidenz 0–56/1000 Patientenjahre
  - Mortalität 2–5 %
- hyperosmolares hyperglykämisches Syndrom
  - 1 % aller diabetesbezogenen Klinikeinweisungen
  - Inzidenz 5/100 Patientenjahre, häufig bei Diabetes mellitus Typ 2 und selten bei Typ 1, daher meist mittleres und höheres Lebensalter
  - zur Geschlechtsverteilung liegen keine Daten vor
  - Mortalität 5–15 %

Prädisponierende Faktoren
- diabetische Ketoazidose
  - Erstmanifestation eines Diabetes mellitus Typ 1
  - Ausfall oder Reduktion der Insulinzufuhr
  - vermehrter Insulinbedarf (z. B. bei Infektion, anderer Akuterkrankung oder Trauma)
- hyperosmolares hyperglykämisches Syndrom
  - Infektion oder andere Akuterkrankung
- *medikamentöse Faktoren*: Diuretika, Kortikosteroide, Sympathomimetika, neuere Antipsychotika

41.2.2 Ätiologie und Pathogenese
- diabetische Ketoazidose
  - absoluter Insulinmangel führt zu Lipolyse und Ketogenese in Leber
- hyperosmolares hyperglykämisches Syndrom
  - Glukosurie führt zu osmotischer Diurese und Dehydratation, sekundär zu Nierenfunktionsabnahme und weiterer Osmolaritätssteigerung
- Sterblichkeit abhängig von auslösender Ursache und Ausmaß der Dehydratation

41.2.3 Symptomatik
- diabetische Ketoazidose
  - Bewusstseinsstörung (Somnolenz bis Koma) ab mittlerem Schweregrad
  - Polyurie, Durst, Exsikkose
  - arterielle Hypotonie
  - Hypothermie

Diabetische Entgleisung

- Übelkeit und Erbrechen
- abdominelle Schmerzen (Pseudoperitonitis)
- Atemnot mit Kussmaul-Atmung (respiratorische Kompensation der metabolischen Azidose) und Azetongeruch, in schweren Fällen Cheyne-Stokes-Atmung
- Muskelkrämpfe
- hyperosmolares hyperglykämisches Syndrom
  - ähnlich wie diabetische Ketoazidose
  - noch ausgeprägtere Dehydratation durch starke Polyurie (konsekutiv Durst und Polydipsie!)

41.2.4 Diagnostik

- Labordiagnostik
  - Blutglukose
  - Ketonkörper im Urin (Urinstreifen wenig sensitiv für Betahydroxybutyrat: können falsch negativ sein) oder Blut
  - arterielle und/oder venöse Blutgasanalyse, Blutbild (oft Leukozytose)
  - Natrium, Kalium, Kreatinin, Blutbild, CRP, Osmolarität; Urinmenge
- bei hyperosmolarem hyperglykämischem Syndrom sind Hyperglykämie (> 33,3 mmol/l bzw. 600 mg/dl) und Hyperosmolarität (> 320 mOsm/kg) deutlicher ausgeprägter, dafür fehlen Ketonurie und Ketonämie
- hohes Na bei sehr hohem BZ deutet auf schwere Dehydratation hin!
- Korrektur des Na-Spiegels: [gemessener Na-Spiegel + 1,65 × (BZ–100)]/100, d. h. 1,6 mmol/l Na pro 100 mg/dl BZ addieren, die der BZ über 100 mg/dl liegt
- Ketoazidose: Bikarbonat fällt mit steigendem Schweregrad (schwer: Bikarbonat < 5 mmol/l)

> **Cave**
> Euglykämische Ketoazidose (BZ < 250 mg/dl) kommt unter Gliflozinen bei jungen Diabetikern und in Schwangerschaft vor.

41.2.5 Differenzialdiagnosen

- Unterscheidungshilfen zwischen diabetischer Ketoazidose und hyperosmolarem hyperglykämischem Syndrom s. ▶ Tab. 41.1

41.2.6 Therapie

- diabetische Ketoazidose
  - ab mittlerem Schweregrad Intensivstation
  - Rehydratation mit 1–1,5 l 0,9 % NaCl in der 1. Stunde (oder balancierte Lösungen)
  - ggf. NaCl 0,45 % bei starker Na-Erhöhung
  - im Anschluss langsamerer Flüssigkeits- und Elektrolytausgleich um 250–500 ml/h

Diabetische Entgleisung

Tab. 41.1 Differenzialdiagnosen hyperglykämer Entgleisungen im Labor.

	diabetische Ketoazidose	hyperosmolares hyperglykämisches Syndrom
Plasmaglukose	> 250 mg/dl	> 600 mg/dl
arterieller pH	< 7,3 (schwer: pH < 7,1)	> 7,3
Serumbikarbonat	< 15 mmol/l	> 18 mmol/l
Serumketone	> 3 mmol/l*	< 0,6 mmol/l
Serumosmolarität	variabel (< 320 mosmol/kg)	> 320 mosmol/kg

* andere Ursachen für Ketoazidose: Alkohol, Fasten

- Flüssigkeitsdefizit oft 5–10 l!
- Kaliumsubstitution bereits < 5,5 mmol/l: (20–)40 mmol pro 1 l NaCl 0,9 % über 2 h, dann < 20 mmol/h, Ziel 4–5 mmol/l
- langsame Normalisierung der Blutglukose (über 24–48 h) um 50 mg/dl/h durch i. v. Insulingabe, zuerst als Bolus (0,1–0,15 IE/kgKG), dann über Perfusor (0,05–0,10 IE/kgKG/h i. v.)
- evtl. alternativ Insulin lispro oder aspart 0,2–0,3 IE/kgKG Bolus, dann 0,1–0,2 IE/kgKG alle 1–2 h
- ab BZ < 200–300 mg/dl zusätzlich Gabe von 10 % Glukose i. v.
- keine Senkung des BZ auf < 250 mg/dl in den ersten 24 h wegen Hirnödemgefahr!
- Start Basalinsulin 2 h vor Stopp Insulin i. v.
- bei Gastroparese ggf. nasogastrale Sonde
- Gabe von Bikarbonat 8,4 % (50 mmol über 1 h) nur bei pH-Wert < 7,0 und dann Korrektur bis pH 7,1
- O_2-Gabe 2–3 l/min, Heparinisierung, Bilanzierung, EKG, RR-Kontrollen
- anfangs stündliche Kontrollen von BZ, Na, K, BGA, RR, HF, Vigilanz; Urinproduktion
- Diagnose und Therapie auslösender Faktoren
- Komplikationen der Therapie: Hypoglykämie, Hypokaliämie, Hirnödem (Kinder), Rhabdomyolyse

- hyperosmolares hyperglykämisches Syndrom
  - in der Regel Intensivstation
  - langsamer hypotoner Flüssigkeitsersatz mit 0,9 % NaCl (nur falls Osmolarität nicht fällt mit NaCl 0,45 %)
  - Flüssigkeitsdefizit oft 8–12 l!
  - niedrige Insulinsubstitution (ca. 0,5 IE/kgKG/h) falls BZ durch NaCl-Gabe nicht fällt oder falls Ketonämie > 1 mmol/l
  - 10 IE Insulin oder 1 l Flüssigkeit i. v. senken BZ um jeweils etwa 30 mg/dl
  - Ziele: Na um < 10 mmol/24 h senken, BZ um < 90 mg/dl/h senken
  - ab BZ < 200–300 mg/dl zusätzlich Gabe von 10 % Glukose i. v.
  - Diagnose und Therapie auslösender Faktoren

41.3 Quellenangaben

[191] Deutsche Diabetes-Gesellschaft: S2k-Leitlinie Diagnostik, Therapie und Verlaufskontrolle des Diabetes mellitus im Alter. 2. Aufl. 2018. AWMF-Registernummer 057–017
[192] Deutsche Diabetes-Gesellschaft: S3-Leitlinie Therapie des Typ1-Diabetes. 2. Aufl. 2018. AWMF-Registernummer 057–013
[193] Fayfman M, Pasquel FJ, Umpierrez GE. Management of hyperglycemic crises: diabetic ketoacidosis and hyperglycemic hyperosmolar state. Med Clin North Am 2017; 101: 587–606
[194] Kalscheuer H, Serfling G, Schmid S et al. Diabetologische Notfälle. Internist 2017; 58: 1020–1028

42 Akute Herzrhythmusstörungen

Florian Thanbichler, frühere Bearbeitung: Daniela Korthöwer*

42.1 Definition

- akut behandlungswürdige brady- oder tachykarde Herzrhythmusstörungen (supraventrikulär oder ventrikulär) sind solche
  - die zu belastenden Symptomen, ggf. einer kardialen Minderleistung bis zum Pumpversagen und konsekutiv zu Organinsuffizienzen bis zum Herzstillstand führen können oder
  - die, wie Torsade-de-Pointes-Tachykardie oder AV-Block 3. Grades, zunächst asymptomatisch sein, aber in lebensbedrohlichen Zustand münden können
- instabil = Schockzustand (kardiales Vorwärtsversagen mit RR syst < 90 mmHg, Kaltschweißigkeit, Blässe und Bewusstseinseinschränkung bzw. kardiales Rückwärtsversagen mit Lungenödem, erhöhtem Jugularvenendruck und Leberstauung)
- Auch eine primär gut tolerierte Rhythmusstörung, sowohl Tachykardie > 100/min als auch Bradykardie < 60/min, kann bei kardialer Vorerkrankung nach längerer Zeit zu bedrohlicher Verschlechterung führen.
- Vor allem bei Frequenzen über der Schwelle von 220/min minus Lebensalter ist von einer begrenzten Toleranzdauer auszugehen.

42.2 Epidemiologie

42.2.1 Häufigkeit, Altersgipfel

- Vorhofflimmern: Prävalenz 1–2 %, Risiko verdoppelt sich nach 55. Lebensjahr alle 10 Jahre, m > w
- Risiko supra- und ventrikulärer Herzrhythmusstörungen steigt mit Alter an
- nach Schlaganfall 25 % Arrhythmien, insb. in den ersten 24 h und meist tachykard (ventrikulär oder supraventrikulär > 130/min), seltener bradykard (Sinusknotendysfunktion, Bradyarrhythmie oder AV-Block 2./3. Grades)
- bei Intensivpatienten bis zu 80 % Arrhythmien, am häufigsten atriale Tachyarrhythmien (insb. Vorhofflimmern) und in zweiter Linie ventrikuläre Arrhythmien (w > m = 2:1)

42.2.2 Prädisponierende Faktoren

- Vorhofflimmern: vaskuläre Risikofaktoren, Herzinsuffizienz, KHK, Klappenvitien, Alkoholkonsum, Infekte, kardiale Eingriffe u. a.
- andere Arrhythmien: strukturelle Herzerkrankungen (Kardiomyopathie, Myokarditis), Kanalopathien, akuter Herzinfarkt, Elektrolytverschiebungen (Mg, K!), Infekte, kardioeffektive bzw. arrhythmogene Pharmaka u. a.

42.3 Ätiologie und Pathogenese

- Rhythmusstörungen entstehen durch Abweichungen in der Erregungsbildung, Erregungsleitung oder aufgrund einer Kombination von beidem.
- Bradyarrhythmien resultieren aus einer verminderten intrinsischen Schrittmacherfunktion oder aus Leitungsblockaden, vorwiegend innerhalb des AV-Knotens oder des His-Purkinje-Systems.
- Die meisten Tachyarrhythmien entstehen aufgrund eines Reentry-Mechanismus, einige infolge einer erhöhten bzw. gestörten Automatie.

42.4 Symptomatik

- Palpitationen, Herzrasen, Brustschmerz, thorakales Engegefühl, Dyspnoe, Belastungsintoleranz, unsystematischer Schwindel, (Prä-)Synkopen, weitere Zeichen der kardialen Dysfunktion (z. B. Ödeme), gelegentlich (bei supraventrikulären Tachykardien [SVT]) Polyurie; Herzstillstand
- Präexzitationssyndrome können bei jüngeren Betroffenen epileptische Anfälle imitieren.

42.5 Diagnostik

42.5.1 Diagnostisches Vorgehen

- Anamnese
- gezielte internistische Untersuchung, EKG
- Notfall-Labor (insb. BB, Elektrolyte, Troponin I, CK/CK-MB, BNP, TSH, CRP, ggf. D-Dimer)
- ggf. Echokardiografie

42.5.2 Anamnese, körperliche Untersuchung

- aktuelle Symptome (s. o.) und deren zeitliche Entwicklung
- Vorerkrankungen, insbesondere kardiopulmonal
- bei jüngeren Patienten Familienanamnese für plötzlichen Herztod oder Herzerkrankungen
- Konsum von Medikation und Drogen
- Palpation des Pulses, Auskultation des Herzens und der Lungen, RR-Messung, auf Zeichen kardialer Dekompensation achten

42.5.3 Bildgebende Diagnostik

Echokardiografie

- Zeichen der strukturellen Herzerkrankung, Pumpfunktion, regionale Wandbewegungsstörungen, Klappenvitien, Jugularis-Füllung

42.5.4 Instrumentelle Diagnostik
EKG
- 12-Kanal-EKG und ggf. zusätzlicher Rhythmusstreifen; Ausmessen der einzelnen Intervalle, Vergleich der Rate der atrialen Aktivierung mit der Rate und Regelmäßigkeit der ventrikulären Aktivierung
- beachte unregelmäßige Aktivität: mit/ohne erkennbares Muster?
- *schmaler QRS-Komplex* < 0,12 s weist auf supraventrikulären Ursprung oberhalb der Bifurkation des His-Bündels hin
- *breiter QRS-Komplex* ≥ 0,12 s deutet auf ventrikulären Ursprung unterhalb der Bifurkation des His-Bündels oder einen supraventrikulären Rhythmus mit ventrikulärem Leitungsdefekt oder ventrikulärer Präexzitation hin
- AV-Block
  - AV-Block 1. Grades: Verlängerung des PQ-Intervalls auf > 0,2 s
  - AV-Block 2. Grades Typ 1 (Wenckebach): PQ-Intervall verlängert sich von Schlag zu Schlag, bis QRS ausfällt
  - AV-Block 2. Grades Typ 2 (Mobitz): QRS-Komplex fällt ohne PQ-Verlängerung intermittierend aus
  - AV-Block 3. Grades: P-Welle unabhängig vom QRS-Komplex, sekundärer Schrittmacher übernimmt, QRS meist breit
- Sick-Sinus-Syndrom
  - Sinusbradykardie oder Sinusarrest
  - chronotrope Insuffizienz bei Belastung
  - häufig paroxysmales Vorhofflimmern (Bradykardie-Tachykardie-Syndrom)
- Vorhofflattern: Sägezahnwellen insb. bei Abl. II/III/aVF; atriale Frequenz 200–300/min, ventrikuläre Frequenz meist um 100 bzw. 130–150/min bei teilblockierter Überleitung
- DD schmaler QRS-Komplex mit unregelmäßiger ventrikulärer Frequenz: VHF, VH-Flattern mit variabler AV-Überleitung, multifokale atriale Tachykardie (variable P-Morphologie), Teil der junktionalen Tachykardien
- DD breiter QRS-Komplex mit regelmäßiger ventrikulärer Frequenz: VT, VHF oder SVT mit Schenkelblock, SVT mit aberranter oder akzessorischer Leitung, Herzschrittmacher

42.6 Differenzialdiagnosen
- Unterscheidungshilfen zwischen ventrikulären und supraventrikulären Tachykardien
  - eher ventrikulär
    - AV-Dissoziation (QRS häufiger als P)
    - Fusionsschlag (variable QRS-Morphologie)
    - QRS-Komplex in V1–V6 durchgehend negativ oder positiv
    - Frequenz > 170/min
    - QRS-Komplex-Breite > 140 ms
    - hohes Risiko nach akuter Myokardischämie
  - eher supraventrikulär
    - QRS-Komplex identisch zu Morphologie im Sinusrhythmus
    - Linksachsenabweichung
    - RR-Intervalle > 20 ms variabel
    - im Zweifel wie VT behandeln: kein Verapamil

42.7 Therapie

42.7.1 Basismaßnahmen bei akut bedrohlichen Herzrhythmusstörungen

- nach *ABCDE-Schema* vorgehen: Airway, Breathing, Circulation, Disability (neurologische Defizite, insbesondere Pupillen- oder Vigilanzstörung; BZ, Stoffwechselentgleisungen), Environment (körperliche Untersuchung)
- falls kein Puls tastbar sein sollte, umgehender Beginn mit Reanimationsmaßnahmen s. Kap. 46 (S. 328)
- *Sauerstoffgabe*, falls Sauerstoffsättigung < 95 %
- Behandlung von Schmerzen und Angst
- *12-Kanal-EKG*
- Elektrolyte normalisieren (Kalium hochnormal um 4,5 mmol/l!)
- kardiologisches Konsil

42.7.2 Therapie bradykarder Herzrhythmusstörungen

- Kalium hochnormal um 4,5 mmol/l halten
- bradykardisierende Medikation beenden bzw. ausschleichen
- Atropin 0,5–3 mg als Bolus i. v., falls Patient symptomatisch oder Herzfrequenz < 40/min

> **Cave**
> Atropindosis unter 0,5 mg kann AV-Block verschlechtern.

- Adrenalin (Suprarenin 1 Amp. = 1 mg in 1 ml) als Perfusor (z. B. 5 mg/50 ml, Beginn mit 2 ml/h)
- ggf. transkutaner Schrittmacher

42.7.3 Therapie tachykarder Herzrhythmusstörungen

- *bei instabilen Patienten* (Bewusstlosigkeit, anhaltende Hypotonie < 90 mmHg systolisch, Myokardischämie, Dyspnoe oder Lungenödem) bis zu 3 Kardioversionsversuche, falls Patient nicht im Sinusrhythmus
- bei Erfolglosigkeit der Kardioversion Amiodaron 300 mg i. v., dann 900 mg als Perfusor über 24 h
- *bei stabilen Patienten* Vorgehen nach Behandlungsalgorithmus in ▶ Abb. 42.1

Abb. 42.1 Tachykarde Herzrhythmusstörungen. Behandlungsalgorithmus bei stabilen Patienten (TEE: transösophageale Echokardiografie).

Akute Herzrhythmusstörungen

QRS	Rhythmus	P-Welle	Typ	Therapie	
schmaler QRS-Komplex <120 ms	regelmäßig	P-Welle vor jedem QRS	bei normaler P-Wellen-Morphologie: **Sinustachykardie**	Ursachen[a] behandeln, ß-Blocker erwägen	
			bei abnormaler P-Wellen-Morphologie: **atriale Tachykardie**	ß-Blocker i.v. Verapamil i.v.	
		keine P-Welle vor jedem QRS	Vagusstimulation: Valsalva, Karotissinus-massage 5-10 s[b], Adenosin 6-18 mg i.v.	falls Sinusrhythmus resultiert: **AV-Reentry-Tachykardie**[c]	
				falls Flatterwellen sichtbar: **Vorhofflattern**	Ca-Antagonist i.v./ ß-Blocker i.v. // Amiodaron 150 mg i.v. oder Kardioversion nach TEE
	unregelmäßig		**Vorhof-flimmern**	ß-Blocker i.v./Digoxin i.v./Ca-Antagonist i.v.; Amiodaron 150 mg i.v. bei struktureller Herzerkrankung oder Kardioversion nach TEE	
breiter QRS-Komplex > 120 ms	regelmäßig		**ventrikuläre Tachykardie**	Kardioversion, Amiodaron 300 mg i.v. über 20-60 min	
			supra-ventrikuläre Tachykardie mit Schenkelblock	Kardioversion	
	unregelmäßig		**Vorhof-flimmern bei Wolff-Parkinson-White Syndrom**	Amiodaron 300 mg i.v. über 30 min (oder 150 mg i.v. über 10 min) (CAVE: AV-blockierende Substanzen)	
			Polymorphe VT z.B. Torsade de pointes-Tachykardie	Magnesiumsulfat 2 g i.v. über 1-2 min, ggf. nach 10 min wiederholen; Elektrolyte normalisieren; QT-verlängernde Medikamente absetzen; Steigerung der Herzfrequenz > 90/min; Kardioversion (kein Amiodaron)	

a **Ursachen für Sinustachykardie:** Schmerz, Angst, Entzug, Hypovolämie, LV-Dysfunktion, Anämie, Infekt/ Fieber, Hyperthyreose, Lungenembolie
b nur bei Fehlen von Karotisplaques
c Optionen: Betablocker, bei COPD Verapamil

- Notfalldosierungen
  - Betablocker i. v.
    - Metoprolol (Lopresor 1 mg/ml) 2,5–5 mg i. v. über 2 min, ggf. bis 2 × innerhalb von 10 min wiederholen
    - Esmolol (Brevibloc 10 mg/ml) 0,5 mg/kg über 1 min
  - Kalziumantagonist i. v.
    - Verapamil (Isoptin 2,5 mg/ml) 5–10 mg über 2 min, ggf. weitere 10 mg nach 30 min
  - Kontraindikation (Betablocker, Kalziumantagonist): AV-Block 2./3. Grades, SA-Block, arterielle Hypotonie, Präexzitationssyndrom; Kalziumantagonisten i. v. und Betablocker i. v. nicht kombinieren
  - Digoxin i. v.
    - Digoxin (Lanicor 0,25 mg/ml) 0,25–0,5 mg, ggf. alle 6 h wiederholen
    - bei Niereninsuffizienz: Digitoxin (Digimerck 0,1 mg/ml) 2,5 mg, ggf. 2 × innerhalb von 24 h wiederholen
    - Kontraindikation AV-Block 2./3. Grades, SA-Block, arterielle Hypotonie, Präexzitationssyndrom

42.8 Quellenangaben

[195] Brugada J, Katritsis DG, Arbelo E et al. 2019 ESC Guidelines for the management of patients with supraventricular tachykardia. European Heart Journal 2020; 41: 655–720. DOI: 10.1093/eurheartj/ehz467

[196] Deneke T, Borggrefe M, Eckardt L et al. Pocket-Leitlinie: Ventrikuläre Arrhythmien und Prävention des plötzlichen Herztodes. Leitlinie der Deutschen Gesellschaft für Kardiologie 2015

[197] Hindricks G, Potpara T, Dagres N et al. 2020 ESC Guidelines for the diagnosis and management of atrial fibrillation developed in collaboration with the European Association for Cardio-Thoracic Surgery (EACTS): The Task Force for the diagnosis and management of atrial fibrillation of the European Society of Cardiology (ESC) Developed with the special contribution of the European Heart Rhythm Association (EHRA) of the ESC. Eur Heart J 2021; 42: 373–498

[198] Page RL, Joglar JA, Caldwell MA et al. 2015 ACC/AHA/HRS Guideline for the management of adult patients with supraventricular tachycardia: a Report of the American College of Cardiology/American Heart Association Task Force on Clinical Practice Guidelines and the Heart Rhythm Society. J Am Coll Cardiol 2016; 67: e27–e115

[199] Pedersen CT, Kay GN, Kalman J et al. EHRA/ HRS/ APHRS Expert Consensus on ventricular arrhythmias. Heart Rhythm 2014; 11: e166–e196

[200] Voga G, Pernat A. Arrhythmia – Clinical problems. European Society of Intensive Care Medicine (ESICM): PACT Modul 2013: 1–61

43 Dyspnoe und respiratorische Insuffizienz

Andrea Bartels

43.1 Definition

- Dyspnoe ist die subjektive Erfahrung einer gestörten oder erschwerten Atmung, für die von Patientenseite ganz unterschiedliche Begriffe verwendet werden: Atemnot, Kurzatmigkeit, Lufthunger, Beklemmung, Engegefühl

43.2 Epidemiologie

43.2.1 Häufigkeit

- eines der 10 häufigsten Leitsymptome sowohl im ambulanten Bereich, im Rettungsdienst als auch in der Notaufnahme (7,4 % aller Patienten in Berliner CHARITEM-Studie)
- Die fünf häufigsten Ursachen von Dyspnoe des Erwachsenenalters in Rettungsdienst oder Notaufnahme sind COPD, Herzinsuffizienz und Pneumonie (jeweils ca. 15 %), akutes Koronarsyndrom und Lungenembolie (jeweils ca. 3 %).
- In der neurologischen akutstationären Behandlung ist die (Aspirations-)Pneumonie die häufigste respiratorische Komplikation.
- häufigste Diagnosen altersabhängig: < 45 Jahre Asthma bronchiale, 45-80 Jahre exacerbierte COPD und > 80 Jahre dekompensierte Herzinsuffizienz
- bei sehr heterogenen Ursachen ansonsten keine sinnvollen allgemeinen Angaben zu Alters- und Geschlechtsverteilung möglich

43.2.2 Prädisponierende Faktoren

- z. B. pneumologische Vorerkrankungen, neurologische Erkrankungen mit Dysphagie und/oder Muskelschwäche, vaskuläre Risikofaktoren, atopische Erkrankungen

43.3 Ätiologie und Pathogenese

- Ungleichgewicht zwischen zentralem Atemantrieb und afferenten Signalen von Rezeptoren aus Atemwegen, Lunge und Thoraxwand; psychische, soziale und andere Faktoren (z. B. Medikamente) spielen modifizierende Rollen

43.4 Symptomatik

- Dyspnoe kann isoliert als erhöhter Lufthunger oder erschwerte Atmung auftreten, oder in Kombination mit anderen Symptomen bzw. Befunden, die ggf. auf Ursache hindeuten

43.5 Diagnostik

43.5.1 Diagnostisches Vorgehen

Ersteinschätzung bei akuter Dyspnoe:
- *klinischer Eindruck:* Vigilanz, Kontaktfähigkeit, Hautkolorit, Vitalparameter nach dem ABC-Schema (airway, breathing, circulation): RR, Puls, AF, Pulsoxymetrie, Temperatur
- *Hinweis auf akute vitale Bedrohung* (drohender Herzkreislaufstillstand innerhalb von Minuten):
  - A: Atemmuster/Geräusche: V. a. Atemwegsverlegung? Besserung durch Esmarch-Handgriff?
  - B: Bradypnoe AF < 8/min (Thoraxbewegungen palpatorisch/visuell), Pulsoxymetrie
  - C: Bradykardie < 30–35/min (Palpation einer großen Arterie für 5–10 s), RR
  - Zentralisation, Schnappatmung, vegetative Symptome (z. B. starkes Schwitzen, Erbrechen, Defäkation, Hypersalivation)
- insbesondere bei unbekannten Patienten und vor möglicher Sedierung/Intubation wenn möglich kurzer *Neurocheck*: quantitative/qualitative Bewusstseinsstörung, meningeale Reizzeichen, Sehen, Sprachverständnis/-produktion, Hirnnervenfunktionen, Motorik, Muskeltonus, Muskeleigenreflexe, ggf. sensibles Niveau, unwillkürliche Bewegungen (Tremor, Anfallsäquivalente)

43.5.2 Anamnese

- Akuität und Schwere der Dyspnoe bestimmen den Umfang der erhebbaren Anamnese
  - zeitlicher Verlauf
    - akut, subakut, chronisch (> 4 Wochen), akute Verschlechterung einer chronischen Symptomatik, intermittierend/anfallsweise oder permanent, bisherige körperliche Belastbarkeit
  - situative Faktoren und Auslöser
    - in Ruhe, bei körperlicher Anstrengung, bei psychischer Belastung
    - in bestimmter Körperposition oder nach Allergen-/Kälteexposition
    - Medikation (Betablocker, ASS, Ticagrelor, Amiodaron, Methotrexat)
  - kausale Faktoren und typische Vorerkrankungen
    - Asthma, COPD, Herzinsuffizienz, koronare Herzerkrankung, kardiovaskuläre Risikofaktoren, Dysphagie, neuromuskuläre Erkrankung, Allergien, Anämie, Hyperthyreose, psychische Belastung, psychiatrische Vorerkrankungen
  - wichtige Begleitsymptome, die meist aktiv erfragt werden müssen
    - chronische Hypoventilation: Kopfschmerz, Konzentrationsstörung, Tagesmüdigkeit
    - Pneumonie: Fieber, produktiver Husten, Umgebungs- und Reiseanamnese
    - Anämie: Müdigkeit, Kopfschmerz
    - kardiale Symptome: Orthopnoe, Nykturie, Beinödeme, AP-Beschwerden
    - Lungenarterienembolie: Immobilisation (bei Paresen, OP, Flugreise), hormonelle Kontrazeptiva, frühere Lungenembolie oder tiefe Venenthrombose, Malignom

43.5.3 Körperliche Untersuchung

- *Inspektion*
  - Kopf: Allgemeinzustand, Bewusstseinslage
  - Haut: Kolorit (Blässe, periphere/zentrale Zyanose)
  - Hals: erhöhter Jugularvenendruck (30° OK-Lagerung, Vene ausstreichen, hepatojugulärer Reflux), obere Einflussstauung
  - Thorax: Form, Deformität, Atemfrequenz (Normopnoe 12–18/min, Tachypnoe > 20/min, Bradypnoe < 10/min, Atemmuster (z. b. paradoxe Atmung, asymmetrische Bewegungen), Beurteilung der Atemanstrengung (Atemhilfsmuskulatur)
  - Hände: chronische Hypoxiezeichen (Uhrglasnägel, Trommelschlegelfinger), Muskelatrophien, Faszikulationen, Petechien u. ä. Läsionen (z. B. Pneumokokkensepsis)
  - Rumpf/Beine: periphere Ödeme (symmetrisch/einseitig), Anasarka, Muskelatrophie, Faszikulationen, Wadendruckschmerz
  - Körperhaltung: Orthopnoe, Schonhaltung (pleuritische Schmerzen bei Lungenarterienembolie, Pneumonie)
- *Auskultation*
  - pulmonal: inspiratorische/exspiratorische Atem-/Rasselgeräusche
  - kardial: Herzrhythmus, Herzfrequenz, 3. Herzton, Herzgeräusche ggf. mit Fortleitung
- *Perkussion/Palpation*
  - Zwerchfellstand
  - hyper-/hyposonorer Klopfschall

43.5.4 Formulierung einer ersten diagnostischen Hypothese

- durch den Untersuchungsbefund erhält man ggf. Hinweise auf die ätiologische Zuordnung (obstruktiv, restriktiv, kardial, kompensatorisch; ▶ Tab. 43.2)
  - *isolierte Dyspnoe* (unbehinderte In- und Exspiration, keine Rasselgeräusche): Lungenarterienembolie, akutes Koronarsyndrom, metabolische Azidose/Ketoazidose, amyotrophe Lateralsklerose, Guillain-Barré-Syndrom, Hirnblutung/zerebrale Ischämie, Angst-/Panikstörung, Depression, funktionell
  - *Stridor* (inspiratorisch = supraglottisch, gemischt/biphasisch = glottisch, exspiratorisch = tracheal): anaphylaktische Reaktion, Fremdkörper, Tumoren, Infektionen, Multisystematrophie, Refluxerkrankung
  - *exspiratorische trockene Rasselgeräusche* (Giemen, Brummen, Pfeifen, verlängertes Exspirium): Asthma bronchiale, COPD, Anaphylaxie, wenn einseitig Fremdkörper
  - *inspiratorische feuchte Rasselgeräusche:* Pneumonie, ARDS, kardiales/neurogenes Lungenödem, Nierenversagen, Endstadium Leberversagen
  - *einseitig abgeschwächtes Atemgeräusch:* Pneumonie, Atelektase, Erguss, Pneumothorax
  - *Hämoptysen:* Bronchialkarzinom, Lungenembolie, Bronchiektasen, chronische Bronchitis, Tuberkulose
  - *Orthopnoe:* kardiales/neurogenes Lungenödem, Zwerchfellparese, neuromuskuläre Erkrankung
  - *pleuritische Schmerzen:* Lungenarterienembolie, Pneumonie mit Pleurabeteiligung

43.5.5 Apparative und laborchemische Stufendiagnostik

- **Stufe I (obligat):** EKG, Laboruntersuchungen (inkl. Troponin I)
  - *12-Kanal-EKG* mit Rhythmusstreifen: obligat, da Dyspnoe isoliertes Symptom eines akuten Koronarsyndroms sein kann; dabei sind 20 % der EKG initial negativ, ggf. Wiederholung!
  - *Routinelabor:* BB (Anämie, Entzündungszeichen), CRP, Kreatinin, Harnstoff, Leberwerte (Stauung), TSH, Glukose, Elektrolyte, Gerinnung
  - besondere Parameter
    - *BNP:* guter Parameter zum Ausschluss einer akuten Herzinsuffizienz als Ursache einer Dyspnoe; immer im Kontext von Begleiterkrankungen interpretieren (erhöht mit zunehmendem Alter, Niereninsuffizienz, COPD, Myokarditis, akuter Rechtsherzbelastung; erniedrigt bei Adipositas); positiver prädiktiver Wert hingegen schlecht (> 500 pg/ml Herzinsuffizienz wahrscheinlich, 100–500 pg/ml unsicher, < 100 pg/ml unwahrscheinlich)
    - *Troponin I* (mit Dynamik nach 3 und 6 Stunden): wichtiger Parameter zum Ausschluss eines akuten Koronarsyndroms (nach wiederholten Bestimmungen), aber ebenfalls positiv bei akuter Herzinsuffizienz, Lungenarterienembolie (LAE), Sepsis, Peri-/Myokarditis, Niereninsuffizienz, Schlaganfall, epileptischen Anfällen, SAB u. a.
    - *D-Dimer:* Marker der fibrinolytischen Aktivität, falls Wells-Score (▶ Tab. 43.1) < 4 Punkte hiermit *Ausschluss* einer LAE möglich, aber ebenfalls positiv bei Koagulopathie, Infektion, Malignom, Trauma, Operation, Schwangerschaft, postpartal, im Alter u. a.
  - *Blutgasanalyse* (großzügige Indikation auch als Hilfe zur Indikationsstellung für Wach-/Intensivstation oder Intubation)
    - Normwerte: pH 7,35–7,45, pO_2 70–105 mmHg (Formel modifiziert nach Murray: pO_2 = 100 – Alter/3), pCO_2 32–45 mmHg, SpO_2 95–99 %, Base Excess (BE) –2 bis + 3 mmol/l, $cHCO_3$ 21–26 mmol/l
    - hypoxämische Ateminsuffizienz (Typ I): paO_2 < 60–70 mmHg, $paCO_2$ < 45 mmHg
    - hyperkapnische Ateminsuffizienz (Typ II): paO_2 < 60–70 mmHg, $paCO_2$ > 45 mmHg
- **Stufe II:** Bildgebung (Rö-Thorax, CT-Thorax, Sonografie (kardial, V. cava, Pleuraraum und Lungenparenchym)
- **Stufe III:** je nach Verdachtsdiagnose CT-Angiografie, invasive Koronarangiografie

Tab. 43.1 Wells-Score – vereinfachte Form.

Symptome	Punkte
klinische Zeichen einer tiefen Beinvenenthrombose (TVT)	1
Lungenembolie wahrscheinlicher als andere Diagnosen	1
Tachykardie (Herzfrequenz > 100/min)	1
Operation oder Immobilisation innerhalb der letzten 4 Wochen	1
frühere Lungenembolie oder TVT	1
Hämoptysen	1
aktive Malignomerkrankung	1
Interpretation: 0–4 Punkte: Lungenembolie unwahrscheinlich, ≥ 5 Punkte: Lungenembolie wahrscheinlich	

43.6 Differenzialdiagnosen

Tab. 43.2 Differenzialdiagnosen von Dyspnoe und respiratorischer Insuffizienz abhängig von der Akuität.

Differenzialdiagnose	Leitsymptom/ weitere Diagnostik
perakut (Sekunden bis wenige Minuten)	
Herzinfarkt	*isolierte Dyspnoe* kann einziges Symptom sein, daher immer Troponin I und EKG
Herzrhythmusstörung	*isolierte Dyspnoe*, arrhythmischer Puls, 12-Kanal EKG
Lungenarterienembolie	*isolierte Dyspnoe*, ggf. atemabhängige Schmerzen/Schonatmung, Synkope, Tachykardie, Hämoptysen, akute Rechtsherzbelastung im EKG, BGA (pO$_2$↓, ggf. pCO$_2$↑); Wells-Score: Risiko niedrig → D-Dimer; Risiko hoch → direkt CT-Angiografie; Echokardiografie, BNP/Troponin I: schwerer Verlauf?
Fremdkörperaspiration	*Stridor*, keuchende/pfeifende Atemgeräusche, Rö-Thorax einseitig abgeflachtes Zwerchfell und Lungenüberblähung, Bronchoskopie
Pneumothorax	stechende Schmerzen, asymmetrische Thoraxbewegungen, Hautemphysem, hypersonorer Klopfschall, *abgeschwächtes/fehlendes Atemgeräusch*: Rö-Thorax (Genese spontan, traumatisch oder iatrogen); v. a. bei Zyanose, oberer Einflussstauung und Blutdruckabfall V. a. Spannungspneumothorax!
akut (< 1 Stunde bis wenige Stunden)	
anaphylaktische Reaktion	*Stridor, exspiratorische Atemgeräusche*, periorbitale Ödeme, Tachykardie, arterielle Hypotonie, Beteiligung von Haut/Schleimhäuten, gastrointestinale Symptome
Asthmaanfall	*anfallsartige Dyspnoe*, oft nachts, atopische Erkrankung oft bekannt, *exspiratorisches Giemen/verlängertes Exspirium*, oft Einsatz der Atemhilfsmuskulatur, Tachypnoe mit geringem Volumen, Ansprechen auf Betasympathomimetika
subakut (Stunden bis wenige Tage)	
exazerbierte COPD	*Verschlechterung > 24 h*, vermehrter Husten mit gelblich-grünlichem Auswurf, Tachypnoe, *Giemen, verlängertes Exspirium*, zentrale Zyanose, spät: Silent Lung, Einsatz der Atemhilfsmuskulatur (Kutschersitz), Lippenbremse, Ödeme
akute Linksherzinsuffizienz/Lungenödem	*feuchte Rasselgeräusche (RG)*, periphere Ödeme, erhöhter Jugularvenendruck, periphere Zyanose, evtl. obstruktive AG: EKG, Labor (Herzenzyme), BNP (> 500 pg/ml), BGA: oft respiratorische Insuffizienz Typ I, Rö-Thorax, Echokardiografie
(Aspirations-)Pneumonie	Pleuraschmerzen, Fieber/Hypothermie (oft fehlend beim geriatrischen Patienten), Husten, Tachypnoe, Tachykardie, *feuchte RG*, ggf. Hypoxämie, bei Aspiration brodelndes Atemgeräusch, Dysphagie: Rö-Thorax, ggf. Thorax-CT
Atelektase, Sekretverlegung	*abgeschwächtes Atemgeräusch*, Brodeln, Hinweis auf Dysphagie, insuffizienter Hustenstoß, Sättigungsabfall (kann Sekretverhalt anzeigen): Rö-Thorax, Bronchoskopie

Dyspnoe und respiratorische Insuffizienz

Tab. 43.2 Fortsetzung

Differenzialdiagnose	Leitsymptom/ weitere Diagnostik
chronisch	
KHK/AP-Beschwerden	*Auftreten bei Belastung*/Kälteexposition; Myokardszintigrafie, Stressecho, Ergometrie
chronische Lungenerkrankung	unproduktiver Husten, inspiratorisches Knisterrasseln, Uhrglasnägel, Trommelschlegelfinger (interstitielle Lungenerkrankung); Husten/Auswurf > 3 Monate in 2 Jahren, morgendlicher Auswurf, Alter meist > 40 Jahre, Raucheranamnese, Belastungsdyspnoe
chronisch-rezidivierend	
psychiatrische Erkrankungen oder Hyperventilationssyndrom	Thoraxatmung mit Tachypnoe, *respiratorische Alkalose* (BGA): in der Regel Ausschlussdiagnose, Besserung der Dyspnoe bei Ablenkung, ggf. psychiatrische Anamnese; DD der respiratorischen Alkalose: Hypoxie, Sepsis, hepatische Enzephalopathie, zentrale Atemregulationsstörung

43.7 Therapie

43.7.1 Allgemeine Maßnahmen

- bei vital bedrohlichen Zuständen (Vitalparameter, Vigilanz!) ABCD-Regel beachten mit Sicherung der Atemwege, ggf. Verlegung auf IMC oder Intensivstation in Intubationsbereitschaft; Indikationsstellung NIV/Intubation und Verlegung in der Regel durch erfahrenen Notfall-/Intensivmediziner (▶ Tab. 43.3, ▶ Tab. 43.4)
- Allgemeinmaßnahmen: aufsetzen lassen/Oberkörperhochlagerung für besseren Einsatz der Atemhilfsmuskulatur; O_2-Gabe (Oxygenierungsziel: SpO_2 92–96 %, bei Hyperkapnierisiko 88–92 %; via Nasenbrille bis zu einer Flussrate von 6 l/min, bei unzureichender Oxygenierung Einsatz von Maske ± Reservoir (hier Flussrate von ≥ 6 l/min, bei Venturi-Masken ≥ 4 l/min notwendig zur Vermeidung von CO_2-Anreicherung)
- ggf. Fenster öffnen, beruhigende Zusprache
- therapeutische Optionen bei einzelnen Erkrankungen s. u.

Tab. 43.3 Indikatoren für IMC/Intensivstation nach Hüfner/Dodt 2015.

Parameter	IMC	Intensivstation
Atemfrequenz	20–25/min	> 25/min
Herzfrequenz	100–120/min	> 120/min
Blutdruck systolisch	90–100 mmHg	< 90 mmHg
SpO_2	< 92 %	< 88 % mit O_2-Gabe
pO_2	50–70 mmHg	< 50 mmHg
pCO_2	50–70 mmHg	> 70 mmHg
pH	< 7,30	< 7,25

Tab. 43.4 Indikatoren für NIV/Intubation nach Hüfner/Dodt 2015.

Parameter	NIV	Intubation
Atemfrequenz	>25/min	>35/min unter Therapie
SpO2	<92%	<85% mit O2-Gabe
pO2	<70 mmHg	<50 mmHg mit O2-Gabe
pCO2	>45 mmHg	>50 mmHg unter Therapie
pH	<7,30	anhaltend <7,30
Indikation	COPD, neuromuskuläre Erkrankung (pCO2, pH), Lungenödem/Pneumonie (pO2, AF), Immunsuppression, palliative Indikation	anhaltende resp. Azidose, Polytrauma, instabiler Thorax, Gesichtsschädel- oder Halsverletzungen, Unruhe, Erschöpfung, Ausfall der Schutzreflexe (GCS<9)

43.7.2 Therapeutische Optionen bei einzelnen Erkrankungen

- *dekompensierte (Links-)Herzinsuffizienz/Lungenödem*
  - allgemein: sitzende Lagerung mit tiefliegenden Beinen, O_2-Gabe
  - Medikation
    - RR normal bis erhöht: Furosemid 20–40 mg i. v., Nitroglycerin 2 Hübe, Serumelektrolyte optimieren; Angst im Vordergrund: Morphin 2,5–5 mg s. c. (KI Atemdepression)
    - RR erniedrigt: Verlegung auf ICU/IMC (Vasopressoren, Dialyse, Volumentherapie nach Blutdruck/HZV, ggf. Beatmung)
  - kausale Behandlung z. B. einer arteriellen Hypertonie
- *Lungenarterienembolie*
  - leichte LAE (Vitalparameter stabil, Alter < 80 Jahre, keine Vorerkrankungen, unauffälliges Troponin)
    - NMH wie z. B. Enoxaparin 1 mg/kgKG alle 12 h ODER
    - UFH: Heparin 70 IE/kgKG als Bolus, dann 1000 IE/h PTT-gesteuert, cave: HIT II
  - schwere LAE (Risikofaktoren s. o., rechtsventrikuläre Dysfunktion und Troponin positiv) oder Hochrisikogruppe (RR < 90 mmHg, Abfall um 40 mmHg, Herzstillstand)
    - Reperfusionstherapie mit z. B. Alteplase 10 mg i. v. als Bolus, 90 mg i. v. über 2 h (> 65 kgKG), ggf. mechanische Rekanalisation in spez. Zentren
- *COPD, exazerbiert*
  - allgemein: O_2-Therapie: Ziel-paO_2 > 60 mmHg unter BGA-Kontrolle (nach 20 min), sitzende Lagerung
  - Medikation
    - Beta-2-Agonist z. B. Salbutamol 2–4 Hübe, ggf. alle 10–20 min wiederholen (Tageshöchstdosis 8 Hübe = 0,8 mg im ambulanten Bereich) oder bei festem Sekret Salbutamol über Vernebler (1 ml = 20 Trpf. = 5 mg) 5–10 Trpf. in 0,9 %iger NaCl-Lösung, ggf. alle 10–20 min wiederholen, max. 30 Trpf./d, bei fehlenden Nebenwirkungen/unter Monitorüberwachung ggf. häufiger

Dyspnoe und respiratorische Insuffizienz

- Anwendung in Kombination mit Anticholinergika z. B. Ipratropiumbromid 2–4 Hübe oder bei festem Sekret über Vernebler 1–2 ml (1 ml = 250 µg) in 0,9 %iger NaCl-Lösung, ggf. nach 10 min wiederholen
  - weitere Optionen
    - Prednisolon 40 mg i. v.
    - bei infektbedingter Exazerbation (purulentes Sputum, Prokalzitonin > 0,1 ng/ml) kalkulierte Antibiotikatherapie, ggf. 20–40 mg Furosemid i. v. bei Rechtsherzbelastung (RR-Kontrolle)
    - bei Immobilisation/Polyglobulie Thromboseprophylaxe
  - bei Hinweisen für respiratorische Erschöpfung (paradoxe Atmung als inspiratorische Einziehung der Bauchwand, Bewusstseinstrübung)
    - NIV/invasive Beatmung
- *Asthmaanfall*
  - allgemein: O_2-Gabe (2–4 l/min), Ziel-SaO_2 > 92 %, sitzende Lagerung
  - Medikation
    - Beta-2-Agonist s. o.
    - bei schwerem Anfall + Ipratropiumbromid s. o.
    - bei schwerem Anfall Verlegung ICU/IMC und Beta-2-Sympathomimetikum i. v. (KI kardiale Vorerkrankung, Überdosierung inhalativer Betamimetika) wie z. B. Reproterol (Bronchospasmin) ½–1 Amp. (1 ml = 0,09 mg) langsam i. v.; 50–100 mg Prednisolon i. v.; ggf. nach 4 h wiederholen
    - ggf. 2 g Mg in 50 ml NaCl i. v. über 20 min
- *(Aspirations-) Pneumonie*
  - allgemein: O_2-Gabe, ggf. Herzinsuffizienz behandeln (z. B. Furosemid 20 mg i. v.), bei Fieber Flüssigkeit i. v., ggf. NaCl-Inhalation, Überwässerung vermeiden
  - Antibiotika (je nach Einteilung in ambulant oder nosokomial, mit/ohne Komorbidität, Schweregrad und Risiko für multiresistente Erreger), s. Kap. Sepsis und häufige Infektionen (S. 310)
  - Aspirationspneumonie (Staphylococcus aureus, gramnegative Stäbchen, ggf. Anaerobier)
    - ambulant Amoxicillin/Clavulansäure
    - schwere Verläufe Piperacillin/Tazobactam
- *neuromuskuläre Erkrankungen* (Myasthenie, Motoneuronerkrankung, Guillain-Barré-Syndrom)
  - allgemein: Lagerung mit erhöhtem Oberkörper, Rachen freihalten, ggf. Guedel-Tubus, Sekrete und Speichel absaugen, O_2-Gabe
  - Sekretmanagement, ggf. Bronchospasmolyse, Infektbehandlung (Piperacillin/Tazobactam oder Cephalosporin der 3. Generation)
  - bei drohender resp. Erschöpfung oder massiver Sekretbildung (z. B. unter cholinerger Therapie bei Myasthenie oder Infektion) Indikation zur nicht invasiven Beatmung (NIV) oder Intubation prüfen
  - terminale resp. Insuffizienz (s. Palliativmedizin)
    - Morphin beginnend mit 2,5–5 mg alle 4 h p. o. oder 1–2 mg s. c., ggf. Lorazepam zur Anxiolyse
    - bei ALS Vermeidung von Notfallintubation ohne Aufklärung und Einwilligung
- *psychiatrische Erkrankung, Hyperventilationssyndrom, Angst-/Panikstörung*
  - beruhigendes Gespräch, Psychoedukation, Rückatmung in Plastik-/Papiertüte, bei Panikstörung ggf. Lorazepam

- bei chronischem Hyperventilationssyndrom Psychoedukation, Physio-/Atemtherapie, Verhaltenstherapie und Entspannungsübungen
- bei Depression, Angst- und Panikstörung ggf. SSRI und Einleitung psychiatrischer bzw. psychotherapeutischer Behandlung

43.8 Quellenangaben

[201] Berliner D, Schneider N, Welte T et al. The differential diagnosis of dyspnea. Dtsch Arztebl Int 2016; 113: 834–845
[202] DeVos E, Jacobson L. Approach to Adult Patients with Acute Dyspnea. Emerg Med Clin North Am 2016; 34: 129–149
[203] Hauswaldt J, Blaschke S. Dyspnoe. Internist (Berl) 2017; 58: 925–936. Erratum: Internist (Berl) 2018; 59: 104
[204] Hüfner A, Dodt, C. Notfalldiagnostik und therapeutisches Management der akuten Dyspnoe. Med Klin Intensivmed Notfmed 2015; 110: 555–566
[205] Renier W, Winckelmann KH, Verbakel JY et al. Signs and symptoms in adult patients with acute dyspnea: a systematic review and meta-analysis. Eur J Emerg Med 2018; 25: 3–11

44 Sepsis und häufige Infektionen

Florian Thanbichler

44.1 Definition

- Nachweis einer *Infektion* erfolgt über klinische Kriterien (S. 311), bildgebende und Laborbefunde, den mikrobiologischen Keimnachweis und ggf. das Ansprechen auf Therapie
- *Sepsis* ist eine lebensbedrohliche Organdysfunktion durch inadäquate Wirtsantwort auf eine Infektion
- für Diagnose einer *sepsisassoziierten Organdysfunktion* auf Intensivstationen: SOFA-Score (Sequential Organ Failure Assessment), bei Anstieg von ≥ 2 Punkten Prognose erheblich verschlechtert. Dieser Score, der eine Organdysfunktion von 6 Organsystemen (Atmung, Thrombozyten, Bilirubin, Blutdruck, GCS, Kreatinin/Urinproduktion) in 4 Schweregraden einstuft (0–24 Punkte), ist aufwändig und daher für die Notaufnahme ungeeignet
- um Patienten mit hohem Risiko für ein schlechtes Outcome zu identifizieren: *qSOFA* (quick SOFA):
  - Atemfrequenz ≥ 22/min
  - veränderte Bewusstseinslage (Glasgow-Koma-Skala-Score < 14 Punkte)
  - systolischer Blutdruck ≤ 100 mmHg
- bei *qSOFA-Score von ≥ 2 Punkten* hohes Mortalitätsrisiko, sodass eine antibiotische Behandlung unverzüglich beginnen sollte
- weder SOFA- noch qSOFA-Kriterien sind isoliert sensitive Marker zur Sepsisdiagnose, sondern graduieren vorrangig die Erkrankungsschwere
- es gibt keine Checkliste, deren Abhaken eine treffsichere Sepsis-Diagnose erlaubt
- *septischer Schock* als Unterform der Sepsis ist gekennzeichnet durch
  - anhaltende Hypotonie trotz adäquater Volumentherapie, die einen Vasopressoreneinsatz erfordert, um den mittleren arteriellen Druck > 65 mmHg zu halten und
  - Laktatwert im Serum > 2 mmol/l

44.2 Epidemiologie

44.2.1 Häufigkeit

- In Deutschland 320 000 dokumentierte Sepsisfälle/Jahr, entspricht Inzidenz von 370/100 000; davon versterben jährlich etwa 75 000 Patienten (Letalität 20–30 %)

44.2.2 Altersgipfel

- im Alter steigt Inzidenz der Sepsis stark (etwa Faktor 100) und Letalität moderat (etwa Faktor 5) an, die Mortalität somit etwa um den Faktor 500. Ursachen sind u. a. atypische Präsentation mit Verzögerung der Diagnose, Multimorbidität und verminderte Funktionsreserven

44.2.3 Geschlechtsverteilung

- bei Männern häufiger Infektionen der Atemwege, bei Frauen häufiger Infektionen im Urogenitaltrakt
- bei Männern häufiger grampositive und bei Frauen häufiger gramnegative Erreger

44.2.4 Prädisponierende Faktoren

- Alter > 65 Jahre
- Immunschwäche
- Diabetes mellitus
- Krebserkrankung
- medizinische Implantate (Herzklappen, intravasale Sonden etc.)
- kürzliche OP oder invasive medizinische Maßnahme
- Krankenhausaufenthalt vor < 90 Tagen

44.3 Ätiologie und Pathogenese

- *Infektion*: erregervermittelte Störung der Homöostase, die in Verbindung mit Immunantwort des Wirts zustande kommt (in Abgrenzung zur reinen Kolonisation/Besiedelung)
- *Sepsis*: fehlregulierte Antwort auf schwere Infektion (durch Bakterien, Pilze, Viren) mit Organdysfunktion durch Einfluss pro- und antiinflammatorischer Mediatoren (z. B. Zytokine), mit Aktivierung aller Bereiche des Immunsystems, Aktivierung des Gerinnungssystems, Veränderung der Gefäßweite und der Störung der Mikro-/Makrozirkulation bis hin zum (Multi-)Organversagen

44.4 Symptomatik

- Kriterien für das Vorliegen einer Infektion (Klinik und Labor):
  - Fieber > 38 °C oder Hypothermie < 36 °C
  - Tachykardie > 90/min
  - Atemfrequenz > 20/min
  - Schüttelfrost
  - Leukozytose > 12 000/µl
  - Linksverschiebung im Differenzialblutbild
  - Erhöhung von Prokalzitonin und/oder C-reaktivem Protein
  - und ggf. Zeichen der Organhypoperfusion
- Diese Kriterien beziehen die alten Kriterien des systemischen inflammatorischen Response-Syndrom (SIRS) ein, die aber alleine eine begrenzte Sensitivität und Spezifität für die Infekt-/Sepsisdiagnose haben.
- Fieber kann fehlen, insbesondere bei sehr jungen oder alten Patienten
- Atemnot nicht spezifisch für pulmonalen Fokus
- Auch Hautveränderungen (z. B. Meningokokken-Exanthem), Dysurie, Rückenschmerzen oder abdominelle Schmerzen können auf Infektion hinweisen.
- Starke Kopfschmerzen, Lichtempfindlichkeit, Meningismus und Bewusstseinsänderung deuten auf eine mögliche Infektion des zentralen Nervensystems hin.

44.5 Diagnostik
44.5.1 Diagnostisches Vorgehen
- Anamnese: Eigen-/Fremdanamnese und Sichtung Arztbriefe, Vorbefunde, Medikamente: zeitlicher Symptomverlauf, Reiseanamnese, Vorerkrankungen, vorangegangene stationäre Aufenthalte, Immunsuppression, infizierbare Implantate, multiresistente Erregerhistorie, Antibiotikahistorie
- Vitalfunktionen messen
- Notfall-Labor und BGA abnehmen (Kontrollmessung S-Laktat innerhalb von 6 h wenn ≥ 2 mmol/l)
- Blutkulturen *vor* Gabe eines Antibiotikums (2–4 Paar aerob und anaerob aus verschiedenen Punktionsstellen, ggf. auch aus intravasalem Katheter)
- Fokussuche: Zugänge überprüfen, Urinkultur, Röntgen-Thorax, Sonografie Abdomen
  - ggf. ergänzen je nach klinischem Verdacht: Sputumkultur, Influenza-Test, SARS-CoV-2-Test, Katheterspitze in Mikrobiologie, Stuhlkultur, Wund-, Rachen- oder Genitalabstrich, Abszess- oder Gelenkpunktion, Liquordiagnostik etc.
- Keimnachweis gelingt auch bei einer Sepsis nur in etwa 50 % der Fälle!
- Erhebung des qSOFA-Scores
- bei diagnostischer Unsicherheit Differenzialdiagnosen erwägen (s. u.)

44.6 Differenzialdiagnosen

Auswahl häufiger Differenzialdiagnosen der Sepsis
- Die folgende Auflistung stellt eine Auswahl häufiger Differenzialdiagnosen der Sepsis dar, wobei die Reihenfolge nicht die Häufigkeit der Erkrankungen widerspiegelt
- kardiopulmonale Ursachen
  - Myokardinfarkt
  - Arrhythmie
  - dekompensiertes Vitium
  - Kardiomyopathie
  - Myokarditis
  - Perikardtamponade
  - Cor pulmonale mit Rechtsherzversagen
  - Lungenembolie
- infektiöse Ursachen
  - Tuberkulose
  - HIV-Infektion und AIDS
  - infektiöse Diarrhö
  - streptokokkenbedingtes toxisches Schocksyndrom
  - Tropenkrankheiten
  - Tollwut
  - Tetanus
- Hypovolämie (Durchfall, Erbrechen, Verbrennung, Pankreatitis, Ileus)
- spinales Trauma oder schweres Schädel-Hirn-Trauma
- Intoxikationen (Sedativa, Narkotika, Drogen, Kohlenmonoxid, Zyanid u. a.)

44.7 Therapie

44.7.1 Vorgehen bei Verdacht auf Sepsis

> **Merke**
>
> Die erste Behandlungsstunde ist entscheidend für das Outcome!

- Prokalzitoninbestimmung: PCT < 0,5 ng/ml → Sepsis unwahrscheinlich, > 2,0 ng/ml hochwahrscheinlich, aber Sensitivität und Spezifität nur < 80 %
- Prokalzitoninverlauf kann helfen, Dauer der Therapie festzulegen
- Breitspektrumantibiotikum intravenös und hochdosiert *sofort nach Abnahme von Blutkulturen*: kalkulierte Therapie je nach vermutetem Infektionsherd und Erregerspektrum
- Überwachung der Vitalfunktionen, Kontrolle der kapillären Füllungszeit zur Beurteilung der peripheren Perfusion
- nasale High-Flow-Sauerstoffgabe
- hämodynamische Optimierung
  - Volumentherapie bis 1000 ml Kristalloide in 30 min
  - 30 ml/kg Ringer-Lösung in den ersten 3 h
  - Noradrenalintherapie bei MAP < 65 mmHg, ggf. additiv Vasopressintherapie
  - Diurese ≥ 0,5 ml/kg/h
  - zentralvenöse Sättigung (ScvO$_2$) ≥ 70 %
  - Erythrozytenkonzentrate bei Hb < 7 g/dl
  - Bikarbonat bei pH < 7,2 und Nierenfunktionseinschränkung
- falls möglich frühe Sanierung des vermuteten Fokus, z. B. Wechsel/Entfernung infizierter Zugänge
- Verlegung und Weiterbehandlung auf Intensivstation (frühzeitige Kontaktaufnahme!)
- *weiterführende Intensivmaßnahmen*
  - ggf. lungenprotektive Beatmung
  - ggf. Nierenersatzverfahren
  - Hydrokortison erwägen (Bolus 50 mg i. v., dann z. B. 200 mg/d in 4 Dosen, maximal 7 d bzw. bis Katecholamintherapie beendet)
  - intravenöse Insulintherapie ab > 180 mg/dl (Ziel-BZ 140–180 mg/dl)
  - Stressulkusprophylaxe
  - Thromboseprophylaxe mit niedermolekularen Heparinen
  - enterale Ernährung innerhalb < 72 h bevorzugen

44.7.2 Unbekannter Fokus: empirische antimikrobielle Sepsistherapie

- *initiale kalkulierte Antibiose bei ambulant erworbener Sepsis*
  - Piperacillin und Tazobactam 3 × 4,5 g/d i. v. (nicht Piperacillin + Sulbactam)
    - nicht bei septischem Schock
    - nicht bei Meningitis oder Spondylodiszitis

- +Vancomycin (oder Linezolid) i. v. bei MRSA-Risiko
- +Clindamycin bei Weichteil- bzw. wahrscheinlicher Staphylokokken-Infektion
- +Clarithromycin i. v. bei schwerer ambulant erworbener Pneumonie und/oder Pneumokokken-Sepsis
- bei hohem ESBL- oder MRE-Risiko alternativ Meropenem 3 × 1 g/d i. v.
- *initiale kalkulierte Antibiose bei nosokomialer Sepsis*
  - Meropenem 3 × 1 g/d i. v. +Ciprofloxacin i. v. 2 × 400 mg/d
    - +Vancomycin i. v. (oder Linezolid) bei MRSA-Risiko (bei normaler Nierenfunktion 1 g alle 12 h, ggf. Anpassung an Niereninsuffizienz)
    - cave: Vancomycin nephro- und ototoxisch
    - +Clindamycin bei Weichteil- bzw. wahrscheinlicher Staphylokokken-Infektion
    - je schwerer krank, je unklarer der Fokus (dann möglichst Ganzkörper-CT) und je weniger Spielraum, desto intensivere Therapie beginnen, um dann so früh wie vertretbar auf gezielte Therapie zu deeskalieren

44.7.3 Zusätzliche Therapieempfehlungen

- Vortherapien und Resistenzmuster der Klinik berücksichtigen
- bei entsprechendem Verdacht ggf. auch antivirale Therapie (HSV, VZV, CMV, Influenza-A-Virus H1N1, SARS-CoV-2) einleiten, bei Abwehrschwäche auch Pilzinfektion erwägen
- Vancomycin auf der Intensivstation nach Loading Dose mit Zielspiegel von 15–20 mg/l verabreichen
- Betalaktamantibiotika und Carbapeneme bei schweren Infektionen mit Laufzeit von mindestens 3–6 h: 3 h bei 3 Dosen und 6 h bei 2 Dosen
- bei intermediär sensiblen Erregern kommen Dosierungen oberhalb der Standarddosis in Betracht (EUCAST/NAK)
- Therapiedauer meist nicht länger als 7–10 Tage erforderlich (Ausnahmen: Staphylococcus aureus, Pilze, Immunsuppression, Abszesse, Spondylodiszitis)
- Überprüfung des gewählten antimikrobiellen Regimes alle 24 h
- so früh wie möglich Antibiotikatherapie deeskalieren

44.7.4 Bekannter Infektfokus: empirische antimikrobielle Therapie

- bei schwerer Infektion oder Sepsis sind alle Antibiotika *intravenös* zu applizieren
- die angegebenen Dosierungen gelten für eine normale Nieren- und Leberfunktion
- entscheidend für den Behandlungserfolg ist neben der schnellen antibiotischen Therapieeinleitung die *Fokussanierung*
- Therapieschema bei schweren ambulant erworbenen und nosokomialen Infektionen (Sepsis) s. ▶ Tab. 44.1 (alle Antibiotika i. v. sofern nicht anders angegeben)

Sepsis und häufige Infektionen

Tab. 44.1 Therapieschema bei schweren ambulant erworbenen (A) und nosokomialen Infektionen (N) (Sepsis).

Lokalisationsort	Therapie
Atemwege (A)	Cefuroxim 3 × 1,5 g + Clarithromycin 2 × 500 mg *oder* Piperacillin/Tazobactam 3 × 4,5 g + Clarithromycin 2 × 500 mg *oder* Meropenem 3 × 1 g + Clarithromycin 2 × 500 mg (in besonders schweren Fällen)
Atemwege (N)	Piperacillin/Tazobactam 3 × 4,5 g + Ciprofloxacin 3 × 400 mg *oder* Meropenem 3 × 1–2 g + Ciprofloxacin 3 × 400 mg + *bei septischem Schock* + *V. a. MRSA zusätzlich* Linezolid 2 × 600 mg
Harntrakt (A)	Ampicillin/Sulbactam 3 × 3 g *oder* Ceftriaxon 1 × 2 g
Harntrakt (N)	Ceftazidim 3 × 2 g *oder* Piperacillin/Tazobactam 3 × 4,5 g *oder* Meropenem 3 × 1–2 g
Darm (A)	Piperacillin/Tazobactam 3 × 4,5 g *oder* Ceftriaxon 1 × 2 g + Metronidazol 3 × 500 mg
Darm (N)	Piperacillin/Tazobactam 3 × 4,5 g *oder* Meropenem 3 × 1–2 g *oder* Ceftazidim 3 × 2 g + Metronidazol 3 × 500 mg + *bei septischem Schock zusätzlich* Tigecyclin initial 100 mg, dann 500 mg alle 12 h
Darm (N)	Clostridioides-difficile-Infektion *leicht:* Metronidazol 3 × 500 mg/d p. o. für 10–14 d schwer: Vancomycin 4 × 125–500 mg p. o. für 10–14 d
Gallenwege	Piperacillin/Tazobactam 3 × 4,5 g *oder* Ciprofloxacin 3 × 400 mg *oder* Ceftriaxon 1 × 2 g + Ampicillin 3 × 2 g + *bei septischem Schock zusätzlich* Tigecyclin initial 100 mg, dann 50 mg alle 12 h
Haut/Weichteile (A)	Cefuroxim 4 × 1,5 g + Clindamycin 3 × 900 mg
Haut/Weichteile (N)	Ceftazidim 3 × 2 g + Clindamycin 3 × 900 mg *oder* Piperacillin/Tazobactam 3 × 4,5 g + Clindamycin 3 × 900 mg *oder* Meropenem 1–2 g + Clindamycin 3 × 900 mg
Katheter	Sepsis: Vancomycin 2 × 1 g + Piperacillin/Tazobactam 3 × 4,5 g *oder* + Meropenem 3 × 1–2 g
ZNS (A)	Meningitis (S. 185) *spinaler oder Hirnabszess* Cefotaxim 4 × 3 g oder Ceftriaxon 2 × 2 g i. v. + Metronidazol 3 × 0,5 g i. v. + Vancomycin 2 × 1 g i. v. bei MRSA

Tab. 44.1 Fortsetzung

Lokalisationsort	Therapie
ZNS (N)	Meningitis (S. 185) *spinaler oder Hirnabszess* (posttraumatisch oder nosokomial) Vancomycin 2 × 1 g i. v. + Meropenem 3 × 2 g (nach Organtransplantation oder Chemotherapie zusätzlich Cotrimoxazol 2 × 0,96 g i. v. und Voriconazol 2 × 0,2 g i. v.)
Spondylodiszitis (hämatogen) Erregerdiagnostik vor Therapiestart!	Vancomycin 2 × 1 g + Ciprofloxacin 3 × 400 mg oder Ceftriaxon 1 × 2 g oder Meropenem 3 × 2 g

44.7.5 Verdacht auf infektiöse Endokarditis

- klinischer Verdacht einer infektiösen Endokarditis (Letalität bis 30 %)
  - Fieber
  - neues Herzgeräusch
  - Zeichen zentraler und/oder peripherer Embolien
- Risikofaktoren
  - Klappenprothese
  - Herzschrittmacher
  - intravenöser Drogenkonsum
  - Malignome
  - schlechter Zahnstatus
  - stattgehabtes rheumatisches Fieber
- Diagnostik
  - Abnahme von 3 separaten Blutkulturpaaren unabhängig von der Körpertemperatur
  - Absetzen einer vorbestehenden Antibiotikatherapie vor Entnahme, falls möglich
- kardiologisches Konsil und transthorakale oder transösophageale Echokardiografie
  - Fragestellung: Klappeninsuffizienzen? Vegetationen? Linksventrikuläre Pumpfunktion?
- empirische Antibiose bei schwerer infektiöser Endokarditis s. ▶ Tab. 44.2

Sepsis und häufige Infektionen

Tab. 44.2 Empirische Antibiose bei schwerer infektiöser Endokarditis.

Antibiotikum	Dosierung	Kommentar
Nativklappenendokarditis oder Prothesenendokarditis > 12 Monate postoperativ		
Ampicillin	12 g/d i.v. in 4 Dosen	wenn kein Erregernachweis: kalkulierte Therapie für 6 Wochen; bei negativen Blutkulturen in Absprache mit Infektiologen behandeln
kombiniert mit Flucloxacillin	12 g/d i.v. in 4 Dosen	
kombiniert mit Gentamicin[1]	1x 3 mg/kgKG/d i.v.	
Vancomycin[2]	30–60 mg/kgKG/d i.v. in 2 Dosen	bei Betalaktam-Unverträglichkeit
kombiniert mit Gentamicin[1]	1 × 3 mg/kgKG/d i.v.	
Klappenprothesen (< 12 Monate postoperativ)		
Vancomycin[2]	30 mg/kgKG/d i.v. in 2 Dosen	bei fehlendem klinischem Ansprechen chirurgische Sanierung und Erweiterung um gramnegativ wirksame Antibiotika
kombiniert mit Gentamicin[1]	1 × 3 mg/kgKG/d i.v.	
kombiniert mit Rifampicin[3]	900 mg/d p.o. in 2 Dosen	

nach Erhalt der Blutkulturergebnisse Korrektur der Antibiotikatherapie mit Anpassung an das nachgewiesene Erreger-/Resistenzspektrum
[1] zweimal wöchentlich Kontrolle der Gentamicin-Serumspiegel und der Nierenfunktion empfohlen, Talspiegel < 1 mg/l; [2] Kontrolle der Vancomycin-Serumspiegel empfohlen: Talspiegel 15–20 mg/l. Spitzenspiegel 1 h nach Gabe 30–40 mg/l; [3] Spiegelkontrolle umstritten

44.7.6 Verdacht auf Harnwegsinfekt

- *Klinik*
  - Pollakisurie
  - Dysurie
  - Algurie
  - Strangurie
  - retrosymphysäre Schmerzen
  - Makrohämaturie
- *Diagnostik*
  - Urinstix/Urinstatus und Urinkultur, ggf. Blutkulturen (ca. 90 % E. coli)
  - Nachweis typischer Erreger von > 10^5 KBE/ml (Monoinfektion auch 10^3–10^4) aus Mittelstrahlurin, bei steriler suprapubischer Harnblasenpunktion jede Keimzahl pathogen
  - Sonografie Harnblase, Ureter und Nieren zum Ausschluss eines Harnstaus
- *Therapie*
  - kalkulierte Antibiose mit Anpassung an das nachgewiesene Erregerspektrum
  - unkomplizierte Zystitis (Frau vor Menopause): Fosfomycin-Trometamol 1 × 3 g (1 d), Pivmecillinam 2–3 × 400 mg (3 d) oder Trimethoprim 2 × 200 mg (3 d)
  - unkomplizierte Pyelonephritis (Frau): Ciprofloxacin 2 × 500 mg p.o. (7–10 d), bei schwerem Verlauf 3 × 400 mg i.v.; oder Levofloxacin 1 × 750 mg p.o./i.v. (5 d)
  - komplizierte Infektion: Piperacillin/Tazobactam 3 × 4,5 g

- urinkatheterassoziierte Infektion: Indikation zur Katheterisierung kritisch prüfen, Indikation zur AB-Therapie nur bei klinischen Zeichen eines HWI, ggf. Ergebnis der Kultur abwarten; Katheterwechsel nach erstem Ansprechen und unter laufender Therapie
- schwere Infektion/Sepsis s. ▶ Tab. 44.1
- *Therapieindikationen der asymptomatischen Bakteriurie*
  - Schwangerschaft
  - instabile Diabetes-Stoffwechsellage
  - progrediente Niereninsuffizienz
  - urologische Interventionen
  - Immunsuppression

44.7.7 Verdacht auf Pneumonie

- *zunehmende Infiltrate im Röntgen-Thorax*
  - + Kriterien
    - Körpertemperatur > 38 °C (< 36 °C)
    - und/oder Leukozytose
    - und/oder Linksverschiebung
    - und/oder CRP-Erhöhung
  - + mindestens 2 Kriterien:
    - produktiver Husten
    - purulenter Auswurf
    - Dyspnoe
    - Tachypnoe
    - Schüttelfrost
    - feinblasige Rasselgeräusche
    - atemabhängige Thoraxschmerzen
- *ambulant erworbene Pneumonie*
  - arterielle Blutgasanalyse, ggf. Sauerstoffgabe
  - > 2 Paar Blutkulturen, Legionellen-Antigentest im Urin
  - Sputum (wenn möglich morgens), tracheobronchiales Aspirat oder Bronchiallavage, Pleurapunktat
  - bei Immunsuppression oder Neutropenie: Diagnostik auf Legionellen, Chlamydien, HSV, VZV, CMV, RSV, Influenza-, Parainfluenza-, Adenovirus, Aspergillus-Galactomannan-Antigen (BAL), Pneumocystis jirovecii, Mykobakterien
  - großzügige Indikation zum CT-Thorax
  - kalkulierte Antibiose mit Anpassung an das nachgewiesene Erregerspektrum
    - bei mittelschwerem Verlauf z. B. Ampicillin/Sulbactam 3 × 3 g i. v., ggf. für 3 d kombiniert mit Clarithromycin i. v.
    - bei Pseudomonas-Verdacht Piperacillin/Tazobactam 3 × 4,5 g i. v. plus Levofloxacin 2 × 500 mg i. v.
    - schwere Infektion/Sepsis s. ▶ Tab. 44.1
- *nosokomiale Pneumonie*
  - Definition
    - ab dem 3. Tag nach KH-Aufnahme bzw. bis zu 7 Tage nach KH-Entlassung
    - neues oder zunehmendes pulmonales Infiltrat
    - + 2 der 3 folgenden Kriterien: purulentes Sputum oder Sekret, Fieber, Leukozyten < 4000/µl oder > 10 000/µl

- arterielle Blutgasanalyse, ggf. Sauerstoffgabe
- \> 2 Paar Blutkulturen, Legionellen-Antigentest im Urin
- Sputum (wenn möglich morgens), tracheobronchiales Aspirat oder Bronchiallavage, Pleurapunktat, ggf. CT-Thorax
- kalkulierte Antibiose mit Anpassung an das nachgewiesene Erregerspektrum
  - z. B. Ampicillin/Sulbactam 3 × 3 g i. v.
  - bei Risiko für multiresistente Erreger (u. a. Beginn ≥ 5 d nach Aufnahme, früherer Klinikaufenthalt vor < 90 d, strukturelle Lungenerkrankung) z. B. Piperacillin/Tazobactam 3 × 4,5 g i. v. plus Levofloxacin 2 × 500 mg i. v., bei MRSA-Verdacht plus Vancomycin 2 × 15 mg/kg i. v.
  - schwere Infektion/Sepsis s. ▶ Tab. 44.1
- bei Therapieversagen: Bronchiallavage, Echokardiogramm, Pleurasonografie

44.7.8 Phlebitis durch peripheren Venenkatheter

- *Klinik*
  - Rötung der Vene und der umgebenden Hautregion
  - Ödem
  - Schmerzen mit Zunahme bei Palpation
- *Maßnahmen*
  - bei Verdacht sofort potenziell infizierte Zugänge entfernen und in Mikrobiologie versenden
  - Blutkulturen abnehmen
  - angiologische Untersuchung (DD: Phlebothrombose?)
- *Therapie*
  - symptomatisch: Kühlung, Heparinverbände, Thromboseprophylaxe, Analgesie
  - im Falle eitriger Infektion (Abszess, Phlegmone) Staphylokokken-wirksame Antibiose z. B. Flucloxacillin 3–4 × 1 g i. v. mit Anpassung an das nachgewiesene Erregerspektrum
  - DD Phlegmone (Streptokokken): Penicillin G 3 × 10 Mio. IE i. v.
  - ggf. chirurgisches Konsil

44.8 Quellenangaben

[206] Bodmann KF, Grabein B und Expertenkommission der Paul-Ehrlich-Gesellschaft für Chemotherapie e. V. S 2k Leitlinie: Kalkulierte parenterale Initialtherapie bakterieller Erkrankungen bei Erwachsenen – Update 2018; 2. aktualisierte Version, erstellt am 25. Juli 2019; AWMF-Registernummer 082/006

[207] Evans L, Rhodes A, Alhazzani W et al. Surviving sepsis campaign: international guidelines for management of sepsis and septic shock 2021. Intensive Care Med 2021; 47: 1181–1247

[208] Habib G, Lancellotti P, Antunes MJ et al. 2015 ESC Guidelines for the management of infective endocarditis: The Task Force for the Management of Infective Endocarditis of the European Society of Cardiology (ESC). Endorsed by: European Association for Cardio-Thoracic Surgery (EACTS), the European Association of Nuclear Medicine (EANM). Eur Heart J 2015; 36: 3075–3128

[209] S 3-Leitlinie Sepsis – Prävention, Diagnose, Therapie und Nachsorge, Leitlinien der Deutschen Sepsis Gesellschaft e. V. (federführend) 2018, gültig bis 12/2023, Langversion 3.1. AWMF-Registernummer: 079/001

[210] Singer M, Deutschmann CS, Seymour CW et al. The third international consensus definitions for sepsis and septic shock (Sepsis-3). JAMA 2016; 315: 801–810

[211] Weis S, Pletz MW, Bauer M: Sepsis – neue Definition, neue Kontroversen. Epid Bull 2017; 37: 415–419

45 Elektrolytstörungen

Florian Thanbichler

45.1 Definition

- Abweichung der Konzentration eines oder mehrerer Elektrolyte vom Referenzbereich
- Durch Elektrolytstörungen hervorgerufene neurologische Symptome sind variabel und können sich als Bewusstseinsstörung oder Wesensänderung, sensible (Parästhesien) oder motorische Defizite (Paresen, Tetanie, Chorea), epileptische Anfälle, Schwindel, Ataxie oder Kopfschmerzen manifestieren, sowie mit Allgemeinsymptomen wie Übelkeit, Erbrechen, Obstipation oder Ileus einhergehen.

45.2 Epidemiologie

45.2.1 Häufigkeit

- Elektrolytstörungen im klinischen Alltag sehr häufig und oft symptomatisch.
- Hyponatriämie (4–33 % der hospitalisierten Patienten) und Hypokaliämie (8–30 % der hospitalisierten Patienten) am häufigsten, Hypokalziämie eher bei Intensivpatienten

45.2.2 Altersgipfel, Geschlechtsverteilung

- Elektrolytstörungen nehmen mit dem Alter zu.
- Frauen sind von Natriumstörungen und Hypokaliämien häufiger betroffen, Männer häufiger von Hyperkaliämien.

45.2.3 Prädisponierende Faktoren

- Alkoholkonsum, fortgeschrittenes Alter (Na ↓); Cushing-Syndrom, Untergewicht (K ↓); Diabetes mellitus (K ↓; Mg ↓); Renin-produzierender Tumor (Na ↑, K ↓); dekompensierte Herzinsuffizienz, Nierenarterienstenose, Morbus Addison (Na ↓, K ↑); Niereninsuffizienz (Na ↓, K ↑, Ca ↓); Lebertransplantation (Na ↓, K ↓, Mg ↓, Ca ↓)
- Medikamente: Antiepileptika, Antipsychotika, SSRI (Na ↓); nicht steroidale Antiphlogistika, Betablocker, kaliumsparende Diuretika (z. B. Spironolacton, Eplerenon, Amilorid, Triamteren) (K ↑); Insulin (K ↓); Ciclosporin, Tacrolimus (Na ↑, K ↑); Antibiotika (Na ↑, K ↓); Heparin, Ketoconazol, Trimethoprim (Na ↓, K ↑)

45.3 Ätiologie und Pathogenese

- Elektrolytstörungen können prinzipiell auf drei Arten entstehen
  - durch eine Änderung der Zufuhr (Ernährung oder Absorption im Darm)
  - durch eine Verschiebung zwischen verschiedenen Kompartimenten (Shift) und/oder
  - durch eine Änderung der Ausscheidung (renal oder extrarenal)
- Mit Ausnahme von Magnesium hat jeder Elektrolyt ein eigenes regulatorisches Hormon, was bei der Differenzialdiagnose von Elektrolytstörungen bedacht werden muss.

- primäre und sekundäre endokrine Störungen müssen differenziert werden
- Niere ist das Hauptorgan für die Elektrolytausscheidung, sodass renale und extrarenale Ausscheidungsstörungen zu unterscheiden sind

45.4 Symptomatik

- Leitsymptome
  - Bewusstseinsstörung
  - Delir
  - epileptische Anfälle
  - Muskelschwäche
  - Herzrhythmus-, Überleitungs- und Erregungsrückbildungsstörungen
  - stärkere Auswirkungen resultieren bei raschen Änderungen der Elektrolytkonzentration

45.5 Diagnostik

45.5.1 Diagnostisches Vorgehen

- Bestimmung von Natrium, Kalium, Chlorid, Kalzium, Phosphat und Magnesium im Plasma/Serum
- Bestimmung des Volumenstatus, der Plasmaosmolalität und des Säure-Basen-Status (venöse Blutgasanalyse)
- Hyponatriämie: Messung des Urinnatriums und der Urinosmolalität
- Retentionsparameter (Kreatinin, Harnstoff), Glukose, Blutbild, LDH, fakultativ endokrinologische Diagnostik (Aldosteron, Kortisol im Blut und/ oder 24-h-Sammelurin), Anionenlücke

45.5.2 Anamnese

- Fragen nach allgemeiner Schwäche, Konzentrationsstörung, Schwindel, Stürzen, niedrigem Blutdruck, bisheriger und neuer Medikation (v. a. Diuretika), Gewichtsschwankungen, Durst, Trinkverhalten, Muskelkrämpfen, Vorerkrankungen

45.6 Hyponatriämie

45.6.1 Definition

- Hyponatriämie (< 135 mmol/l)
- klinisch relevant < 125–130 mmol/l; schwer < 115 mmol/l
- *akut* < 48 h, *chronisch* > 48 h
- *Volumenstatus*: beachte Ödeme, pulmonale RG, Halsvenen, 3. Herzton, orthostatische Hypotension, Tachykardie, Oligurie, Körpergewicht, Turgor, Hämatokrit, Harnstoff, Albumin, Harnsäure, Rö-Thorax, transthorakale Echokardiografie, ZVD, PiCCO etc.
- Differenzialdiagnostische Schritte:

Schritt 1: Serumosmolarität

- Serumosmolarität (vor 1. Therapie!)
  - < 280 mosm/l: hypotone Hyponatriämie
  - 280–295 mosm/l: isotone Hyponatriämie = Pseudohyponatriämie
  - > 295 mosm/l: hypertone Hyponatriämie

Schritt 2: Volumenstatus, Urinosmolarität und Urinnatrium

- *Volumendefizit*
  - Urinnatrium < 20 mmol/l
    - Diarrhö, Erbrechen
    - Peritonitis, Pankreatitis
    - Trauma, Verbrennung
  - Urinnatrium > 20 mmol/l
    - Diuretika
    - Mineralokortikoiddefizit
    - zerebrales Salzverlustsyndrom (CSWS) (bei SAB, SHT, Meningitis)
    - Nephropathie
    - Ketonurie
    - Therapie: Volumensubstitution mit isotoner NaCl-Lösung, z. B. NaCl 0,9 % 80 ml/h
    - hypertone Lösungen bei schwerer symptomatischer Hyponatriämie mit Serum-Na < 115 mmol/l
    - Therapie des CSWS: Fludrocortison 2 × 0,1–0,2 mg
- *Euvolämie*
  - Hypothyreose, psychogene Polydipsie, NNR-Insuffizienz, SIADH
- *SIADH*
  - Plasmaosmolarität < 270 mosmol/kg
  - Urinosmolarität > 100 mosmol/kg
  - Urinnatrium > 40 mmol/l im 24-h-Sammelurin
  - Therapie: nur bei klinischen Symptomen oder Serum-Na < 120 mmol/l NaCl-Substitution, z. B. NaCl 5,85 % (1 ml = 1 mmol) 60 mmol in 500 ml isotoner Elektrolytlösung über 6–12 h, oder Boli mit NaCl 3 %
  - Na-Ausgleich max. 0,5 mmol/l Serum/Stunde (außer in ersten Stunden: 1–2 mmol/l) bzw. nicht mehr als 8 mmol/l in 24 h
  - evtl. Tolvaptan p. o. 15–30 mg/d
  - zusätzlich Furosemid, Flüssigkeitsrestriktion
- *Überwässerung*
  - Urinnatrium < 20 mmol/l
    - Herzinsuffizienz
    - nephrotisches Syndrom
    - Leberzirrhose
  - Urinnatrium > 20 mmol/l
    - Niereninsuffizienz
    - Therapie: Ursachentherapie, Flüssigkeitsrestriktion, ggf. Hämodialyse

45.6.2 Therapie

- bei epileptischen Anfällen: Benzodiazepine
- adäquate Mitbehandlung von Hypothyreose, Hypokortisolismus, Herzinsuffizienz und Hypokaliämie
- bei kritischer Hyponatriämie Ernährung erst nach 24 h starten (keine zusätzlichen Osmole)
- Flüssigkeitsrestriktion erwägen
- Na-Kontrolle in kritischen Fällen *alle 2–4 h* (bei zu raschem Anstieg ggf. mit hypotonen oder hypoosmolaren Lösungen oder Desmopressin 1–2 µg gegensteuern)
- hypertone NaCl: nur für kurze Zeit unter Überwachung, nur bei deutlich symptomatischen Pat. (bis 1,5 % über peripheren Zugang möglich)
- Na-Mangel mit Ödemen: Na-Substitution nur bei schweren neurologischen Symptomen
- *Zielnatrium zunächst 125–130 mmol/l*
- bei Älteren klinische Besserung nach Ausgleich der Hyponatriämie oft erst nach Tagen

> **Cave**
>
> langsamer Ausgleich der Hyponatriämie wegen Gefahr der osmotischen Demyelinisierung
>
> - Symptome: Vigilanzstörung bis Koma, Delir, Mutismus, Blickparese, spastische Tetraparese, Dysarthrie, Dysphagie, epileptische Anfälle, Locked-in-Syndrom
> - biphasischer Verlauf: nach (raschem) Ausgleich der Hyponatriämie sekundäre klinische Verschlechterung nach 2–6 d
> - auch bei rascher Osmolalitätssteigerung ohne Hyponatriämie
> - besonders gefährdet: Alkoholiker, Lebertransplantierte, Verbrennungspatienten
> - gleichzeitig Wernicke-Enzephalopathie möglich (⅓ der Fälle)

- *Differenzialdiagnosen*
  - renaler Salzverlust bei
    - renaler Perfusionsminderung
    - verminderter Aldosteronbildung oder verminderter Aldosteronwirkung renal
    - Diuretika
  - primärer Wasserüberschuss bei
    - SIADH (Syndrom der inadäquaten ADH-Sekretion)
    - medikamenteninduziertes SIADH

45.7 Hypernatriämie

45.7.1 Definition

- Hypernatriämie (> 150 mmol/l, bedrohlich ab > 160 mmol/l)
- *Urinosmolalität* > 400 mosm/l
  - osmotische Diurese (durch Glukosurie, Mannitolgabe)
  - Schwitzen
  - Diarrhö

Elektrolytstörungen

- Hypovolämie
- hypertone Infusion
- *Urinosmolalität* < 250 mosm/l: zentraler oder nephrogener Diabetes insipidus

45.7.2 Therapie

- sofern keine kausale Therapie möglich, symptomatisch behandeln
- *hypovolämische Hypernatriämie*
  - Volumensubstitution mit NaCl 0,45 % oder Glukose 5 % + Hälfte des Flüssigkeitsdefizits als isotonische Elektrolytlösung
  - geschätzter Volumenbedarf in Liter = [(Na-Konz.−140)/140] × 0,6 (Mann) bzw. × 0,4 (Frau)
- Ausgleich *nur < 0,5 mmol/h bzw. < 12 mmol/l/24 h* (bei akuter Dehydratation) oder < 5 mmol/l/24 h (bei länger bestehender Dehydratation)
- *hypervolämische Hypernatriämie*
  - Serum-Na > 160 mmol/l: 5 %ige Glukoselösung + Negativbilanzierung mit Furosemid
  - bei Niereninsuffizienz ggf. Hämodialyse
- *Differenzialdiagnosen*
  - iatrogen; z. B. übermäßige Zufuhr von hypertoner NaCl-Infusion, Antibiotikatherapie
  - endokrine Ursachen: Hyperaldosteronismus, NNR-Überfunktion
  - Ursachen für Wasserverlust
    - renaler Wasserverlust bei zentralem Diabetes insipidus → Desmopressin 1–2 µg i. v. oder s. c. alle 6 h oder bei nephrogenem Diabetes insipidus → adäquate Flüssigkeitszufuhr, ggf. Thiaziddiuretika
    - gastrointestinale Wasserverluste
    - erhöhte Verluste über die Haut (Fieber, Thyreotoxikose, Verbrennungen) oder die Lunge (bei maschineller Beatmung)

45.8 Hypokaliämie

45.8.1 Definition

- Hypokaliämie (< 3,5 mmol/l, klinische Symptome oft erst < 3 mmol/l)
- *Ursachen beseitigen*
  - mangelnde Zufuhr
  - renaler Verlust (Urinkalium > 20–30 mmol/l)
  - Hyperaldosteronismus
  - Hyperglykämie
  - Shift in Zelle durch Alkalose, Betamimetika oder Insulin
  - extrarenaler Verlust durch Diarrhö, Erbrechen oder Verbrennungen

45.8.2 Therapie

- symptomatisch behandeln, sofern keine kausale Therapie möglich
- Kaliumdefizit (mmol/l) = kgKG × 0,4 × (4,5 mmol/l − aktuelles Serumkalium in mmol/l)

- *orale Substitution* (z. B. Kalium 20 mmol/Btl., 40–100 mmol/d, UAW: Übelkeit, Erbrechen)
  - Bedarf zur Anhebung des Serumkaliums um 1 mmol/l: bei Ausgangswert von < 3 mmol/l ca. 200 mmol/l, bei Ausgangswert von 3–4 mmol/l ca. 100 mmol/l
- *i. v. Substitution* (z. B. KCl 7,45 %, 1 ml = 1 mmol) zusätzlich bei Kalium < 3 mmol/l
  - bei kreislaufwirksamen Herzrhythmusstörungen oder drohendem Kreislaufstillstand: 20 mmol über 10 min (= 2 mmol/min), dann 10 mmol über 5–10 min, zusätzlich Magnesium 2 g als Kurzinfusion
  - maximal 10 mmol/h (Monitoring) über peripheren Zugang (z. B. 20 mmol/l Kalium in 500 ml Ringerlösung über 2 h)
  - maximal 20 mmol/h über ZVK bei Kalium < 2,5 mmol/l, zusätzlich Magnesium 2 g als Kurzinfusion

Cave
Bei Azidose zuerst Kalium ausgleichen, dann die Azidose.

- bei Hypervolämie unverdünnt mit Perfusor (50 mVal KCl in 50 ml Volumen; Start mit 10 ml/h über 4 h, dann 4 ml/h) über ZVK
- *Differenzialdiagnosen*
  - akute oder chronische tubuläre Schädigung (akute Tubulusnekrose, chronisch-interstitielle Nephritis)
  - angeborene Syndrome mit renalem Kaliumverlust (Gitelman-Syndrom, Bartter-Syndrom, Liddle-Syndrom)
  - adrenale Enzymdefekte (11β-Hydroxylase-Mangel, 17α-Hydroxylase-Mangel)
  - Mineralo- oder Glukokortikoidexzess

45.9 Hyperkaliämie

45.9.1 Definition

- Hyperkaliämie (> 5,5 mmol/l, klinische Symptome oft erst > 6 mmol/l)
- *Ursachen beseitigen*
  - Pseudohyperkaliämie bei „Staubinden-Phänomen"
  - schwere Niereninsuffizienz
  - NNR-Insuffizienz (Hypoaldosteronismus, Hypokortisolismus)
  - medikamentös (ACE-Hemmer, Sartane, Heparin, Betablocker, Ciclosporin, Spironolacton, NSAR, Succinylcholin)
  - Shift aus Zelle bei Azidose oder Hyperglykämie
  - Hämolyse
  - Tumorlysesyndrom
  - Rhabdomyolyse
  - Transfusionen

45.9.2 Therapie

- symptomatisch behandeln, sofern keine kausale Therapie möglich
- *Kationenaustauscher* (z. B. Resonium A: Kontraindikation Hypernatriämie; Calcium Resonium: Kontraindikation Hyperkalziämie), Effekt umstritten
  - oral: 3 × 15 g/100 ml in Wasser oder Glukose 10 %
  - rektal: 2 × 30 g/200 ml Wasser (möglichst 45 min einwirken lassen)
  - neue, gut verträgliche Kaliumbinder: Patiromer, Natrium-Zirkonium-Cyclosilikat
- i. v. Notfalltherapie (Kalium > 6,5 mmol/l, EKG-Veränderungen) unter Monitor-, kurzfristigen Kalium- und ggf. Glukose- bzw. BGA-Kontrollen:
  - Kalziumglukonat 10 %: bei bedrohlicher Hyperkaliämie 10–20 ml über 3 min i. v. (schnellster Wirkungseintritt → kardiale Stabilisierung); Kontraindikationen: Hyperkalziämie, Digitalisierung
  - Glukose + Insulin: z. B. 200 ml G 20 % + 20 IE Normalinsulin über 30–60 min, bei Hyperglykämie Glukose weglassen
  - Schleifendiuretika: z. B. 40–80 mg Furosemid i. v.
  - β2-Agonisten: z. B. 0,09 mg Reproterol (= 1 Amp. Bronchospasmin) in 100 ml NaCl 0,9 % über 15 min i. v.
  - bei Azidose: Natriumbikarbonat 8,4 %: 50–100 mmol als Kurzinfusion
  - Dialyse: bei Nierenversagen oder als Ultima Ratio

45.10 Hypokalziämie

- Hypokalziämie (Gesamt-Ca < 2,2 mmol/l, ionisiertes Ca < 1 mmol/l)
- orale Ca-Substitution 1–3 g/d, ggf. zusätzlich Vitamin D
- i. v. Substitution bei Tetanie: z. B. 20 ml Ca-Glukonat 10 % langsam i. v., dann verdünnt per infusionem 0,5 mg/kgKG/h unter engmaschiger Serum-Ca-Kontrolle (cave! bei digitalisierten Patienten)
- Bestimmung von Gesamtkalzium im Serum und der ionisierten Kalziumkonzentration bei Niereninsuffizienz und anderen Syndromen mit Proteinmangel

45.11 Hyperkalziämie

- Hyperkalziämie (Gesamt-Ca > 2,7 mmol/l)
- bei allen Maßnahmen engmaschige Ca-Kontrollen
- Flüssigkeit 3–10 l/d (entsprechend kardialer Belastbarkeit) oral und/oder NaCl 0,9 % i. v. unter Bilanzierung sowie Elektrolyt-, Phosphat- und Kreatininkontrollen
- Furosemid z. B. 40–80 mg/d i. v. nach Volumensubstitution
- Kalzitonin: 5–10 IE/kgKG/d als Infusion in NaCl 0,9 %; bei chronischer Hyperkalziämie 5 IE/kgKG/d s. c.
- Zusatzmaßnahmen in Abhängigkeit von Ursache und Therapieerfolg: Bisphosphonate, Dexamethason 40 mg/d über 4 d oder Prednisolon 1–2 mg/kgKG tgl. für wenige Tage, ggf. Hämodialyse bzw. Zitratdialyse (ohne Kalziumsubstitution)
- (isolierte) Hyperkalziämie kann Ursache eines akuten Nierenversagens sein (malignes Myelom, primärer Hyperparathyreoidismus, medikamentös induziert, „Milch-Alkali Syndrom")

45.12 Hypomagnesiämie

- Hypomagnesiämie (< 0,6 mmol/l)
- schwere oder symptomatische Hypomagnesiämie: 2 g Magnesiumsulfat 50 % i. v. über 15 min
- bei Torsade de Pointes: 2 g Magnesiumsulfat 50 % i. v. über 1–2 min
- *Differenzialdiagnosen*
    - Nierenerkrankungen: Gitelman-Syndrom, Bartter-Syndrom, renal-tubuläre Azidosen, Tubulusstörungen nach akutem Nierenversagen (polyurische Phase)
    - gastrointestinale Erkrankungen: Diarrhö
    - medikamentös induziert: Diuretika, Aminoglykoside, Cisplatin/Carboplatin, Kalzineurininhibitoren)

45.13 Hypermagnesiämie

- Hypermagnesiämie (> 1,1 mmol/l)
- Therapie bei Magnesium > 1,7 mmol/l erwägen
- 5–10 ml Kalziumchlorid 10 % (ggf. wiederholt)
- forcierte Diurese: 1000 ml NaCl 0,9 % und 1 mg/kgKG Furosemid i. v.
- Hämodialyse bei schwerer Hypermagnesiämie
- Bei eingeschränkter Nierenfunktion ist eine Hypermagnesiämie eine mögliche Sekundärfolge.

45.14 Quellenangaben

[212] Castilla-Guerra L, del Fernandez-Moreno MC, Lopez-Chozas JM et al. Electrolyte disturbances and seizures. Epilepsia 2006; 47: 1990–1998
[213] Forster N. Elektrolyt- und Säure-Basen-Haushalt. In: Schwab S, Schellinger P, Werner C, Unterberg A, Hacke W, Hrsg. NeuroIntensiv. Heidelberg: Springer; 2008: 195–204
[214] Hoorn EJ, Zietse R. Diagnosis and treatment of hyponatremia: compilation of the guidelines. J Am Soc Nephrol 2017; 28: 1340–1349
[215] Liamis G, Milionis H, Elisaf M. Blood pressure drug therapy and electrolyte disturbances. Int J Clin Pract 2008; 62: 1572–1580
[216] Posner JB, Saper CB, Schiff ND, Plum F. Plum and Posner's Diagnosis of Stupor and Coma. 4. ed. Oxford: Oxford University Press; 2007
[217] Spasovski G, Vanholder R, Allolio B et al. EuroClinical practice guideline on diagnosis and treatment of hyponatriaemia. Eur J Endocrinol 2014; 170: G1–47

46 Kardiopulmonale Reanimation

Florian Thanbichler

46.1 Definition

- kardiopulmonale Reanimation (CPR): Wiederbelebung eines Patienten nach Auftreten eines Atem- bzw. Kreislaufstillstandes

46.2 Epidemiologie

46.2.1 Häufigkeit, Altersgipfel, Geschlechtsverteilung

- 2020 außerklinisch 58 Reanimationen pro 100 000 Einwohner/Jahr, d. h. in Deutschland ca. 60 000 Reanimationen/Jahr
- Durchschnittsalter 70 Jahre, ein Drittel > 80 Jahre, M:F = 66:34

46.2.2 Prädisponierende Faktoren

- im höheren Alter u. a. chronische Niereninsuffizienz, koronare Herzkrankheit, andere strukturelle Herzerkrankungen oder arrhythmogene Pharmaka
- bei jüngeren Menschen angeborene Herzerkrankungen, Myokarditis oder Drogenmissbrauch
- Hypoxie, Hypovolämie, Hypo-/Hyperkaliämie und Hypothermie sind prädisponierende homöostatische Faktoren

46.3 Ätiologie und Pathogenese

- 80 % der Fälle mit plötzlichem Herztod sind auf koronare Herzkrankheit zurückzuführen, 10–15 % auf nicht ischämische Kardiomyopathien mit Prädisposition zu malignen Arrhythmien
- 21 % haben defibrillierbare und 78 % nicht defibrillierbare Ursachen
- wichtige behandelbare Ursachen: Herzbeuteltamponade, Intoxikation, Thromboembolie, Spannungspneumothorax, vagale Reaktionen
- innerklinisch kardiale Irritation durch zentralen Venen-, Pulmonalis- oder andere Katheter oder Schrittmachersonden
- Medikamente wie Lokal-/Allgemeinanästhetika oder Katecholamine
- Differenzialdiagnose des primären Atemversagens s. ▶ Tab. 46.1

46.4 Symptomatik

- schwere kardiopulmonale Dysfunktion mit (drohendem) Zusammenbruch der Sauerstoffversorgung des Gewebes und der Organzirkulation, weitere Symptome abhängig von auslösender Erkrankung

46.5 Diagnostik
46.5.1 Diagnostisches Vorgehen
- klinische Untersuchung: Reaktion des Patienten auf Ansprache, Schütteln der Schultern und Schmerzreiz
- Atmung prüfen (pathologisches Atemmuster?), Inspektion der Atemwege
- Blutdruckmessung unsicher, dient nicht zur Diagnostik des Herzstillstandes!
- sofort bei Diagnosestellung Beginn der Basismaßnahmen der CPR und parallel Reanimationsteam verständigen
- EKG-Monitoring
- Blutgasanalyse
- im Verlauf ggf. erweiterte CPR-Maßnahmen des Erwachsenen
- nach Einleitung der Reanimation ggf. Echokardiografie/Koronarangiografie

46.5.2 Anamnese
- Fremdanamnese: Symptombeginn und -verlauf, Begleitsymptome
- Zeitpunkt der Veränderung der Vigilanz bzw. des Verlusts der Kontaktfähigkeit
- Medikamente/Drogen, Herz-/Lungenerkrankungen, Trauma
- eingeleitete Erstmaßnahmen

46.5.3 Differenzialdiagnosen
- Differenzialdiagnosen bei primärer Ateminsuffizienz s. ▶ Tab. 46.1

46.6 Therapie
- erweiterte Reanimationsmaßnahmen für Erwachsene (▶ Abb. 46.1)
- ggf. Einsatz externer Reanimationshilfen

Tab. 46.1 Differenzialdiagnosen bei primärer Ateminsuffizienz.

Differenzialdiagnosen	Bemerkungen
Schleim oder Zahnprothese	Absaugen, Prothesen entfernen
Laryngo- oder Bronchospasmus	Auskultation, Broncholyse, ggf. Beatmung
Diskonnektion oder Funktionsstörung des Narkose- oder Beatmungsgerätes	Überprüfung des Beatmungssystems
Atemdepression durch Anästhetika, Opiate, Sedativa, Hypnotika oder Schädel-Hirn-Trauma	Antagonisierung, ggf. Beatmung, Hirndrucktherapie
Ateminsuffizienz durch Muskelrelaxanzien oder Thoraxtrauma	Beatmung, CAVE: (Spannungs-)pneumothorax

46.7 Quellenangaben
[218] Kandala J, Oommen C, Kern KB. Sudden cardiac death. Br Med Bull 2017; 122: 5–15
[219] Larsen R. Anästhesie. München: Urban & Fischer (Elsevier); 2018
[220] Soar, J., Böttiger, B., Carli P. et al. Erweiterte lebensrettende Maßnahmen für Erwachsene, Leitlinien des European Resuscitation Council 2021. Notf Rett Med 2021 24: 406-446. doi 10.1007/s10049-021-00893-x

Kardiopulmonale Reanimation

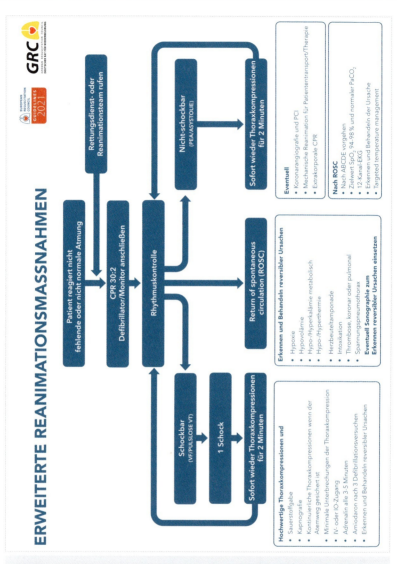

Abb. 46.1 Erweiterte Reanimationsmaßnahmen für Erwachsene (Advanced Life Support). (Quelle: Erweiterte lebensrettende Maßnahmen für Erwachsene, Leitlinien des European Resuscitation Council 2021. Soar, J., Böttiger, B., Carli P. et al. Notf Rett Med 2021 24: 406-446. doi 10.1007/s10049-021-00893-x)

Teil V

Skalen, Schemata, Referenztabellen

47 Skalen (GCS, FOUR, NIHSS, ASPECT, CHA2DS 2-VASC, Hunt & Hess)

Lydia Luya Yu, frühere Bearbeitung: Lena Baumgärtner*

47.1 Glasgow Koma Skala (GCS)

- Skala zur Abschätzung einer *Bewusstseinsstörung* (▶ Tab. 47.1)
- *3–15 Punkte* möglich
- 3–8 Punkte schwere, 9–13 Punkte mittelschwere Bewusstseinsstörung

Tab. 47.1 Kriterien der Glasgow Koma Skala (GCS).

Kriterium	Reaktion	Punkte
Augen öffnen	spontan	4
	auf Aufforderung	3
	auf Schmerzreiz	2
	keine Reaktion	1
verbale Kommunikation	konversationsfähig, orientiert	5
	konversationsfähig, desorientiert	4
	unzusammenhängende Worte	3
	unverständliche Laute	2
	keine verbale Reaktion	1
motorische Reaktion	befolgt Aufforderungen	6
	gezielte Schmerzabwehr	5
	ungezielte Schmerzabwehr	4
	Beugesynergismen auf Schmerzreiz	3
	Strecksynergismen auf Schmerzreiz	2
	keine Reaktion auf Schmerzreize	1

47.2 Full Outline of UnResponsiveness (FOUR) Score

- Skala zur Einteilung einer *Bewusstseinsstörung* (im Gegensatz zur GCS auch bei intubierten Patienten anwendbar); ▶ Tab. 47.2
- *0–16 Punkte* möglich
- je niedriger die Punktezahl, desto ausgeprägter die Bewusstseinsstörung

Tab. 47.2 Kriterien der FOUR-Skala [221].

Kriterium	Reaktion	Punkte
Augenreaktion	Augenlider offen oder öffnend, auf Aufforderung Augen folgen oder blinzeln	4
	Augenlider offen, aber Augen folgen nicht	3
	Augenlider geschlossen, öffnen auf laute Ansprache	2
	Augenlider geschlossen, öffnen auf Schmerzreiz	1
	Augenlider bleiben trotz Schmerzreiz geschlossen	0
motorische Reaktion	Daumen hoch, Faust oder Peace-Zeichen auf Aufforderung	4
	gerichtete Schmerzabwehr	3
	Beugesynergismen auf Schmerzreiz	2
	Strecksynergismen auf Schmerzreiz	1
	keine Antwort auf Schmerzreiz oder generalisierter myoklonischer Status epilepticus	0
Hirnstammreflex	Pupillen- und Kornealreflexe vorhanden	4
	eine Pupille weit und areagibel	3
	Pupillen- oder Kornealreflexe erloschen	2
	Pupillen- und Kornealreflexe erloschen	1
	Pupillen-, Kornealreflexe und Hustenreflex erloschen	0
Atmung	nicht intubiert, reguläres Atemmuster	4
	nicht intubiert, Cheyne-Stokes-Atmung	3
	nicht intubiert, irreguläres Atemmuster	2
	Atmung über der Beatmungsfrequenz	1
	Atmung mit der Beatmungsfrequenz oder Apnoe	0

47.3 National Institutes of Health Stroke Scale (NIHSS)

- Skala zur Beurteilung der *akuten neurologischen Defizite eines Schlaganfalls* (▶ Tab. 47.3)
- *maximal 42 Punkte* möglich, Punktzahl nimmt mit Grad der neurologischen Ausfälle zu
- NIHSS ≤ 5 = leichter Schlaganfall, NIHSS ≥ 25 = schwerer Schlaganfall

Skalen (GCS, FOUR, NIHSS, ASPECT, CHA2DS 2-VASC, Hunt & Hess)

Tab. 47.3 Kriterien der NIHS-Skala [224].

Kriterium	Reaktion	Punkte
1a) Bewusstsein	wach	0
	somnolent	1
	soporös	2
	komatös, Streck-/ Beugesynergismen, keine motorische Antwort	3
1b) Orientierung: Frage nach Monat und Alter	beide Fragen richtig	0
	eine Frage richtig	1
	keine Frage richtig	2
1c) Kommando befolgen	befolgt beide Aufforderungen	0
	befolgt eine Aufforderung	1
	befolgt keine Aufforderung oder komatös	2
2) Okulomotorik	normal	0
	isolierte periphere Parese (N. III, IV, VI) oder überwindbare Blickdeviation	1
	fixierte Blickdeviation	2
3) Gesichtsfeld	normal	0
	Quadrantenanopsie oder Auslöschung	1
	komplette Hemianopsie	2
	Blindheit	3
4) mimische Muskulatur	normal	0
	geringe zentrale Parese, verstrichene Nasolabialfalte	1
	deutliche zentrale Parese	2
	beidseitige oder periphere Parese oder Koma	3
5) Motorik Arme, je links und rechts auswerten (Amputation und Gelenkversteifung angeben, zählt 0 Punkte)	kein Absinken für 10s	0
	langsames, unvollständiges Absinken	1
	schnelles, vollständiges Absinken	2
	Herabfallen	3
	keine Bewegung oder Koma	4
6) Motorik Beine, je links und rechts auswerten (Amputation und Gelenkversteifung angeben, zählt 0 Punkte)	kein Absinken für 10s	0
	langsames, unvollständiges Absinken	1
	schnelles, vollständiges Absinken	2
	Herabfallen	3
	keine Bewegung oder Koma	4
7) Extremitätenataxie	keine Ataxie, Patient versteht Instruktion nicht, Plegie oder Koma	0
	in einer Extremität vorhanden	1
	in zwei Extremitäten vorhanden	2

Tab. 47.3 Fortsetzung

Kriterium	Reaktion	Punkte
8) Sensibilität	normal	0
	Hypästhesie	1
	Anästhesie oder Koma	2
9) Sprache	normal	0
	Wortfindungsstörungen, leichte Aphasie	1
	deutlich gestörte Kommunikation	2
	globale Aphasie, Patient stumm oder komatös	3
10) Dysarthrie	keine Dysarthrie	0
	dysarthrisch, gut verständlich	1
	dysarthrisch, kaum verständlich, Patient antwortet nicht oder Koma	2
11) Neglect	nicht vorhanden	0
	Neglect einer Sinnesmodalität oder andere Zeichen von Neglect	1
	Neglect in mehr als einer Sinnesmodalität oder Koma	2

47.4 ASPECT-Score

- ASPECT-Score [222] zur Ermittlung *früher ischämischer CT-Veränderungen im Stromgebiet der A. cerebri media*
- Einteilung des Stromgebiets in 10 Areale über 2 Schichtstapeln; pro Areal mit Infarktfrühzeichen wird 1 Punkt vom Ausgangswert 10 abgezogen (nur Anomalie auf mindestens 2 Schichten wird gewertet); d. h. normales Nativ-CT = Score 10, komplettes Mediaterritorium betroffen = Score 0
- axialer CT-Schichtstapel 1: Höhe Basalganglien mit Thalamus und Basalganglien
- axialer CT-Schichtstapel 2: oberhalb der Basalganglien mit Corona radiata und Centrum semiovale
- *10 Regionen* (▶ Abb. 47.1)
  - C: Caudatum
  - IC: Capsula interna
  - L: Nucleus lentiformis
  - I: Inselkortex
  - M1: vorderes Mediaterritorium
  - M2: Kortex lateral der Inselrinde
  - M3: hinteres Mediaterritorium
  - M4–M6: vorderes, laterales und hinteres Mediaterritorium oberhalb von M1–3

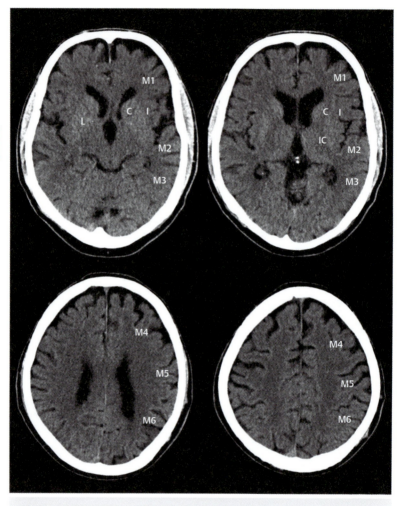

Abb. 47.1 ASPECT-Score bei zerebraler Ischämie, Schichtstapel 1 (oben) und 2 (unten).

47.5 CHA$_2$DS$_2$-VASC-Score

- Skala zur Einschätzung des *Schlaganfallrisikos bei Patienten mit Vorhofflimmern* (unspezifisch) (▶ Tab. 47.4)
- in der Primärprävention orale Antikoagulation empfohlen bei ≥ 2 bei Männern bzw. Score ≥ 3 bei Frauen (bei Score 1 Männer bzw. Score 2 Frauen OAK erwägen)
- Schlaganfallrisiko pro Jahr ohne Antikoagulation: 1 Punkt 1 %, 3 Punkte 3 %, 6 Punkte 10 %, 9 Punkte 15 %

Tab. 47.4 Kriterien der CHA$_2$DS$_2$-VASC-Skala [223].

Risikofaktoren	Punkte
chronische Herzinsuffizienz/ LV-Dysfunktion	1
Hypertonie	1
Alter > 75 Jahre	2
Diabetes mellitus	1
Schlaganfall, TIA, Embolie in der Vorgeschichte	2
vaskuläre Vorerkrankung (Herzinfarkt, KHK, pAVK, Aortenplaque)	1
Alter 65–74 Jahre	1
Sex Category: weibliches Geschlecht	1

47.6 Hunt-Hess-Skala

- Skala zur Einteilung des Schweregrades von Subarachnoidalblutungen (▶ Tab. 47.5)
- Einschätzung des operativen Risikos in Bezug auf den klinischen Zustand des Patienten

Tab. 47.5 Kriterien der Hunt-Hess-Skala.

Grad	klinischer Befund	Therapie	perioperative Mortalität (%)
I	bewusstseinsklar, neurologisch asymptomatisch, leichte Kopfschmerzen	frühzeitig OP (innerhalb von 3 Tagen)	0–5
II	Hirnnervenausfälle, Meningismus, Kopfschmerzen	frühzeitig OP (innerhalb von 3 Tagen)	1–10
III	desorientiert, somnolent, leichte neurologische Ausfälle	frühzeitig OP (innerhalb von 3 Tagen)	10–15
IV	Sopor oder Koma, leichte bis schwere Hemiparese, vegetative Störungen	konservativ, OP abhängig vom Hirndruck oder nach 12 Tagen	60–70
V	Koma, Mittelhirnsyndrom	Konservativ, OP abhängig vom Hirndruck oder nach 12 Tagen	70–100

47.7 Quellenangaben

[221] Almojuela A, Hasen M, Zeiler FA. The full outline of UnResponsiveness (FOUR) Score and its use in outcome prediction: a scoping systematic review of the adult literature. Neurocrit Care 2019; 31: 162–175

[222] Barber PA, Demchuk AM, Zhang J, Buchan AM. Validity and reliability of a quantitative computed tomography score in predicting outcome of hyperacute stroke before thrombolytic therapy. Lancet 2000; 355(9216), 1670–1674. doi:10.1016/s0140-6736(00)02237-6

[223] Lip, Gregory Y.H.; Nieuwlaat, Robby; Pisters, Ron; Lane, Deirdre A.; Crijns, Harry J.G.M. (2010). Refining Clinical Risk Stratification for Predicting Stroke and Thromboembolism in Atrial Fibrillation Using a Novel Risk Factor-Based Approach. Chest, 137(2), 263–272. doi:10.1378/chest.09-1584

[224] Berger, K.; Weltermann, B.; Kolominsky-Rabas, P.; Meves, S.; Heuschmann, P.; Böhner, J.; Neundörfer, B.; Hense, H.; Büttner, Th. (1999). Untersuchung zur Reliabilität von Schlaganfallskalen. Fortschritte der Neurologie · Psychiatrie, 67(2), 81–86. doi:10.1055/s-2007-993985

48 Antiepileptika

Ralph Schreiner

48.1 Pharmakologie

- Pharmakologie wichtiger Antiepileptika s. ▶ Tab. 48.1

48.2 Unerwünschte Wirkungen der Antiepileptika

- Nebenwirkungen wichtiger Antiepileptika s. ▶ Tab. 48.2

48.3 Quellenangaben

[225] Gaitatzis A, Sander JW. The long-term safety of antiepileptic drugs. CNS Drugs 2013; 27: 435–455
[226] Kwok CS, Johnson EL, Krauss GL. Comparing safety and efficacy of „third-generation" antiepileptic drugs: long-term extension and post-marketing treatment. CNS Drugs 2017; 31: 959–974
[227] Vajda FJE, Eadie MJ. The clinical pharmacology of traditional antiepileptic drugs. Epileptic Disord 2014; 16: 395–408
[228] Zaccara G, Perucca E. Interactions between antiepileptic drugs, and between antiepileptic drugs and other drugs. Epileptic Disord 2014; 16: 409–432

Antiepileptika

Tab. 48.1 Pharmakologie wichtiger Antiepileptika.

Wirkstoff	Indikation	Startdosis (mg/d)	Dosissteigerung (mg/d)	Wirkdosis (mg/d)	Tagesdosen	HWZ (h)	therapeutische Plasmakonzentration (mg/l)	Eiweißbindung (%)	Elimination	Interaktionspotenzial
Carbamazepin (CBZ)	FE	200–400	200 alle 2–3 d	400–2000	2 (ret.)	10–30	4–10	60–90	hepatisch	++
Brivaracetam (BRV)	FE	50	50 alle 7 d	100–200	2	7–11	(0,5–0,9)	<20	renal	–
Cenobamat (CNB)	FE	12,5	12,5 in Wo 1+2, dann 25 in Wo 3+4, dann 50 alle 2 Wo	200–400	1	50–60	n.b.	60	renal/hepatisch (5 % Fäzes)	+
Clobazam (CLB)	FE + IGE	10	10 alle 1–2 Wo	10–40	2	10–30	(1–15: Desmethyl-Metabolit)	85	hepatisch	–
Eslicarbazepinacetat (ESL)	FE	400	400 alle 1–2 Wo	800–1200	1	10–24	(8–30: Hydroxy-Metabolit)	<30	hepatisch/renal	+
Ethosuximid (ESM)	nur Abs	250	250 alle 4–7 d	750–1500	2–3	30–60	40–100	<10	hepatisch/renal	(+)
Gabapentin (GBP)	FE	300	300 alle 1–2 d	900–3600	3	6	(2–20)	0	renal	–
Lacosamid (LCM)	FE	100	100 alle 7 d	200–400	2	13	(1–10)	<15	renal	(+)

Tab. 48.1 Fortsetzung

Wirkstoff	Indikation	Startdosis (mg/d)	Dosissteigerung (mg/d)	Wirkdosis (mg/d)	Tagesdosen	HWZ (h)	therapeutische Plasmakonzentration (mg/l)	Eiweißbindung (%)	Elimination	Interaktionspotenzial
Lamotrigin (LTG)	FE+IGE	25	25 in Woche 1+2, dann 25 alle 7 d; mit EI: doppelte Geschwindigkeit; mit VPA: halbe Geschwindigkeit; mit VPA: 12,5 alle 7 d	100–400; mit EI: 200–800; mit VPA: 100–300	1–2	30; mit EI:15; mit VPA: 60	(2–15)	55–65	hepatisch/renal	(+)
Levetiracetam (LEV)	FE+IGE	500	500 alle 1–2 Wo	1000–3000	2	6–8	(10–40)	<10	renal	–
Oxcarbazepin (OXC)	FE	300	300 alle 4 d	600–2400	2	8–10: Hydroxy-Metabolit	(5–40: (Hydroxy-Metabolit)	60–70; (40–50: Hydroxy-Metabolit)	hepatisch/renal	+
Perampanel (PER)	FE+IGE	2	2 alle 7 d	4–12	1 (abends)	105; mit EI: 25	(0,1–0,8)	95	hepatisch/renal	(+)
Phenobarbital (PB)	FE+IGE	50 abends	50 alle 1–2 Wo	50–300	1–2	50–120	10–40	40–60	hepatisch/renal	++
Phenytoin (PHT)	FE	100	100 alle 3–4 d *	200–300	1–2	10–40	10–20	70–96	hepatisch	++

Antiepileptika

Tab. 48.1 Fortsetzung

Wirkstoff	Indikation	Startdosis (mg/d)	Dosissteigerung (mg/d)	Wirkdosis (mg/d)	Tagesdosen	HWZ (h)	therapeutische Plasmakonzentration (mg/l)	Eiweißbindung (%)	Elimination	Interaktionspotenzial
Pregabalin (PGB)	FE	50–75	50–75 alle 7 d	150–600	2–3	6	(20–35)	0	renal	–
Primidon (PRM)	FE+IGE	62,5	125–250 alle 7 d	750–1500	2–3	10–12	5–15 (PB: 10–40)	0–25 (PB: 40–60)	hepatisch	++
Topiramat (TPM)	FE+IGE	25	25–50 alle 1–2 Wo	100–200	2	30	(2–8)	15	renal/hepatisch	(+)
Valproat (VPA)	FE+IGE	250–300	250–300 alle 3–5 d	900–2000	1–2 (ret.)	10–15	50–100	80–95	hepatisch	++
Zonisamid (ZNS)	FE	50	50–100 alle 7 d	300–500	2	60	(10–40)	40	hepatisch/renal	(+)

Abs: Absencen, EI: Enzyminduktor, FE: fokale Epilepsie, IGE: idiopathische generalisierte Epilepsie; (Plasmakonzentration): Relevanz unklar
Interaktionspotential: ++ = sehr hoch, + = hoch, (+) = gering, – = nicht vorhanden
* cave: nicht lineare Kinetik bei Dosierung über 300 mg

Antiepileptika

Tab. 48.2 Nebenwirkungen wichtiger Antiepileptika.

	BRV	CBZ	CNB	CLB	ESL	ESM	GBP	LCM	LTG	LEV	OXC	PER	PB	PHT	PGB	PRM	TPM	VPA	ZNS
meist passager																			
Müdigkeit	+	++	++	++	++	+	++	+	(+)	+	++	++	++	+	++	++	+	-	+
Schwindel	+	++	++	++	++	+	++	++	(+)	+	++	++	++	+	+	++	+	+	+
Ataxie	-	+	++	+	+	+	(+)	+	(+)	+	+	+	++	+	+	++	+	-	+
visuelle Störungen, Doppelbilder	-	+	++	+	+	(+)	(+)	++	(+)	(+)	+	+	++	+	+	++	-	-	+
gastrointestinale Beschwerden	+	+	+	(+)	+	++	+	++	(+)	+	+	+	+	+	+	++	+	+	+
akut bis chronisch																			
Sedierung	(+)	(+)	++	++	(+)	(+)	+	(+)	-	-	(+)	+	++	-	+	++	+	-	(+)
Enzephalopathie	-	((+))	-	-	-	-	-	-	-	-	-	+	-	(+)	-	-	-	+	-
kognitive Störungen	-	(+)	(+)	+	(+)	(+)	(+)	(+)	(+)	(+)	(+)	+	++	+	+	++	+	(+)	(+)
Kopfschmerzen	-	(+)	++	(+)	+	(+)	(+)	++	+	+	+	-	+	+	+	-	-	(+)	-
Schlafstörungen	-	-	-	-	+	+	(+)	+	+	+	-	-	-	-	(+)	-	(+)	-	(+)
Sprach-, Sprechstörungen	-	-	+	(+)	(+)	-	(+)	(+)	-	-	(+)	+	-	(+)	(+)	-	+	-	(+)
Verhaltensauffälligkeiten	+	(+)	+	(+)	(+)	(+)	(+)	+	+	++	(+)	++	++	+	+	++	++	(+)	+
Depression	+[6]	(+)	((+))[6]	+	(+)	(+)	+	+	-	+	(+)	+[6]	+	+	+	+	+	-	+

Antiepileptika

Tab. 48.2 Fortsetzung

	BRV	CBZ	CNB	CLB	ESL	ESM	GBP	LCM	LTG	LEV	OXC	PER	PB	PHT	PGB	PRM	TPM	VPA	ZNS
Psychose	(+)	-	-	-	-	+	(+)	(+)	-	(+)	-	+	(+)	(+)	-	(+)	(+)	-	(+)
Leukopenie	(+)	++	-	-	(+)	(+)	(+)	-	((+))	((+))	+	-	+	+	(+)	+	(+)	-	((+))
Thrombopenie	-	+	-	-	(+)	(+)	(+)	-	((+))	(+)	((+))	-	-	((+))	-	(+)	(+)	++[3]	((+))
Panzytopenie (sehr selten bei allen AE möglich)																			
Tremor	-	-	-	-	+	-	(+)	+	+	+	+	-	-	-	-	-	(+)	++	(+)
Bewegungsstörungen	-	(+)	-	-	(+)	(+)	(+)	-	((+))	((+))	(+)	-	-	+[1]	-	+	(+)	+[4]	-
Neuropathie	-	-	-	-	(+)	-	-	-	-	-	-	-	(+)	+	-	(+)	((+))	-	-
Parästhesien	-	-	-	-	-	-	-	-	-	-	-	-	-	-	-	-	+	-	+
Pankreatitis	-	((+))	-	-	((+))	((+))	((+))	-	-	((+))	((+))	-	-	-	-	-	((+))	((+))	((+))
Leberschädigung	-	(+)	(+)	-	(+)	-	((+))	-	((+))	((+))	((+))	-	((+))	((+))	-	((+))	-	((+))[5]	((+))
Nierensteine	-	-	-	-	-	-	-	-	-	-	-	-	-	-	-	-	+	-	+
Herzrhythmusstörungen	-	(+)	(+)	-	-	-	-	(+)	-	-	((+))	-	-	(+)	(+)	-	-	-	-
Muskelschwäche	-	-	-	+	-	-	(+)	-	-	(+)	-	-	-	-	-	-	-	-	-
Muskelschmerzen	-	(+)	-	-	(+)	-	(+)	-	-	(+)	-	+[7]	-	-	+	-	(+)	-	-

Tab. 48.2 Fortsetzung

	BRV	CBZ	CNB	CLB	ESL	ESM	GBP	LCM	LTG	LEV	OXC	PER	PB	PHT	PGB	PRM	TPM	VPA	ZNS
Binde-gewebe-störungen	–	–	–	–	–	–	–	–	–	–	–	–	–	+²	–	++	–	–	–
Exantheme	–	++	((+))⁸	–	+	–	+	+	((+))⁸	–	+	((+))⁸	(+)	++	–	–	(+)	(+)	(+)
Haarausfall	–	(+)	–	–	(+)	–	(+)	–	–	(+)	(+)	–	–	–	–	–	(+)	++	(+)
lebensbedrohliche Hauterkrankungen (sehr selten bei allen AE möglich)																			
Osteo-porose	–	(+)	–	–	(+)	–	–	–	–	–	((+))	–	+	+	–	+	–	((+))	–
Hyponatri-ämie	–	++	–	–	+	–	((+))	–	–	((+))	++	–	–	–	–	–	–	–	–
Gewichts-zunahme	–	(+)	–	+	–	–	+	–	–	(+)	+	+	–	–	++	–	–	++	–
Gewichts-abnahme	(+)	–	–	–	–	+	–	–	–	+	–	+	+	–	–	(+)	++	–	++
Immunolo-gische Störungen, Infektionen	+	(+)	(+)	–	–	(+)	+	–	–	+	((+))	–	(+)	+	–	+	+	(+)	(+)
Libido-abnahme	–	–	–	+	–	–	+	–	–	–	–	–	+	–	++	+	–	–	–
Anfalls-häufung: Absencen, Myoklonien	–	+	–	–	+	–	+	–	(+)	–	+	–	–	+	+	–	(+)	–	–
Teratogenität	(+)	+	?	–	?	(+)	?	?	(+)	(+)	(+)	?	+	+	?	+	+	++	?

Antiepileptika

Tab. 48.2 Fortsetzung

	BRV	CBZ	CNB	CLB	ESL	ESM	GBP	LCM	LTG	LEV	OXC	PER	PB	PHT	PGB	PRM	TPM	VPA	ZNS
Interaktionen																			
beeinflusst andere AE	-	++	+	-	+	-	-	-	-	-	+	+	++	+	-	++	-	+	(+)
wird von anderen AE beeinflusst	-	++	-	++	-	+	-	-	++	-	+	+	+	+	-	++	-	++	(+)

++: häufig, +: gelegentlich, (+): selten, ((+)): sehr selten, -: nie

[1]: u. a. Kleinhirnatrophie, [2]: Gingivahyperplasie, [3]: selten auch plasmatische Gerinnungsstörungen, [4]: u. a. Morbus Parkinson, [5]: sehr selten Leberzerfall, [6]: Suizidgedanken, [7]: Rückenschmerzen, [8]: schwere Hautreaktionen

49 Umgang mit Kontrastmitteln

Olaf Eberhardt

49.1 Definition

- Hauptprobleme im Umgang mit Kontrastmitteln (KM) sind Hypersensitivitätsreaktionen, Verschlechterung der Nierenfunktion, Hyperthyreose und Metformin; selten Luftembolien
- kontrastmittelinduzierte akute Nierenschädigung (gemäß KDIGO): Kreatininanstieg > 0,3 mg/dl oder um 50 % des Ausgangswerts innerhalb von 48 h oder Urinproduktion < 0,5 ml/kg/h für > 6 h nach KM-Gabe
- Formen der Hypersensitivitätsreaktionen (S. 349)

49.2 Epidemiologie

49.2.1 Häufigkeit

- *Hypersensitivitätsreaktionen* (allergisch und nicht allergisch)
  - *auf jodhaltige KM* < 1 h nach Gabe 0,4–3 % (insg. 0,02–0,14 % schwer) und > 1 h nach Gabe 0,5–23 %; Wiederholungsrisiko 10–35 %
  - auf *Gadolinium* 0,004–0,7 % (< 0,01 % schwer), Wiederholungsrisiko 20–60 %
- „physiologische" (chemo-/osmotoxische) Reaktionen, z. B. Kopfschmerzen, Erbrechen, RR-Anstieg; Arrhythmien oder epileptische Anfälle selten
- *Nierenschädigung* (nach KDIGO-Definition)
  - durch jodhaltiges KM bei normaler Nierenfunktion 1–5 % (aber bis 30 % bei hohem Risikoprofil), meist Peak nach ≤ 4 d und Erholung in 5–10 d; mehrere neue Studien und Metaanalysen konnten aber keine negativen Effekte auf Nierenfunktion nachweisen
  - durch jodhaltiges KM bei Schlaganfall 3 % (CT-Angiografie) bzw. 0,5–9,5 % (neurointerventionelle Prozeduren)
- Laktazidose durch Metformin < 0,1 Fälle pro 1000 Patientenjahre
- KM-Extravasate nur in 0,2 % mit schwerwiegenden Folgen
- Speicherung Gadolinium-haltiger Kontrastmittel in Hirnstrukturen (und anderen Geweben)
  - klinische Bedeutung bislang unklar
- nephrogene systemische Fibrose Tage bis Monate nach KM-Gabe Folge einiger Gadoliniumfabrikate bei GFR < 30 ml/min (laut DRG 1:1 Mio. Untersuchungen, aktuell praktisch keine neuen Fälle mehr)

49.2.2 Prädisponierende Faktoren

- Risikofaktoren für *Hypersensitivitätsreaktionen*
  - vorbestehende Allergien und Atopien
  - frühere KM-Reaktion

- Risikofaktoren für *Nephropathie* nach jodhaltigem KM
  - GFR < 40 ml/min, CRP-Erhöhung
  - diabetische Nephropathie, Dehydrierung, Anämie, Herzinsuffizienz, Gicht
  - Alter > 70 Jahre
  - gleichzeitige Gabe nephrotoxischer Substanzen, frühere KM-Exposition < 48 h, hohe KM-Menge (> 350 ml / > 4 ml/kg), intraarterielle Applikation

49.3 Ätiologie und Pathogenese

- *Hypersensitivitätsreaktionen*
  - mediatorvermittelte, allergische oder nicht allergische Anaphylaxie
  - Betablocker, ACE-Hemmer und NSAR können anaphylaktische Reaktionen verstärken
- kontrastmittelinduzierte akute *Nierenschädigung*
  - nephrotoxische Effekte mit Tubulusschädigung
  - Störung des renalen Blutflusses mit Ischämie der Medullazone

49.4 Prophylaxe bei bekannter Kontrastmittelallergie

- *elektiv*
  - Prednison (Decortin)/Prednisolon (Decortin H) 30–50 mg p. o. oder Methylprednisolon (Urbason) 32 mg p. o. 12 h und 2 h vor KM-Gabe
    - plus Clemastin (Tavegil) (oder Dimetinden) 2 Amp. i. v.
- *Notfall*
  - 250 mg Prednisolon (Solu-Decortin) i. v.
    - plus Clemastin (Tavegil) (oder Dimetinden) 2 Amp. i. v.
    - Wirksamkeit < 4 h vor Kontrastmittel und als Vorbeugung verzögerter KM-Reaktionen unsicher (ACR 2021)! Durchbruchreaktionen trotz Prämedikation bei 2 %!
- nur Heparin darf notfalls mit Kontrastmittel im selben Schlauch laufen
- für rasche KM-Gabe mindestens 20-G-Zugang in Ellenbeuge oder Unterarm erforderlich, ZVK oder intraossärer Zugang nur bedingt geeignet

49.5 Therapie der Kontrastmittelreaktion je nach Symptomatik

Tab. 49.1 Therapie der Kontrastmittelreaktion.

Reaktionstyp	Maßnahmen	Bemerkungen
alle	i. v. Zugang, Vitalparameter messen (ABCDE-Regel), Pulsoxymetrie, ggf. Sauerstoffmaske 6–10 l	–
Paravasat	• Extremität hochlagern und kühlen, sorgfältige Überwachung (kapilläre Refillzeit, Kompartment?), ggf. Röntgen-Dokumentation des Paravasats • falls schwere Schäden möglich: chirurgisches Konsil	zur Prophylaxe i. v. Zugang nicht an Hand/Fuß, Testinjektion mit Kochsalzlösung; Gadolinium-Paravasat kaum relevant
Luftembolie	100 % O_2, Linksseitenlage, ggf. hyperbarer Sauerstoff	–
Übelkeit, Erbrechen	• Dimenhydrinat (Vomex) 1–2 Amp. i. v. oder i. m. oder Metoclopramid (Paspertin) 1–2 Amp. i. v. oder i. m. • bei fehlendem Effekt Ondansetron 1 Amp. i. v. • ggf. Dimetinden 1 Amp. i. v. • ggf. 250–1000 mg Prednisolon (Solu-Decortin) i. v.	–
Pruritus, Flush, Urtikaria	• Dimetinden 1 Amp. i. v. oder Clemastin (Tavegil) 1 Amp. i. v. oder i. m. • ggf. Adrenalin (Suprarenin) (1:1000) 0,1–0,3 ml i. m. lateraler Oberschenkel, bei Bedarf wiederholen • 250–1000 mg Prednisolon (Solu-Decortin) i. v.	flache Lagerung
Dyspnoe mit bronchialer Obstruktion (Bronchospasmus)	• Sauerstoff über Maske 6–10 l/min • H1-Antihistaminikum z. B. Dimetinden 1 Amp. i. v. oder Clemastin (Tavegil) 1 Amp. i. v. • Beta-2-Agonist z. B. Fenoterol (Berotec) oder Salbutamol (Sultanol) 2–4 Hübe (und evtl. i. v.) • Adrenalin (Suprarenin) (1:1000) bei stabilem RR 0,1–0,3 ml i. m., bei RR-Abfall 0,5 ml i. m., bei Bedarf alle 5–10 min wiederholen • als Eskalationstherapie ggf. Adrenalin 1:10 verdünnt ≙ 1:10 000 langsam i. v. (mehr kardiale UAW) • ggf. additiv Terbutalin (Bricanyl) 0,25–0,5 mg ≙ 0,5–1 Amp. s. c. • ggf. additiv Adrenalin 2 ml à 1 mg/ml per inhalationem (p. i.) über Verneblter mit Atemmaske zusammen mit Sauerstoff	halbsitzende Position

Tab. 49.1 Fortsetzung

Reaktionstyp	Maßnahmen	Bemerkungen
Zungenschwellung, inspiratorischer Stridor (Larynxödem)	• Sauerstoff über Maske 6–10 l/min • Adrenalin (Suprarenin) (1:1000) 0,5 ml i. m., bei Bedarf wiederholen • ggf. additiv Adrenalin 2 ml à 1 mg/ml p. i. über Vernebler mit Atemmaske zusammen mit Sauerstoff • Dimetinden 2 Amp. i. v. oder Clemastin (Tavegil) 2 Amp. i. v. • 250–1000 mg Prednisolon (Solu-Decortin) i. v.	halbsitzende Position
Hypotonie, Bewusstlosigkeit	• Sauerstoff über Maske 6–10 l/min • zügig 500–1000 ml *NaCl 0,9 %* oder *Ringer-Azetat* i. v. (oft 2 l erforderlich) • bei hohem Volumenbedarf evtl. zusätzlich HES 6 % 500–1500 ml (nur nach Gabe von Antihistaminika) • falls ohne Effekt: *Adrenalin* (Suprarenin) (1:1000) 0,5 ml i. m., bei Bedarf alle 5–10 min wiederholen (oder 1:10 verdünnt ≙ 1:10 000 langsam i. v.: mehr kardiale UAW) • *Bradykardie*: Atropin 0,5–1,0 mg intravenös, bei Bedarf nach 3–5 min wiederholen, maximal 3 mg • 250–1000 mg Prednisolon (Solu-Decortin) i. v. • Dimetinden 2 Amp. i. v. oder Clemastin (Tavegil) 2 Amp. i. v. • Intensivverlegung	• Beine hochlagern • falls erforderlich Erbrochenes aus Mund entfernen und/oder absaugen
Herz-Kreislauf-Stillstand	Reanimation beginnen (S. 328) und Reanimationsteam verständigen, Atemwege freihalten (ggf. absaugen), Intensivverlegung	–

49.6 Einsatz von jodhaltigem KM bei Niereninsuffizienz

- nephrotoxische Substanzen (NSAR, Mannitol und Schleifendiuretika) pausieren
- Pause von ACE-Hemmern und AT1R-Antagonisten bei GFR < 40–45 ml/min für 48 h (umstritten)
- *GFR < 30 ml/min oder unbekannt:* Nutzen-Risiko-Abwägung
- *GFR < 30 ml/min* (und optional bei GFR < 45 ml/min) *Hydrierung mit NaCl 0,9 %* i. v. 1–1,5 ml/kgKG/h, falls möglich für 6–12 h vor und bis 6–12 h nach der Untersuchung (≈ 1–1,5 l/75 kg); Vorsicht bei Herzinsuffizienz, GFR < 15 ml/min oder RR-Entgleisung
- insgesamt nicht mehr als 2000 ml NaCl 0,9 % wegen Risiko hyperchlorämischer Azidose
- bei Risikopatienten KM-Menge (in ml) möglichst auf zweifache GFR-Höhe begrenzen
- Statinloading vor KM-Gabe wirkt wahrscheinlich nephroprotektiv
- Bikarbonat oder N-Acetylcystein werden nicht mehr empfohlen

- unsichere Schutzeffekte von Alprostadil, Nicorandil, Theophyllin, Furosemid, RenalGuard-System oder hämodynamisch gesteuerter Hydrierung
- bei Dialysepatienten wird keine Dialyse direkt nach jodhaltigem KM empfohlen
- Kreatinin-/GFR-Kontrolle nach 48–72 h

49.7 Einsatz von Gadolinium bei Niereninsuffizienz

- bei GFR < 30 ml/min Nutzen-Risiko-Abwägung und Abstand zwischen Gadoliniumgaben möglichst > 7 d, aber Risiko nephrogener systemischer Fibrose (Symptome zu Beginn: Schmerzen, Jucken, Schwellung, Rötung der Beine) bei neueren KM nur 0,2–0,5 %
- bei Dialysepatienten wird Dialyse nach Gadoliniumgabe empfohlen

49.8 Einsatz von jodhaltigem KM bei Hyperthyreose

49.8.1 Manifeste Hyperthyreose

- KM-Gabe wann immer möglich vermeiden!
- bei dringlicher Notfallindikation: Perchlorat (Irenat 300 mg/15 Trp.): 500 mg (25 Trp.) p. o. 2–4 h vor und nach KM
- anschließend Perchlorat 3 × 300 mg (15 Trp.)/d oder 2 × 25 Trp. für 14 d
- Thiamazol (Favistan): 40 mg per os 2–4 h vor KM und dann 2–3 × 20–40 mg/d (p. o. oder i. v.)
- engmaschige Kontrollen der Schilddrüsenfunktion

49.8.2 Subklinische Hyperthyreose

- Perchlorat (Irenat 300 mg/15 Trp.): 500 mg (25 Trp.) per os 2–4 h vor und nach KM
- anschließend Perchlorat 3 × 300 mg (15 Trp.)/d oder 2 × 25 Trp. für 10–14 d
- evtl. zusätzlich Thiamazol (Favistan): 20 mg per os 2–4 h vor KM (oder Carbimazol), dann 1 × 20 mg/d für 7–14 d
- Kontrolle der Schilddrüsenfunktion nach 2–4 Wochen

49.9 Einsatz von jodhaltigem KM bei Metformineinnahme

- Risiko ist Laktatazidose, nicht Nierenversagen: kein belegter Fall einer Laktatazidose bei normaler Nierenfunktion und normaler KM-Menge
- GFR > 30 ml/min: Metformin weitergeben
- GFR < 30 ml/min (ESUR 2018, ACR 2021; CAR 2014 gibt noch Grenze von 45 ml/min an): Kontrolle der Nierenfunktion (GFR/S-Kreatinin) vor und nach KM-Gabe: wenn keine Verschlechterung der Nierenwerte vorliegt, Metformin nach 48 h wieder beginnen
- auf Laktatazidose achten: pH ≤ 7,25 + Laktat ≥ 5 mmol/l mit Übelkeit, Somnolenz, Erbrechen, Bauchschmerzen, Hyperventilation, Durchfall, Durst

49.10 Besonderheiten bei Schwangeren

- in Schwangerschaft jodhaltiges KM oder Gadolinium möglichst vermeiden (ACR 2021 lehnt jodhaltiges KM nicht ab, falls Gabe dringend erforderlich)
- in Stillzeit 24 h Stillunterbrechung nach jodhaltigem KM oder Gadolinium möglich, aber nicht erforderlich

49.11 Quellenangaben

[229] American College of Radiology Committee on Drugs and Contrast Media. ACR Manual on Contrast Media 2021

[230] Brinjikji W, Demchuk AM, Murad MH et al. Neurons over nephrons: systematic review and meta-analysis of contrast-induced nephropathy in patients with acute stroke. Stroke 2017; 48: 1862–168

[231] European Society of Urogenital Radiology. ESUR Guidelines on Contrast Agents 10.0 (2018). (Online-Versionen variieren!)

[232] Mehran R, Dangas GD, Weisbord SD. Contrast-associated acute kidney injury. NEJM 2019; 380: 2146–2155

[233] Ring J, Beyer K, Biedermann T et al. Leitlinie zu Akuttherapie und Management der Anaphylaxie. Update 2021. S 2k-Leitlinie der DGAKI, AeDA, GPA, DAAU, BVKJ, ÖGAI, SGAI, DGAI, DGP, DGPM, AGATE und DAAB. Allergo J Int 2021; 30: 1–25

50 Schnellübersicht über wichtige Notfallmedikamente

*Lea Gonschor, frühere Bearbeitung: Gwendolyn Böhm**

▶ Tab. 50.1 gibt einen raschen Überblick über die Dosierung und Anwendung insbesondere von intravenös applizierbaren Notfallmedikamenten. Es können nur die wichtigsten Indikationen, Kontraindikationen und Anwendungshinweise aufgeführt werden. Angaben zu Handelsnamen und der Dosierung pro Ampulle sind beispielhaft und unverbindlich. Dosisangaben auf jeder eingesetzten Ampulle müssen vor Verabreichung sorgfältig geprüft werden. Medikamentenanordnungen sollten stets präzise getroffen werden (Beispiel: „Metamizol 1000 mg i. v. als Kurzinfusion über 30 min"). Bei zerebraler Vorschädigung, hohem Alter und Schockzustand kann insbesondere die sedierende, blutdrucksenkende und atemdepressive Wirkung von Medikamenten verstärkt sein, sodass eine Gabe oft dosisreduziert und fraktioniert nach Effekt erfolgen sollte.

Schnellübersicht über wichtige Notfallmedikamente

Tab. 50.1 Dosierung und Pharmakologie wichtiger Medikamente.

Medikament (Handelsname als Beispiel)	t ½	Dosis pro Ampulle	übliche Dosis	Perfusor	Q_0	Kontraindikationen (Auswahl)	Anmerkungen
Acetylsalicylsäure	0,25 h	500 mg	100 mg/d (Schlaganfallprophylaxe); 1000 mg (Schmerz)	–	1,0	floride Blutungen; relative KI Asthma, Ulzera, Antikoagulation, G/SZ	–
Aciclovir (Zovirax)	2,5 h	250 mg, 500 mg	virale Enzephalitis 3 × 10 mg/kgKG/d i.v.	–	0,25; Dosisred. <GFR 50	G/SZ	–
Adenosin	10 s	30 mg/ 10 ml	therapierefraktäre supraventrikuläre Tachykardie 3 mg i.v, in 3-mg-Schritten alle 1–2 min, bis max. 12 mg als Bolus	–	1,0	AV-Block II–III°, Sick sinus-Syndrom, QTc-Verlängerung, dekomp. HI, COPD, G/SZ	nur unter Intensivbedingungen mit Möglichkeit zur Reanimation
Amantadin (PK Merz)	15 h	200 mg/ 500 ml	hypokinetische Krise: 1–3 × 200 mg/d i.v. über jeweils 3 Stunden	-	0,1; Dosisred. <GFR 80	AV-Block II–III°, Bradykardie; QTc-Verlängerung und Delirgefahr	–
Amiodaron (Cordarex)	20 h– 100 d	150 mg/ 3 ml	bei Reanimation 2 Amp. i.v. nach dem 3. Schock; ansonsten 300 mg über 15 min als KI, ggf. Wdh. mit 150 mg i.v.	300 mg/50 ml G 5%; 10–20 mg/kgKG, bis max. 1200 mg/d	1,0	Jodallergie, Schilddrüsenerkrankungen, HF < 55/min, SA- oder AV-Block, QTc-Verlängerung, bi-/trifaszikulärer Block, Hypokaliämie, G/SZ; Schilddrüsenwerte sichten: jodhaltig!	Infusion mit Glukose 5%, nicht mit anderen Medikamenten mischen, idealerweise über ZVK

Tab. 50.1 Fortsetzung

Medikament (Handelsname als Beispiel)	t ½	Dosis pro Ampulle	übliche Dosis	Perfusor	Q₀	Kontraindikationen (Auswahl)	Anmerkungen
Andexanet alfa	4 h	200 mg (Pulver)	800-mg-Bolus i. v. (Einnahme > 8 h: Bolus 400 mg), dann Infusion	nach Bolusgabe Infusion 8 mg/min i. v. über 2 h (Einnahme > 8 h: Infusion 4 mg/min)	unbekannt	–	Thromboserisiko 10 %/30 d
Apomorphin s. c.	33 min	50 mg/5 ml	Bolus 2–10 mg s. c.	subkutane (!) Infusion: Start 1–2 mg/h s. c.	> 0,6	–	nur unter Domperidonschutz!
Atropinsulfat	2–3 h	0,5 mg/ml	Bradykardie: 0,5–1,5 mg alle 4–6 h i. v.	–	0,45	Myasthenia gravis, akutes Lungenödem, BPH, Ileus, Engwinkelglaukom, AV-Block II–III°, G (3.Trim.)/SZ	Antidot: 1–2 mg Physostigmin über 2 min i. v. (ggf. stündlich wdh.)
Biperiden (Akineton)	1–36 h	5 mg/1 ml	2,5–5 mg i. m. oder i. v. bei extrapyramidalen Symptomen (akute Dystonie), ggf. nach 30 min wdh., max. 10–20 mg/d	–	1,0	Engwinkelglaukom, Ileus, mech. GI-Stenosen, Tachyarrhythmie	–
Clonazepam (Rivotril)	30–40 h	1 mg/ml	0,5–2,0 mg bis max. 13 mg/d	–	1,0	SZ, Vorsicht in G	Atemdepression
Clonidin (Catapresan, Paracefan)	8–24 h	0,15 mg/1 ml, 0,75/5 ml	hypertensiver Notfall: 1–4 × 0,075–0,15 mg i. v./s. c. (max. 0,6 mg in 15 min)	0,75 mg/50 ml NaCl: 1–10 ml/h	0,4	AV-Block II–III°, Sick-sinus-Syndrom, Bradykardie, SZ, G	–

Schnellübersicht über wichtige Notfallmedikamente

Tab. 50.1 Fortsetzung

Medikament (Handelsname als Beispiel)	t ½	Dosis pro Ampulle	übliche Dosis	Perfusor	Q_0	Kontraindikationen (Auswahl)	Anmerkungen
Dexamethason (Fortecortin)	4 h	z. B. 40 mg/ 5 ml, 100 mg/ 10 ml	Hirnödem: initial 40–100 mg, dann 4–16 mg alle 24 h	–	0,9	–	in NaCl 0,9 %, Ringer oder Glukose 5 %; nicht mit anderen Medikamenten mischen
Digitoxin (Digimerck)	7,5 d	0,1 mg/ 1 ml, 0,25 mg/ 2,5 ml	Schnellaufsättigung (Monitoring!): initial 2 Amp. à 0,1 mg oder 1 Amp. à 0,25 mg, dann alle 6 h bis max. 0,75 mg/d; Tag 2/3: 0,25 mg	–	≥ 0,7 Dosisred. < GFR 10	AV-Block II–III°, Sick sinus-Syndrom, WPW-Syndrom, Hyperkalziämie, Hypomagnesiämie, HOCM, Aortenaneurysma	–
Digoxin (Lanicor)	30–50 h	0,25 mg/ 1 ml	initial 2–3 × 0,25 mg i. v./d; schnelle Aufsättigung auch bei Niereninsuffizienz mit Spiegelbestimmung!	–	0,3; Dosisred. 50 % bei GFR < 100	(s. Digitoxin)	Spiegelbestimmung v. a. bei Niereninsuffizienz
Dihydralazin (Nepresol)	2,5 h	25 mg/ 2 ml	25 mg in 10 ml NaCl 0,9 %, fraktioniert je 2 ml unter RR-Kontrolle	2 Amp. (50 mg) in 50 ml NaCl 0,9 % (= 1,0 mg/ ml); 1–5 ml/h, max. 100 mg/d	–	SLE, Aortenaneurysma, HOCM	UAW: Tachykardie, Palpitation, AP-Beschwerden; wenn möglich nicht als Monotherapie
Dimenhydrinat (Vomex)	5–10 h	62 mg/ 10 ml	1–3 Amp. i. v., max. 400 mg/d	–	≥ 0,7	akuter Asthmaanfall, Engwinkelglaukom, BPH, Epilepsie, G/SZ	–

Schnellübersicht über wichtige Notfallmedikamente

Tab. 50.1 Fortsetzung

Medikament (Handelsname als Beispiel)	t ½	Dosis pro Ampulle	übliche Dosis	Perfusor	Q_0	Kontraindikationen (Auswahl)	Anmerkungen
Dimetinden (H1-Antagonist)	5–7 h	4 mg/4 ml	Anaphylaxie: 1–2 × 4 mg	–	0,9	G, strenge Indikationsstellung in SZ	–
Flumazenil (Anexate)	1 h	0,5 mg/ 5 ml, 1 mg/ 10 ml, (0,1 mg/ ml)	Benzodiazepinintoxikation: 0,2–1 mg i. v. (in 0,2-mg-Schritten alle 60 s)	–	1,0	Mischintoxikation mit tri- und tetrazyklischen Antidepressiva	–
Furosemid (Lasix)	30–120 min	20 mg/ 2 ml, 40 mg/ 4 ml	Lungenödem: 20–80 mg i. v.	–	0,3	schwere Hypokaliämie oder Hyponatriämie, Hypotonie < 90 mmHg. Rebound-Effekt! strenge Indikation in G/SZ	bei Diabetes mellitus BZ-Kontrolle, bei Gicht Harnsäurekontrolle
Haloperidol (Haldol)	24 h	5 mg/ml	akute Erregung: 5–10 mg i. m., bis max. 20 mg/d	–	1,0	Parkinson-Syndrom, Vorsicht bei Epilepsie; Cave! QTc-Zeit	–
Heparin	1–2 h	z. B. 10 000 IE/ 1 ml, 25 000 IE/ ml	–	25 000 IE/ 50 ml: Start 500–1000 IE/h, PTT-Kontrolle nach 5–6 h	0,8	HIT II, schwere Thrombopenie, schwere Leber-, Nieren- und Pankreaserkrankung, Spinal-/ Periduralanästhesie, Lumbalpunktion	nicht mit anderen Medikamenten mischen
Idarucizumab (Praxbind)	< 1 h	2,5 g/ 50 ml	2 × 2,5 g als Bolus innerhalb 15 min	–	unbekannt	–	Thromboserisiko 5 %/30 d

Schnellübersicht über wichtige Notfallmedikamente

Tab. 50.1 Fortsetzung

Medikament (Handelsname als Beispiel)	t½	Dosis pro Ampulle	übliche Dosis	Perfusor	Q_0	Kontraindikationen (Auswahl)	Anmerkungen
Levetiracetam (Keppra)	6–8 h	500 mg/ 5 ml	Status epilepticus (nicht zugelassen): 60 mg/kg, max. 4 500 mg über > 10 min	–	0,3; Dosisred. GFR < 60	G/SZ	–
Lorazepam (Tavor)	12–16 h	2 mg/1 ml (mit 1 ml NaCl 0,9 % oder H_2O ad inj. verdünnen)	Erregungszustände: 0,5–2,5 mg i. v./p. o.	–	–	Myasthenia gravis, schwere Leberschäden, resp. Insuffizienz, SZ. Vorsicht in G	Ampullen gekühlt lagern, nach Mischung für 60 min verwendbar
Mannitol 15–20 %	1–1,5 h	20 %, z. B. 20 g/ 100 ml, 50 g/ 250 ml	125–500 ml i. v. über 15 min	–	0,05 Testdosis bei Oligurie	kardiale Dekompensation, Lungenödem, intrakranielle Blutung	nicht zusammen mit anderen Medikamenten, Elektrolytlösungen oder Blutprodukten
Metamizol (Novalgin)	2,5 h	1 g/2 ml, 2,5 g/5 ml	1–2,5 g i. v., max. 5 g/d	–	≥ 0,8	keine i. v. Gabe bei arterieller Hypotonie und instabiler Kreislaufsituation; KI: Allergie, G (letztes Trimenon)	mit Glukose 5 %, NaCl 0,9 % oder Ringer möglich; sofortige Injektion, da begrenzte Stabilität; nicht zusammen mit anderen Medikamenten; Aufklärung über Agranulozytose

Schnellübersicht über wichtige Notfallmedikamente

Tab. 50.1 Fortsetzung

Medikament (Handelsname als Beispiel)	t ½	Dosis pro Ampulle	übliche Dosis	Perfusor	Q₀	Kontraindikationen (Auswahl)	Anmerkungen
Methylprednisolon (Urbason)	2,5 h	z. B. 16 mg/ 1 ml, 250 mg/ 5 ml, 1000 mg/ 10 ml	Schubtherapie MS o. Ä.: 500–1000 mg/d	–	≥ 0,9	Magen-Darm-Ulzera	mit Glukose 5 % oder NaCl 0,9 % oder Ringer möglich; nicht zusammen mit anderen Medikamenten
Metoclopramid (Paspertin)	3–8 h	10 mg/ 2 ml	bis 3 × 10 mg/d (höhere Dosen bei Chemotherapie)	–	0,3	Parkinson-Syndrom, Epilepsie, Ileus, GI-Blutung	–
Midazolam (Dormicum/D. V)	1,5–2,2 h (–6 h)	z. B. 5 mg/ 1 ml, 15 mg/ 3 ml, 5 mg/5 ml	Narkose initial 0,1–0,2 mg/kg; Sedierung: 2,5–7,5 mg	–	1,0	Myasthenia gravis, schwere Leberschäden, resp. Insuffizienz, SZ. Vorsicht in G	Infusion in NaCl 0,9 % oder Glukose 5 %; zahlreiche Inkompatibilitäten
Morphin	2,5 h	10 mg/ 1 ml, 20 mg/ 1 ml	intravenös 1:10 verdünnen; 4–6 × 5–10 mg i. v./s. c./i. m.	–	0,9 (0,3 Metaboliten)	Ileus, Kinder und Jugendliche < 18 Jahre, Atemdepression	Wirkdauer der Opiate ggf. länger als von Naloxon!
Naloxon	1,2 h	0,4 mg/ml	bei Opiatintoxikation 0,4–2 mg i. v./i. m., ggf. Wdh. alle 2 min bis max. 10 mg	–	1,0	G/SZ	Wirkdauer der Opiate ggf. länger als von Naloxon!
Natrium-Perchlorat (Irenat)	4 h	5 gtt = 100 mg	bis 15 min vor KM-Applikation 25–40 gtt, 2 h später 25 gtt, danach über 7–14 d 3 × 15 gtt/d	–	1,0	G/SZ	–

Schnellübersicht über wichtige Notfallmedikamente

Tab. 50.1 Fortsetzung

Medikament (Handelsname als Beispiel)	t ½	Dosis pro Ampulle	übliche Dosis	Perfusor	Q_0	Kontraindikationen (Auswahl)	Anmerkungen
Nifedipin (Adalat) i. v.	2–4 h	5 mg/ 50 ml	–	5 mg/50 ml Fertiglösung: 1–6 ml/h, lichtgeschützt!	1,0	Herz-Kreislauf-Schock, instabile AP, akuter Myokardinfarkt (innerhalb 4 Wo), höhergradige Aortenstenose; Vorsicht bei Hypotonie und Herzinsuffizienz NYHA III–IV°	lichtgeschützt → schwarzes Perfusorsystem
Nitroglyzerin i. v.	2–5 min	5 mg/5 ml, 25 mg/ 25 ml, 5 mg/1 ml, 50 mg/ 10 ml	–	50 mg/50 ml: 0,5–8 ml/h	1,0	Hypotonie < 100 mmHg, Bradykardie	–
Nitroglyzerin sublingual (Nitrolingual)	2–5 min	0,4 mg/ Hub, Kps. à 0,4–0,8 mg, Amp. à 5 mg/5 ml und 50 mg/ 50 ml	Angina pectoris, hypertensiver Notfall, akuter MI: 1–3 Hub (0,4–1,2 mg) s.l.	–	1,0	kardiogener Schock, Bradykardie	–

Schnellübersicht über wichtige Notfallmedikamente

Tab. 50.1 Fortsetzung

Medikament (Handelsname als Beispiel)	t ½	Dosis pro Ampulle	übliche Dosis	Perfusor	Q₀	Kontraindikationen (Auswahl)	Anmerkungen
Phenytoin (Phenhydan)	1,0 h (nimmt mit steigender Dosis zu)	250 mg/ 5 ml	Status epilepticus: 20 mg/kg i. v. (max. 50 mg/min, maximal 30 mg/kg)	–	1,0	AV-Block II–III° (bei i. v. Gabe Monitoring), Sick-Sinus-Syndrom, < 3 Monate nach Myokardinfarkt, EF < 35 %, Knochenmarkschädigung, Vorsicht in G/SZ	Verdünnung nur in NaCl 0,9 %; *keine anderen Med. im selben Infusionssystem*; separater, sicherer venöser Zugang: Paravasate verursachen Nekrosen!
Piritramid (Dipidolor)	4–10 h	7,5 mg/ml; 15 mg/2 ml	starke Schmerzen: 7,5–15 mg langsam i. v. (10 mg/min)/s. c., alle 6 h wiederholen	–	1,0	Atemdepression	–
PPSB (Prothrombinkomplex)	1,5–60 h je nach Faktor	250, 500, 1000 IE (Pulver)	30–50 IE/kg je nach INR nach Phenprocoumon; 50 IE/kg nach DOAK	max. 8 ml Lösung/min	unbekannt	disseminierte intravasale Gerinnung, HIT II, Heparin-/Plasmaallergie	1 IE/kg erhöht Quick um 1 %; nach Phenprocoumon plus Vitamin K 5–10 mg i. v.; Thromboembolierisiko bis 4 %
Prednisolon (Solu-Decortin H, Decortin H)	2,6–3 h	z. B. 50 mg/1 ml	Anaphylaxie: 250–1000 mg i. v., ggf. alle 6 h wdh.; Status asthmaticus: 500 mg	–	≥ 0,7		Kaliumkontrollen, BZTP, Magenschutz, Thromboseprophylaxe

Schnellübersicht über wichtige Notfallmedikamente

Tab. 50.1 Fortsetzung

Medikament (Handelsname als Beispiel)	t ½	Dosis pro Ampulle	übliche Dosis	Perfusor	Q_0	Kontraindikationen (Auswahl)	Anmerkungen
Pyridostigmin (Mestinon, Kalymin)	1,7 h	5 mg/1 ml, 25 mg/ 5 ml	1 (–3) mg i. v. (1 mg i. v. entspricht 30 mg oral); Atropin bereithalten bei i. v. Gabe	8–12 mg/d über Perfusor, max. 24 mg/d	0,2; Dosis nach Effekt	Asthma bronchiale, Thyreotoxikose, Ileus, Stenose Gallen- oder Harnwege, G; Vorsicht in SZ	–
Ranitidin (Ranitic)	2,5 h	50 mg/ 5 ml	Prämedikation/Anaphylaxie 2 Amp.	–	0,25; Dosisred. <GFR 30	–	BfArM: Ruhen der Zulassung aufgrund Nachweis von NDMA
Urapidil (Ebrantil)	2–3 h	25 mg/ 5 ml, 50 mg/ 10 ml	10–50 mg i. v.	250 mg/50 ml: 2–10 ml/h nach RR	≥ 0,7	Bradykardie, Aortenisthmusstenose, Mitralstenose, Linksherzinsuffizienz, G, SZ	–
Valproinsäure (Orfiril, Ergenyl)	6–16 h	z. B. 400 mg/ 4 ml, 300 mg/ 3 ml	Status epilepticus: 40 mg/kg, max. 3000 mg über > 10 min	2,1 g/50 ml, 50 ml/d und Spiegelkontrolle	0,95	G (1. Trimenon), Leberfunktionsstörungen, hepatische Porphyrie	–
Verapamil i. v. (Isoptin)	5 h	5 mg/2 ml	–	50 mg/ 50 ml NaCl, 4–10 ml/h	0,96	SA-Block, AV-Block II. und III. Grades, Sicksinus-Syndrom, G, SZ	–

Q_0: Anteil der extrarenalen Elimination, d. h. bei niedriger Q_0 (<0,5) ist bei Niereninsuffizienz (insb. GFR<50 ml/min) ggf. eine Dosisanpassung notwendig

t ½: Eliminationshalbwertszeit

h: Stunden, min: Minuten, d: Tage, G: Gravidität, SZ: Stillzeit, gtt: Tropfen, NI: Niereninsuffizienz

51 Umrechnungstabelle wichtiger Medikamente

Ralph Schreiner

- Umrechnungstabelle p.o versus i. v. Applikation s. ▶ Tab. 51.1

Tab. 51.1 Umrechnungstabelle p.o versus i. v. Applikation.

Medikament	orale Bioverfügbarkeit (%)	Umrechnung oral:parenteral (i. v.)
Amantadin	100	1:1
Clonazepam	75	1:1
Diazepam	90–100	1:1
Haloperidol	60–70	1:1
Lacosamid	100	1:1
Levetiracetam	100	1:1
Lorazepam	95	1:1
Morphin	20–40	3:1 (Dosierung i. v. = s. c. = i. m.)
Phenobarbital (PB)	80–100	1:1
Phenytoin	70–100	1:1
Prednisolon	95–100	1:1
Primidon (PRM) (PRM ist nicht i. v. verfügbar, wird aber u. a. zu PB metabolisiert, das entscheidend für dessen Wirkung verantwortlich ist)	90–100	PRM oral : PB i. v. = 4:1
Pyridostigmin (Mestinon)	3 (–20)	30:1
Valproat	90–100	1:1

52 Liquoruntersuchung und -befunde

Helge Topka

52.1 Definition

- In der Regel Gewinnung von subarachnoidalem Liquor zu diagnostischen Zwecken durch lumbale Punktion, subokzipitale Punktion nur von besonders Erfahrenen in Einzelfällen zu erwägen.
- weitere Indikationen: Entlastungspunktionen bei idiopathischer intrakranieller Hypertension, Normaldruckhydrozephalus

52.2 Epidemiologie

- nur wenige Studien zur Häufigkeit der LP; in USA geschätzt 2,7 Punktionen/1000 Krankheitsfälle, ⅓ ambulant

52.3 Indikationen

- V. a. Meningitis, Enzephalitis, Myelitis
- V. a. Neuroborreliose, Neurotuberkulose
- Polyradikuloneuritis Guillain-Barré, chronisch inflammatorische demyelinisierende Polyradikuloneuropathie (CIDP)
- Encephalomyelitis disseminata, Neuromyelitis-optica-Spektrum-Erkrankungen (NMOSD)
- Neurosarkoidose, Neurolupus
- Subarachnoidalblutung ohne CT-Nachweis oder zur Druckentlastung
- Meningeosis carcinomatosa, lymphomatosa
- idiopathische intrakranielle Hypertension, Normaldruckhydrozephalus
- unklarer Kopfschmerz
- demenzielle Syndrome

52.4 Risiken und Komplikationen

- postpunktionelles Syndrom: F > M, Häufigkeit korreliert invers mit Alter (außer bei Kindern) und BMI, Risiko umso höher je größer der Nadeldurchmesser; Kopfschmerzanamnese prädisponiert
- Indikation zur LP bei Einnahme gerinnungswirksamer Substanzen Einzelfallentscheidung; Risiko der Unterbrechung der Therapie muss gegen diagnostischen Nutzen abgewogen werden
- Infektionen im Verlauf des Punktionswegs: sterile Kautelen, keine LP bei tiefen Entzündungen der Haut oder der Muskulatur; Infektionsgefahr steigt mit Injektion (KM-Gabe bei Myelografie, Chemotherapie, Lokalanästhetika)

52.5 Voraussetzungen

- sorgfältige Prüfung von Indikation und Kontraindikationen
- Einwilligung und Aufklärung des einwilligungsfähigen Patienten, ggf. des Bevollmächtigten/gesetzlichen Betreuers
- bei fehlender Einwilligungsfähigkeit, zwingender Indikation und fehlendem gesetzlichem Vertreter LP ggf. ohne Einwilligung nur mit ausreichender schriftlicher Dokumentation der Umstände und des Vorgehens
- Ausschluss eines gesteigerten Hirndrucks (cCT), Papillenbeurteilung unzuverlässig
- Überprüfung des Gerinnungsstatus: Quick > 50 %, INR < 1,8, Thrombozyten > 50 000/µl; Thrombozyten < 50 000/µl relative, < 10 000/µl absolute Kontraindikation, bei Thrombozyten < 10 000/µl Thrombozytensubstitution im Einzelfall bei zwingender Indikation; ausreichende Pause bei Heparintherapie (vor Punktion Pause UFH 2 h, NMH in Prophylaxedosis 12 h, NMH in Therapiedosis 24 h); ggf. Antagonisierung nach Risiko-Nutzen-Abwägung (PPSB, FFP oder einzelne Gerinnungsfaktoren)
- bei Einnahme oraler Antikoagulanzien
  - Phenprocoumon: Pause bis INR < 1,8, ggf. Bridging mit Heparin (Pause s. o.)
  - direkte orale Antikoagulanzien: Absetzen 2–3 Tage zuvor, falls medizinisch vertretbar; vermehrtes Blutungsrisiko unter Dabigatran bei GFR < 50 ml/min. Notfallpunktionen bei vitaler Indikation möglich. Antagonisierung und anschl. LP nur in ausgewählten Einzelfällen bei zwingender Indikation erwägen (bisher keine ausreichenden Studien vorliegend)
- duale Thrombozytenfunktionshemmung (DPT): Blutungskomplikationen beschrieben; bei Notfallindikationen und hohem thrombotischem Risiko LP unter Beibehaltung der DPT, bei niedrigem thrombotischem Risiko elektive LP nach Absetzen von Clopidogrel unter Monotherapie mit ASS

52.6 Durchführung

- Lokalanästhesie Einzelfallentscheidung, meist verzichtbar
- atraumatische Punktionsnadel (meist 20–22 G) soll Risiko postpunktioneller Kopfschmerzen verringern; falls mit scharfer Nadelspitze: Öffnung parallel zu den Durafasern
- meist zwischen 3. und 5. LWK unter sterilen Bedingungen, auch Mundschutz/Gesichtsmaske beim Untersucher; Kontamination der Kanüle unbedingt vermeiden; Untersuchung im Liegen oder Sitzen
- Gewinnung von mindestens 3 ml, besser 10–15 ml Liquor; gleichzeitige Entnahme von Serumproben; Drei-Gläser-Probe, falls erste Probe blutig; Liquordruckmessung im Liegen und vor der diagnostischen Liquorentnahme
- Aufnehmen des Liquors, v. a. bei Demenzdiagnostik in Polypropylen-Röhrchen (Amyloid-beta42-Bestimmung)
- möglichst rasche weitere Verarbeitung, ggf. Liquorpathologie (Sayk-Präparat)

52.7 Normwerte und pathologische Befunde

- normaler Liquor farblos und wasserklar, Rötung oder Fleischfarbe sprechen für Blutbeimengung, weißliche Trübung für ausgeprägte Pleozytose (> 1000 Zellen/µl) oder (weißgelblich) für erhebliche Eiweißerhöhung

Liquoruntersuchung und -befunde

- *Liquordruck:* im Liegen 100–250 mm H$_2$O-Säule (entsprechend 7–18 mmHg); manche Autoren adaptieren Normwerte in Abhängigkeit von BMI (BMI < 30: < 200 mmH$_2$O; BMI > 30: < 250 mmH$_2$O). Werte unter 6 mmHg sprechen für ein Liquorunterdrucksyndrom, > 18 mmHg für intrakranielle Drucksteigerung (1 mmHg = 13,62 mmH$_2$O), auch bei Gesunden variabel, geringe Abhängigkeit vom Nadeldurchmesser
- *Liquorzytologie*
  - muss innerhalb von 1–2 h erfolgen, da sonst Fehlbestimmungen durch Zellverlust wahrscheinlich
  - Norm: < 5 Zellen/μl; bei Blutkontamination Korrektur je 1000 Erythrozyten/μl um 1 Zelle möglich, gilt allerdings als unzuverlässig (CAVE: automatisierte Zellzählung bei niedrigen Zellzahlen unzuverlässig; besser Zählkammer)
- Typische pathologische Liquorbefunde sind ▶ Tab. 52.1 zu entnehmen.

Tab. 52.1 Typische pathologische Liquorbefunde (Normwerte Labor München Klinik Bogenhausen).

Zellen/μl	Eiweiß (mg/dl)/ Albumin (Liquor-Serum-Quotient)	Glukosequotient/ Laktat	Zusatzbefunde	Verdachtsdiagnose
< 5, sehr selten bis 10	erhöht, bis 200 (ab 2. Woche)	normal	evtl. Campylobacter-Serologie	akute Polyradikulitis, Guillain-Barré-Syndrom
10–500; lymphozytär, initial granulozytär	50–80/ 8–25	> 0,6/ < 2,7	PCR, Serologie	virale Meningitis
< 500; lymphozytär	50–200/ 8–25	> 0,6/ < 2,7	PCR, ASI	Varizella-Zoster-Infektion
5–600; lymphozytär, initial granulozytär, evtl. hämorrhagisch	50–200/ 8–25	> 0,6/ < 2,7	PCR (90 %), Serologie	Herpes-Enzephalitis
500–6000; granulozytär	> 100–500/ > 25	< 0,6/ > 2,7	Kultur, Mikroskopie, Antigenschnelltest, PCR; Liquorfarbe trüb, eitrig	bakterielle Meningitis
30–1000; lymphomonozytär, Plasmazellen	50–300/ 8–25	> 0,6/ < 2,7	Serologie, ASI	Neuroborreliose
30–500; gemischt	50–300/ 8–25	< 0,6/ > 2,7	PCR, Kultur	Neurotuberkulose
blutig in 3-Gläser-Probe	–	–	ggf. Nachweis von Siderophagen	Subarachnoidalblutung

CAVE: Normgrenzen für Eiweiß, Albumin, Laktat ggf. mit hauseigenen Referenzwerten abgleichen

52.8 Quellenangaben

[234] Tumani H, Petereit HF et al. Lumbalpunktion und Liquordiagnostik, S 1-Leitlinie, 2019. In: Deutsche Gesellschaft für Neurologie, Deutsche Gesellschaft für Liquordiagnostik und Klinische Neurochemie, Hrsg. Leitlinien für Diagnostik und Therapie in der Neurologie. Im Internet: https://www.dgn.org/leitlinien; Stand: 11.4.2023)

[235] Domingues R, Bruniera G, Brunale F et al. Lumbar puncture in patients using anticoagulants and antiplatelet agents. Arq Neuropsiquiatr 2016; 74: 679–686

[236] Dodd KC, Emsley HCA, Desborough MJR et al. Periprocedural antithrombotic management for lumbar puncture: Association of British Neurologists clinical guideline. Pract Neurol 2018; 6: 436–446

53 Gefäßterritorien

Helge Topka

53.1 Arterielle Versorgung des Gehirns

- In der Regel steht in der Notfallsituation die kraniale Computertomografie zur Verfügung.
- ▶ Abb. 53.1 und ▶ Abb. 53.2 illustrieren typische zerebrale arterielle Versorgungsgebiete, typische Befunde der CT-Angiografie mit Normvarianten und die typische Darstellung der Sinus und Hirnvenen. Häufig besteht die Möglichkeit, mit der Kontrastmittelapplikation eine multimodale CT-Bildgebung mit Parenchymdarstellung, CT-Angiografie und Perfusions-CT zu ergänzen.

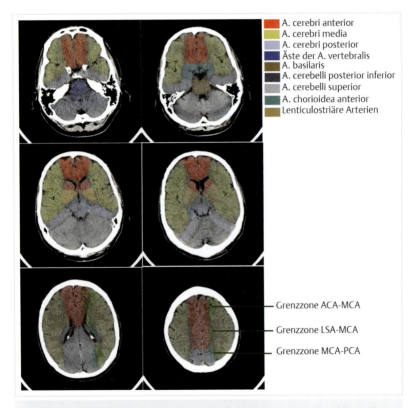

A. cerebri anterior
A. cerebri media
A. cerebri posterior
Äste der A. vertebralis
A. basilaris
A. cerebelli posterior inferior
A. cerebelli superior
A. chorioidea anterior
Lenticulostriäre Arterien

Grenzzone ACA-MCA
Grenzzone LSA-MCA
Grenzzone MCA-PCA

Abb. 53.1 Arterielle Gefäßterritorien in der nativen Computertomografie. Schematische Darstellung der Versorgungsgebiete der hirnversorgenden Gefäße und der Grenzzonen.

Gefäßterritorien

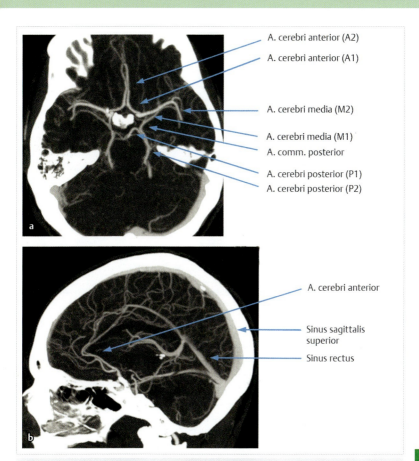

Abb. 53.2 Arterielle Gefäßversorgung des Gehirns. KM-gestützte CT-Angiografie.
a Axiale Schichtführung. Das P1-Segment der rechten A. cerebri posterior ist hypoplastisch bei kräftiger A. communicans posterior als Normvariante.
b Sagittale Schichtführung mit gleichzeitiger Darstellung der Sinus und Hirnvenen.

Fortsetzung ▶

Gefäßterritorien

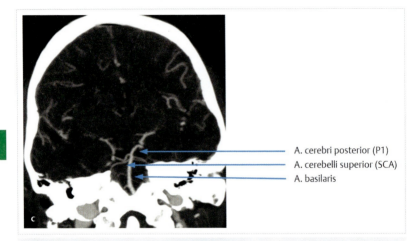

Abb. 53.2 Fortsetzung; Arterielle Gefäßversorgung des Gehirns. KM-gestützte CT-Angiografie.
c Darstellung des hinteren Kreislaufes mit A. basilaris, Basilariskopf, oberen zerebellären Arterien und der Aa. cerebri posteriores.

- Die Kenntnis der Gefäßterritorien der hirnversorgenden Gefäße in der Nativ-cCT erlaubt zum einen, das betroffene Gefäß zu identifizieren, und verbessert zum anderen die diagnostische Sicherheit der cCT, da klinisches Bild und bildgebende Befunde besser korreliert werden können (▶ Abb. 53.1). Beurteilt werden kann dann auch, ob eine nachweisbare Hypodensität einem arteriellen Versorgungsgebiet zugeordnet werden kann. Erscheint dies nicht plausibel, müssen andere Differenzialdiagnosen wie eine venöse Stauung/Ischämie bei einer Sinusthrombose oder eine entzündliche Genese, PRES u. a. geprüft werden.
- Die Zuordnung eines Gefäßverschlusses ist eine der Grundlagen, die über die Art der Therapie entscheidet (z. B. mechanische Rekanalisation versus i. v. Lyse) (▶ Abb. 53.2).

53.2 Sinus und Hirnvenen

- Sinus und Hirnvenen sind in ▶ Abb. 53.3 dargestellt.

Abb. 53.3 Sinus und Hirnvenen. KM-gestützte venöse CT-Angiografie.
a Sagittale Schichtführung.
b Gedrehte Darstellung.
c Axiale Schichtführung.

Gefäßterritorien

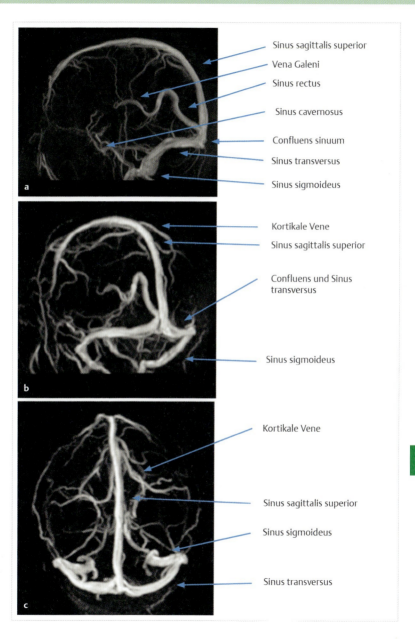

54 Dermatome und Kennmuskeln

Olaf Eberhardt

54.1 Dermatome und sensible Areale peripherer Nerven

- ▶ Abb. 54.1 und ▶ Abb. 54.2 zeigen die sensiblen Innervationsgebiete der Haut durch Nervenwurzeln (Dermatome) und periphere Nerven. Die Dermatomübersicht stellt nur eine Annäherung dar und kann die Überlappung von Dermatomen und die interindividuelle anatomische Variabilität nur unvollständig abbilden.

54.2 Kennmuskeln

- ▶ Abb. 54.3 und ▶ Abb. 54.4 zeigen eine Übersicht von Kennmuskeln bei wichtigen radikulären Syndromen.

54.3 Quellenangaben

[237] Apok V, Gurusinghe NT, Mitchell JD et al. Dermatomes and dogma. Pract Neurol 2011; 11: 100–105
[238] Challoumas D, Ferro A, Walker A et al. Observations on the inconsistency of dermatome maps and its effect on knowledge and confidence in clinical students. Clin Anat 2017; 31: 293–300
[239] Downs MB, Laporte C. Conflicting dermatome maps: educational and clinical implications. J Orthop Sports Phys Ther 2011; 41: 427–434
[240] Foerster O. The dermatomes in man. Brain 1933; 56: 1–39
[241] Head H, Campbell AW. The pathology of herpes zoster and its bearing on sensory localization. Brain 1900; 23: 353–523
[242] Lee MWL, McPhee RW, Stringer MD. An evidence-based approach to human dermatomes. Clin Anat 2008; 21: 363–373
[243] Riew KD. Variations in cervical myotomes and dermatomes. Spine J 2019; 19: 1143–1145

Dermatome und Kennmuskeln

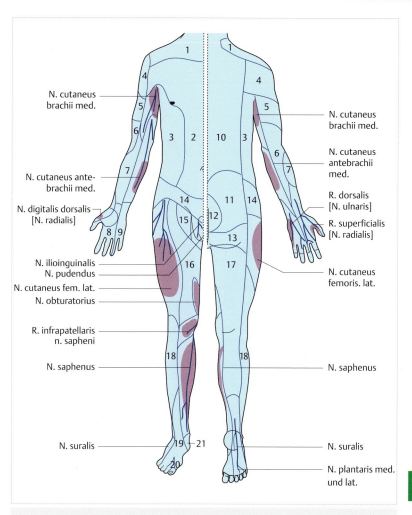

Abb. 54.1 Sensible Areale peripherer Nerven. Ansicht von ventral (links) und dorsal (rechts).

Dermatome und Kennmuskeln

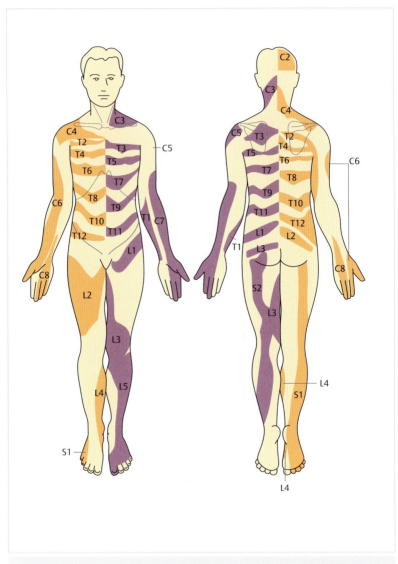

Abb. 54.2 Dermatome. Ansicht von ventral (links) und dorsal (rechts); Datenquellen: [240], [241], [242]. (Quelle: Jänig W, Böhni U, von Heymann W. Viszerale Schmerzen. In: Böhni U, Lauper M, Locher H, Hrsg. Manuelle Medizin 1. 3. Auflage. Stuttgart: Thieme; 2022.)

Dermatome und Kennmuskeln

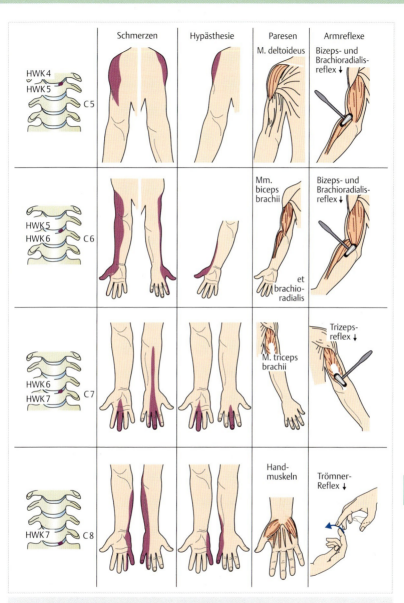

Abb. 54.3 Synopsis häufiger zervikaler radikulärer Syndrome.

Dermatome und Kennmuskeln

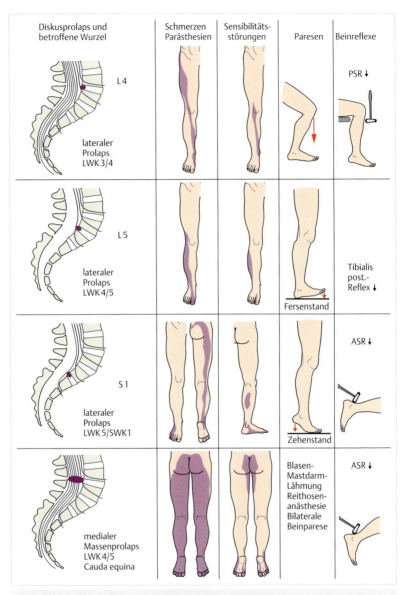

Abb. 54.4 Synopsis häufiger lumbosakraler radikulärer Syndrome.

55 Juristische Aspekte der Behandlung

Sebastian Almer, Helge Topka

55.1 Grundsätze der Arzthaftung

Die haftungsrechtlichen Grundlagen der medizinischen Behandlung von Patienten sind in §§ 630 a ff. Bürgerliches Gesetzbuch (BGB) geregelt. Nach § 630 a Abs. 2 BGB hat der Patient Anspruch auf eine dem Facharztstandard entsprechende Behandlung. Wird der Facharztstandard unterschritten und folgt hieraus ein kausaler Schaden für den Patienten, besteht eine Haftung des Arztes.

Der Arzt haftet daneben auch dann, wenn der Patient nicht wirksam in eine Behandlungsmaßnahme eingewilligt hat. Die Wirksamkeit der Einwilligung setzt nach § 630 d Abs. 2 BGB voraus, dass der Patient zuvor ausreichend über die Behandlungsmaßnahme aufgeklärt worden ist. Außerdem muss der Patient einwilligungsfähig und damit in der Lage sein, sich hinsichtlich Art, Notwendigkeit, Bedeutung, Folgen und Risiken der Behandlungsmaßnahme ein eigenes Urteil bilden zu können. Ob der Patient einwilligungsfähig ist, ist von medizinischer Seite zu prüfen und sollte in Zweifelsfällen auch dokumentiert werden. Im optimalen Fall kann der Patient daher nach erfolgter Aufklärung in eigenen Worten die Art des Eingriffs, über den aufgeklärt wurde, wichtige Risiken, besprochene Behandlungsalternativen und die Beweggründe seiner Entscheidung schlüssig wiedergeben [244], [245].

55.2 Behandlung minderjähriger Patienten

In die Behandlung eines minderjährigen Patienten sind grundsätzlich auch dessen Eltern als gesetzliche Vertreter einzubeziehen, d. h., die ärztliche Aufklärung hat sich an die Eltern zu richten und diese haben auch in die Behandlungsmaßnahme einzuwilligen.

Grundsätzlich muss die Einwilligung von beiden Elternteilen erklärt werden, zumal die elterliche Sorge von Vater und Mutter gleichermaßen getragen wird. Ist nur ein Elternteil anwesend und handelt es sich um einen leichten Eingriff, darf der Arzt ohne weitere Rückfrage davon ausgehen, dass das anwesende Elternteil das andere Elternteil vertritt. Bei mittelschweren Eingriffen muss der Arzt zu diesem Thema explizit nachfragen. Bei schweren Eingriffen muss sich der Arzt über eine Nachfrage hinaus vergewissern, dass außer dem anwesenden auch das nicht erschienene Elternteil mit dem Eingriff einverstanden ist. Etwas anderes gilt nur, wenn das anwesende Elternteil ausnahmsweise das alleinige Sorgerecht hat.

Freilich darf der minderjährige Patient bei der Entscheidung für oder gegen einen Eingriff nicht übergangen werden; spricht sich dieser, versehen mit einer gewissen Reife und aus erheblichen Gründen, gegen die Behandlungsmaßnahme aus, dann muss dieses Veto trotz einer möglichen Einwilligung der Eltern beachtet werden.

Sofern der minderjährige Patient nach seiner geistigen und sittlichen Reife die Bedeutung und Tragweite der Behandlungsmaßnahme selbst überblicken kann, darf der Arzt ausnahmsweise auch ganz auf den Einbezug der Eltern verzichten. Feste Altersgrenzen hierfür bestehen indes nicht; Kinder haben eine derartige Reife sicher nicht, Heranwachsende kurz vor ihrer Volljährigkeit eher schon.

55.3 Behandlung einwilligungsunfähiger Patienten

Für Patienten, denen die natürliche Einsichts- und Entschlussfähigkeit aus gesundheitlichen Gründen fehlt, muss für den Bereich der Gesundheitssorge eine Vertretung des Patienten eingerichtet werden. Eine solche Vertretung kann durch einen Betreuer oder durch einen Bevollmächtigten erfolgen. Ein Betreuer wird durch das Betreuungsgericht berufen, ein Bevollmächtigter durch den Patienten selbst, und zwar durch eine zu einem früheren Zeitpunkt erstellte schriftliche Vorsorgevollmacht. Wichtig: Seit Inkrafttreten des Notvertretungsrechts für Ehegatten im Jahr 2023 darf kraft Gesetzes für einen Zeitraum von längstens sechs Monaten auch ein Ehegatte für seinen einwilligungsunfähigen Ehegatten in Untersuchungen und Heilbehandlungen bzw. ärztliche Eingriffe einwilligen bzw. sie untersagen und ärztliche Aufklärungen entgegennehmen. Hiervon gibt es aber wiederum Ausnahmen, bspw. wenn die Ehegatten getrennt leben oder für den einwilligungsunfähigen Ehegatten bereits ein Betreuer bestellt ist. Die Voraussetzungen und Ausnahmen für das Notvertretungsrecht von Ehegatten sind in § 1358 BGB geregelt und müssen im Bedarfsfall näher geprüft werden. Das Notvertretungsrecht gilt auch für Lebenspartner in einer eingetragenen Lebenspartnerschaft. Für andere Angehörige wie Kinder des Patienten gilt ein solches Notvertretungsrecht dagegen nicht.

Der Betreuer bzw. Bevollmächtigte trifft die Entscheidungen für den einwilligungsunfähigen Patienten. Gleichwohl ist auch der Patient über die wesentlichen Umstände der Behandlungsmaßnahme entsprechend seinem Verständnis zu unterrichten, vgl. § 630 e Abs. 5 BGB.

Der Betreuer bzw. Bevollmächtigte muss im Vorfeld einer Behandlungsmaßnahme klären, ob der Patient eine Patientenverfügung errichtet hat, vgl. § 1901a Abs.1 und 5 BGB. Falls eine solche vorliegt, muss der Betreuer bzw. Bevollmächtigte unter Einbeziehung des Arztes prüfen, ob die Festlegungen in der Patientenverfügung auf die aktuelle Lebens- und Behandlungssituation des Patienten zutreffen. Wenn dies der Fall ist, hat der Betreuer bzw. Bevollmächtigte dem Willen des Patienten Ausdruck und Geltung zu verschaffen. Rechtstechnisch handelt es sich hier um eine in der Patientenverfügung antizipierte Willenserklärung des Patienten selbst und nicht um den Willen des Betreuers bzw. Bevollmächtigten, vgl. auch § 630 d Abs. 1 Satz 2 BGB.

Wenn die Festlegungen in der Patientenverfügung der aktuellen Situation nicht entsprechen oder gar keine Patientenverfügung vorhanden ist, muss der Betreuer bzw. Bevollmächtigte nach früher geäußerten Behandlungswünschen des Patienten forschen und ggf. prüfen, ob solche die aktuelle Behandlungssituation umfasst haben; falls dies der Fall ist, hat der Betreuer bzw. Bevollmächtigte dieser sog. mündlichen Patientenverfügung Geltung zu verschaffen. Wenn hierzu ebenfalls keine Erkenntnisse vorliegen, muss der Betreuer bzw. Bevollmächtigte nach dem mutmaßlichen Willen des Patienten fragen, insbesondere durch Gespräche mit Angehörigen. Wichtig: Bei der Feststellung des mutmaßlichen Willens geht es allein um die Frage, wie wohl der Patient selbst im Hinblick auf die Behandlungsmaßnahme unter Beachtung seiner ethischen, religiösen oder sonstigen persönlichen Wertvorstellungen entscheiden würde und nicht darum, was andere Personen diesbezüglich für richtig halten. Erst wenn auch der mutmaßliche Wille nicht zu ermitteln ist, hat eine Entscheidung zum objektiven Wohl des Patienten zu erfolgen.

Wenn hinsichtlich einer Behandlungsmaßnahme keine Einigkeit zwischen Arzt und Betreuer bzw. Bevollmächtigtem und zugleich die Gefahr besteht, dass der Patient durch die Behandlungsmaßnahme bzw. deren Unterbleiben stirbt oder einen schweren und länger dauernden gesundheitlichen Schaden erleidet, dann ist im Hinblick auf die Behandlungsmaßnahme gem. § 1904 BGB die Entscheidung des Betreuungsgerichts einzuholen. Eine Entscheidung des Gerichts ist also erst dann erforderlich, wenn ein konkretes Behandlungsangebot besteht und bei der Feststellung des Patientenwillens keine Einigkeit zwischen Arzt und Betreuer bzw. Bevollmächtigtem herrscht.

55.4 Behandlung in Notfallsituationen

Freilich ist der Wille des Patienten auch in einer Notfallsituation beachtlich; es stellt bspw. einen Fall von Körperverletzung dar, wenn ein Zeuge Jehovas gegen seinen ausdrücklichen Willen oder entgegen einer Patientenverfügung („Blutkarte") in einer Notfallsituation mit Fremdblut versorgt wird.

Für eine Notfallsituation auch typisch sind Fälle, bei denen der Patient einwilligungsunfähig ist. Hier kann der oben aufgezeigte Weg zur Ermittlung des Patientenwillens durch einen Betreuer bzw. Bevollmächtigten zu lang dauern. Nicht selten sind aber auch Fälle, bei denen ein Betreuer bzw. Bevollmächtigter nicht existiert oder nicht greifbar ist. Wenn die Behandlungsmaßnahme unaufschiebbar ist, kann in diesen Fällen auf eine Aufklärung und ausdrückliche Einwilligung verzichtet werden, vgl. §§ 630 d Abs. 1 Satz 4, 630 e Abs. 3 BGB. Maßgeblich ist hier dann der mutmaßliche Wille des Patienten bzw. dessen objektives Wohl. Es gilt aber auch bei einer Notfallsituation das Prinzip: soviel Aufklärung wie möglich.

55.5 Entlassung gegen ärztlichen Rat

Der Wille des Patienten kann selbstverständlich auch darin bestehen, überhaupt bzw. derzeit nicht behandelt zu werden. Jedenfalls darf der Patient so frei sein, krank zu bleiben, und er ist in der Regel nicht verpflichtet, sich einer medizinischen Behandlung zu unterziehen. Ein solcher Wille muss beachtet werden, und zwar selbst dann, wenn er dem Arzt unvernünftig erscheint. Wichtig ist aber, dass der Patient erstens einwilligungsfähig ist (s. dazu Behandlung minderjähriger Patienten (S. 377)) und zweitens darüber aufgeklärt wird, welche Folgen eine Nichtbehandlung bzw. Entlassung gegen ärztlichen Rat haben kann; je unvernünftiger die Nichtbehandlung erscheint, desto höher sind hier die Anforderungen an eine solche Sicherungsaufklärung. Aus beweisrechtlichen Gründen ist auch die schriftliche Dokumentation einer solchen Aufklärung zu empfehlen, und zwar mit Gegenzeichnung durch den Patienten.

55.6 Quellenangaben

[244] DGGG, DGPPN und DGN. Einwilligung von Menschen mit Demenz in medizinische Maßnahmen. Interdisziplinäre S 2k-Leitlinie für die medizinische Praxis 2019. AWMF-Leitlinie Registernummer 108 – 001

[245] Hinweise und Empfehlungen der Bundesärztekammer zum Umgang mit Zweifeln an der Einwilligungsfähigkeit bei erwachsenen Patienten. Dtsch Arztebl 2019; 116: A-1133/B-933/C-921

56 Wichtige Internetadressen

Olaf Eberhardt

56.1 Literatur und News

- Pubmed: https://pubmed.ncbi.nlm.nih.gov/
- Cochrane Library (nur Summaries ohne Registrierung zugänglich): https://www.cochranelibrary.com/search?contentLanguage=de
- Medscape: https://emedicine.medscape.com/neurology bzw. https://deutsch.medscape.com/neurologie
- Google: https://scholar.google.de/
- Gelbe Liste: https://www.gelbe-liste.de/neurologie

56.2 Leitlinien

- Leitlinien der Deutschen Gesellschaft für Neurologie: https://dgn.org/leitlinien/
- Leitlinien der EFNS/EAN: https://www.ean.org/research/ean-guidelines/guideline-reference-center
- Leitlinien der European Stroke Organization: https://eso-stroke.org/guidelines/eso-guideline-directory/
- Leitlinien des NICE (GB): https://www.nice.org.uk/guidance
- Leitlinien der AAN (USA): https://www.aan.com/policy-and-guidelines/guidelines/
- Leitlinien der DIVI u.v.a.: https://www.awmf.org/leitlinien.html
- Leitlinien der European Society for Emergency Medicine: https://www.eusem.org/education/documents/guidelines
- Leitlinien der Deutschen Gesellschaft für Liquordiagnostik und Neurochemie: https://www.dgln.de/leitlinien
- Leitlinien der Deutschen Gesellschaft für Kardiologie: https://leitlinien.dgk.org/
- Begutachtungsleitlinien zur Kraftfahreignung: https://bast.opus.hbz-nrw.de/frontdoor/index/index/docId/2330

56.3 Studienregister

- Studienregister Deutschland: https://www.drks.de/drks_web/
- Studienregister Europa: https://www.clinicaltrialsregister.eu/
- Studienregister USA und weltweit: https://clinicaltrials.gov/

56.4 Notfallmedizin

- Informationen zur Schlaganfallversorgung: https://www.stroke.org/en/professionals/stroke-resource-library
- Deutsche Gesellschaft für Neurointensiv- und Notfallmedizin (mit Link zur ANIM): https://www.dgni.de/
- Neurocritical Care Society: https://enls.neurocriticalcare.org/courses/enls-certification und https://enls.neurocriticalcare.org/protocols

Wichtige Internetadressen

- Foundation for the Education and Research in Neurological Emergencies: https://ferne.org/
- Podcast zu neurologischen Notfällen: https://emergencymedicinecases.com/topics/neurology/

56.5 Infektiologie

- Robert-Koch-Institut: https://www.rki.de/
- Paul-Ehrlich-Gesellschaft: https://www.p-e-g.org/leitlinienempfehlungen.html
- ESCMID-Empfehlungen: https://www.escmid.org/guidelines_publications/guidelines/published_guidelines/

56.6 Pharmakologie und Toxikologie

- Arzneimittel-Anwendung bei Niereninsuffizienz: https://dosing.de/nierebck.php
- Rote Liste (Registrierung): https://www.rote-liste.de/
- Medikamenteninteraktionen (nur 15 Tage gratis): https://www.mediq.ch/
- Medikamenteninteraktionen Psychiatrie (nur 14 Tage gratis): https://www.psiac.de/
- Medikamenteninteraktionen HIV: https://www.hiv-druginteractions.org/checker
- Toxbase (Registrierung): https://www.toxbase.org/
- European Association of Poisons Centres and Clinical Toxicologists (viele Links): www.eapcct.org/
- Klinitox (Gesellschaft für Klinische Toxikologie e. V.): https://www.klinitox.de/3.0.html
- American Academy of Clinical Toxicology: https://www.clintox.org/
- Arzneimittelsicherheit in Schwangerschaft und Stillzeit: https://www.embryotox.de/
- Giftinformationszentren: https://www.giz-nord.de/php/

56.7 Weitere nützliche Links

- Junge Neurologen: https://dgn.org/junge-neurologen/
- Online-Lehrbuch Neurologie: https://nba.uth.tmc.edu/neuroscience/
- Neurologische Untersuchung: https://www.uptodate.com/contents/the-detailed-neurologic-examination-in-adults
- Links Neurologie (nicht immer aktuell): http://www.myhq.com/public/c/c/ccfdoc1/
- Links Neurowissenschaften: https://ubneuro-ccohan.webapps.buffalo.edu/linkscss.html
- Neuroanatomie: https://sites.uclouvain.be/braininteratlas/en
- Neuroanatomie: http://www.neuroanatomy.ca/
- Neuroanatomie: https://library.med.utah.edu/kw/hyperbrain/syllabus/
- Online-Atlas des Gehirns: https://www.med.harvard.edu/aANliB/home.html
- Neuroradiologie: https://radiologyassistant.nl/neuroradiology
- Neuroradiologie: https://radiopaedia.org/encyclopaedia/all/central-nervous-system
- Neuroradiologie (Angiografie und CT-Angiografie): https://neuroangio.org
- Fundgrube zu peripheren neurologischen Erkrankungen: https://neuromuscular.wustl.edu/
- Fallbeispiele zu (neuro-)ophthalmologischen Erkrankungen: https://www.atlasophthalmology.net/

(Stand: jeweils 10.02.23)

57 Abkürzungsverzeichnis

ACA	A. cerebri anterior
ACE	Angiotensin Converting Enzyme
AChE	Acetylcholinesterase
AchR	Acetylcholinesterase-Rezeptor
ACP	A. cerebri posterior
ACS	Akutes Koronarsyndrom
ACTH	adrenokortikotropes Hormon
ADEM	akute disseminierte Enzephalomyelitis
AE	Antiepileptika
AEHP	akustisch evozierte Hirnstammpotenziale
AICA	A. cerebelli inferior anterior
AION	anteriore ischämische Optikusneuropathie
AK	Antikörper
ANA	antinukleäre Antikörper
ANCA (zytoplasmatisch/ perinukleär)	anti-Neutrophilen-zytoplasmatische Antikörper
AP	Angina pectoris
APL-AK	Phospholipid-Antikörper
ApoE2	Apolipoprotein E2
aPPT	aktivierte partielle Thromboplastinzeit
ASI	Antikörper-spezifischer Index
AVM	arteriovenöse Malformation
AZV	Atemzugvolumen
BB	Blutbild
BGA	Blutgasanalyse
BPLS	benigner paroxysmaler Lagerungsschwindel
BSG	Blutkörperchen-Senkungsgeschwindigkeit
BZ, BZTP	Blutzucker, Blutzucker-Tagesprofil
Ca	Calcium
CAM-ICU	Confusion Assessment Method für Intensivstation
CDT	Carbohydrat-defizientes Transferrin
cCT	kranielle Computertomografie
CISS	Constructive Interference in Steady State
CJD	Creutzfeldt-Jakob-Krankheit
CK	Kreatinkinase
cMRT	kranielle Magnetresonanztomografie
CMV	Zytomegalievirus
CPP	zerebraler Perfusionsdruck
CPT	Carnitin-Palmitoyltransferase
CRP	C-reaktives Protein
CSWS	zerebrales Salzverlustsyndrom
CTA	computertomografisch gestützte Angiografie
cVEMP	zervikale vestibulär evozierte myogene Potenziale
DB	Doppelbilder

Abkürzungsverzeichnis

DD	Differenzialdiagnose
DGN	Deutsche Gesellschaft für Neurologie
DOAK	direkte orale Antikoagulanzien
DSA	digitale Subtraktionsangiografie
DWI	Diffusion-weighted Imaging
EBV	Epstein-Barr-Virus
ECT	Ecarin Clotting Time
EKT	Elektrokrampftherapie
EMG	Elektromyografie
ENA	Autoantikörper gegen extrahierbare nukleäre Antigene
ENLS	Emergency Neurological Life Support
EP	evozierte Potenziale
ESBL	Extended-Spectrum-Betalaktamasen
FDG-PET	Fluordeoxyglucose-Positronenemissionstomografie
FFP	Fresh Frozen Plasma
FSME	Frühsommer-Meningoenzephalitis
GAD	Glutaminsäuredecarboxylase
G-BA	Gemeinsamer Bundesausschuss
GBS	Guillain-Barré-Syndrom
GCS	Glasgow Coma Scale
GFAP	saures Gliafaserprotein
GFR	glomeruläre Filtrationsrate
gGT	gamma-Glutamyl-Transferase
gHB	gamma-Hydroxy-Buttersäure
GOT	Glutamat-Oxalat-Transaminase
GPT	Glutamat-Pyruvat-Transaminase
GTKA	generalisierter tonisch-klonischer (epileptischer) Anfall
HaNDL	Headache and neurological deficits with cerebrospinal fluid lymphocytosis
HBV	Hepatitis-B-Virus
HCG	humanes Choriongonadotropin
HHV6	humanes Herpesvirus 6
HIT	heparininduzierte Thrombopenie
HLA	humanes Leukozytenantigen
HN	Hirnnerven
HSV	Herpes-simplex-Virus
HTLV	humanes T-lymphotropes Virus
HWS	Halswirbelsäule
ICB	intrazerebrale Blutung
ICP	intrakranieller Druck
IMC	Intermediate Care
INR	International Normalized Ratio
IVIG	intravenöse Immunglobuline
JCV	John-Cunningham-Virus
K	Kalium
KI	Kontraindikationen
KM	Kontrastmittel
LCA	Aa. lenticulostriatae (lenticulostriate arteries)

Abkürzungsverzeichnis

LCMV	lymphozytäre-Choriomeningitis-Virus
LDH	Lactatdehydrogenase
Li	Liquor
LP	Lumbalpunktion
LRP4	low-density lipoprotein receptor-related protein
LWK	Lendenwirbelkörper
MAD	mittlerer arterieller Druck
MCA	A. cerebri media (middle cerebral artery)
MER	Muskeleigenreflexe
MOG	Myelin-Oligodendrozyten-Glykoprotein
MRA-TOF	MR-Angiografie in Time-of-Flight Technik
mRS	modified Rankin Scale
MRT	Magnetresonanztomografie
MuSK	muskelspezifische Rezeptor-Tyrosinkinase
Na	Natrium
NASCIS	National Acute Spinal Cord Injury Study
NHL	Non-Hodgkin-Lymphom
NIHSS	National Institutes of Health Stroke Scale
NKSE	nicht-konvulsiver Status epilepticus
NMH	niedermolekulare Heparine
NMO	Neuromyelitis optica
NNH	Nasennebenhöhlen
NNO	Neuritis nervi optici
NNT	Number Needed to Treat
NSAID	nichtsteroidale anti-inflammatorische Medikamente
NSE	neuronenspezifische Enolase
NSTEMI	Myokardinfarkt ohne ST-Elevation
OAK	orale Antikoagulation
PCA	A. cerebri posterior (posterior cerebral artery)
PCR	Polymerase-Kettenreaktion
PEEP	positiver endexspiratorischer Druck
PiCCO	Pulse Contour Cardiac Output (Pulskontur-Herzzeitvolumen)
PION	posteriore ischämische Optikusneuropathie
PML	progressive multifokale Leukenzephalopathie
POTS	posturales Tachykardiesyndrom
PPI	Protonenpumpenhemmer
PPPD	persistent postural-perceptual dizziness
PPSB	Prothrombinkomplex-Konzentrat
PRES	posteriores reversibles Enzephalopathie-Syndrom
PTT	partielle Thromboplastinzeit
RG	(pulmonale) Rasselgeräusche
Rö THX	Röntgen-Thorax
rtPA	rekombinanter Plasminogenaktivator
SAB	Subarachnoidalblutung
SD	Schilddrüse
SE	Status epilepticus
SEV	sensibel evozierte Potenziale
SHT	Schädel-Hirn-Trauma

Abkürzungsverzeichnis

SIADH	Syndrom der inadäquaten ADH-Sekretion
SLE	systemischer Lupus erythematodes
SS-A/B	Antikörper bei Sjögren-Syndrom
SSPE	subakute sklerosierende Panenzephalitis
STEMI	ST-Hebungs-Myokardinfarkt
STIR	Short Tau Inversion Recovery
SWI	suszeptibilitätsgewichtete Bildgebung
TCH	Thunderclap Headache
t.d.	transdermal
TD	Tagesdosis
TEE	transösophageale Echokardiografie
TFH	Thrombozytenfunktionshemmer
TG	Thyreoglobulin
TMD	Tagesmaximaldosis
TPO	Thyreoideaperoxidase
TSH	Thyreoidea-stimulierendes Hormon
TTE	transthorakale Echokardiografie
TZ	Thrombinzeit
UAW	unerwünschte Arzneimittelwirkung
UFH	unfraktioniertes Heparin
VAS	visuelle Analogskala
VEGF	Vascular Endothelial Growth Factor
VEP	visuell evozierte Potenziale
VGKC	Voltage-gated potassium channels
VHF	Vorhofflimmern
VK	Vitalkapazität
VOR	vestibulookulärer Reflex
VZV	Varizella-Zoster-Virus
ZAV	Zentralarterienverschluss
ZNS	Zentralnervensystem
ZVD	zentralvenöser Druck
ZVK	Zentralvenenkatheter

Sachverzeichnis

A

ABCDE-Schema 298
ABCD-Regel 306
ABC-Schema 20
Abduktionstest 91
Abduzensparese 27
Ablatio retinae 75
Absence 28, 34
Abszess, intraspinaler 103, 108
Acetylsalicylsäure 144, 215, 217, 221, 354
AChE-Inhibitoren 230
Aciclovir 96, 106, 191, 258, 354
Aciclovirresistenz 258
Actilyse 136
Addison-Krise 30
Adduktionstest 91
Adenosin 354
Adrenalin 298
Advanced Life Support 330
Akathisie 250
Alexie 78
Alkoholabusus 42, 44, 212, 255
Alkoholentzugsanfall 177
Alkoholentzugsdelir 210
Alkoholentzugssyndrom 192, 195
Alkoholintoxikation 192, 194–196
Alteplase 136, 307
– Antagonisierung 154
Amantadin 249, 354, 363
Amaurosis fugax 70, 76, 219
Amiodaron 298, 354
Amitriptylin 259, 275
Amnesie
– akute 40, 43
– anterograde 41–42
– epileptische, transiente 40–41
– globale, transiente 40–41, 134
– posttraumatische 42, 44, 236, 238
– retrograde 41–42
Ampicillin 190, 317
Analgetika 160
anaphylaktische Reaktion 305
Andexanet alfa 354
Aneurysmaruptur 157
Anfall 33–34
– dissoziativer 33
– elektrografischer 153
– epileptischer 20, 26, 33–36, 83, 134, 150, 153, 161, 164–165, 177, 279, 321
– epileptischer, Schwangerschaft 263, 265
– tonisch-klonischer 28
Angioödem 136, 202
Antibiose
– empirische 314
– kalkulierte 313, 317–318
– Staphylokokken-wirksame 319
Anticholinergika 210
Anticholinergikaintoxikation 202
Antidepressiva, trizyklische 259
Antidot 30, 201–202
Antiemetikum 175, 215
Antiepileptika 178, 339
Antiepileptika-Spiegel 36, 179
Antikoagulanzien, orale 138, 148
Antikoagulanzienblutung, intrazerebrale 152
Antikoagulation, orale 145, 166
Antipsychotika 209
Antirheumatikum, nicht steroidales 215, 234
– Schwangerschaft 217
Aortendissektion 101
Aphasie 77, 81, 130
Apixaban 154
Apomorphin 354
Areflexie 224
Aripiprazol 210, 250
Arrhythmie, kardiale 227, 295
– maligne 328
Arteria-basilaris-Verschluss 140
Arteria-carotis-interna-Dissektion 51
Arteria-temporalis-Biopsie 73
Arteria-vertebralis-Dissektion 51
Arterie, hirnversorgende, Dissektion 145
Arzthaftung 377
ASPECT-Score 132
Aspirationshinweis 146
Aspirationspneumonie 305, 308
Asthma bronchiale 302
Asthmaanfall 305, 308
Ateminsuffizienz 304, 329
Atemstörung 24
Atemwegsschwellung 202
Atmung, paradoxe 308
Atropin 232, 298
Atropinsulfat 354
Attacke, ischämische, transitorische 128, 144
Augenbewegungsstörung 115
Aura 35
Autoantikörper 230
Autoimmunscreening 72

Sachverzeichnis

Automatismen 35
AV-Block 3. Grades 295, 297
Azathioprin 232
Azidose 325–326

B

Baclofen 216, 254, 275
Bandscheibenvorfall 108, 111, 235
Barbecue-Manöver 175
Basilaristhrombose 26, 28, 88
Basislabordiagnostik 22, 194, 264
Basismedikation, palliativtherapeutische 274
Basisversorgung 14
Beatmung, nicht invasive 308
Bell-Phänomen 94
Benzodiazepine 182, 249
Benzodiazepinintoxikation 202
Bereitschaftspraxis 15
Betablocker 210
Betahistin 175
Betreuer 378
Betreuungsgericht 379
Bevollmächtigter 378
Bewegungsstörung 243, 245, 247
– funktionelle 245
– hyperkinetische 246
– medikamentös induzierte 249
Bewusstseinshelle Siehe Wachheit 19
Bewusstseinsstörung 18–20, 29–30, 33, 47, 128, 130, 164, 186, 205, 212, 321, 349
– akute 18
– intoxikationsbedingte 23
– paroxysmale 33
– Status epilepticus 180

Bewusstseinstrübung 21
Bewusstseinsverlust 18, 236–237
Bildgebung
– spinale 234
– zerebrale 20, 116
Biperiden 250, 354
Bisacodyl 275
Blickachsendeviation 116
Blickdeviation 33
Blickfolgestörung 116
Blickparese 44, 116
Blickwendung 21–22
Blutdrucksenkung 285
Blutdrucksteuerung 153, 287
– Schwangerschaft 288
Blutgasanalyse 24, 304, 318, 329
– venöse 321
Blutglukosenormalisierung 293
Blutkultur 312, 316, 318
Blutung
– intrakranielle 25–26, 51, 88, 137, 171
– intrakranielle, hypertensive 152
– intrakranielle, Schwangerschaft 262
– intrakranielle, sekundäre 238
– intraventrikuläre 149, 155
– intrazerebrale 148, 159, 171, 261, 287
– intrazerebrale, supratentorielle 149, 155
– spinale 104
Blutzuckerstabilisierung 30
BNP (Brain Natriuretic Peptide) 304
Bobbing 22
Botulismus 231
Bradyarrhythmie 296
Bradykardie 224, 295, 298, 302

Bradykardie-Tachykardie-Syndrom 297
Bradypnoe 22, 302
Breitspektrumantibiotikum 313
Brivaracetam 340
Brivudin 191, 258
Bromocriptin 249
Brown-Séquard-Syndrom 99
Brudzinski-Zeichen 67
Bulbusmotilität 117
Bulbustrauma 122

C

C2-Wurzelläsion 87
Capsaicin 234
Captopril 284
Carbamazepin 175, 216, 227, 340
Carbapenem 314
Carotis-Sinus-cavernosus-Fistel 73, 116, 239
Ceftriaxon 190
Cenobamat 340
Certoparin 166
CHA2DS 2-VASC-Score 337
Chorea, akute 244, 247
Ciclosporin 232
Cilostazol 145
Ciprofloxacin 317
Clemastin 348
Clevidipin 285
Clobazam 340
Clomethiazol 177, 195, 210
Clonazepam 249, 354, 363
Clonidin 196, 284–285, 354
Clopidogrel 144
Clozapin 210
Clusterkopfschmerz 216
Computertomografie
– kranielle 24, 43, 50, 61, 73, 79–80, 94, 150, 170, 238, 246, 368

Sachverzeichnis

- spinale 101, 112
- zerebrale 164

COPD 302, 305, 307
CT-Angiografie 24, 61, 80, 131, 150, 159, 207, 238, 369
- venöse 370

CT-Aortografie 101
CT-Perfusion 131
CT-Phlebografie 150
Cupulolithiasis 57
Cyproheptadin 202

D

Dabigatran 139, 154
Dalteparin 166
Dantrolen 249
D-Dimer 164, 304
Defizit
- kognitives 204–205
- neurologisches, fokales 158, 164
- neurologisches, transientes 236

Dekortikation 21
Delir 18, 29, 195, 204, 268
- Elektrolytstörung 321
- Palliativtherapie 279

Demenz 29, 81, 268
Demyelinisierung 225
- osmotische 323

Dermatom 372
Desmopressin 324
Dexamethason 30, 190, 326, 354
Dezerebration 21
Diabetes insipidus 324
Diabetes mellitus 289, 311
- Typ 1 291

Diazepam 177, 182, 196, 210, 272, 363
Diclofenac 240
Digitoxin 300, 354
Digoxin 300, 354
Dihydralazin 285, 354
Dimenhydrinat 240, 278, 354

Dimetinden 354
Dissektion hirnversorgender Arterien 145
Domperidon 254, 278
Doppelbilder 115–117, 119, 128
- gekreuzte 118
- vertikale 119

Dopplersonografie, transkranielle 160, 240
Downbeat-Nystagmus 59
Drehschwindel 57–58
Druck, intrakranieller, erhöhter Siehe Hirndruck, erhöhter 27
Druckmessung, intrakranielle Siehe HIrndruckmessung 170
Duplexsonografie 131
- farbkodierte 220

DWI-FLAIR-Mismatch 135
Dysarthrie 78, 128, 130
Dyskinesien 244
Dysphagie 130, 146, 230, 277
Dyspnoe 277, 283, 301, 305
- Kontrastmittelreaktion 349

Dystonie 245, 247
Dysurie 317

E

Echokardiografie 131, 296, 316
Edoxaban 154
Edrophoniumtestgabe 230
Einwilligung der Eltern 377
einwilligungsunfähiger Patient 378–379
Eklampsie 261
Elektroenzephalografie 25, 80, 87, 133, 151, 170, 208

Elektrokardiografie 133, 297, 304
Elektrolytentgleisung 213
Elektrolytstörung 320
Elektromyografie 101, 225
Elektroneurografie 101
Empfindungsstörung, dissoziierte 99
Encephalomyelitis disseminata 102, 106
Endokarditis, infektiöse 316–317
Endophthalmitis 73
Endstell-Nystagmus 59
Enoxaparin 141, 166
Entgleisung, hypertensive Siehe Krise, hypertensive 282
Entlassung gegen ärztlichen Rat 379
Entlastungskraniektomie 173
Enzephalitis 81, 88, 185
- autoimmune 28, 208, 249
- bakterielle 187
- limbische 42
- virale 28, 188

Enzephalopathie 19, 25, 27, 30, 81, 181, 213
- hypertensive 282
- metabolische 208

Enzephalopathie-Syndrom, posteriores reversibles 74, 134, 208, 262
Epiduralhämatom 241
Epilepsie 28, 34, 41, 81, 177
- genetische 34–35
- posttraumatische 239

Epley-Manöver 174
Erbrechen 238, 240
- Palliativtherapie 278

Ernährung
- enterale 143, 146
- parenterale 146

Erreger, multiresistente 319

Erregungsleitungsstörung, kardiale 224
Erregungszustand, akuter 210, 267
Erythrozytenkonzentrat 144, 313
Eslicarbazepinacetat 340
Esmolol 285, 300
Ethosuximid 340
Ethylenglykolintoxikation 195
Extremitätenlähmung Siehe Lähmung 83

F

Facettensyndrom 108–109
Facharztstandard 377
Fahreignung 36, 39, 176
Fallhand 87
Famciclovir 258
Fatigue 237
Fazialisparese, akute 92–93, 256–257
– idiopathische 92
– periphere 92–93
– zentrale 92–93
Felsenbeinfraktur 93
Fibrose, systemische, nephrogene 347
Fieber 20, 44, 47, 144, 186, 256, 311
– Endokarditisverdacht 316
– Pneumonieverdacht 318
Fiebersenkung 30
Fistel, arteriovenöse, durale 101, 104
Flimmerskotome 219
Flucloxacillin 317, 319
Fludrocortison 322
Flumazenil 202, 354
Flüssigkeitsverlust 141
Foscarnet 191
Fosfomycin-Trometamol 317

FOUR-Skala 19, 333
Fremdkörperaspiration 305
Frischplasma, gefrorenes 137
Full Outline of UnResponsiveness Score 19, 332
Funduskopie 72
Furosemid 284, 326, 354
Fußheberparese 91

G

Gabapentin 216, 227, 254, 259, 275, 340
Gadolinium 347, 351
Ganciclovir 191
Gangliosid-Antikörperserologie 225
Gaschromatografie-Massenspektrometrie 200
Gedächtnisstörung, akute 40–41
Gefäßdissektion 140
Gefäße, hirnversorgende 370
Gefäßverschluss
– intrakranieller 131, 139, 370
– retinaler 70
Gentamicin 317
Gerinnungsdiagnostik 165
Gerinnungshemmer 144
– Antagonisierung 154
Gesichtsschmerzen, akute 45–46, 51
Giftelimination 201–202
Glasgow Coma Scale 19, 21, 236, 240, 332
Glaukomanfall 51, 73
Glukose + Insulin 326
Glukosurie 291
Glycerol 155, 173
Glyceroltrinitrat 285, 354
Glycopyrroniumbromid 146
Gufoni-Manöver 175

Guillain-Barré-Syndrom 88, 92, 223, 226–227, 231

H

Haloperidol 196, 210, 249, 254, 269, 278, 354, 363
Hämodialyse 326–327
Hämoptysen 303
Harnalkalisierung 202
Harnwegsinfekt 317
Heerfordt-Syndrom 92
HELLP-Syndrom 261
Hemikraniektomie 146, 241
Hemiparese 77, 86, 90
Hemiplegie, psychogene 91
Heparin 354
– Antagonisierung 154
– niedermolekulares 141, 166, 227
– unfraktioniertes 145, 165
Herniation 115, 169
Herpes Zoster 255
Herpes-Enzephalitis 42, 188
Herzinfarkt 305
Herzinsuffizienz 302
Herz-Kreislauf-Stillstand 302, 349
Herzrhythmusstörung, akute 295, 321, 325
Herzstillstand 295
Herztod, plötzlicher 328
Hirnabszess 88
Hirnbasisarterienverschluss 139
Hirndruck, erhöhter 27, 47, 74, 153, 165, 168
– kritischer 168, 240
– posttraumatischer 239
Hirndruckmanagement 240
Hirndruckmessung 191
– invasive 153, 170

389

Hirndrucktherapie 153
Hirninfarkt 128, 145
– eingebluteter 152
– strategischer 41
Hirnläsion 77
Hirnnervenläsion 115–116
Hirnödem 168
Hirnstamminfarkt 57, 62, 129
Hirnstammläsion 116
Hirnstammpotenziale, akustisch evozierte 62
Hirnstammzeichen 19, 26, 186
Hirntumor 81, 134
Hirnvene 370
Hirnvenenthrombose 42, 51, 88, 163
– Schwangerschaft 262
Hirnvenenverschluss 26
Hochdruckflüssigchromatografie 200
Hochenergietrauma 238
Hoover-Zeichen 91
Hörminderung 58, 62, 176
Horner-Syndrom 116, 122–123, 145
Hörsturz 56–57, 176
Hunt-Hess-Skala 337
Hydrocephalus
– malresorptivus 161
– occlusus 161
Hydrocortison 30, 313
Hydromorphon 275
Hydrozephalus 149, 155
Hyperglykämie 144, 290
Hyperkaliämie 325
Hyperkalzämie 326
Hypermagnesiämie 327
Hypernatriämie 323
hyperosmolares hyperglykämisches Syndrom 291–292
Hyperosmolarität 291–292
Hypersalivation 146
Hypersensitivitätsreaktion 347
Hypertension, intrakranielle, idiopathische 51, 70, 74
Hyperthermie 20
– maligne 244
Hyperthyreose 351
Hypertonie, arterielle 261, 282
Hyperventilation 171, 241
Hypervolämie 325
Hypoglykämie 144, 289–290
Hypokaliämie 324
Hypokalzämie 326
Hypomagnesiämie 327
Hyponatriämie 30, 321
– kritische 323
Hypophysenadenom 262
Hypophyseninfarkt 74, 262
Hypophysenvorderlappen-Insuffizienz 30
Hypotension, orthostatische 38–39
Hypothermie 20, 311
– therapeutische 30
Hypotonie, arterielle 144, 310
Hypoventilation, chronische 302

I

Ibuprofen 215, 234
Icatibant 137, 202
Idarucizumab 139, 354
Iliosakralgelenk-Schmerzen 109
Immunadsorption 227–228, 232
Immunglobuline, intravenöse 228, 232
Immunsuppression 187, 318
Infarktdemarkierung 140

Infektfokus 314
– unbekannter 313
Infektiologie 381
Infektion 207, 310–311, 318
– Therapieschema 315
Insuffizienz, respiratorische 99, 171, 224, 305
Insulinmangel 291
Insulintherapie 313
Intensivstation 306
Intoleranz, orthostatische 37
Intoxikation 23, 30, 134, 195, 197, 208, 268
Intubation 28, 227, 232
– Indikation 307
Ipratropiumbromid 308
Ischämie
– retinale 75
– spinale 88, 97, 101–102
– vertebrobasiläre 57
– zerebrale, akute 41, 77, 81, 88, 128, 171, 219, 287

J

Jugularvenendruck 303

K

Kaliumbinder 326
Kaliumdefizit 324
Kaliumspiegel 298
Kaliumsubstitution 293, 325
Kaliumverlust, renaler 325
Kalzitonin 326
Kalziumchlorid 327
Kalziumglukonat 326
Kalziumsubstitution 326
Kardiomyopathie, nicht ischämische 328
kardiopulmonale Reanimation 328
Kardioversion 298

Karotisstenose 140
Katatonie 29
Katheterangiografie 25, 151
Kationenaustauscher 326
Kennmuskeln 100, 372
Keratitis 73
Kernig-Zeichen 67
Ketamin 210
Ketoazidose, diabetische 291–292
Kleinhirnblutung 155
Kleinhirnbrückenwinkel-Tumor 93
Kleinhirninfarkt 173
Koagulopathiescreening 143
Kohlenhydratzufuhr bei Hypoglykämie 290
Kollaps 47
Koma 19
- bewegungsloses 28
- diabetisches, hyperosmolares 26
- hepatisches 26
- ketoazidotisches 290
- metabolisch bedingtes 26
- nicht traumatisch bedingtes 18
- protrahiertes 19
- supratentorielles 19
- zerebrovaskulär bedingtes 26
Komacocktail 202
Konsiliardienst, psychiatrischer 209
Kontrastmittel 347
- jodhaltiges 347, 350–351
Kontrastmittelallergie 347–348
Kontrastmittelreaktion 349
Konus-Kauda-Syndrom 235
Kopfimpulstest 59–60

Kopfschmerz 20, 44, 83, 130, 150, 164, 186, 207, 283, 311
- akuter 45, 158, 215
- frontotemporaler 219
- lageabhängiger 47
- posttraumatischer 237–238, 240
- Red Flags 47, 263
- Schwangerschaft 55, 217, 265–266
- sekundärer 46, 50
Koronarsyndrom, akutes 304
Korsakoff-Syndrom 212
Kortikosteroide 216, 221
Kraftgrad 84
Krise
- akinetische 243–244, 247
- cholinerge 231–232
- hypertensive 51, 143, 282
- myasthene 229
Kupfermangelmyelopathie 104, 106

L

Labyrinthitis 175
Lacosamid 340, 363
Lagenystagmus, zentraler 61
Lagerungsschwindel, paroxysmaler, benigner 57, 174
Lähmung, akute 83, 85, 87
Lamotrigin 340
LAMP (loop-mediated isothermal amplification) 188
Laryngospasmus 245
Lasègue-Prüfung 111
Leriche-Syndrom 105
Leukenzephalopathie, posteriore reversible 27
Levetiracetam 178, 279, 340, 363

Levodopa 249
Levofloxacin 317–318
Levomepromazin 278
Levothyroxin 30
Lhermitte-Zeichen 67
Linksherzinsuffizienz, akute 305, 307
Liquorbefund 101, 111, 188, 207, 365
Liquordrainage 155
Liquoreiweiß 225
Liquorfistel 238–239
Liquorpleozytose 226
Liquorpunktion 23–24, 68, 188, 364
Liquorunterdrucksyndrom 51, 262
Lithium 217
Locked-in-Syndrom 19, 29
Lorazepam 177, 182, 195, 210, 249, 269, 272, 277, 354, 363
Losartan 284
Low-Dose-Heparinisierung 227
Loxapin 269
Luftembolie 349
Lumbalpunktion 264
Lumbalsyndrom, diskogenes 109
Lungenarterienembolie 302, 305, 307
Lysetherapie 32, 106, 130, 133, 142, 165
- Abbruch 139
- systemische 136, 287
- unter oralen Antikoagulanzien 138

M

Macrogol 275
Magnesiumsulfat 327
Magnetresonanztomografie 101, 112, 246
- kranielle 24, 43, 50, 73, 79, 94, 132, 151, 158, 164, 239

- Schwangerschaft 264
- spinale 101
- zervikale 239

Malformation, vaskuläre 104, 106, 134

malignes neuroleptisches Syndrom 208, 243–244

Mannitol 155, 172, 354

Mantelkantensyndrom, bilaterales 105

Marchiafava-Bignami-Syndrom 213

Mediainfarkt 129

Medikament 353
- Myasthenie-verstärkendes 232

Medikamentenübergebrauch 51

Melperon 210

Menière, Morbus 56, 58, 175

Meningeom 93

Meningeosis carcinomatosa 66

Meningismus 21, 66, 68, 186

Meningitis 66, 159, 185, 207
- bakterielle 187
- basale 92
- tuberkulöse 188
- virale 188

Meningoenzephalitis 47, 171, 195, 208
- bakterielle 185, 190
- eitrige 28
- virale 185, 191

Meningokokkenmeningitis 187

Meropenem 314

Metamizol 105, 144, 215, 240, 259, 354

Metamorphopsie 71

Metformineinnahme 351

Methanolintoxikation 195

Methylprednisolon 106, 175, 221, 232, 348, 354

Metoclopramid 146, 240, 254, 275, 278, 354

Metoprolol 285, 300

Midazolam 182, 210, 354

Migräne 52, 56, 74, 81, 159, 215
- Schwangerschaft 217, 265
- vestibuläre 57–58, 176

Miller-Fisher-Syndrom 224, 227

minderjähriger Patient 377

Mini-Mental-Status-Test 206

50-ml-Wasser-Test 146

Morphin 275, 277, 354, 363

Motorsubtyp-Skala 206

MR-Angiografie 132, 159

MR-Phlebografie 150

MuSK-AK-Nachweis 229

Muskelatrophie 86

Myasthenia gravis 229, 231, 233

Myasthenie 88

Mycophenolat Mofetil 232

Mydriasis 22, 115, 122
- unilaterale 22, 169

Myelitis 67, 100, 102, 106, 186

Myelografie 101

Myelonkompression 88, 97, 106, 109

Myelonläsion, halbseitige 99

Myelopathie 104, 106

Myelose, funikuläre 106

N

Nadroparin 166

Naloxon 30, 202, 354

Naproxen 234

NASCIS-III-Schema 105

National Institutes of Health Stroke Scale 333

Natrium 171

Natriumchloridlösung, hypertone 323

Natriumchloridsubstitution 322

Natriumentgleisung 195

Natrium-Perchlorat 354

Natriumpicosulfat 275

Neostigmin-Perfusor 232

Nephroprotektion 350

Nervus-abducens-Parese 120, 125

Nervus-oculomotorius-Parese 120, 123

Nervus-peroneus-Läsion 91

Nervus-trochlearis-Parese 120, 124

Nervus-vestibulocochlearis-Kompression 175

Netzhautblutung 75

Neuralgie, postherpetische 256, 259

Neuritis
- nervi optici 70, 75
- vestibularis 57, 175

Neuroborreliose 92

Neuroglykopenie 290

Neuroleptika 249

Neuromyelitis optica 72

Niereninsuffizienz 350–351

Nierenversagen, akutes 326

Nifedipin 284–285, 354

Nimodipin 159

Nitroglyzerin Siehe Glyceroltrinitrat 354

Nitroprussid-Na 285

Noradrenalin 313

Notfall 33, 379
- endokriner 30
- hypertensiver 286

Notfall-Labor 131, 150, 312

Notfallmedizin 380

Notfallpsychiatrie 267

Notfallversorgung
- neurologische 15

Sachverzeichnis

- stationäre 14
- vorstationäre 14

Number Needed to Treat 139
Nystagmus 22, 60–61

O

Ocular-Tilt-Reaktion 117
Off-Label-Lyse 136
Okulomotorikstörung, akute 22, 115, 121, 124, 212, 225
Olanzapin 249
Ondansetron 278
Ophthalmoplegie 116, 224
Opiat 105
Opiatintoxikation 30, 202
Opioid, orales 234
Opisthotonus 29
Optikusneuropathie, ischämische 75
Orthopnoe 303
Osmotherapie 155, 172
Oxcarbazepin 175, 216, 340

P

Palliativmedizin 273
Palliativtherapie 273
Palpitationen 296
Pantoprazol 141
Paracefan 284
Paracetamol 144, 160, 215, 259
Paraparese 86, 90
Paraspastik 104
Parese 83, 90, 100, 223
- funktionelle 91
- zentrale 97

Parkinson-Krise 243
Parkinson-Syndrom 210, 245
Patientenverfügung 378
Patientenwille 378–379
Penicillin G 319
Penizillinallergie 190
Penumbra 128
Perampanel 340
Perfusionsdruck, zerebraler 169, 172
Perimetrie 73
Phenobarbital 340, 363
Phenothiazinintoxikation 198
Phenprocoumon 154, 166
Phenytoin 178, 216, 340, 354, 363
Phlebitis, venenkatheterbedingte 319
Phlegmone 319
Physostigmin 202
Pipamperon 210
Piperacillin 313
Piperacillin/Tazobactam 318
Piritramid 160, 354
Pivmecillinam 317
Plasmapherese 227–228, 232
Plegie 83
Pneumokokken, Penicillinresistente 190
Pneumonie 302, 308, 318–319
- nosokomiale 318

Pneumothorax 305
Pollakisurie 317
Polymyalgia rheumatica 218, 221
Polyradikulitis 92
Polyradikuloneuritis, akute 223, 226–227
Polyradikuloneuropathie, demyelinisierende, inflammatorische, akute 223
Ponsblutung 122
Posteriorinfarkt 129
Post-Myelo-CT 101
Potenziale, myogene, zervikale, vestibulär evozierte 62
Präeklampsie 261
Präsynkope 37
Prednisolon 96, 217, 221, 232, 258, 326, 348, 354, 363
Prednison 348
Pregabalin 340
Primidon 340, 363
Prokalzitonin 311, 313
Propofol 173
Prothesenendokarditis 317
Prothrombinkomplex-Konzentrat 137, 354
Protonenpumpeninhibitor 190, 221, 234, 254
Pruritus 349
Pseudohyperkaliämie 325
Pseudohyponatriämie 322
Pseudomonasinfektion 318
Pseudoneuritis 58
Pseudoperitonitis 292
Pseudotumor cerebri 51, 74
Psychopharmaka 243
Punktion, subokzipitale 364
Pupillenfunktion 118
Pupillenreaktion 22, 169
Pyelonephritis 317
Pyramidenbahnzeichen 86, 97
Pyridostigmin 232, 354, 363

Q

QRS-Komplex 297
qSOFA-Score 310
QTc-Zeit-Kontrolle 207, 210
Querschnittsinfarkt 99
Querschnittsmyelitis 88
Querschnittssyndrom, akutes 97, 100–102
- Ursachen 98

Quetiapin 210, 272, 278

Sachverzeichnis

R

radikuläres Syndrom, lumbosakrales 376
Radikulitis 255
Radikuloneuritis 111
Radikulopathie 86, 88
- zervikale 235
Ramipril 284
Ramsay-Hunt-Syndrom 92, 256
Ranitidin 354
Rasselatmung 277, 303, 318
Raumforderung, intrakranielle 27
Reanimation, kardiopulmonale 328
Reflex
- okulozephaler 21–22
- vestibulookulärer 22, 59–60
Rehydratation 292
Reperfusionstherapie 307
Reproterol 308, 326
Resonium A 326
Restharnsonografie 101
Restless-Legs-Syndrom 247
Retentionsparameter 321
Retinopathia centralis serosa 75
Riesenzellarteriitis 74, 76, 218, 221
Rifampicin 317
Rigor 275
Risperidon 210, 249–250, 269
Rivaroxaban 144
- Antagonisierung 154
Rotigotin 249
Rückenschmerz, akuter 108, 234
- Liquordiagnostik 111
- Red Flags 110, 113
- spezifischer 235

S

Sakkaden 60, 116–117
Sauerstoffinhalation 216, 308
Schädel-Hirn-Trauma 81, 171, 236
- Komplikation 239
- Operationsindikation 241
Schlaganfall 47, 56–57, 83, 255
- Blutdrucksenkung 143
- Erstversorgung 141
- Herzrhythmusstörung 295
- in domo 130
- ischämischer 128, 159, 261
- juveniler 129
- Lysetherapie 133
- Rekanalisation 130
- Schwangerschaft 260
- Unterdiagnose 135
Schlaganfallrisiko 129
Schlaganfallverdacht 61
Schmerzanamnese, strukturierte 46
Schmerzen
- muskuloskelettale 219
- neuropathische 275
- pleuritische 303
- radikuläre 109, 235
- retroauriküläre 92
- retrosymphysäre 317
Schmerzsyndrom, pseudoradikuläres 109
Schmerztherapie 105, 141, 227
Schock
- kardialer 295
- septischer 310
- spinaler 97
Schulterschmerzen 219
Schüttelfrost 318
Schwäche, faziale 224
Schwangerschaft
- antiepileptische Therapie 178
- arterielle Hypertonie 261
- Blutdrucksteuerung 288
- Computertomografie 264
- einsetzbare Medikamente 265
- epileptischer Anfall 263, 265
- Hirnvenenthrombose 262
- Kontrastmitteleinsatz 352
- Kopfschmerzen 55, 217, 265–266
- Magnetresonanztomografie 264
- Myasthenia gravis 233
- neurologischer Notfall 260, 265
- Schlaganfall 260
- Sinusthrombose 262
- Subarachnoidalblutung 261–262
Schwankschwindel 58, 176
Schwindel 56, 83
- akuter 174
- Begleitsymptome 58–59, 64
- Fahreignung 176
- funktioneller 58, 176
- medikamenteninduzierter 57
- peripherer 64
- peripher-vestibulärer 134
- posttraumatischer 237
- Trigger 63
- zentraler 64
- zerebrovaskulärer 58
Sedierung 249
Sehstörung, akute 53, 70, 164, 283
- Red Flags 71
- Schmerzen 73
Sekretmanagement 277, 308
Sémont-Manöver 174

Sensibilitätsdefizit 128
Sensibilitätsprüfung 85, 100
Sepsis 310, 312
- unbekannter Fokus 313
Serotoninsyndrom 202, 244, 247
Serumosmolarität 322
Sheehan-Syndrom 263
Shuntinfektion 190
Signe des cils 94
Singultus 251, 253
Sinus 370
Sinus-cavernosus-Thrombose 73, 116, 164
Sinusitis sphenoidalis 51
Sinusthrombose 42, 51, 70, 74, 88, 152, 163
- Schwangerschaft 262
Skew Deviation 59, 116
SOFA-Score 310
Somnolenz 19, 44
Sonde, nasogastrale 146
Sonografie, transkranielle 150
Sopor 19
Spannungskopfschmerz 52, 159, 215
SPECT-Score 335
spinales Syndrom 102
Spinalis-anterior-Syndrom 99
Spinalis-posterior-Syndrom 99
Spinalkanalstenose 108, 235
Spondylodiszitis 103, 106
Spondylolisthese 108
Spondylolyse 108
Spontannystagmus 57, 59
Spot Sign 150
Spracharrest 78
Sprachproduktion 79
Sprachverständnis 79
Sprachzentrum 77
Sprechapraxie 78
Statine 153

Status
- dystonicus 244–245, 247
- epilepticus 26, 33, 177, 179
-- Benzodiazepin-refraktärer 182
-- Klassifikation 180
-- nicht konvulsiver 180, 184, 208
-- superrefraktärer 184
- migraenosus 216
Stent, zerebrovaskulärer 144
Stenting, intrakranielles 145
Sterbebegleitung 274
Sterbephase 275, 277
Steroidmyopathie 231
Stiff-Person-Syndrom 244
Stressulkusprophylaxe 160
Stridor 303, 349
Stroke Mimics 79, 134
Stroke Unit 141, 152, 165
Studienregister 380
Stupor 29
- psychogener 29
Subarachnoidalblutung 26, 47, 51, 157, 171
- atraumatische 157
- perimesenzephale 157
- Schwangerschaft 261–262
- traumatisch bedingte 238
Suizidalität 270
Sumatriptan 216
Suprarenin 298
Swinging-Flashlight-Test 118
Syndrom
- der inadäquaten ADH-Sekretion 322
- des 3. Fensters 58, 175
Synkope 33, 37, 134
- kardiogene 38–39
- nicht epileptische 28
- vasovagale 38

T

Tachyarrhythmie 296
Tachykardie 224, 311
- akute 295, 298
- supraventrikuläre 297
- ventrikuläre 297
Tachypnoe 22
Tazobactam 313
Temporalarterien-Biopsie 219–220
Tenecteplase 136
Terminalphase 275
Tetanie 326
Tetanus 181
Tetrabenazine 249
Tetraparese 86, 90, 230
Thalamusischämie 41
Thiamin 181, 195, 214
Thiaminmangel 212
Thiomethylpurintransferase-Aktivität 232
Thrombektomie 32, 130, 135, 139, 287
Thrombendarteriektomie 145
Thromboinflammation 129
Thrombolyse Siehe Lysetherapie 135
Thromboseprophylaxe 160
Thrombozytenfunktionshemmung 136, 144, 148, 154, 166
Thrombozytopenie 152, 266
TIA (Transitorische ischämische Attacke) 128, 144
Ticagrelor 145
Tilidin 234
Tinnitus 47, 57, 62
Tinzaparin 166
Toddsche Parese 88
Tolvaptan 322
Topiramat 217, 340

Sachverzeichnis

Torsade-de-Pointes-Tachykardie 295, 327
Toxikologie 381
Toxikologiescreening 200
Tramadol retard 234
Tranexamsäure 137, 152, 240
Trauma-Spiral-CT 24
Traumazeichen 20
Tremor 247
Trigeminusneuralgie 52, 216
Trimethoprim 317
Triptan 215–216
Trizyklikaintoxikation 198
Troponin I 304
Troponinerhöhung 142
Tumor
– intrakranieller 47
– spinaler 113
Tumorlysesyndrom 325

U

Überwässerung 322
Ulnarislähmung 87
Untersuchung
– elektrophysiologische 87, 101
– klinische 21
– neurologische 21, 85, 100
Upbeat-Nystagmus 59
Urapidil 143, 284–285, 354

V

Valaciclovir 96, 258
Valproat 178, 340, 354, 363
Vancomycin 314, 317
Varizella-Zoster-Virus 255
Vaskulitis, zerebrale 255
Vasokonstriktionssyndrom, zerebrales, reversibles 74, 159, 262
Vasospasmus 160, 261
Vasospasmusprophylaxe 159
Ventrikelblutung 155
Ventrikeldrainage, externe 173, 241
Verapamil 217, 300, 354
Vernichtungskopfschmerz 47, 158–159, 262
Verwirrtheit 18, 22, 80, 204, 212, 236
Vestibularisparoxysmie 58, 61, 175
Vestibularisschwannom 62, 93
Vestibulopathie 57–58
– bilaterale 176
Video-Kopfimpulstest 62
Visusverlust 71
Vitamin B1 210
Vitamin B6 250
Vitamin-B1-Mangel 27
Vitamin-B3-Mangel 213
Vitamin-K-Antagonist 138
Vollantikoagulation 145
Volumenmangel 144
Volumensubstitution 322, 324
Vorhofflimmern 129, 295, 297
Vorsorgevollmacht 378

W

Wachheit 19
– aresponsive 19, 29
Warfarin 154
Wasserverlust 324
Waterhouse-Friderichsen-Syndrom 66, 186
Wells-Score 304
Wernicke-Enzephalopathie 27, 195, 212, 323
– Differenzialdiagnose 213
Wernicke-Korsakoff-Syndrom 42
Wirbelkörperfraktur 235
Wirbelsäulenröntgen 112
Wurzelkompression 109

X

Xerostomie 278

Z

Zentralarterienverschluss 75
Zentralvenenthrombose 75
ZNS-Demyelinisierung 28
ZNS-Infektion 28, 134
Zolpidem 272
Zonisamid 340
Zoster
– ophthalmicus 74, 255–256
– oticus 92, 96, 257
Zosterschmerz 259
Zwerchfellparese 99
Zystitis 317
Zytomegalievirus 191